BASIC PATHOLOGY

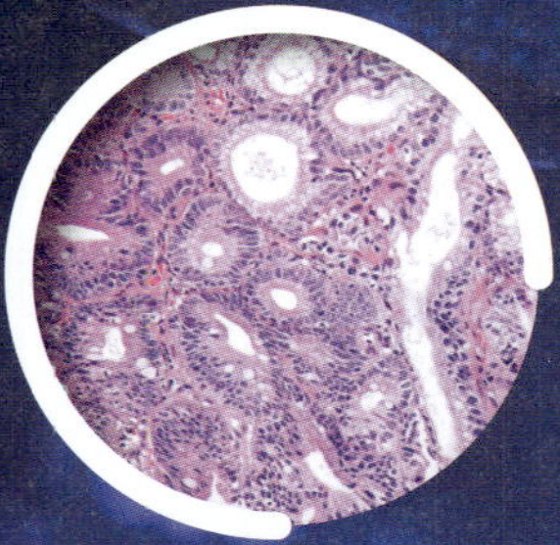

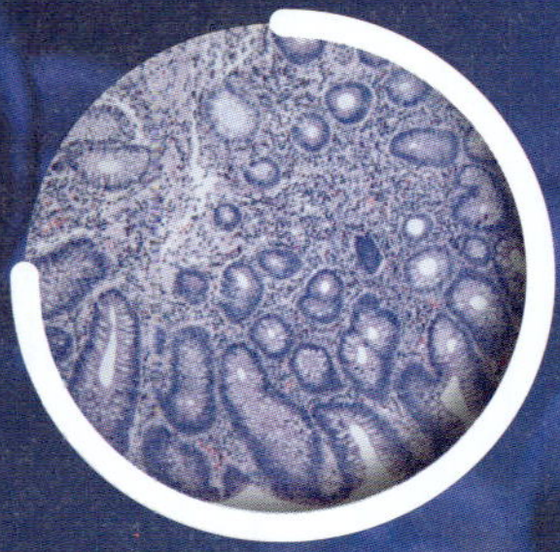

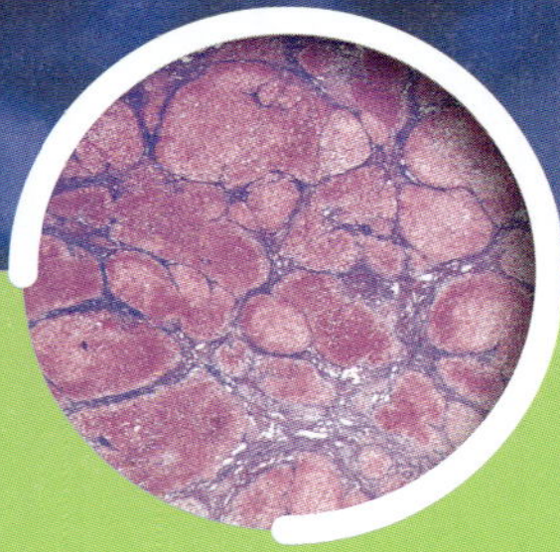

기초병리학

김석환 • 김선아 • 김진수 • 이현주 • 정상봉 • 정영주 • 정혜명 • 하창원 공저

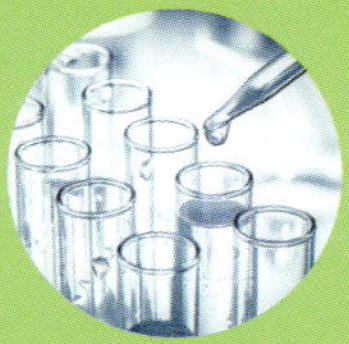

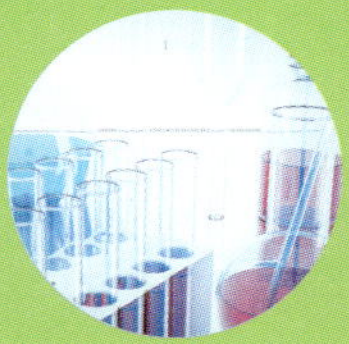

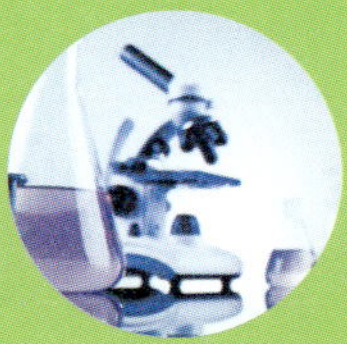

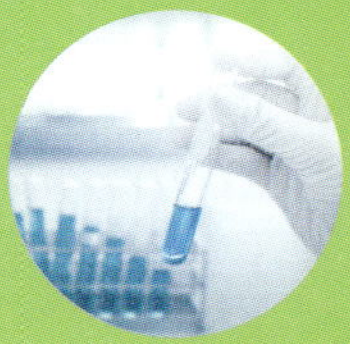

JMK

머리말

독일의 루돌프 비르효(Rudolf Virchow)가 "Omnis cellula e cellula(모든 세포는 세포로부터)"라는 표현으로 현대의학을 정립하였다. 인간은 세포로 구성되어 있으며, 많은 인체 질환이 인간 세포에 있는 유전자와 깊은 관련이 있는 것으로 밝혀지고 있다. 따라서 이 책에서는 질병을 이해하기 위한 세포 생물학적 내용을 많이 첨가하여 최신 질병개념을 이해시키고자 하였다.

우리가 어떻게 하여야 질병을 예방하며 건강하게 살 수 있는가를 연구하는 가장 기본적인 학문이 병리학이다. 병리학은 병의 원인 규명, 발병 기전, 형태 변화 등에 관하여 연구하는 학문이다.

간호 및 보건계 분야 학생들에게 병리학 공부를 보다 쉽게 공부할 수 있는 책을 만들고자 전국의 여러 교수님들과 함께 노력하였다.

질병의 정확한 이해를 위하여 해부학, 생리학적 지식이 선행되어야 하고, 많은 육안 및 현미경적 지식이 수반되어야 함은 물론이다. 이러함에도 불구하고 우리의 병리학 교육 현실은 짧은 교과과정과 충분한 실습이 이루어지지 못하는 교육 여건 등으로 간호 및 보건계열 학생들이 병리학을 공부하는 데에는 많은 어려움이 따르고 있음은 누구나 부인할 수 없다.

본서의 저자들은 이러한 어려운 교육 현실을 감안하여 병리학 본래의 목적을 추구하면서 우리 실정에 적합한 교과서를 만들고자 최선의 노력을 다하였다. 우선, 최신의 정보와 함께 내용의 이해를 돕기 위해 관련 임상 사진을 풍부하게 수록함으로써 학습 효과를 극대화하였다. 또한, 지금까지 간호 및 보건계열의 국가고시에서 옛 용어를 주로 사용하였으나 점차 우리말 새 용어로 출제하는 추세에 따라 주요 의학용어는 가급적 혼란을 주지 않는 범주 내에서 최신 우리말 새 용어를 사용하였고, 우리말 새 용어에 익숙하지 않은 독자들을 위해 괄호 속에 옛 용어도 함께 병기하였다.

아직은 미흡한 점이 많지만 본 교재를 통하여 병리학에 대한 기본 개념과 질병의 본태를 파악하고, 또한 실무에서 일할 때 많은 도움이 되기를 바라는 바이다.

끝으로 간호 보건계열 분야 학생에게 많은 도움이 되는 교과서로 정평이 나기를 바라며, 연구로 바쁜 가운데서도 집필에 동참하여 주신 여러 교수님들과 도서출판 JMK의 사장님, 또한 직원 여러분께 진심으로 감사를 드리는 바이다.

2018년 8월
저자 일동

차례

제 01 장

병리학이란

제 1 절 병리학이란

1. 병리학의 역사

인간의 생명은 한정된 기간 동안 살다가 죽어야만 되는 숙명이다. 인간의 죽음은 대부분 질병으로 인해 발생되기 때문에 질병을 퇴치하기 위해 인류의 시작과 함께 인간은 질병을 연구하기 위한 갖가지 수단을 동원하게 되었다. 원시 시대에는 과학의 발달이 거의 없는 상태에서 생명의 본체를 영혼에 의존하면서 악마나 귀신이 육체 내에 침입하여 질병이 발생된다고 믿었으며 대부분 무속에 의존하는 실정이었다. 고대의 농경사회에 접어들면서는 병의 원인을 신이나 종교적인 힘에 의존하려 했고, 일부에서는 경험에 의한 식사요법, 외과적 요법 등이 적용되기도 했다. 그리스-로마 시대에는 히포크라테스나 갈레누스 등이 배출되었다.

히포크라테스(Hippocrates, B.C. 400년경)는 만물의 구성요소인 불, 공기, 물, 흙 중에서 특히 물 성분의 부조화에 의해 질병이 발생된다는 **액체병리설**을 주장하였다. 즉, 그는 사람의 액체성분은 황담즙, 흑담즙, 점액, 혈액의 4가지로 이루어져 있는데, 이들의 부조화로 인해 질병이 발생된다고 주장하여 오늘날 의학의 창시자로 추대되고 있다.

중세 봉건사회는 액체병리설을 집대성한 **갈레누스**(Galenus, A.D. 129～201)가 죽고 해부학의 아버지라고 할 수 있는 **베살리우스**(Vesalius, 1514～1566)가 나타날 때까지 1,300년 동안 의학의 암흑기였다.

이 시기에는 봉건적인 탄압과 종교적인 의식 때문에 사체 해부가 이루어지지 못하였다. 아랍 문화가 유럽에 전해지면서 봉건사회가 붕괴되고, 이탈리아나 프랑스 일부에 의학교가 설립되어 비로소 사체 해부가 이루어지게 되면서 의학의 급격한 발전이 이루어졌다. 문예부흥기에 이르러 광학현미경이 발명되면서 혈액순환이나 혈구의 관찰 등이 가능해짐에 따라 획기적인 발달이 이루어지게 되었다.

모르가니(Morgagni, 1687～1791년)는 질병의 발생 부위를 지칭하는 **병터**(병소, lesion)라는 용어를 처음으로 사용하기 시작했고, 질병은 그 종류에 따라 신체의 특정한 장기에 일정한 병터를 형성하고 이 병터 때문에 임상증상이 나타난다고 하는 **장기병리설**을 주장하였다. 프랑스의 **삐샤**(Bichat, 1771～1802)는 결합조직, 혈관, 뼈, 연골 등으로 조직을 분류하여 조직학을 탄생시켰으며 질병을 관찰하는 데 있어서도 조직을 단위로 하여 관찰해야 한다고 하였다. 그래서 그의 병리학을 **조직병리학**(histopathology)이라고 부르게 되었다. **비르효**(Virchow, 1821～1902년)는 모든 질병은 세포에서 일어난다고 하는 **세포병리설**을 주장하였으며, 19세기 중반 이후 의학의 각 기초과목이 정립되고 본격적인 발달이 이루어졌다(그림 1-1).

2. 병리학의 정의

병리학(pathology)이란 세포, 조직, 장기에 연관된 질병의 원인(cause), 질병의 발병론(pathogen-esis), 형태학적 변화(morphologic change), 기능적 변화(functional derangement) 및 임상적 의의(clinical significance)에서 전반적인 상태에 대해 연구하는 의학의 가장 기본적인 학문으로서, 질병의 본질을 규명하기 위한 분야이다.

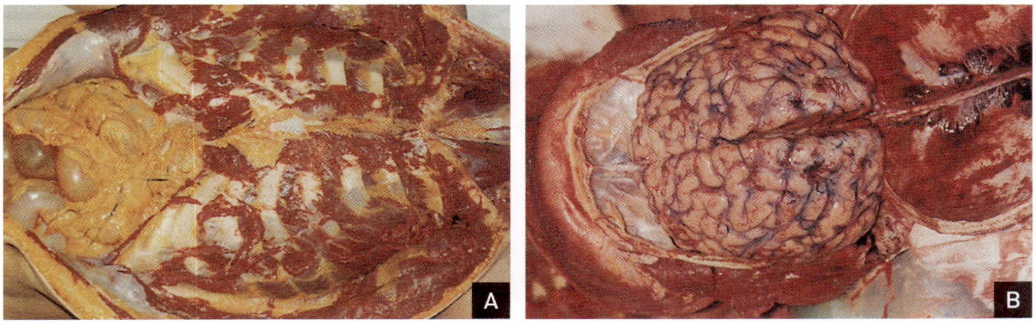

그림 1-1. 내장기관(A)과 머리뼈부위(B)의 해부 사진

의학은 크게 **기초의학**과 **임상의학**으로 구분되는데 기초의학에 해부학, 생리학, 미생물학, 기생충학, 조직학 등이 있으며, 임상의학은 질병의 진료에 직접 해당되는 각 분야의 학문이라고 할 수 있겠다.

병리학에는 기초의학 부분과 임상의학 부분이 모두 포함된다. 기초의학 부분은 **실험병리학**이라고도 하며, 실험동물이나 인공 배양세포 등을 이용한 연구를 말한다. 임상의학 부분은 다시 임상병리학과 해부병리학으로 구분되는데, **임상병리학**은 주로 환자로부터 채취된 검사물에 의해 생물학적, 화학적 방법으로 질병을 연구 · 검사하며, **해부병리학**은 병리해부, 즉 부검, 생검, 수술 재료, 탈락 세포 등에 대한 형태의 변화에 대해 연구 · 규명하는 분야로서 대부분의 종합병원에는 진단검사의학과, 병리과로 구분되어 있다.

병리학의 중요성은 질병의 본질이라 할 수 있는 질병의 원인, 전개과정, 현재의 상태 및 예후의 판정, 치료대책, 예방의학에 이르기까지 각 단계별로 적당한 대처 방안이 강구되고 그 결과 질병이 퇴치될 수 있도록 의학의 목적 달성에서 중요한 영역을 차지하고 있다.

최근 질병의 발생과정에 대한 연구가 광범위하게 전개되면서 환경적 요인과 유전적 요인 등이 개재되고 질병 발생의 복합적인 과정이 인정되므로 더욱더 깊은 연구가 요망되고 있다. 그러나 다행스럽게도 과학의 발달에 병행하여 의학에서도 분자과학, 즉 분자생물학의 기법이 응용되면서 병리학적 검색을 시행하는 **분자병리학**(molecular pathology)이 성숙되고 있어 그 동안 질병의 본질을 연구하는 형태적 변화 또는 맨눈검사 수준에서 분자의 실태를 파악하여 비정상적 형태나 기능의 최초 발생근원을 파헤치는 심도 있는 학문으로 변화되고 있다.

예를 들면, DNA 분석에 의한 대사이상의 해명, 결합조직 세포 내의 분자 구성, 유전성 질병의 추구, 암세포 기능과 발암기전에 대한 추구, 감염증의 분자기구의 해석, 면역현상과 이상의 규명 등 매우 광범위하고 다양하게 연구되고 있는 것이 현실이다. 앞으로 병리학적 검사방법은 맨눈(육안)검사, 조직학적 검사, 세포학적 검사, 전자현미경적 검사, 면역조작화학적 검사, 분자생물학적 검사 등이 연구되어야 할 것이고, 계속 새로운 질병이 발생되면서 새로운 학술의 발달이 이루어져야 될 것이며, 인류가 모든 질병과의 끊임없는 전쟁에서 승리하도록 하기 위해 병리학은 중추적 역할을 하게 될 것이다(그림 1-2).

1) 조직병리

환자로부터 얻은 조직이나 사체의 조직을 검사하는 데 필수적인 방법으로서 조직 표본을 제작하는 것과 만들어진 표본의 형태학적 변화를 현미경으로 관찰하는 조직병리학적 검사법이 있다.

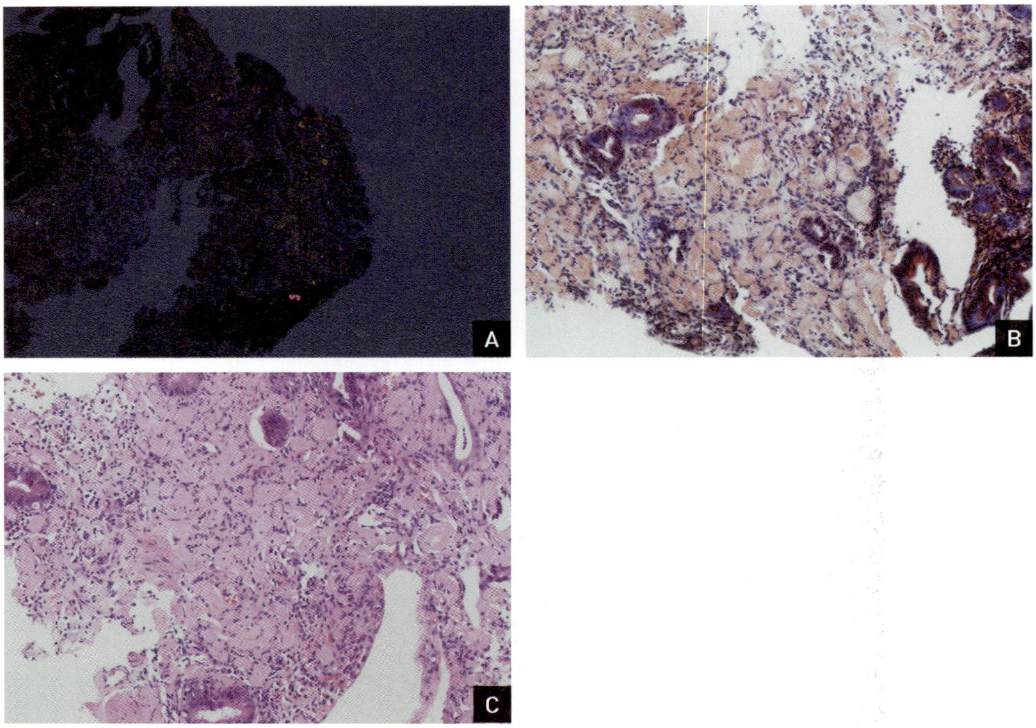

그림 1-2. **위조직의 아밀로이드증.** (A) 편광현미경 소견. (B) Congo-red 염색(갈색). (C) H & E 염색.

조직검사는 정상 또는 병리조직의 형태, 이들 조직 사이의 상호 관련성 및 조직을 구성하는 각 세포들의 구조를 자세히 관찰하기 위하여 필요한 부위의 조직편을 여러 과정을 통하여 현미경 하에서 볼 수 있도록 표본을 제작하는 방법을 말한다. 여기에는 병변부위에 따라서 여러 개의 블럭(block)을 만들어 염색을 한 후 현미경 하에서 진단을 내리거나, 의심스러운 경우에는 여러 가지 특수염색과 효소조직화학 염색 및 면역조직화학 염색 등을 염색하여 결과를 각 과로 보낸다.

(1) 생검(biopsy)

병원 외래에 내원하여 조직을 소량 떼어내는 것으로 침(needle), 겸자, 메스를 사용한다.

(2) 수술시료

수술 후 적출된 조직은 적출조직의 종류에 따라 다음과 같이 처리된다. 암 병변을 포함한 외과적으로 적출한 장기 또는 큰 조직덩이[(stomach(위), liver(간), lung(허파), colon(잘록창자)]는 수술이 끝난 직후 신선한 상태로 비닐 봉지에 담아 봉한 후 의뢰서와 함께 병리과에 접수한다.

조직병리진단은 맨눈 소견(육안소견, gross finding)과 현미경 소견(microscopic finding)을 종합하 여 내리는 것이 원칙이다.

① 동결절편 검사(frozen section)

수술 도중 채취한 생검조직은 생검 즉시 신선한 상태로 또는 생리식염수에 적신 깨끗한 거즈에 싸서 검체용기에 담아 비닐로 봉한 후 검체는 병리과에 전달함과 동시에 수술 중에 긴급한 검사가 필요한 경우 사용한다.

전달된 조직은 병리과에서 접수 후 통상적인 방법에 의해서 슬라이드를 제작한다. 이 방법은 Hematoxylin & Eosin(핵 및 세포질) 염색으로 신속하게 염색하며, 약 10~15분만에 슬라이드를 만들 수 있다.

다음의 경우에는 동결절편 검사를 할 수 없다.

- 취급 시 감염의 우려가 있는 질병에 감염된 조직
- 뼈, 쓸개돌(담석), 요로돌(요결석) 등 단단한 조직
- 내시경검사로 채취한 직경 2mm 이내의 작은 조직
- 지방조직
- 동결(frozen) 후 남은 조직을 기대할 수 없을 정도의 작은 조직

(3) 세포학적 검사

① 탈락세포 병리 검사

정상 또는 악성 세포가 자연 탈락, 분비물과 혼합하여 유출경로로 배출하는 것을 관찰하는 것으로, 특히 암세포의 동정이 주 목적이다(그림 1-3).

최근 암을 조기에 진단하는 screening method로 많이 이용되며 생검이 힘든 위치의 장기에 생긴 병변의 정확한 진단 및 암의 병기 결정 등에 매우 효과적인 검사법이다. 검체물로는 자궁목-질 분비물, 객담, 요, 체액 등을 들 수 있다.

자궁목 도말 : 슬라이드에 도말 직후 95% 알코올에 고정한다.

② 세침흡인 세포학적 검사

세침흡인 세포학적 검사(fine needle aspiration cytology)란 진단세포학의 한 분야로 가는 바늘(22~23 Gauge)을 사용하여 촉지되는 병터 혹은 방사선상 공간점유병터(roentgeno-graphic space occupying lesion)를 흡인하여 얻은 검사물에서 병적 세포를 찾는 세포학적 진단방법이다.

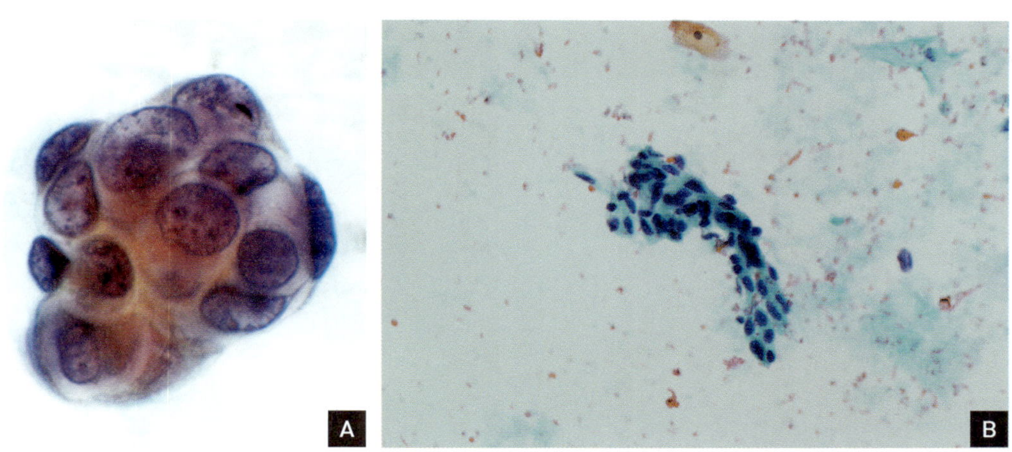

그림 1-3. **자궁탈락 세포검사.** 자궁목암종의 현미경 소견.

표재성 종괴(예. 유방, 갑상샘, 림프절, 피부)는 특히 더욱 용이하게 흡인할 수 있다(그림 1-4). 이 밖에도 세침흡인 세포학적 검사는 복부기관의 종양덩이(이자, 간) 절제 시 수술의 범위를 결정하는 데 도움을 줄 수 있다. 최근에는 초음파촬영술, 전산화 단층촬영술(CT)과 같은 투시 장비의 유도를 받아 허파, 간, 이자처럼 깊은 곳에 위치한 병변을 정확하게 흡인하여 검사할 수 있다. 세침흡인 세포학적 검사의 합병증은 매우 드물게 발생하며, 발생하더라도 대부분 자연 치유된다.

이 검사는 가는 바늘을 사용하므로 출혈이 없고, 통증이 적으며, 수기가 간편하고 안전하며, 고가의 장비를 필요로 하지 않으므로 검사료가 저렴하고, 마취 및 입원이 필요없다. 또한 반복해서 시술할 수 있으며, 외과적 절제가 아니므로 흉터가 발생하지 않는다. 시술 후 검사결과도 일반 조직검사보다 신속하다. 진단의 정확률은 부위에 따라 상이하지만 80~95%로 보고되고 있다.

그러므로 검사결과에 따라 어떤 환자들은 입원과 외과적 절제가 필요없게 되고, 입원 환자들은 재원일수를 단축할 수 있게 된다. 세침흡인 세포학적 검사는 병변의 진단에 있어 매우 효율적인 방법이지만 몇 가지 제한점이 있다. 병변을 정확하게 흡인하려면 기술적인 숙련이 있어야 하고, 최상의 표본을 제작하여야 하며 표본의 판독에 상당한 세포병리적 지식이 요구된다.

③ 밀착도말 세포학 검사

수술 도중이나 수술 후에 진단결과를 신속히 알기 위해서 맨눈으로 보여지는 병터에 슬라이드를 직접 밀착시켜 도말한 후 고정 염색하여 현미경으로 검경하는 것이다. 또한 신속한 검사법으로 이용하며 림프절, 지라, 골수 등과 같은 장기를 대상으로 한다.

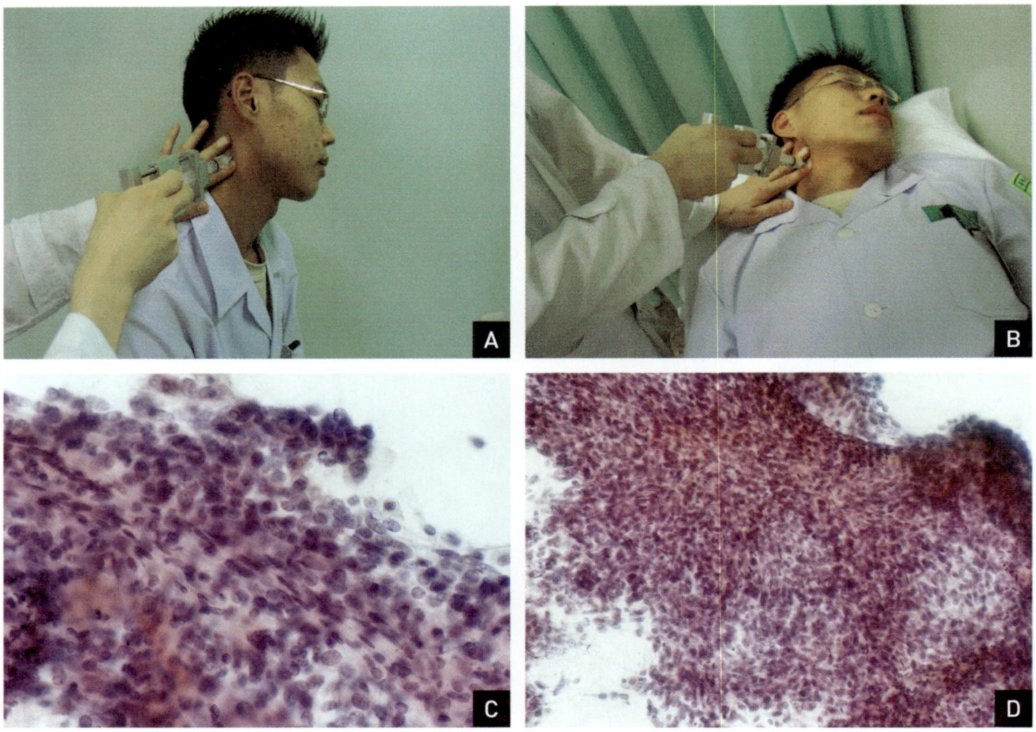

그림 1-4. 세침흡인 세포학적 검사(A, B)와 평활근육종의 세포학적 소견(C, D)

(4) 부검(autopsy)

사체를 해부하여 구체적으로 확인하고, 사인을 규명하는 것이다. 사람이 사망하면 그 직후부터 일정한 변화, 즉 **사후변화**가 진행되는데, 초기 변화 시는 체온하강, 시반, 사후강직이 발생하며, 후기 변화에는 자가융해와 부패가 뒤따라 일어난다.

① 체온하강

사후 시간이 경과하면서 체온이 서서히 하강하는 현상이다.

② 시반

사후 2~3시간 이내에 사체 하단부 피부가 회적색에서 청적색으로 변화되는 현상이다.

③ 사후강직

사후 2~3시간 이후부터 목, 팔, 다리의 근육이 수축되는 현상이다.

제 02 장

병의 원인

고대 사람들은 질병이 환자 자신의 죄나 악령 또는 마귀 등 미신에 의해 발생하는 것으로 생각하였다고 한다.

오늘날 의학의 급속한 발달로 인해 대부분의 질병들은 그 원인이 밝혀지고 있으나, 일부 암과 같이 아직도 명확하게 밝혀지지 않은 것도 있다. 또한 예전에는 없었던 새로운 질병이 계속 생겨나는 것을 볼 때 질병의 원인도 영원할 것으로 생각된다. 이러한 질병의 원인을 **병인**(cause of disease)이라 하고, 병인을 연구하는 학문을 **병인학**(etiology)이라 한다.

병인은 신체의 외부로부터 작용하여 질병을 유발시키는 **외인**(extrinsic factor)과 질병의 원인이 신체 내부에 존재하는 **내인**(intrinsic factor)으로 구분한다.

생체에 내재하는 내인은 소인(disposition)이나 유전(heredity)적 요인을 말하며, 외인에는 물리적 요인, 화학적 요인, 영양장애 그리고 미생물 등에 의한 생물학적 요인 등이 있다.

각 분야별로 독립적인 학문으로서 발전하고 연구되고 있으나, 본 장에서는 일반적인 개념만을 설명하고자 한다.

1. 내 인

1) 소 인

소인(disposition)이라 함은 동일한 병인이 가해졌을 때 질병이 걸리기 쉬운 정신적, 육체적 상태를 말한다. 이것은 병인을 반영하는 사람의 신체와 심적 상태에 따라 질병이 발생될 수 있는 경우를 말한다. 소인은 일반적 소인과 개인적 소인으로 나눌 수 있다.

(1) 일반적 소인(general disposition)

① **연령(age)** : 연령의 시기별로 특히 걸리기 쉬운 질병이 있다. 예를 들면, 노년기에는 고혈압증, 동맥경화증, 암 등이 호발하고, 소아기에는 전염병질환, 구루병 등이 호발한다.

② **성별(sex)** : 남 · 여 차이에 의한 질병 소인이 있다. 남성의 경우 동맥경화증, 통풍이 많고, 여성의 경우 자가면역질환, 바세도우병(Basedow disease) 등이 많다.

③ **인종(race)** : 동양인, 서양인, 흑인 등 인종에 따라 특히 잘 걸리는 질병이 있다. 백인종의 경우 유방암이나 악성 흑색종 등이 호발하며, 흑인종의 경우 버킷(Burkitt) 종양, 황인종의 경우 위암, 간암 등이 호발한다.

(2) 개인적 소인(individual disposition)

어느 일정한 개인에 한해서 나타나는 병적 성상으로 흔히 **체질**이라고도 한다. 체질은 선천적으로 물려받은 요소와 환경에 의해 획득되는 후천적 요소가 합해져 이루어진다.

과민증, 페니실린 쇼크, 폐결핵, 위궤양 등이 체질과 밀접한 관련이 있음은 잘 알려진 사실이다. 또한 신경정신계와 내분비계는 상호 관련되어 신체 각 부분이 조절되는데, 이 조절기구에 이상이 생기면 질병의 원인이 된다.

최근 우리의 생활 환경은 과도한 정신작용(stress)을 가져와 각종 질병을 일으키는 요인으로 크게 작용하고 있다.

2) 유전적 요인

유전성 질환에는 염색체 수 또는 염색체 구조의 이상 등 핵형이 비정상적으로 발현되는 세포 유전적 질환, 한 유전자의 돌연변이, 즉 단일 유전자 이상에 의해 발생하는 멘델 유전성 질환, 그리고 환경의 영향과 둘 이상의 돌연변이 유전자들의 복합작용에 기인하는 다인성 유전 질환이 있다.

(1) **세포 유전적 질환** : 다운증후군, 에드워드증후군, 클라인펠터증후군, 터너증후군 등(표 2-1)

(2) **멘델 유전성 질환** : 낫적혈구빈혈증, 혈우병, 색맹, 당원저장 질환 등

(3) **다인성 유전 질환** : 입술갈림증(토순), 선천성 심장질환, 뇌없음증(무뇌증), 당뇨병, 간질, 통풍, 고혈압 등

2. 외 인

1) 물리적 요인

조직의 구조 또는 기능을 직접 손상시키는 **물리적 요인**(physical factor)에는 기계적 외력, 온도, 전기, 기압, 방사선 등이 포함된다.

(1) 기계적 요인(mechanical factor)

기계적 요인이라 함은 신체와 어떤 물체가 충돌하여 발생되는 신체 손상으로 보통 **외상**(trauma)의 형태로 나타난다.

기계적 작용에 의한 상처는 충돌 에너지의 크기, 물체의 성질, 힘의 방향, 힘이 가해진 장기 또는 조직의 종류에 따라 손상의 정도가 달라진다.

외상의 종류는 다음과 같다.

① 타박상(좌상, contusion)

망치 등 둔한 힘이 신체 외부에 가해졌을 때 피부의 파열 없이 피부밑(피하)에 출혈이 생긴 상처를 말한다. 처

표 2-1. **염색체 이상 증후군**

질환명	염색체 이상	임상적 특징
다운증후군(Down syndrome)	47,XX +21 47,XY +21	지능 발육지연 : IQ 30~50 둥글고 편평한 얼굴 위바깥쪽으로 처진 눈꼬리 손가락의 이형성, 짧은가락증(단지증)
에드워드증후군(Edward syndrome)	47,XX +18 47,XY +18	지능발육지연 저출생체중 근육긴장 손가락의 굴곡기형 및 중첩 손톱, 발톱의 발육부진
클라인펠터증후군(Klinefelter syndrome)	47,XXY	외음부는 남성, 작은 고환, 여성형 유방, 불임, 성격이상
터너증후군(Turner syndrome)	45,X	키가 작고 외음부는 여성, 무월경, 불임, 짧은 목

음에는 붉게 보이지만 시간이 지나면 적혈구가 파괴되어 청자색으로 멍이 든다. 일정 시간이 경과하면 정상으로 되돌아 오게 된다.

② 찰과상(abrasion)

표면이 거친 물체와 피부가 마찰할 때 마찰에 의해 표피세포가 탈락되는 상처를 말한다. 시멘트 바닥에 긁혔을 때 일어나는 상처가 좋은 예로서, 대개 일찍 치유되나 종종 세균 감염증이 일어나기도 한다(그림 2-1).

③ 절창(incision)**과 자창**(stab)

면도날, 유리조각 등 예리한 기구에 의해 피부가 절단된 상처로 깊이보다 길이가 길면 **절창**(incision)이라 하고, 송곳같은 것으로 깊이 찔린 경우에는 **자창**(stab)이라 한다. 자창은 깊은부위의 장기에 손상을 일으키기 쉽고 또한 감염의 위험이 매우 높다.

④ 열창(laceration)

둔기 등에 의한 큰 힘이 피부에 가해졌을 때 조직의 과도한 신장(stretching)으로 피부가 찢어지거나 베인 것 같은 상처를 말한다. 뼈를 덮고 있는 두피(scalp)에 흔히 볼 수 있으며 엉덩이처럼 근육이 많은 곳에서는 잘 일어나지 않는다. 열창은 피부뿐만 아니라 혈관, 근육, 내장의 장기도 손상을 받을 수 있으며 주위 피부조직도 상당한 손상을 일으키기 쉽다.

⑤ 골절(fracture)

뼈가 부러진 상태, 즉 뼈의 연속성을 상실하였을 경우로 완전 또는 불완전하게 서로 분리된 상태로 나타난다. 외상에 의한 골절과 골수염, 발육이상 등에 의한 병적 골절이 있다.

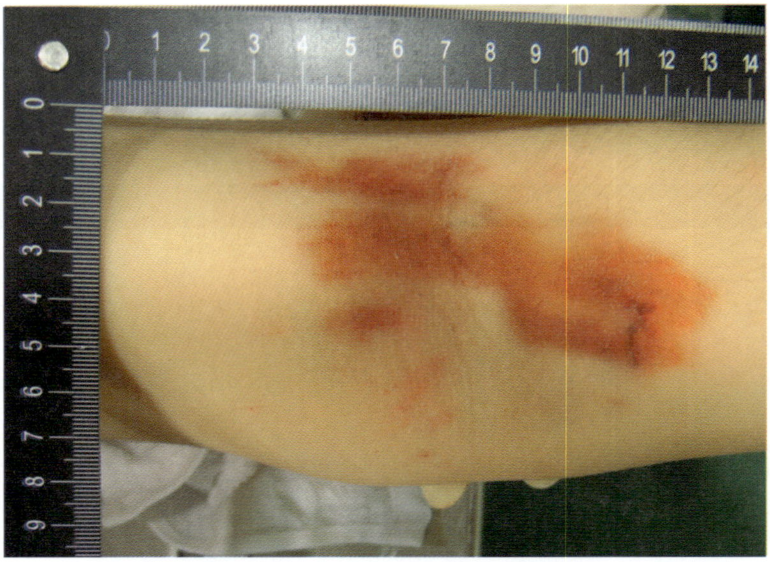

그림 2-1. **찰과상.** 거친 물체와 피부가 마찰하여 표피세포가 탈락하는 상처.

(2) 체온의 변화(change in temperature)

사람은 항온동물로서 **정상체온**은 개인에 따라 차이가 있으나 대개 36~37℃이며, 외부온도와 관계 없이 일정한 체내 온도를 유지하기 위한 기전이 행해지고 있다.

인체가 견디는 체온의 한계는 32~41℃ 사이로 그 범위를 벗어나면 세포의 손상을 유발하고 다른 발병기전을 갖는다.

① 고 온

고온에 의한 손상으로는 광선, 끓는 물, 화염 등에 의한 고온이 피부에 접촉되어 **화상**(cutaneous burn)을 입는 경우와 발한기전의 장애로 인해 체열의 정체로 체온이 상승되는 전신적 고온현상인 **열사병**(heat stroke) 등이 있다.

화상의 경우 침범 범위와 깊이에 의해 화상의 정도를 나타내며 이것은 임상적으로 매우 중요하다. 피부의 전층을 침범하였다면 피부의 상피세포가 재생될 수 없으므로 피부 이식이 필요할 것이다. 또한 화상은 정상 방어기전의 결여로 인해 감염증이 일어나기 쉽고 화상 정도가 클 경우에는 체액의 계속적 누출로 인해 **쇼크**(shock)에 빠지기 쉽다.

고온이 전신에 가해진 경우 대부분 발한에 의한 열의 발산으로 체온이 조절되나 습도가 높고 땀의 발산이 어려운 경우 체열의 정체로 체온이 계속 상승하여 결국은 열사병에 걸리게 된다. 체온조절계통은 보통 중추신경에 의해 결정되는 것으로 알려져 있다.

② 저 온

신체가 **저온**에 노출되면 각종 생리적 기구에 의해 체온이 조절되고 있으나, 장기간 작용하게 되면 체온조절이 불가능하게 되어 동사에 이르게 된다.

저온에 대한 체온조절은 주로 간, 뼈대근육, 심장근육 내의 당류의 연소에 의해 일어나는 화학적 체온조절과 체내의 물질소비와는 관계 없이 열방산을 조절하여 체온을 조절하는 물리적 체온조절이 있으며, 이러한 조절이 정지되면 체온은 급격히 하강한다.

저온이 피부에 작용하게 되면 **동상**(frostbite)을 일으키게 되는데, 처음에는 혈관의 수축으로 충혈과 종창을 나타내게 되고, 저온이 계속되면 수포형성과 더불어 혈행정지 등을 수반하여 괴저를 일으키게 된다.

(3) 대기압의 변화(change in atmospheric pressure)

대기압의 변화가 인체에 손상을 주는 경우는 크게 세 가지로 요약 할 수 있는데, 첫째는 갑작스러운 압력의 증가 또는 감소에 의해 기계적 손상을 일으키고, 둘째는 갑작스러운 압력의 감소로 인해 혈액으로부터 유리기포가 생겨서 색전물로 작용할 수 있는데, 대표적인 예가 **잠함병**(Caisson's disease)이다. 셋째, 고산지대 등에서 일어날 수 있는 경우로 낮은 대기압에서는 흡입 시 낮은 산소분압 때문에 전신적 저산소증을 일으키는 경우이다.

(4) 전기(electric factor)

감전이라고 하는 것은 신체의 일부가 전류회로가 되어 신체가 전도체 역할을 하여 전류를 통과시키게 되는 현상을 말한다. 전기 감전에 의한 손상은 전류의 종류, 전류의 양, 전압, 감전 노출시간, 장기의 노출부위 등에 따라 달라진다.

전기는 직접 및 간접적으로 손상을 주는데 직접적인 손상으로는 심장 및 뇌의 호흡 중추에 대한 것이고, 간접적인 작용으로는 조직에 열 생산을 일으킨다. 특히 피부는 전류에 대한 저항의 주된 장소로 손상이 가장 심하다.

(5) 방사선(radiation)

방사선에는 X선(X-ray), 감마선(γ −ray), 중성자(neutron) 등이 있다. 방사선, 특히 X 선은 인공 방사선으로 조직 침투성을 이용하여 질병의 진단 및 치료에 널리 응용되고 있으며 산업 분야에서도 이용되고 있다.

방사선은 생체 세포의 분자 또는 원자에 충돌함으로써 원자나 분자의 이온화를 가져와 궤도전자를 방출시킴으로써 결국 유리된 에너지에 의해 세포손상을 일으키게 된다. 특히 세포손상으로 인한 DNA의 변화는 세포의 성질이 변화될 뿐만 아니라 유전되기도 한다. 이온화 방사선이 **돌연변이**(mutation)를 일으킨다는 사실은 원자폭탄 투하 후 생존한 사람들에 대한 연구에 의해서 밝혀지기도 하였다.

일반적으로 세포의 방사선에 대한 감수성은 세포의 재생과 분열능에 비례하고, 세포의 특수화 정도에 따라 반비례한다. 림프구, 골수, 생식기 세포 등은 방사선에 매우 취약하며, 고환은 무정자증, 난포의 파괴는 불임증을 초래할 수 있다(표 2−2).

악성종양도 X 선에 민감하게 반응하여 변성되고 발육을 억제시킴으로써 종양을 치료하는 데 사용되고 있다. 또한 세포의 분열능을 약하지만 계속 유지시킬 수 있는 정도의 소량의 방사선 에너지는 유전적 또는 비유전적 변화 및 발암적인 변화의 강력한 원인이 된다.

2) 화학적 요인

생체 세포에 직접 유해하게 작용하는 화학물질을 **독성물질**(poison)이라고 한다. 신체 손상 또는 죽음까지도 일으킬 수 있는 독성물질은 수없이 많으며, 특히 산업화의 발달로 점점 증가하고 있다.

사회 환경적 문제로서의 관심도에 따라 다음의 몇 가지에 대하여 기술하고자 한다.

(1) 술−에틸 알코올(ethyl alcohol)

알코올(ethyl alcohol)의 과다섭취는 선진국과 개발도상국에서 점차 사회문제가 되고 있다. 몇몇 회교 국가나 극심하게 폐쇄된 나라를 제외하면 전 인구의 반 이상이 술을 마시고 있다. 그러나 술은 전신의학적 문제, 사회적 문제 등이 발생한다는 점이 문제가 되고 있다.

표 2−2. 정상세포의 방사선에 대한 감수성

감수성	세 포
매우 예민함	림프계통 세포, 조혈계통 세포
	생식계통 세포, 소화계통 세포
보통	혈관내피 세포, 간세포
	췌장세포, 신장세포
저항성이 강함	신경계통 세포, 근육세포

섭취된 알코올은 소량만이 위에서 흡수되고, 거의 대부분이 소장에서 흡수된다. 흡수된 알코올은 혈중농도에 비례하여 신체의 모든 조직과 체액에 분포하며, 알코올 탈수소효소(alcohol dehydrogenase)에 의해 간에서 대사된다. 대사로 생성된 아세트알데히드(acetealdehyde)는 중추신경, 간, 위 등에 손상을 야기시킨다.

알코올 남용에 의한 중독증은 급성과 만성으로 구분되는데, **급성 알코올 중독증**은 혈중 알코올 농도와 비례하며 주로 중추신경계 증상을 초래한다. 걸음걸이가 흐트러지는 등 정확한 판단력이 상실되며, 온몸이 나른해서 활동이 어렵고, 정신이 멍해지거나 심한 경우 마취한 것 같은 상태가 된다. 최근 법으로 강화된 음주 단속으로 인하여 조금 줄어 들고 있는 실정이나, 그래도 교통사고의 상당수는 바로 이 알코올에 의한 것이다.

만성 알코올 중독증은 간에 직접 작용하여 지방간, 알코올성 간경변(그림 2-2) 등을 유발하고 나아가 구강암, 식도암, 간암을 초래하는 경우도 있다. 조직의 손상은 알코올의 대사산물인 알데히드에 의한 것이 더 중요하다. 또 임신 중 알코올 과음은 태아의 성장장애와 영구적인 시각장애를 가져 올 수도 있다.

(2) 메틸 알코올(methyl alcohol)

메틸 알코올은 각종 용제(solvent)로서 공업용으로 널리 사용되며 20mL 정도의 소량으로도 중독작용을 일으킨다. 중독증은 메틸 알코올 증기를 흡입함으로서 초래되는 경우가 많은데 주된 독작용은 체내로 흡수되어 **포름산**(개미산, formic acid) 생성과 **대사성 산혈증**(metabolic acidosis)을 초래하여 망막에 있는 수용체세포의 변성과 시각신경의 변성을 초래하여 시각장애를 가져온다. 심하면 혼수상태를 일으켜 사망하게 된다.

(3) 담 배

담배가 몸에 해롭다는 사실은 이제는 누구나 다 알고 있다. 뿐만 아니라 담배는 주변이 지저분하고, 냄새도 나며, 화재의 원인도 되고, 옷에 구멍이 나기도 하고, 돈이 드는 등 담배로 인한 폐해는 한두 가지가 아니다.

담배가 일으키는 대표적인 질환들을 살펴보면, 폐암, 폐공기증(폐기종), 만성 기관지염 등 폐질환과 동맥경화증, 심장근육경색증(심근경색증) 등 혈관질환, 폐암뿐 아니라 후두암, 구강암, 식도암, 신장암, 방광암, 췌장암 등 발암물질로도 작용하며, 임신 중 담배를 피우면 유산, 신생아 사망, 신생아 발육부전 등이 나타나게 된다. 특

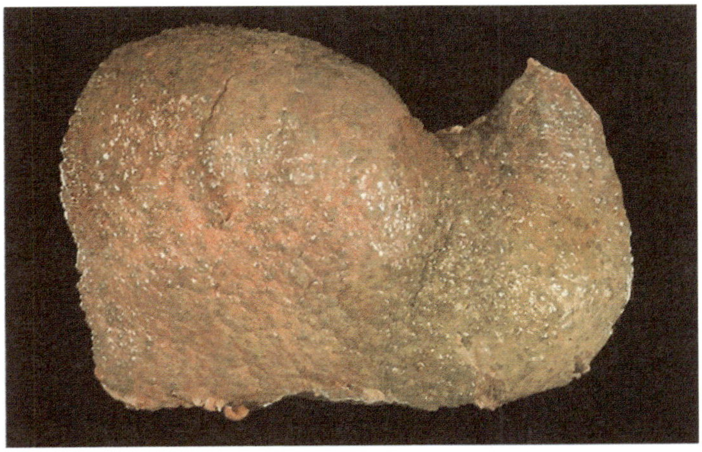

그림 2-2. 알코올 중독에 의한 간경변

히 어린아이는 담배에 민감하여 담배를 피우는 엄마가 키우는 아기는 호흡기 질환이 매우 많고, 자라나서 여러 가지 담배와 관련된 질병을 앓게 될 것이다.

(4) 살충제와 제초제

농약으로 사용되는 **살충제** 또는 **제초제**에 의해 중독증 또는 세포손상이 나타날 수 있다. 즉, 농약의 살포 등 작업 중 흡입 또는 접촉하는 경우, 농작물에 잔류한 농약의 섭취 또는 오염으로 인한 경우이며, 간혹 실수 또는 고의로 마시는 경우 등이다.

살충제로는 유기인산 제제(organo-phosphorous compounds)인 마라티온(malathion), 파라티온(parathion) 등이 있으며, 이들은 호흡기, 피부, 소화기를 통해 흡수되며, 지방에 친화성이 있기 때문에 장기간 노출에 의하여 소량씩 축적됨으로써 중독을 초래한다. 신경장애를 유발하며, 심한 경우 근육의 경축, 심부정맥(cardiac arrhythmia)을 초래하여 결국은 혼수상태를 거쳐 사망에 이르게 된다.

제초제는 잡초를 고사시킬 목적으로 사용되는데 chlorophenoxyacetic acid와 페놀(phenol)계가 있다. 중독증상으로 사지경직, 간 및 신속장애를 일으키며 중증에서는 혼수로 사망한다. 해독제나 대항제(길항제)가 없으므로 본 약제의 신속한 체외 배설만이 기본적인 치료방법이다.

(5) 일산화탄소(carbon monoxide)

일산화탄소는 탄소가 함유된 가연성 물질이 불완전 연소에 의해 생성되는 무색, 무취, 무미한 무자극성 불활성 가스로 공기보다 약간 가볍다. 이와 같은 특성으로 인해 발생의 감지가 어려워 예전에는 연탄가스 중독사고를 자주 일으키는 요인이 되기도 하였다.

일산화탄소는 기도를 통하여 흡입 즉시 혈액으로 들어가서 헤모글로빈(hemoglobin)과 결합하여 치명적인 carboxy-hemoglobin을 형성한다. 일산화탄소의 헤모글로빈에 대한 친화력은 산소에 비해 200~300배 이상 높다. carboxy-hemoglobin이 증가함으로써 헤모글로빈의 저하와 더불어 체내 각 조직에서 산소 결핍상태가 초래된다. 중독되면 두통, 정서불안을 느끼고 심하면 경련 및 혼수상태로 **청색증**(cyanosis)을 일으키고 carboxy-hemoglobin의 양이 65~70% 이상 되면 사망하게 된다.

(6) 청산염(cyanide)

청산염은 도금, 사진, 금속 용접 등 공업용으로 널리 이용되어 입수가 용이한 화학물질로 독극물 사고 중 가장 빈도가 높은 독성물질이다.

체내 흡수가 빨라 흡입 또는 내복 후 몇 초 내지 몇 분 후에 현기증, 두통, 구토, 혼수상태를 거쳐 사망하게 된다. 청산염은 세포 내 시트크롬 산화효소(cytochrome oxidase)와 결합 산화성 호흡을 억제함으로써 세포 질식제로 작용한다.

(7) 수은(mercury)

중금속인 **수은**은 온도계, 거울 도색 등과 관련된 공장 노동자에서 중독을 볼 수 있으나 흔하지 않고, 수은화합물을 포함한 살충제나 항진균제 등을 잘못 사용하는 데서 집단적으로 발생할 수 있다.

수은화합물은 수은 자체보다 더욱 심한 중독성을 나타낸다. 손상이 초래되는 주요 장기는 신장, 위장관 그리고 중추신경계이다.

(8) 납(lead)

납을 다루는 공장, 도료분무기 사용, 가솔린 엔진 등과 관련이 있는 노동자에게 납중독을 볼 수 있으나, 대부분이 만성중독으로 직업병으로 나타난다.

납중독은 주로 조혈장기, 뇌, 소화관 및 신장에 병변을 가져 온다.

3) 대기오염과 폐먼지증

문명의 발달과 함께 발생한 부산물 중 하나가 **대기오염**이다. 공장이나 자동차 배기가스에 의한 공기오염 못지않게 공해요소로 지적되는 것이 흡연에 의한 대기오염이다.

대기오염 물질에 함유된 여러 종류의 물질이 몸에 들어와 상호작용을 일으키면서 질환을 일으키고, 질환은 오랜 시간의 경과 후 나타나기 때문에 오염물질 개개의 특징을 입증하기는 어렵다.

폐먼지증(진폐증, pneumoconiosis)이란 분진을 포함한 모든 에어로졸(aerosol) 흡입으로 인한 폐 질환을 말하며, 대기오염과 직접 연관이 있다. 폐먼지증 발생은 폐와 기관지에 침착된 분진의 양, 크기, 모양 등의 물리적 성상과 분진의 용해도 및 세포독성에 의해 좌우된다. 직경 5 ㎛ 이하의 분진은 공기 중에 부유되어 폐포나 미세 기관지에 침착하지 않고 바로 호흡에 따라 배출된다. 따라서 폐먼지증을 유발할 수 있는 크기는 대개 1~5㎛이며, 폐포 또는 호흡 세기관지에 손상을 가져온다.

폐먼지증에는 섬유화 결절을 유발하는 **석탄가루증**(탄분증, anthracosis: 그림 2-3)과 **규폐증**(silicosis), 간질 섬유화를 유발하는 **석면증**(asbestosis), 그리고 과민성 반응을 나타내는 **베릴륨증**(berylliosis) 등이 있다.

4) 영양물 장애

영양분에 의한 질병은 크게 영양분 결핍에 의한 것과 과잉섭취에 의한 것으로 나눌 수 있는데, 대부분 **영양분 결핍**에 의한 것으로 단백질 결핍, 비타민 결핍 등을 들 수 있고 과잉섭취에 의한 질병은 **비만증**이 대표적인 경우이다.

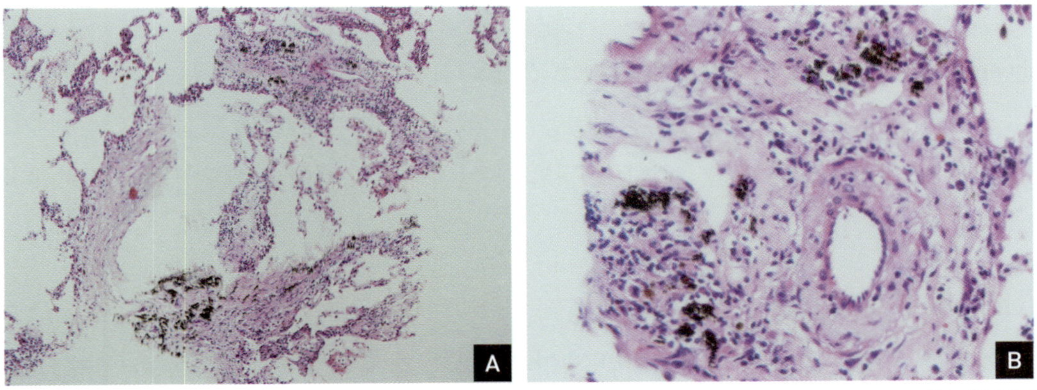

그림 2-3. **석탄가루증.** 석탄가루증은 광부에서 흔히 관찰할 수 있는 소견이다(탄광부 석탄가루증).

(1) 단백질(protein)

생체의 구성성분 중 가장 중요한 부분을 차지하는 **단백질**은 생체의 발육과 유지에 없어서는 안 될 매우 중요한 물질이다. 특히 성장기 어린이들에게서는 단백질요구량이 어른에서보다 많은데, 이것은 성장을 위하여 더 많은 단백질이 필요하기 때문이다.

신체를 구성하는 단백질에는 약 20여 종의 아미노산이 필요하며 그 중 어떤 아미노산은 신체 내에서 합성되지 못하므로 꼭 음식물로 공급을 받아야 한다. 이러한 아미노산을 필수 아미노산이라 하며 리신(lysine), 트립토판(tryptopan), 메티오닌(methionin), 류신(leucine), 이소류신(isoleucine), 발린(valine), 페닐알라닌(phenylalanine) 등이 여기에 포함된다.

단백질 결핍에 의한 대표적 질환으로 **단백열량부족증**(Kwashiorkor)이란 질병을 들 수 있는데, 부종(edema), 저알부민혈증, 간비대, 성장지연, 피부변화 및 정신장애를 일으킨다. 이 병은 아프리카 등 일부 지역에서만 국한된 것으로 소아들에서만 흔히 볼 수 있는 질환이다.

(2) 지방(fat)

실험적으로 동물을 **지방**이 없는 먹이로 기르면 성장이 정지되는데, 그것은 필수 지방산이 없어 세포의 구성성분인 인지질을 만들지 못하기 때문이다. 필수 아미노산처럼 신체에서 합성되지 못하므로 영양소로서 음식물에 첨가되어야 되는데, 리놀렌산(linolenic acid) 및 리놀산(linoleic acid)이 여기에 속한다.

필수 지방산이 결여된 동물성 지방의 섭취는 혈중 콜레스테롤의 증가를 가져와 죽상경화증의 원인이 된다. 한편 유지방은 혈액응고에 관여하는 것으로 알려져 있다.

(3) 탄수화물(carbohydrate)

에너지 공급원인 **탄수화물**이 결핍되면 체지방과 단백질의 이용이 높아지게 되고 결국 영양실조에 빠지게 된다. 혈액 중에 병적으로 나타나는 당(sugar)의 높고 낮음에 따라 각각 **과혈당증**(hyperglycemia), **저혈당증**(hypoglycemia)이라고 부른다.

과혈당증의 대표적인 것으로 **당뇨병**을 들 수 있으며 당원의 합성분해에 관여하는 효소의 결핍으로 간, 심장 등에 다량의 당원이 축적된 질환을 **당원저장병**(glycogen storage disease)이라 한다.

(4) 무기질(mineral)

칼슘과 **인**(phosphorus)의 결핍은 뼈대형성에 장애를 가져오고, 적혈구 형성에 필요한 철의 결핍은 **빈혈**(anemia)을 일으킨다. 요오드는 갑상샘 호르몬 형성에 없어서는 안 되는 중요한 무기질로 결핍 시 갑상샘 기능저하(**갑상샘저하증**)를 일으킨다. 그 밖에 나트륨(Na), 칼륨(K) 등의 각종 전해질은 체액의 삼투압을 일정하게 유지시키는 데 매우 중요한 역할을 한다.

(5) 비타민(vitamin)

비타민은 에너지원도 신체의 주성분도 아니지만 생명유지와 건강에 절대적으로 필요한 영양소로서, 신체 내에서는 합성되지 못하므로 필요한 음식물로서 섭취되어야 한다.

비타긴은 크게 지용성 및 수용성으로 나눌 수 있는데, 지용성 비타민으로는 A, D, E, K, 수용성으로는 B, C가 있다. 지용성은 주로 간에 저장되어 있으며 저장량은 풍부하지만 간질환이나 장시간 섭취부족 시 결핍이 생긴다. 반면에 수용성 비타민은 소화기로부터 빠르고 쉽게 흡수되어 저장량이 매우 적으므로 매일 섭취하여야만 결핍을 방지할 수 있다.

① 비타민 A

비타민 A는 단백질과 결합하여 로돕신(rhodopsin)과 이오돕신(iodopson)을 형성하여 어두운 곳에서도 물체를 볼 수 있도록 시력을 유지하도록 한다. 또한 비타민 A는 상피세포의 형성과 유지에도 중요한 역할을 하여 상피의 보호 역할에도 관여하는 것으로 알려져 있다. 결핍상태가 되면 **밤소경증**(야맹증, nyctalopia)을 일으키고 악화되면 시력상실도 가져올 수 있다. 비타민 A는 생선의 알이나 간유, 채소류에 많이 포함되어 있으며 이들은 쓸개즙(담즙) 또는 췌장에서 분비한 소화효소가 있어야 흡수된다.

② 비타민 B_{12}

항빈혈성 인자로서 코발트(cobalt)를 포함하며, 이것의 흡수에는 위장의 벽세포에서 합성되는 내인자(intrinsic factor)가 필요하다.

비타민 B_{12}의 결핍은 적혈구의 성숙이 저하되어 악성빈혈(pernicious anemia)을 일으킨다. 엽산(folic acid)도 비타민 B_{12}와 같이 혈구형성에 관여한다.

③ 비타민 C

음식물 중에는 충분한 양의 **비타민 C**가 포함되어 있으므로 여간해서 결핍증이 나타나지 않는다. 비타민 C의 결핍상태를 **괴혈병**(scurvy)이라고 하는데 모세혈관에서의 출혈이 대표적인 증상이다.

비타민 C는 교원섬유의 합성에 관여하여 혈관벽을 단단하게 하여 주는데 결핍 시 교원섬유 합성 부재로 출혈이 나타나게 된다. 또한 비타민 C는 항산화제로서 이를 다량 섭취하면 여러 가지 질병을 예방할 수 있다는 학설도 있다.

④ 비타민 D

칼슘과 인을 흡수하여 혈중농도를 조절함으로써 뼈를 형성하는 데 필요한 **비타민 D**는 대부분이 햇빛(자외선)을 받아 피부에서 합성되나 생선이나 식물, 특히 녹황색 채소 등에서도 공급되고 있다. 그리고 지방에 저장되어 있다가 간이나 신장에서 대사되어 활성화된다.

비타긴 D가 부족하면 혈중 칼슘농도가 저하되어 소아에서 새로 생기는 뼈에 무기질인 칼슘침착이 되지 않아 **구루병**(rickets)이 생기고, 어른에서는 석회의 탈출로 **골연화증**(osteomalacia)을 일으킨다.

⑤ 비타민 K

비타민 K는 장내 세균의 대사산물로 생성되지만 신선한 야채류에도 다량 포함되어 있다.

비타긴 K는 간에서 혈액응고 인자를 형성하여 혈액응고에 중요한 작용을 한다. 부족 시 혈액응고가 저하되어 출혈증상을 일으킨다.

제 03 장

세포손상 및 세포적응

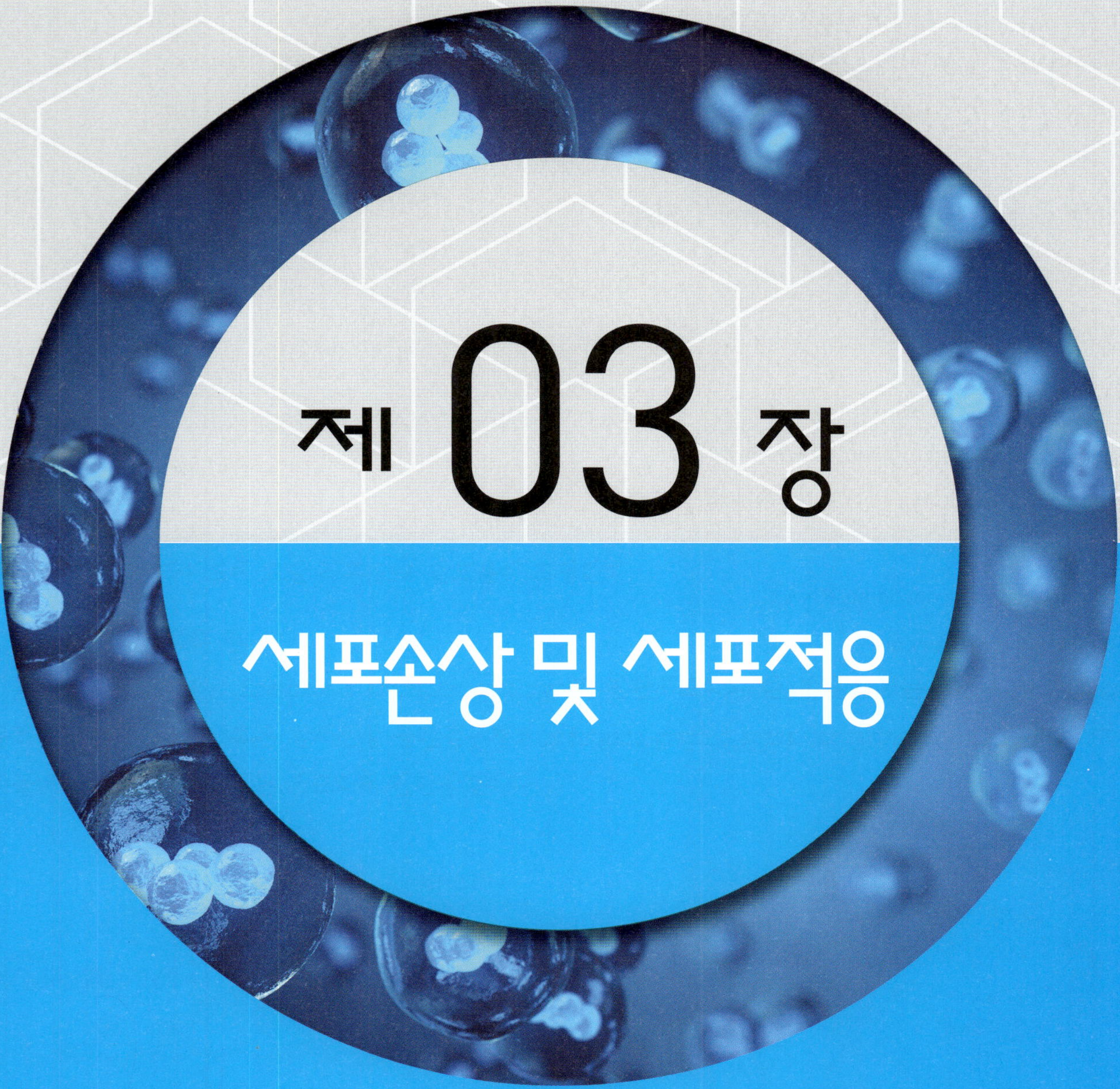

제 1 절 질병의 단위로서 세포생물학

1. 유전체(genome)

인간 유전체는 약 32억 쌍의 DNA 염기쌍 서열을 가지고 있으며, 인간 세포에 있는 완전한 DNA 집합을 의미한다. 이 유전체는 약 2만 개의 단백질 부호화 유전자가 있고, 이것은 전체 유전체의 약 1.5%이다. 이 단백질 부호화 유전자가 만든 단백질이 우리 인체를 유지하는 신호단백질, 효소들, 구성 요소들 등의 다양한 단백질을 만들어 인간 생명체를 성장 · 유지시키는 기능을 한다.

2. 비부호화 DNA(noncoding DNA)

비부호화 DNA는 인간 전체 유전체의 98.5%를 차지한다. 즉, 98.5%는 단백질을 만들지 않는 DNA이다. 여기에 속하는 것들은 다음과 같다.

- Promotor and enhancer regions
- Binding sites for chromatin structuring
- Regions for noncoding regulatory RNAs
    - mi RNA(micro-RNA)
    - lnc RNA(long noncoding RNA)
- Mobile genetic elements
- Regions for telomeres and centromeres

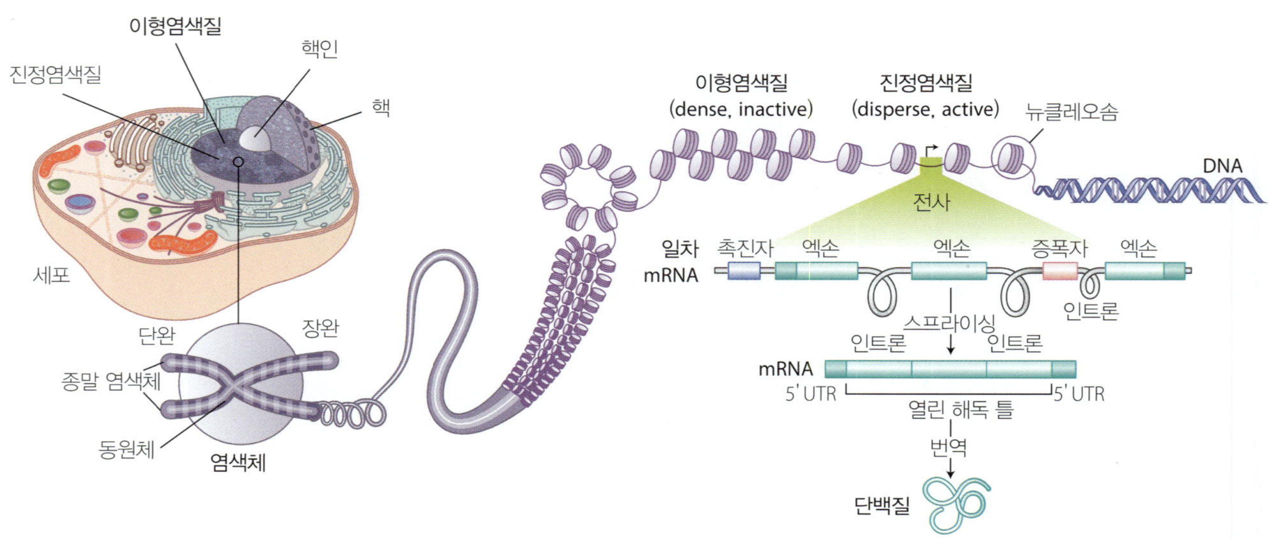

그림 3-1. 유전체와 진정염색질 부위에서의 유전자 전사와 해독에 의한 단백질 합성 모식도

개인간에 차이를 만드는 유전자 변이를 **다형성**(polymorphism)이라 하고, 대표적인 변이가 SNAs과 CNVs이다. 인간 유전체는 두가지 형태의 DNA 변이를 형성한다. 다형성은

① **SNAs**(single-nucleotide polymorhism)과

② **CNVs**(copy number variation)의 DNA 변이를 보인다.

인간은 SNAs(단뉴클레오티드 다형태)와 CNVs(복제수 변이)를 보여서 같은 종의 생물이지만, 차이나는 모습이나 고유한 특징이 나타난다.

3. 후성유전학(Epigenetics)

DNA 순서에는 변화가 없으나 유전자(DNA)와 염색질(chromatin)에서 보이는 화학적 변형을 의미한다. 후성 유전적 요소들에는 다음과 같은 것들이 있다.

- DNA 메틸화(DNA methylation)
- 히스톤 변형(Histone modification)
  - 히스톤 메틸화 반응(Histone methylation)
  - 히스톤 아세틸화 반응(Histone acetylation)

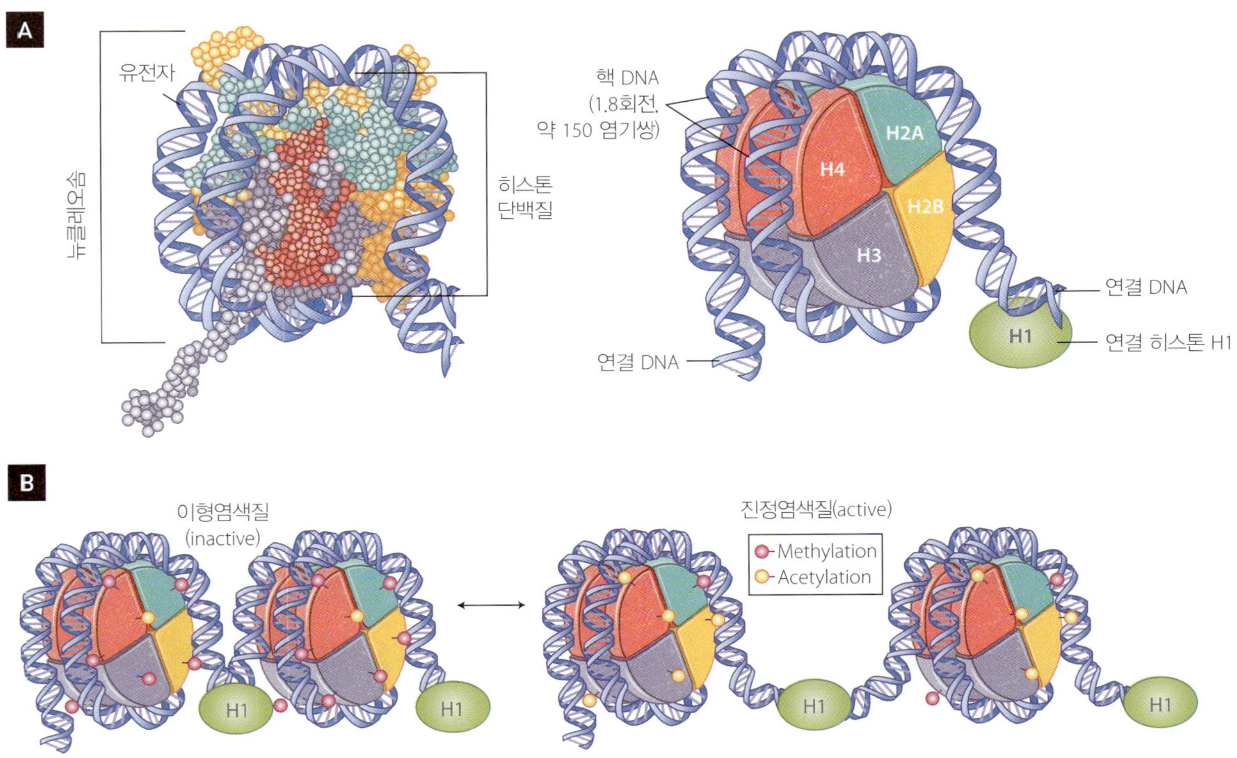

그림 3-2. (A) 히스톤 단백질 8개를 150개의 염기가 1.8회 돌면서 감싸고 있다. (B) 강하고 단단하게 응축된 이형염색질 부위와 단백질 합성이 가능한 진정염색질 부위의 약하게 응축된 모양

- 히스톤 인산화 반응(Histone phosphorylation)

■ 염색질 조직화 요소들

■ 비부호화 RNAs

후성 유전학적 변화는 정상 인간 발달, 조직 특이 유전자 표현 조절, X 염색체 불활성화, 각인(imprinting), 노화, 암 등에서 관찰된다.

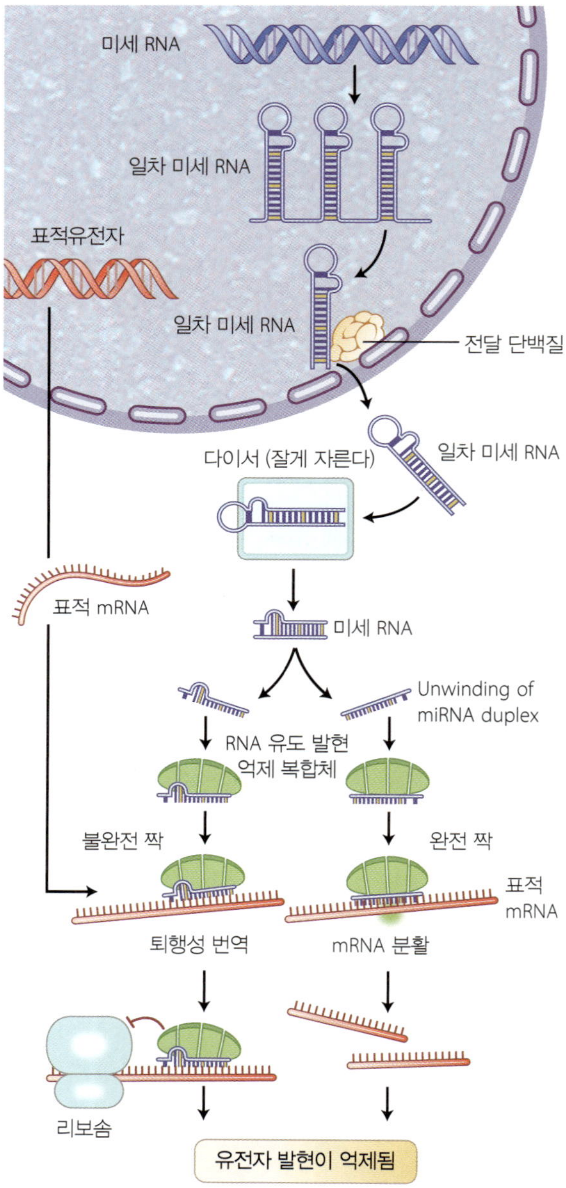

그림 3–3. **전사 후 표적 mRNA의 분할 또는 번역 후 억제를 통한 유전자 발현 억제**

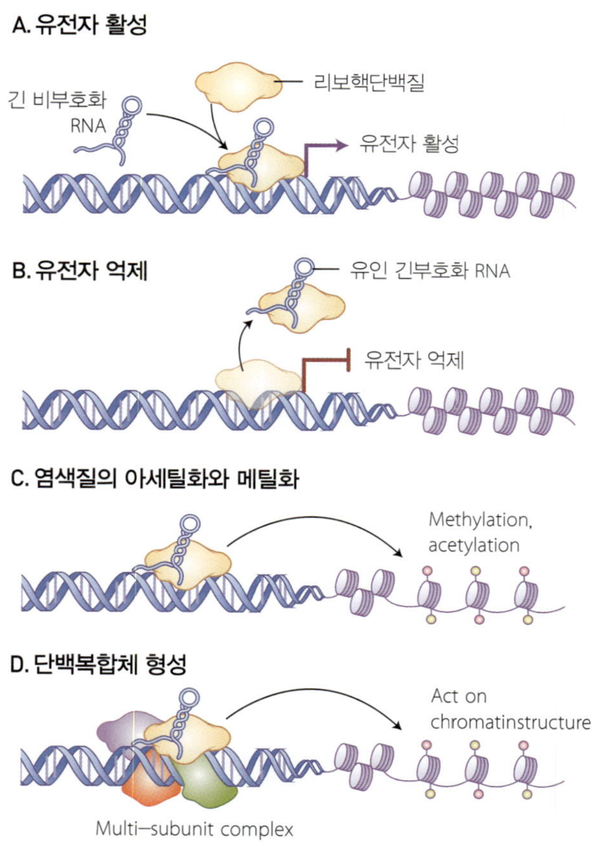

그림 3–4. **긴 비부호화 RNA에 의한 다양한 작용.** 긴 비부호화 RNA에 의하여 유전자가 활성화되거나 억제되며 또한 염색질의 아세틸화와 메틸화가 일어난다.

4. 미세한 RNA(micro–RNA)와 긴 비부호화 RNA(Long noncoding RNA)

1) 미세한 RNA(mi RNA)

미세한 RNA는 20~30 핵산염으로 구성되어 있다(평균 22 핵산염).

전사 후 전달 RNA의 분할 또는 번역 후 억제를 통하여 유전자의 발현이 안되게 하는 작용을 한다.

- 작은 방해 RNA(Si RNA): 외부적 mi RNA
- 치료약제로 응용함

Relative volumes of intracellular organelles(hepatocyte)

Compartment	% total volume	number/cell	role in the cell
Cytosol	54%	1	metabolism, transport, protein translation
Mitochondria	22%	1700	energy generation, apoptosis
Rough ER	99%	1*	synthesis of membrane and secreted proteins
Smooth ER, Golgi	69%	1*	protein modification, sorting, catabolism
Nucleus	69%	1	cell regulation, proliferation, DNA transcription
Endosomes	19%	200	intracellular transport and export, ingestion of extracellular substances
Lysosomes	19%	300	cellular catabolism
Peroxisomes	19%	400	very long-chain fatty acid metabolism

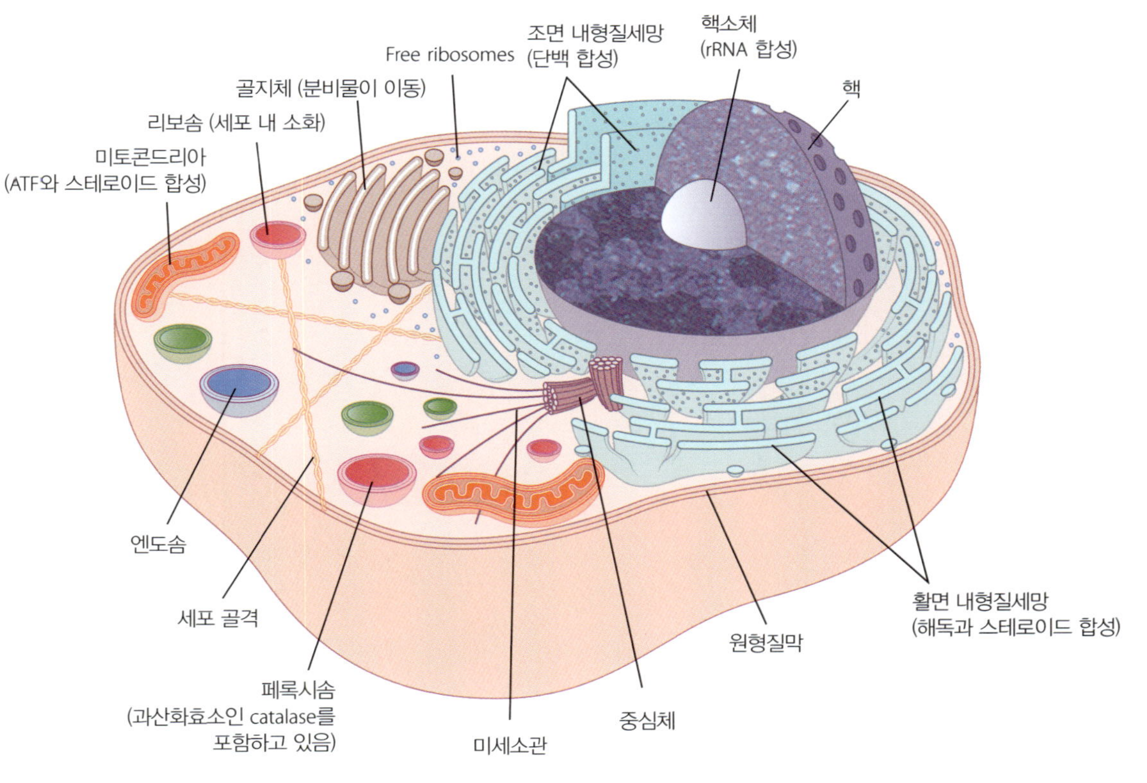

그림 3–5. **세포의 구조**

2) 긴 비부호화 RNA(lnc RNA)

긴 비부호화 RNA는 200 이상 핵산염으로 된 RNA이며 이 긴 비부호화 RNA (lnc RNA)가 유전자를 활성화하거나 억제되기도 하고 염색질의 아세틸화 또는 메틸화를 일으킨다. 세포의 생존에 필수적인 사항에는 다음과 같은 것들이 있다.

- 보호와 영양 획득 사항
- 운동 작용
- 노화 분자 제거 작용
- 분자 이화 작용
- 에너지 생산작용

5. 형질막의 보호와 영양 획득 작용

1) 형질막단백질

- 이온과 대사산물 이동작용
- 큰 분자들의 액상과 수용체 매개 섭취작용
- 세포-리간드(배위자), 세포-기질 세포간 상호작용

2) 형질막 수송 작용 기전

단순 확산을 한다(단순 확산 작용으로 그냥 형질막을 통과한다).

- **수동형 형질막 확산**: 작은 비극성 분자들(예: 산소, 이산화탄소), 소수성 분자들(예: 스테로이드 기반 분자들,

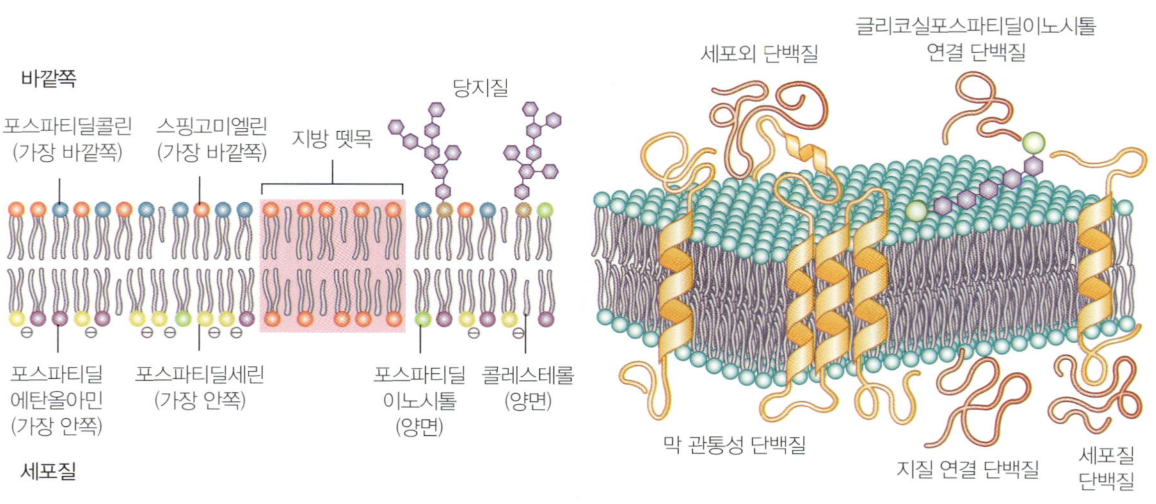

그림 3-6. 형질막의 모형도

비타민 D, 여성호르몬 에스트라디올). 75달톤(원자질량단위) 이하의 극성 분자들(예: 물, 술, 요소) 등은 인체에서 단순 확산에 의한 수동형 이동이 이루어진다.

- **운반체 매개(전달체 매개) 이동**: 단백질과 결합하여서 모양이 바뀌면서 형질막을 통과하여 나감[수동 또는 능동 운반(에너지를 써서 이동함)].
- **통로 매개 이동 수동 운반**(예: 나트륨 통로가 열리면 나트륨이 형질막을 통과하여 세포안으로 이동하여 들어간다)

3) 인체세포의 섭취 작용

- 액체와 큰 분자의 섭취에 이용한다.
- 작은 함몰을 형성하여 세포내 이입이 이루어진다. 즉, 작은 소포들을 형성하여 세포 내로 이동하여 들어가게 된다.
- 세포 흡수 작용으로 세포 내로 이동하여 들어가게 된다.

즉, 소포 의존 세포 내 섭취는 작은 함몰들을 형성하여 형질막을 통과한다. 그리고 세포 흡수 작용은 세포가 주위의 액을 흡수하여 그 원형질의 일부로 삼는 현상이다. 격자 의존 세포 내 섭취는 상의를 입은 소낭 형성한 후 포음 작용을 통하여 수용체 매개 세포 내 섭취를 한다. 큰 입자 섭취는 탐식 작용을 거친다.

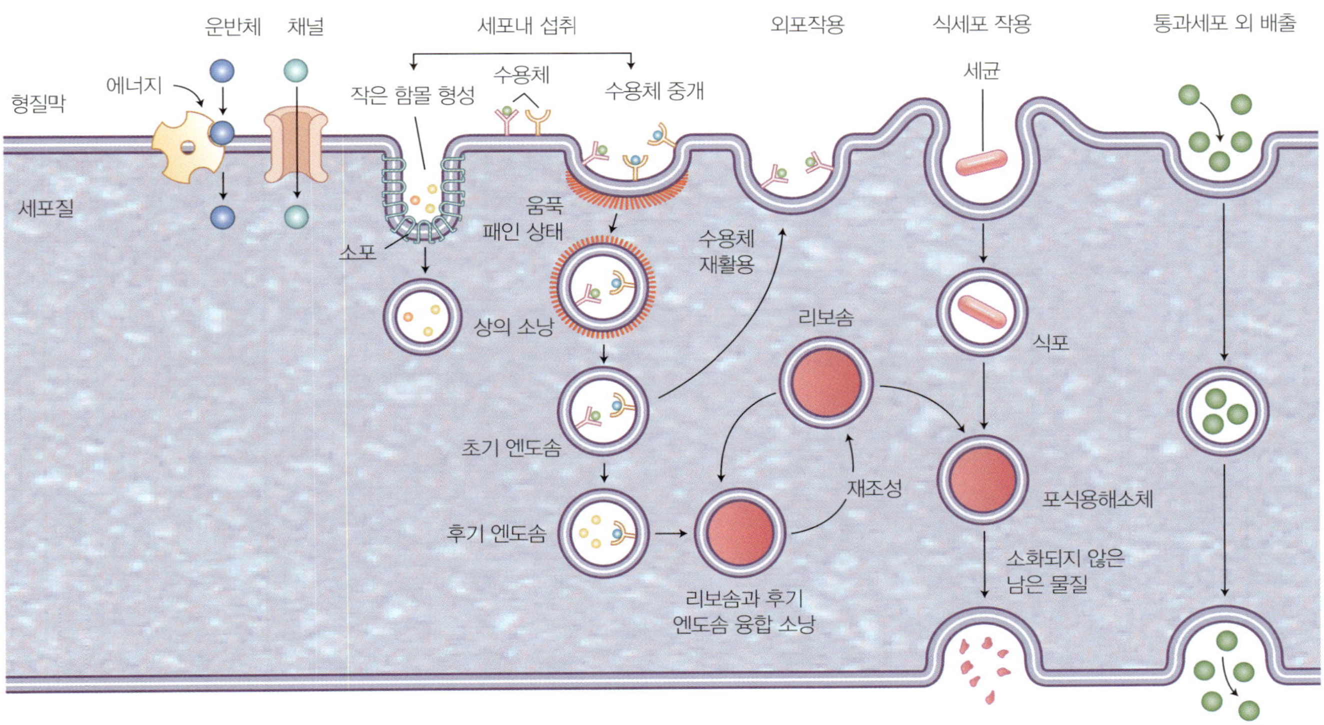

그림 3-7. 형질막을 통과하는 작은 분자와 미생물 등의 이동 과정

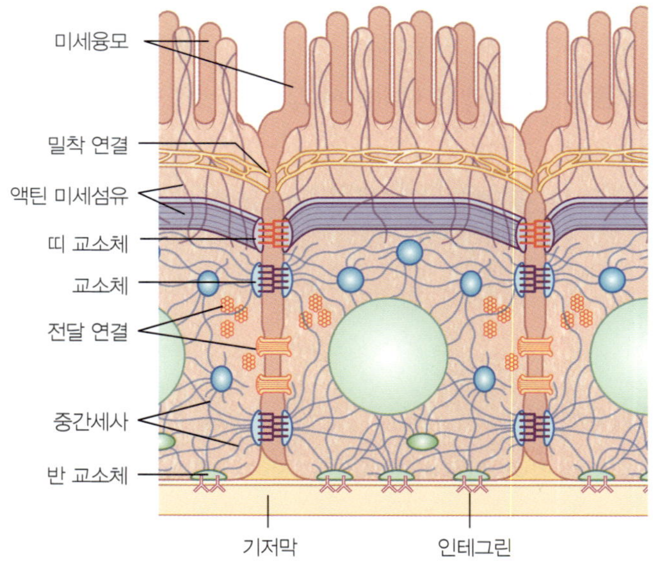

그림 3-8. **세포 연접 구조의 모형도**

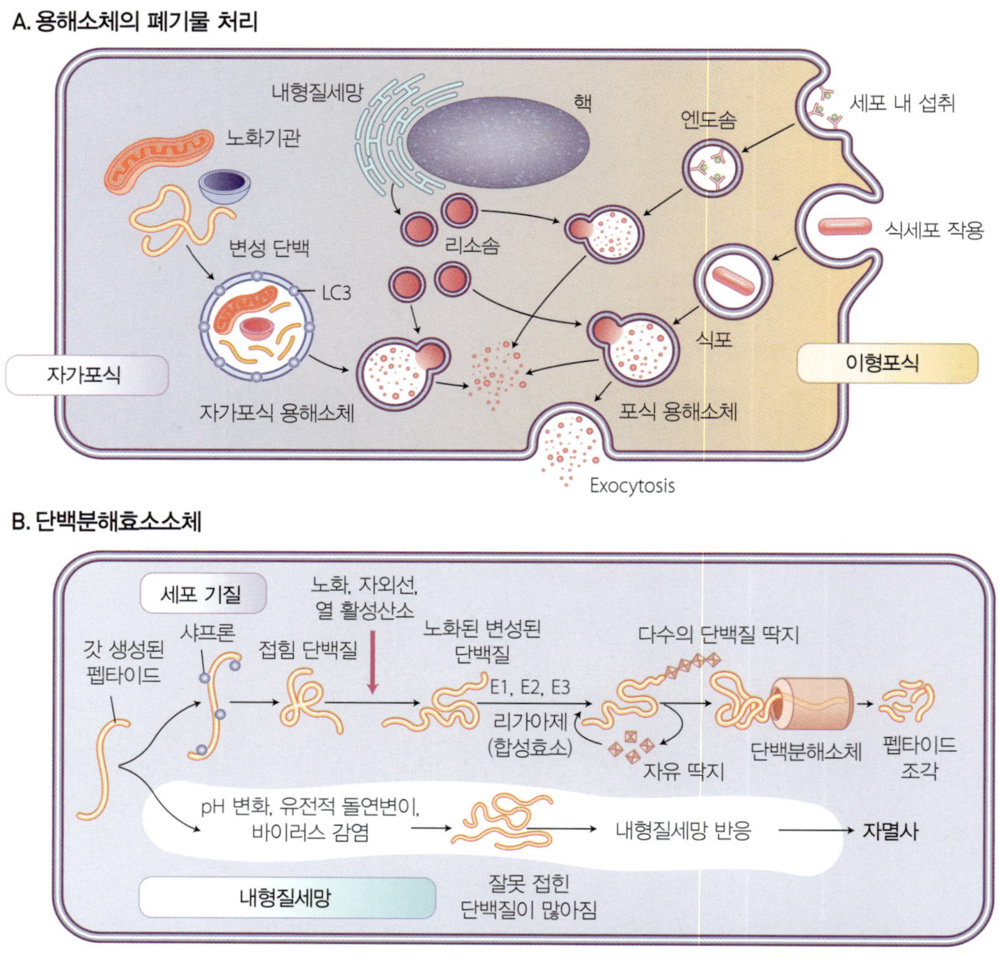

그림 3-9. (A) 세포질 안과 밖에서의 물질처리. (B) 접힘이 없는 단백질은 단백분해 효소통과 세포 자멸사로 처리된다.

6. 세포골격과 세포 간 상호작용

- 액틴 근미세사는 5~9nm의 직경을 가지고 있다.
- 중간세사는 직경 10nm 정도이고, 액틴 근세사와 마이오신 근세사에서 관찰된다.
  - Lamin A, B, C: 핵층 (nuclear lamina)에서 관찰된다.
  - Vimentin: 간엽세포에서 관찰되는 중간세사이다.
  - Desmin: 근육세포에서 관찰되는 중간세사이다.
  - 신경세사(Neurofilament): 신경원세포의 축삭에서 관찰되는 중간세사이다.
  - 세포케라틴(Cytokeratin): 상피세포에서 관찰되는 중간세사이다.
  - 신경교 원섬유성 산성 단백질(Glial fibrillary acidic protein; GFAP): 신경교세포에서 관찰되는 중간 세사이다. 생합성 기구에는 세포질그물과 골지기관이 있다. 정상 단백질은 잘 접힘 상태이다. 잘못된 접힘 단백질은 단백분해 효소통에서 분해되어 처리된다. 접힘이 없는 단백질은 세포질의 내형질세망 스트레스 반응으로 세포자멸사되어 제거된다. 폐기물 처리는 용해소체(A)와 단백분해효소소체(B)에서 이루어진다.

7. 세포대사와 사립체 기능

1) 와버그(Warburg) 효과

독일 생화학자 와버그(Warburg)는 빨리 증식하는 세포(예를 들면 암세포)는 포도당을 많이 받아들여 산소 해당작용을 활발히 많이 하여 세포 구조물 합성을 위한 중간산물을 많이 만들어 낸다는 사실을 발표하여 PET-CT 원리를 발명하였다.

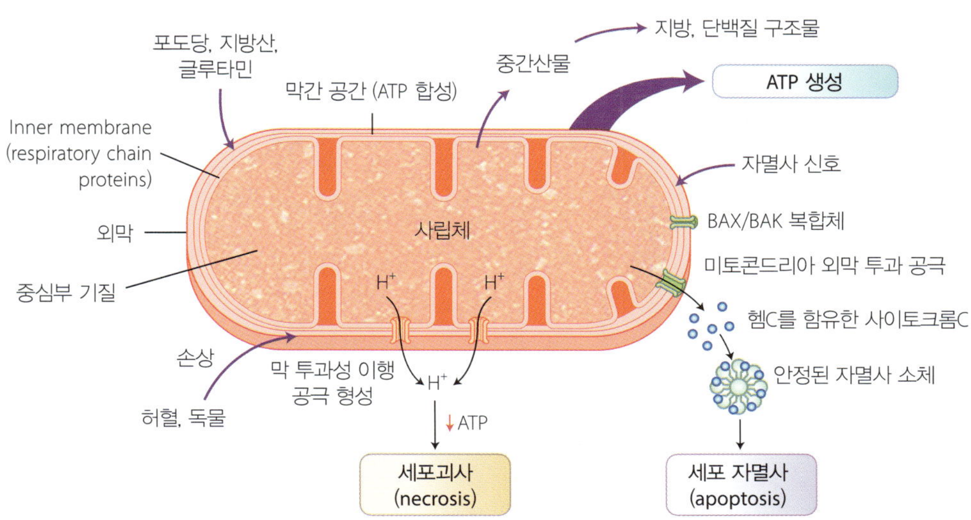

그림 3-10. 미토콘드리아에서의 ATP 합성과 세포사 기전 설명 모식도

2) 세포사

사립체 이상으로 세포사가 발생한다.

3) 괴사

사립체에는 전류가 잘 흐르는 채널이 있는데, 이곳에 투과성 전이 구멍이 형성되어 사립체막을 관통하는 낭비성 양성자에 의한 전위 차이가 형성되어서 활성산소 증가가 형성되어 괴사현상이 발생한다.

4) 자멸사

사이토크롬 C와 자멸사 전 단백질이 누출 현상이 있을 때 세포 자멸사가 초래된다.

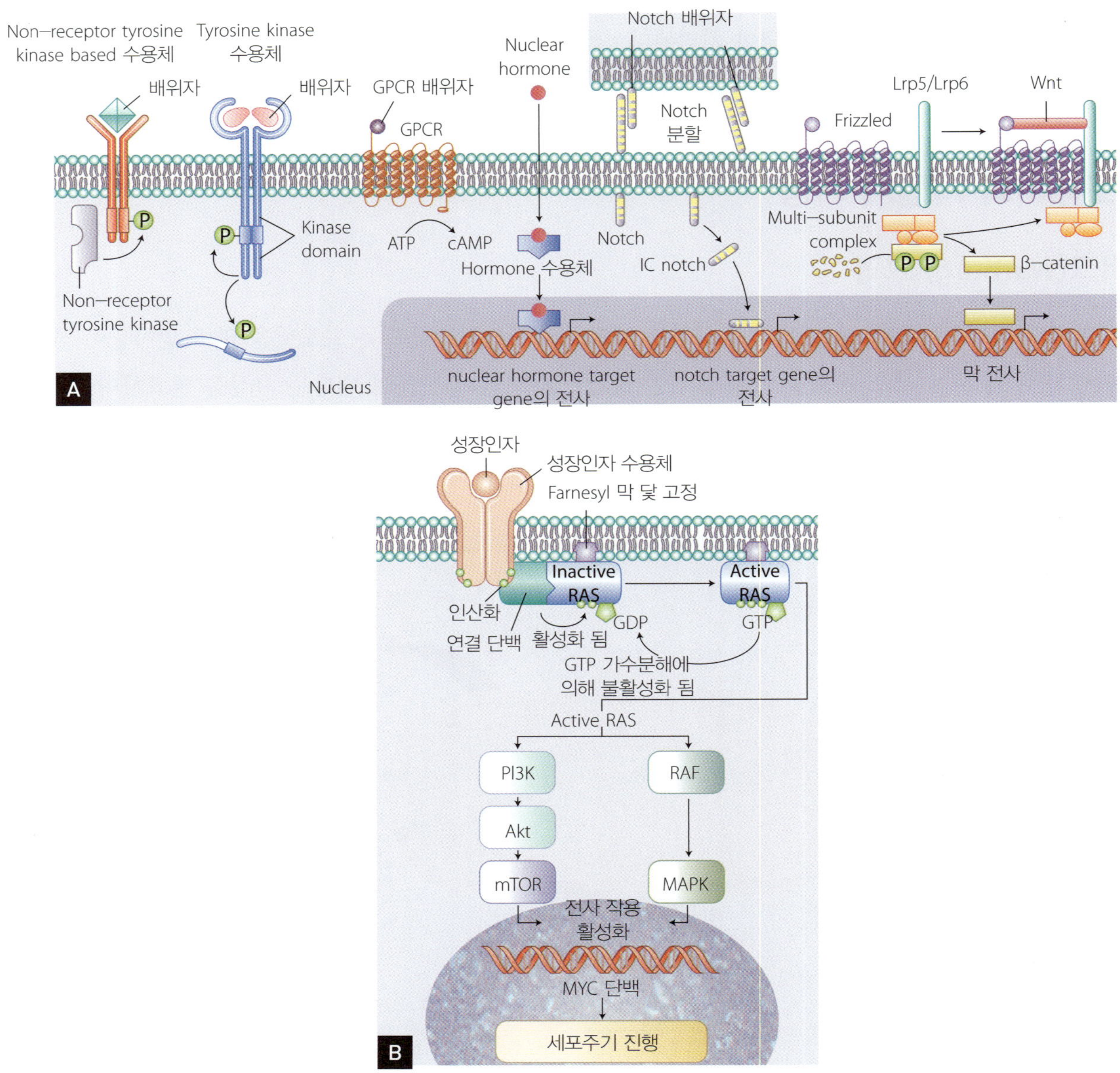

그림 3–11. (A) 세포 표면 수용체, (B) 세포가 활성화 되는 신호 전달 경로

8. 신호 전달 경로를 통한 세포 활성화

1) 세포 수용체

- 세포가 활성화되는 현상은 신호 전달 경로의 활성화를 의미한다.
- 세포 표면 수용체는 수용성 배위자이고 크게 3종류이다.
  - ① 이온 채널
  - ② G단백 커플 수용체(구불구불 수용체)
  - ③ 효소 커플 수용체
    - 타이로신 키나제 수용체
    - 세린/트레오닌 키나제 수용체
    - 비수용체 타이로신 키나제 기초 수용체(예: SRC)

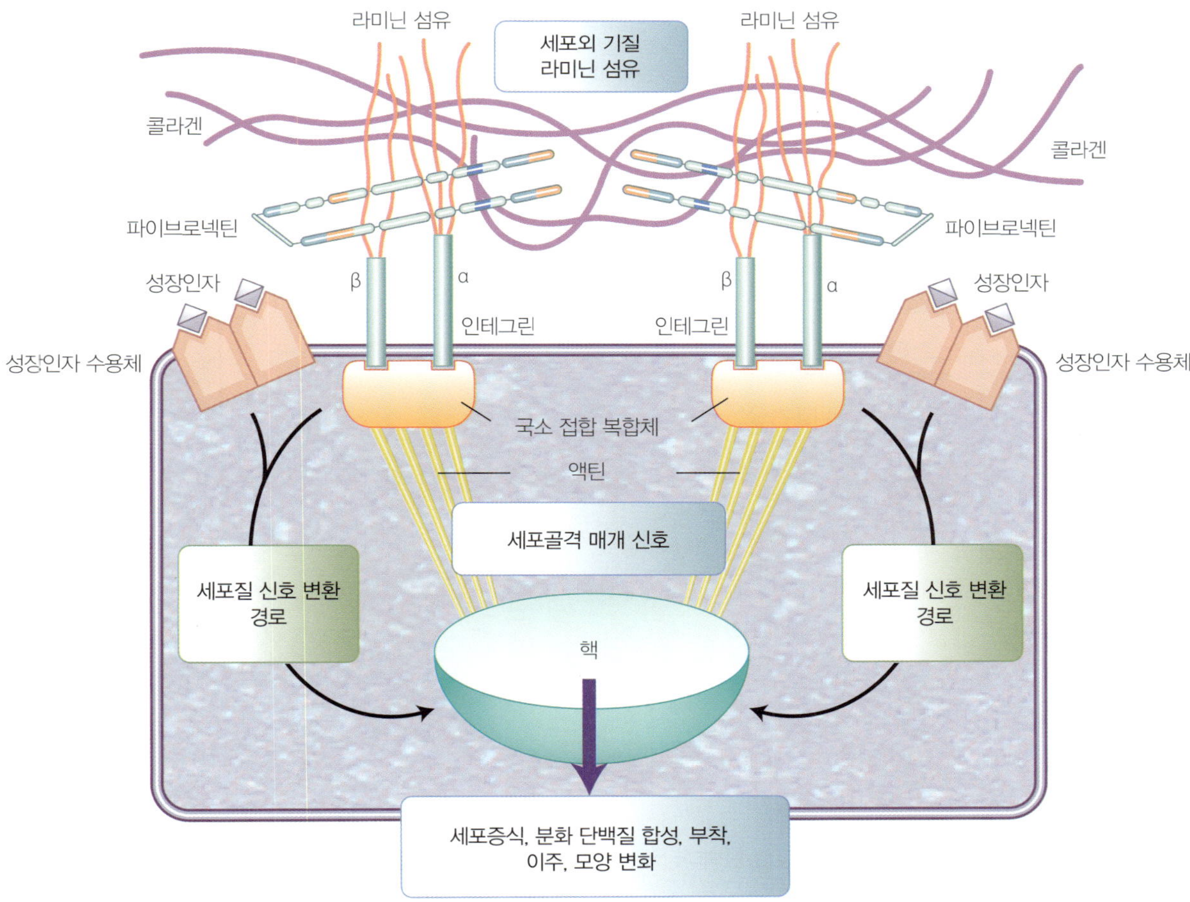

그림 3-12. 세포의기질이 상호작용과 성장인자에 의한 세포 신호 전달 과정

2) 다른 종류 수용체

- 너치(notch) 수용체
  - 곱슬곱슬 수용체(예: Wnt receptor)
  - 천조각 수용체(예: 고슴도치 수용체)

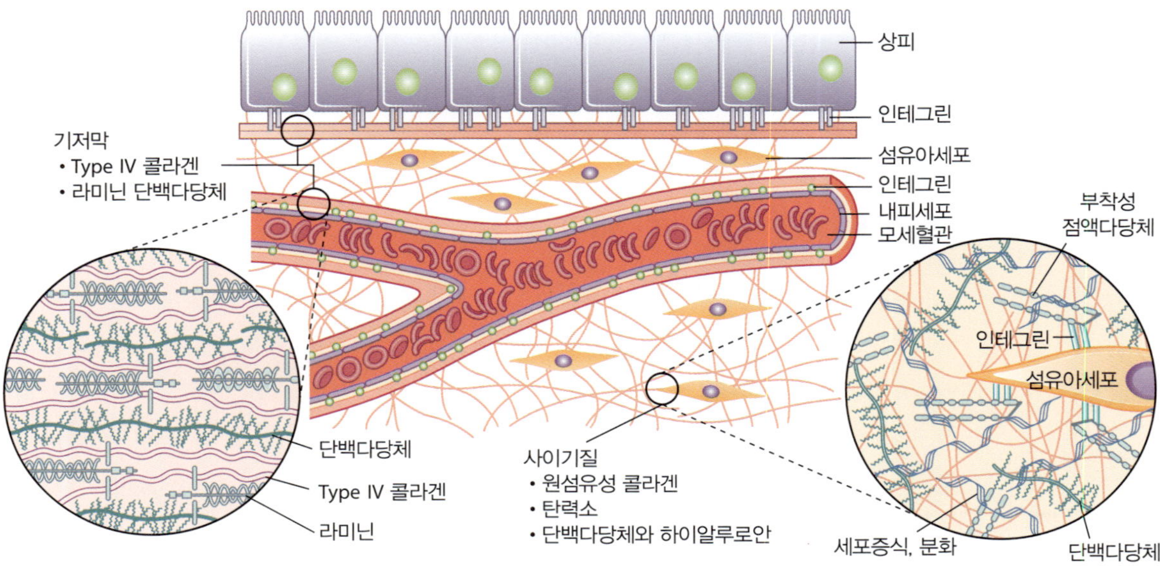

그림 3-13. 세포외기질의 주요 구성 요소들

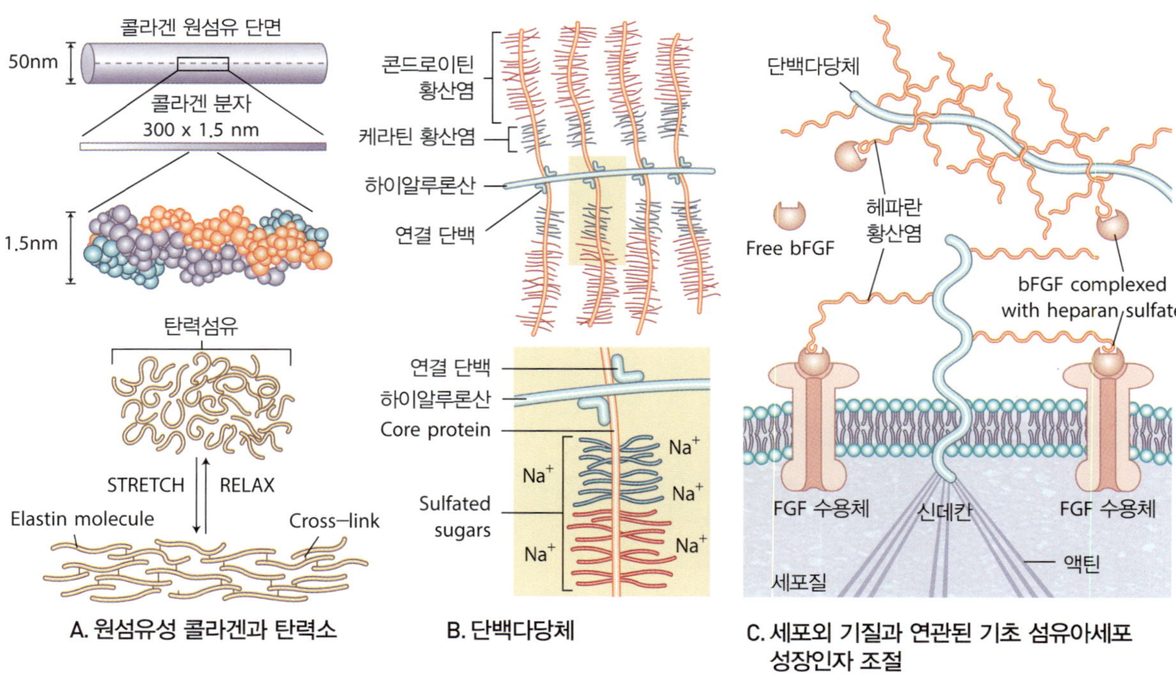

그림 3-14. 세포외기질의 구성 요소들

3) 세포 내 수용체에는 지용성 배위자가 있다.

성장인자가 수용체에 작용하여서 세포의 증식, 생존, 이동, 분화, 합성활동이 이루어진다.

9. 세포와 세포외기질의 상호작용

세포외 기질의 구성 성분은 섬유아세포 등에 의해 생성되는 결합 조직 내 세포간 간질과 기저막으로 되어 있다.

세포외 기질의 구성 요소에는 섬유성 구조 단백인 장력을 담당하는 콜라겐과 탄력성 동맥에 많이 있는 탄력을 담당하는 엘라스틴이 있다. 세포외 기질은 윤활작용, 눌러짐 작용, 성장인자 저장소 작용 등과 필수적인 세포 다당체를 가지고 있다(예; 신데칸). 세포외 기질의 세포 다당체에는 크게 3종류가 있다.

첫 번째는 **글라이코스 아미노글리칸**(glycosaminoglycans, 점액성 다당체)이고 이 아미노 다당체는 끈끈한 다당체이며, 아세틸글루코사민과 글루쿠론산이 중합된 점액성 다당류로 조직 특히 피부의 세포간극에 젤상으로 들어 있는데, 초자체, 제대, 및 활액에서 관찰된다. 이 아미노 다당체의 종류는 다음과 같다.

① 초자체에서 분리한 하이알루론산(hyaluronan) 하이알루로안

② 콘드로이틴 황산염

③ 더마탄 황산염

④ 케라탄 황산염

⑤ 헤파란 황산염

⑥ 헤파린

두 번째 **단백다당체**(Proteoglycan, 점액단백질)은 무코다당류이며 중심에는 단백질이 있고 곁가지에 아세틸 글루코사민과 글루코론산이 중합된 점액성 다당류가 있다.

종류에는 아그레칸(Aggrecan), 데코린(Decorin), 베르시칸(Versican), 신데칸(Syndecan) 등이 있다.

- **아그레칸**(Aggrecan): 연골기질의 주요한 성분의 하나로, 연골형 프로테오그레칸으로써 총 분자량이 200만 이상이 되는 대형인 콘드로이틴 황산 프로테오글리칸의 하나이다.
- **베르시칸**(Versican): 사람의 섬유아세포 배양세포에서 분리된 분비형 콘드로이틴 황산 프로테오글리칸이다.
- **신데칸**(Syndecan): 헤파린 황산(heparan sulfate)을 주요한 다당곁사슬로 하는 세포막 관통형 프로테오글리칸이다.

세 번째는 **부착 당단백질**로, 대표적인 섬유결합소인 파이브로넥틴(fibronectin)은 2개의 다른 종류의 분자가 결합하여 이루어지는 화합물이다. 태아의 중배엽 결합조직인 간엽세포와 중간엽 기질을 인테그린(integrin)과 단백질의 가수분해 소화로 생성되는 아미노산인 아르기닌(arginine)과 가장 단순한 α-아미노산인 글리신(glycine)과 아스파라긴산(aspartic acid)를 통하여 부착한다. 440,000달톤 정도의 분자량을 가진 다기능성 당단백으로 disulfide 결합기로 연결된 이량체(dimer)로 세포의 접착과 퍼짐에 중요한 역할을 하는 것으로 알려져 있다.

두 번째 대표적인 라미닌(laminin)은 기저막 구성 성분 중에서 가장 풍부한 단백이며 이형삼량체(heterotrimer)

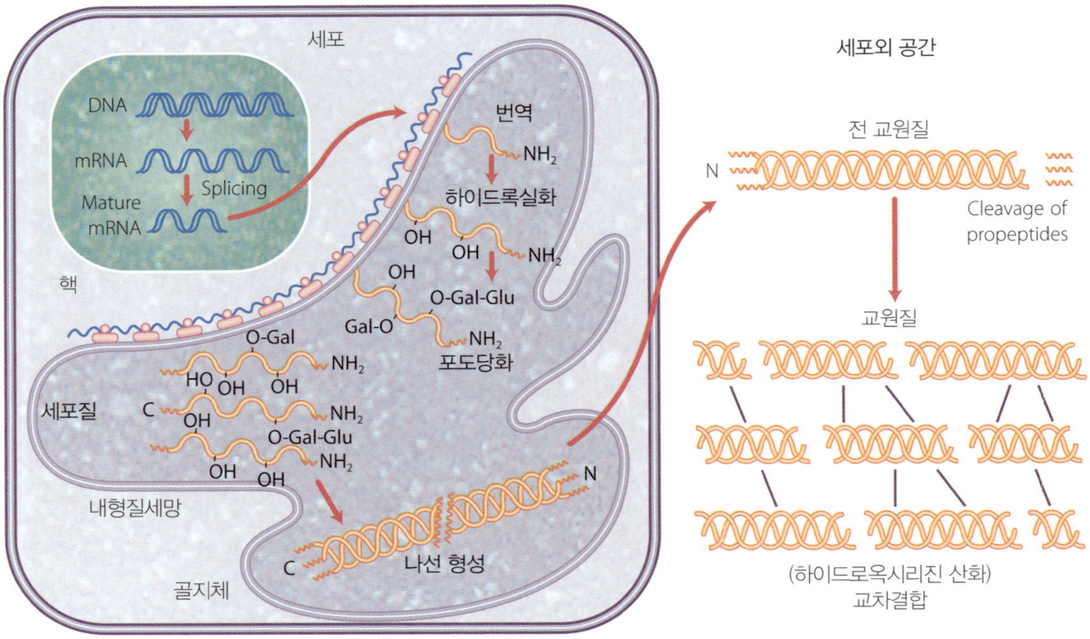

그림 3-15. 콜라겐(교원질)의 생합성 경로

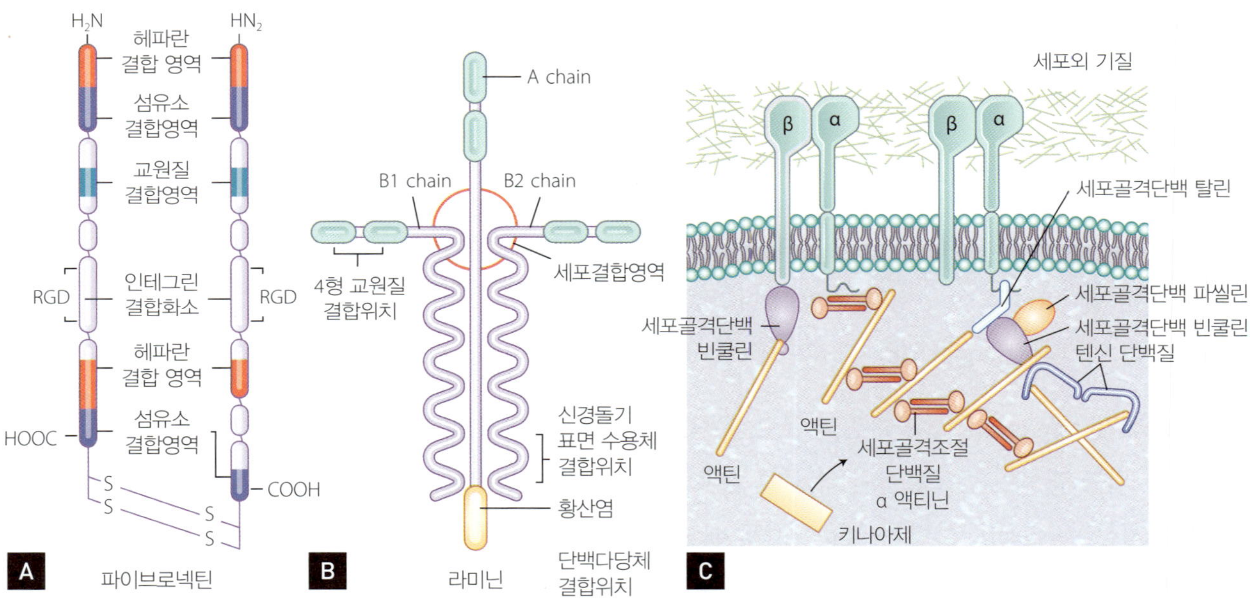

그림 3-16. (A) 파이브로넥틴의 구조, (B) 라미닌의 구조, (C) 막 관통형 당단백질인 헤테로 이합체 인테그린 모형도

이고 교차형 형태이며 800,000에서 1,000,000달톤 정도의 분자량을 지닌 기질 단백이다. 라미닌은 기저막을 가로질러 한 쪽으로는 세포의 특이 수용체와 다른 한 쪽으로는 IV형 콜라겐이나 헤파란 설페이트 등의 기질에 결합되어 있다. 라미닌은 결합조직에 세포가 접착하도록 하며, 배양 세포의 성장, 생존, 형태, 분화 및 운동에 영향을 준다.

파이브로넥틴은 콜라겐(collagen)과 세포막의 인테그린(Integrin)을 연결시킴으로써 세포를 세포외기질에 접착시킬 뿐만 아니라 이동에도 관여한다.

다른 종류의 부착 당단백(adhesive glycoprotein)으로는 테나신(tenascin, 발생기 힘줄에 있음), 오스테오폰틴(osteopontin, 골 교량에 있음), 뼈파괴세포에서 생성되는 단백으로 골 흡수기에 뼈 무기질에 접착한다. 즉, 뼈 파괴세포와 골 기질의 교량 역할을 한다.

엔탁틴(entactin)은 니도겐(Nidogen)으로도 알려져 있다. (발생기) 둥지 어원으로 기저막의 기본적인 구성 성분이다. 라틴어 nidus(nest) + 그리스어 genesis, birth, origin을 의미한다. 트롬보스폰딘(thrombospondin)은 혈소판에서 방출되는 부착 당단백질이다.

10. 기저막의 구성 요소들

섬유성 구조 단백질로 제4형 콜라겐(Type Ⅳ collagen)이 있고, 기질성 성분은 단백다당체인 퍼레칸(perlecan)과 부착 당단백질인 라미닌(laminin), 파이브로넥틴(fibronectin), 니도겐(nidogen)으로 되어 있어서 PAS 염색에서 강하게 양성적 반응을 한다.

1) 세포와 기질 상호작용

인테그린(integrins)은 이형이합체(heterodimer)로 구성되는 막 관통형 당단백질이며, 파이브로넥틴, 콜라겐 등의 세포 외 기질에 세포가 접착할 때 작용하는 부착 수용체 분자이다. 최근 세포 내에서 생기는 신호 전달계의 활성화로 인한 세포의 증식, 분화, 세포골격의 재구축, 유전자 발현의 조절 등에 관여하는 기능적 수용체 액틴 미세사(actin microfilament), 파이브로넥틴(fibronectin), 라미닌(laminin) 등과 작용하여 세포를 고정시키는 국소적 부착 복합체 역할 등이 밝혀지고 있다. 세포집단의 유지를 위해서는 증식과 세포주기(cell cycle)가 적절하게 되어야 한다.

2) 재생능력에 따른 세포 분류

(1) 불안정세포

지속적으로 분열하는 세포로 세포 주기상 휴지기(G0)가 없는 것이 특징이다. 표면상피세포인 편평상피, 위장관을 덮고 있는 원주상피, 비뇨기계의 이행상피세포들과 혈액세포, 림프조직세포, 지라(비장) 조직 구성들이 여기에 속한다.

(2) 안정세포(휴지기 상태 세포)

세포 주기상 정상에서는 휴지기(G0) 상태에 있지만 자극을 받으면 신속하게 휴지기(G0)에서 세포 주기 G1기로 가서 세포 분열을 한다. 선 기관의 실질세포 즉 간 실질세포, 신장 및 췌장의 실질세포들과 간엽세포 즉, 섬유모세포, 혈관내피세포, 골모세포 및 연골모세포 등이 있다.

(3) 영구세포

세포 주기가 출생 후에는 이루어지지 않는 비분열 세포이며 신경세포, 심근세포 등이 있다.

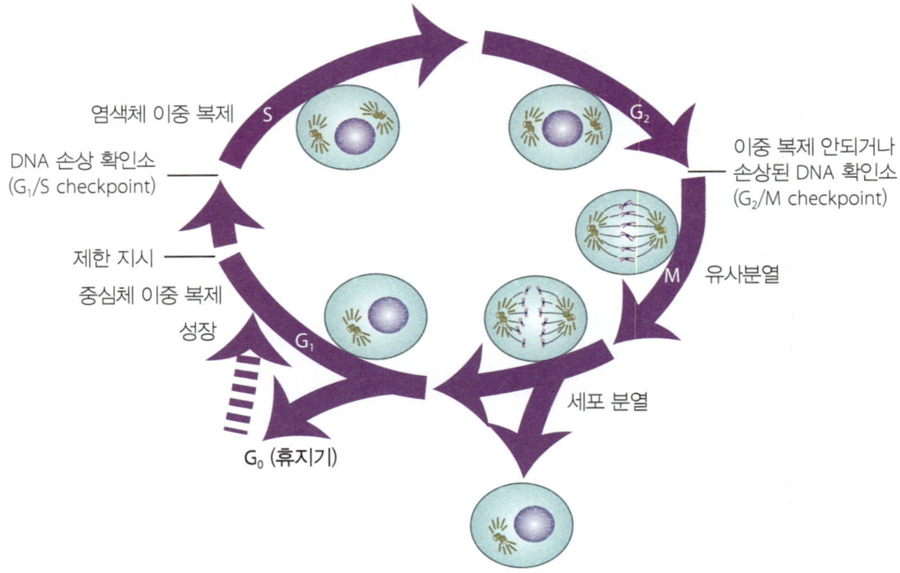

그림 3-17. **휴지기(G_0)와 G_1 세포주기 합성기 (S) G_2 세포주기, 유사분열과 세포분열 과정**

제 2 절 세포손상

세포(cell)는 살아 있는 모든 생물체를 구성하는 기본단위이다. 성인의 체내에 있는 세포는 각각 고유한 기능을 발휘하기 위해 특유한 구조로 만들어져 있으며, 그 구조상의 정돈은 질병의 성립에 있어서도 중요한 의미를 가지고 있다. 따라서 다양한 장기 및 조직의 특유한 구조를 잘 알고 있지 않으면 각각의 장기나 조직의 질병을 충분히 이해할 수가 없다. 한편 장기와 조직이 다르더라도 그를 구성하는 세포에는 몇 가지 공통된 기본구조가 있기 때문에 세포 단위에서 보면 다양한 병적 변화에도 상당히 많은 공통 부분이 발견된다.

1. 세포의 구조와 기능

세포는 크게 핵과 세포질로 이루어져 있다(그림 3-18).

1) 핵

세포는 하나의 핵을 가지고 있으며, 일반적으로 세포 중심에 위치하고 있다. **핵**(nucleus)은 염색질, 핵소체, 핵액, 핵막으로 구성되어 있으며 세포의 조절센터(control center of the cell)로서 유전정보(DNA)를 간직하고 유전적 특질을 결정한다. 또한 세포의 구성 단백질과 효소의 합성을 조절할 뿐만 아니라 세포질의 활성화에도 관여한다.

(1) **염색질**(chromatin)

DNA가 주성분이며, 개체에 필요한 유전정보를 함유하고 있다.

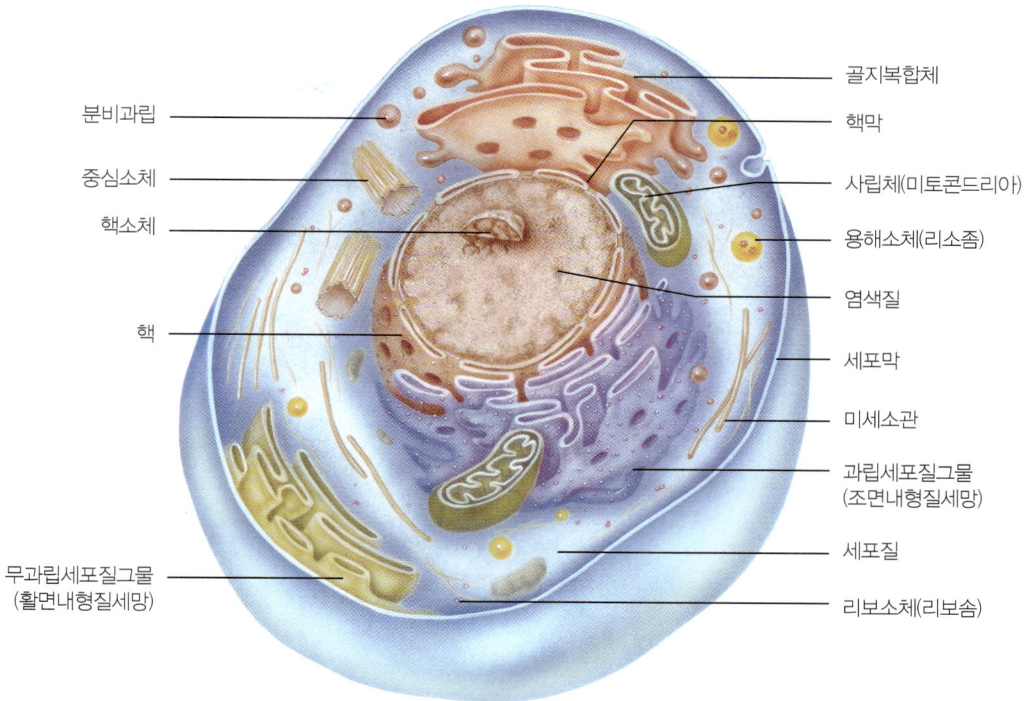

그림 3-18. **일반적인 세포의 구조**

(2) **핵소체**(nucleolus)

다량의 RNA와 단백질을 갖고 있다.

(3) **핵액**(nuclear sap)

핵의 바탕질(기질)로서 단백질, 무기질, 지방 등을 포함한다.

(4) **핵막**(nuclear membrane)

2겹으로 되어 있으며 여러 곳에 구멍이 있어 세포질과 핵 사이에 물질이 교류한다.

2) 세포질

세포질(cytoplasm)은 핵 이외의 모든 부분을 말하는데, 세포마다 그 구조가 다양하지만 다음과 같은 공통적인 구조물로 구성되어 있다.

(1) **세포막**(cell membrane)

세포막은 세포의 바깥을 둘러싸고 있는 탄력성이 있는 매우 얇은 이중막으로 구성되어 있다. 주로 2층의 인지질로 구성되며 사이사이에 크기가 큰 단백질이 끼어 있다. 세포막은 나트륨 이온을 세포 밖으로 배출하는 나트륨 펌프기능을 비롯해서 세포의 투과성에 관여한다. 또한 외부환경의 변화에 대응하여 내부환경을 일정하게 유지하는 항상성을 유지시키는 역할도 한다.

(2) 사립체(mitochondria)

2개의 단위막으로 감싸인 긴 타원형으로 이루어져 있고 내막에는 주름이 많다. **사립체**(mitochondria)는 세포의 발전소에 해당하는 곳으로 섭취된 음식물 중의 영양물질이 이곳에서 산화되며, 세포가 수많은 활동을 수행하는 데 필요한 에너지를 ATP 형태로 생산한다. 사립체의 수는 세포의 에너지 요구도에 따라 다르며, 에너지가 많이 필요한 근육세포 등에 특히 많다. 산소 결핍 시 사립체에 가장 먼저 변화가 나타난다.

(3) 용해소체(lysosome)

용해소체(리소좀, lysosome)는 주머니 모양의 소체로서 여러 종류의 강력한 가수 분해효소를 함유하고 있다. 특히 백혈구, 큰포식세포(대식세포, macrophage)에 많으며 세포 내로 들어온 이물질(foreign body)과 세포 내에서 생긴 노폐물을 식작용(phagocytosis)에 의해 분해, 처리하는 기능을 한다. 또한 용해소체는 대사장애, 염증, 종양 등 병적 변화 전반에 깊이 관여한다.

(4) 세포질그물(내형질세망, endoplasmic reticulum; ER)

세포질그물(ER)은 작은 관과 공포가 불규칙하게 얽혀 있는 구조물로 막에 리보솜이 붙어 있는 것과 붙어 있지 않은 것이 있다.

① 과립세포질그물(조면내형질세망, rough endoplasmic reticulum; RER)

리보솜이 막 표면에 부착되어 있는 것으로서 여기에서 단백질 합성이 이루어진다.

② 무과립세포질그물(활면내형질세망, smooth endoplasmic reticulum; SER)

리보솜이 부착되어 있지 않은 것으로서 기능적으로나 형태학적으로나 단일하지 않다. 예를 들면, 간의 무과립세포질그물은 해독작용에 관여하며, 부신겉질의 무과립세포질그물은 스테로이드 호르몬의 합성에, 또한 눈의 망막에서 현저히 발달하고 있는 무과립세포질그물은 자극전도에 관여하고 있다.

(5) 골지체(Golgi apparatus)

골지체는 불규칙한 주머니와 공포가 몇 개 모여서 이루어지는데 분비세포에 많이 함유되어 있으며, 리보솜에서 합성한 물질을 저장, 농축 및 포장하여 최종적인 분비형태로 변화시켜 세포 밖으로 이동시키는 기능을 한다.

(6) 리보소체(ribosome)

리보소체(리보솜, ribosome)는 과립세포질그물에 나란히 붙어 있는 것(부착리보소체)이 대부분이나 세포질그물에 부착되지 않고 세포질 내에 유리되어 있는 형태(자유 또는 유리리보소체)도 있다. 리보소체는 RNA로 구성되며 단백질 합성에 관여한다.

2. 조직의 구조와 기능

인체에서 가장 기본적인 구성단위는 세포이다. 그리고 특별한 어떤 목적으로 개체 내에서 분화의 방향이 같고 구조와 기능이 비슷한 세포들이 모여서 특별한 일을 하는 집단을 **조직**(tissue)이라고 한다. 이러한 조직들이 결합하여 특별한 기능이나 활동을 하게 될 때, 이것을 **기관**(organ)이라 하고, 또 몇 개의 기관이 연결되어 하나의 기능적 단위를 이룰 때 이를 **계통**(system)이라 한다. 조직은 다음 몇 가지로 분류한다. 인체의 표면과 체내 모든 내강을 둘러싸고 있는 **상피조직**(epithelial tissue)과 근육이 뼈대계통(골격계)에 부착되어 지지역할을 하는 **결합조직**(connective tissue), 신체나 기관운동의 활동에 관여하는 **근육조직**(muscular tissue), 주로 신경계통 세포들이 모여 이룬 **신경조직**(nervous tissue) 등으로 구분할 수 있다.

1) 상피조직

상피조직(epithelial tissue)은 신체의 표면이나 몸공간(가슴안, 배안 등), 혈관의 속표면, 그리고 각 기관의 바깥 표면(표피)과 속공간면을 모두 덮는 막성 조직이며, 상피세포(epithelial cell)가 연접하여 배열된 조직이다. 상피세포를 형태와 배열에 따라 분류하면 다음과 같다(그림 3–19).

(1) 편평상피(squamous epithelium)

세포의 모양이 납작하고 둘레가 불규칙하며 2μm 정도의 두께로 이루어진 편평세포들의 집단으로서 단층과 중층으로 되어 있다.

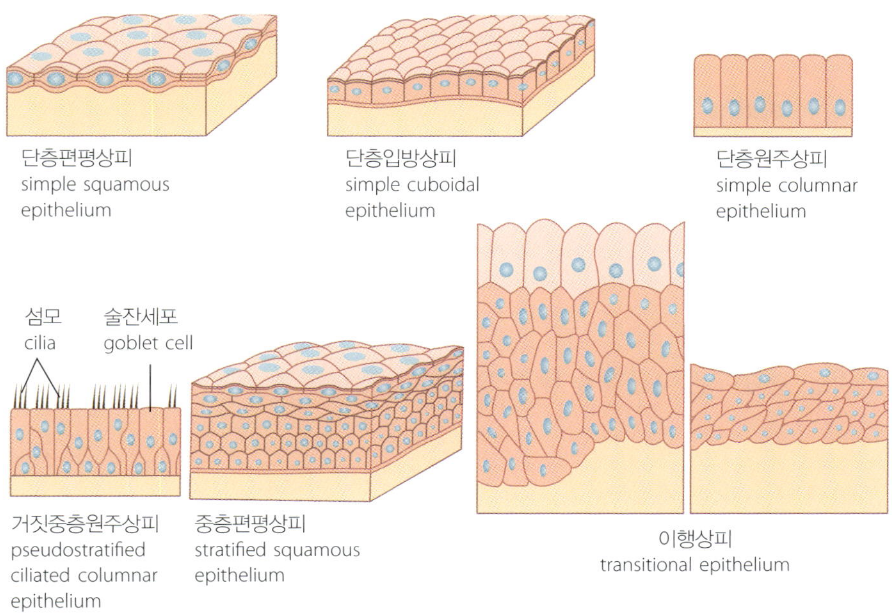

그림 3–19. 각종 상피조직

① **단층편평상피(simple squamous epithelium)**

한 층의 편평세포가 연결된 것이며 대표적인 것으로서 가슴막안(흉막강), 배막안(복막강), 심장막안(심막강)의 속면, 심장, 혈관 및 림프관의 속면, 신장의 토리주머니(사구체낭, glome-rular capsule) 바깥벽 등에서 볼 수 있다.

② **중층편평상피(stratified squamous epithelium)**

표층에는 단층편평상피로 덮여 있으며 바닥은 입방이나 원주세포로 되어 있다. 피부 표면(표피), 입안(구강), 식도, 항문, 질점막, 눈의 결막, 바깥귀길(외이도) 등 약간의 외력에 대해 견디어 낼 수 있는 곳에 있으며 보호작용이 위주이다.

(2) 단층입방상피(simple cuboidal epithelium)

폭과 높이가 거의 같은 입방형 모양으로 한 세포가 서로 접하고 표면은 다각형의 모자이크상을 이룬다. 주로 신장의 세뇨관, 췌장 및 침샘, 갑상샘 샘상피(thyroid follicle) 등이 여기에 속한다.

(3) 원주상피(columnar epithelium)

기둥 모양의 세포 집단을 말한다.

① **단층원주상피(simple columnar epithelium)**

원주상피가 단층으로 배열되어 있으며 긴 타원형의 핵이 바닥에 배열되어 있으며, 주로 소화관, 자궁, 자궁관(난관)에서 볼 수 있다.

② **거짓중층원주상피(pseudostratified ciliated columnar epithelium)**

다층인 것처럼 보이나 실제로는 각 세포가 바닥막(기저막, basement membrane)에 부착되어 있는 단층이며 대부분 섬모(cilia)를 가지고 있어 섬모상피(ciliated epithelium)라고도 하며, 주로 코안(비강), 코인두, 후두, 기관, 기관지 등의 호흡기관에서 볼 수 있다.

(4) 이행상피(transitional epithelium)

중층편평상피와 비슷하고 비뇨계통, 즉 콩팥깔때기(신우), 요관, 방광, 요도의 속 표면에 국한된다.

2) 결합조직

결합조직(connective tissue)은 상피조직과는 달리 신체, 장기 표면이나 관속 표면에 노출되는 일이 없으며 각종 조직 사이나 기관의 간격을 결합하든지 간격을 채우고 있는 조직이다.

3) 근육조직

근육조직(muscle tissue)은 신체나 기관의 운동을 담당하는 조직으로서 근육섬유(근세포)라고 하는 가늘고 긴 세포가 주역을 맡고 있다. 현미경적 구조에 의해 크게 2가지로 분류하는데 가로로 무늬가 되어 있는 **가로무늬근육**(횡문근, striated muscle)과 가로무늬가 없는 **민무늬근육**(평활근, smooth muscle)이 있다. 뼈대에 부착되는 가로무

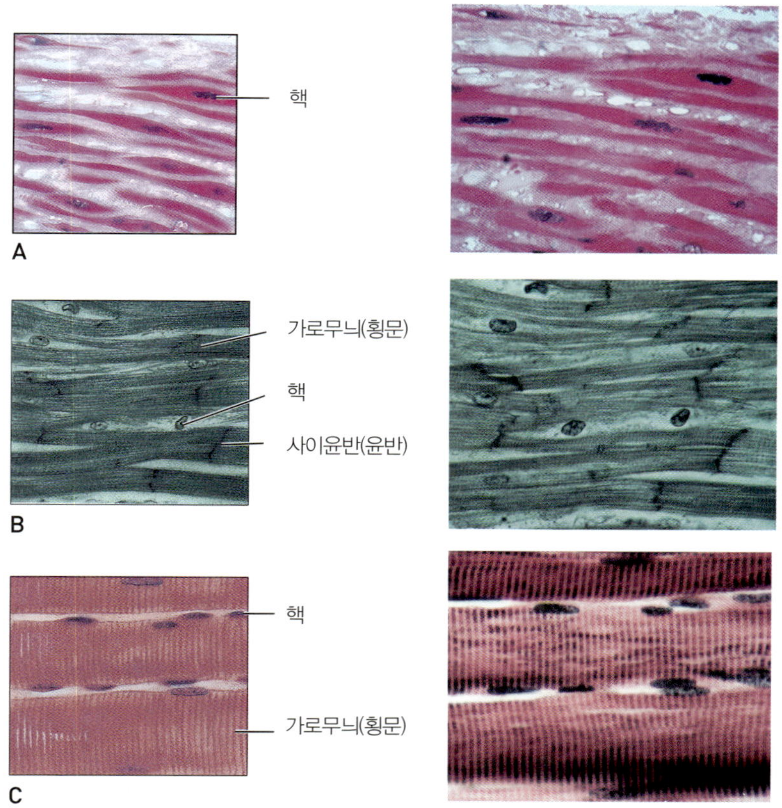

그림 3-20. **근육조직.** (A) 민무늬근육(평활근). (B) 심장근육(심근). (C) 뼈대근육(골격근).

늬근육은 **뼈대근육**(골격근, skeletal muscle)이라 하고, 제대로근(불수의근)으로 내장을 이루는 민무늬근육을 **내장근육**(visceral muscle)이라고 한다. 단, 심장근육은 불수의적으로 움직이는 내장근육이지만 가로무늬근육으로 되어 있다(그림 3-20).

4) 신경조직

신경조직(nervous tissue)은 신경세포(nerve cell)와 버팀질(간질, stroma) 성분인 신경아교세포(neuroglia cell)로 구성된다.

3. 세포손상과 세포적응의 과정

정상세포는 유전적 요소, 인접 세포와의 연관, 대사 등의 요소에 의해 기능적으로나 형태적으로 대단히 좁은 범위 내에서 유지되고 있다. 즉, 정상세포는 언제나 자기 스스로 감당할 수 있는 범위 내의 요구에 대해서만 부응할 수 있는 상태에 있게 되는데, 세포의 이런 상태를 **항상성 안정상태**(homeostatic steady state)라고 한다. 또한 세포가 안정상태를 유지하다가 세포에 과도한 생리적 자극이나 병적 자극이 가해지면 이 자극을 견디어 내기 위한 수단으로 자극에 대항할 수 있는 새로운 안정상태에 도달하게 되는데, 이러한 새로운 안정상태를 **세포적응**(cell

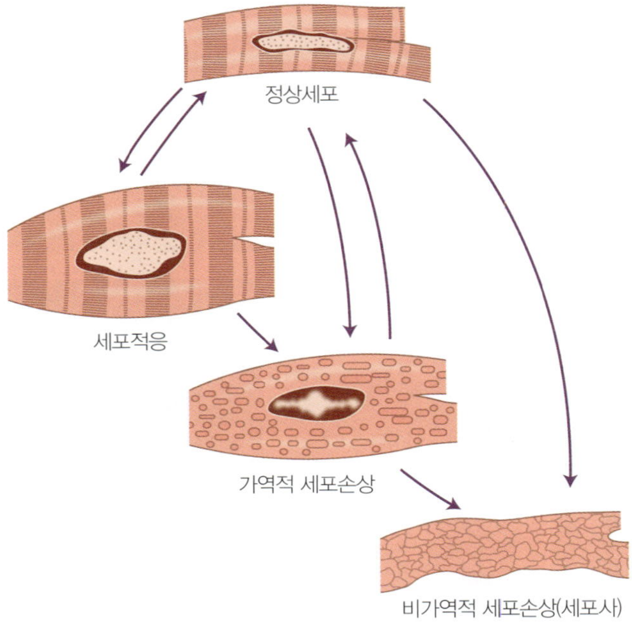

그림 3-21. 심장근육세포의 손상 과정

adaptation)이라고 한다.

세포의 이런 성질은 마치 우리들 각 개인이 생활의 현장에서 항상 변화하는 요구와 스트레스에 견디어 가면서 살아가는 것과 같다. 만일, 주어진 자극이 적응능력의 한계를 초과하거나 적응반응이 불가능할 때 **세포손상**(cell injury)이란 결과가 따른다. 그리고 세포손상 중 주어진 자극이 약하고 짧아서 자극이 없어지면 세포가 다시 안정 상태로 돌아올 수 있는 경우를 **가역적 세포손상**(reversible cell injury)이라고 하며, 자극이 지속되거나 자극이 너무 커서 한계를 넘어서면 세포는 그 원인이 중단되어도 원상으로 회복될 수 없게 되어 마침내 죽게 되는 경우를 **비가역적 세포손상**(irreversible cell injury) 또는 **세포사**(cell death)라고 한다(그림 3-21).

예를 들면, 만일 심장의 어느 한 부분을 공급하는 피가 10~15분간 단절되었다가 재공급되면 심장근육세포는 손상을 경험하나 곧 회복이 되며 기능도 정상적으로 복구된다. 그렇지만 만일 1시간 이상 혈액이 재공급되지 않는다면 심장근육섬유는 죽는다. 따라서 세포적응, 가역적 손상, 세포사 등은 세포의 정상 기능과 구조를 점진적으로 침해하는 일련의 연속상에 있는 상태로 인식해야 한다. 어떤 자극이 세포적응, 가역적 손상, 세포사를 유발하는지는 자극의 성질과 강도, 그리고 세포 자체의 상태에 따라 달라진다.

4. 세포손상의 원인

세포손상(cellular injury)의 원인으로는 크게 다음과 같이 나눌 수 있다.

1) 저산소증

세포손상의 원인으로 가장 중요하고 흔한 **저산소증**(hypoxia)은 여러 원인에 의해서 세포에 공급되는 산소가 부

족한 상태를 말하며, 대표적인 예로

(1) 혈관이 막혀 혈액의 공급이 차단되는 경우(이때는 주로 혈류가 죽상경화증이나 혈전에 의해 저해될 때에 일어나며 저산소증의 가장 흔한 원인이다.)

(2) 심폐기능상실에 의해 혈액에 공급되는 산소가 불충분할 때

(3) 빈혈이나 일산화탄소 중독 시 나타나는 것처럼 혈액의 산소운반 능력이 감소하는 경우 등이 있다.

2) 물리적 인자

외상, 과도한 고온과 저온, 대기압의 급격한 변화, 방사선, 전기 쇼크 등과 같이 다양한 물리적 인자(physical agents)가 손상의 원인이 될 수 있다.

3) 화학적 인자

비소, 시안화물, 수은염 같은 독극물은 미량만으로도 수분 또는 수시간 안에 많은 세포를 죽음에 이르게 한다. 또한 포도당이나 소금 같이 우리 몸에 필수적인 성분이라도 고농도에서는 세포손상을 일으킬 수 있다. 예를 들면, 고농도의 산소에 오래 노출되면 폐조직의 손상을 가져온다.

4) 감염성 인자

바이러스, 세균, 리케차, 진균, 기생충 등에 의한 많은 감염성 질환에 의하여 세포나 조직의 손상이 발생한다.

5) 유전적 이상

유전적 이상(genetic derangements)의 대표적인 예로 다운증후군, 선천기형, 페닐케톤뇨증 등을 들 수 있다.

6) 영양 불균형

단백질과 비타민의 결핍이 비교적 많으나 과다한 영양도 비만을 초래하고 혈관질환을 일으킨다.

7) 면역성 인자

면역계는 생물학적 인자에 대한 방어작용도 하지만 세포상해를 유발하기도 한다. 대표적인 예로 여러 물질에 대한 과민반응은 **아나필락시스**(anaphylaxis)를 일으키거나 또는 천식과 같은 보다 국소적인 병변을 초래한다. 또 다른 경우는 자가면역질환으로 이때는 면역과정이 자기의 생체 세포에 적대적으로 작용한다.

5. 세포손상의 일반적 특성

세포손상을 일으키는 원인 및 기전은 서로 다르지만, 모든 손상에서 공통적으로 통용될 수 있는 일반적인 특성이 있다.

1) 세포 내에는 손상을 받기 쉬운 구조나 성분이 있다. 손상 인자의 작용부위가 정확하게 알려져 있지는 않지만 다음의 4가지 세포 내 체계가 손상을 받기 쉽다(그림 3-22).

① 세포의 형태를 유지하고 세포의 전해질 이동 및 삼투압을 조절하는 세포막

② 호흡을 통해 에너지를 생산하는 사립체

③ 효소와 단백질의 합성 기관인 리보솜, 과립세포질그물(RER) 및 무과립세포질그물(SER)

④ 유전자 저장기관인 핵

2) 세포의 구조적, 생화학적 요소는 밀접하게 연관되어 있어 한 군데의 손상은 곧 인접 다른 기관에 광범위하게 파급효과를 일으킨다.

예를 들면, 세포 호흡에 장애가 일어나면 에너지의 생산이 감소하게 되며, 이로 인해 나트륨 펌프(sodium pump)의 기능이 손상됨으로써 기능을 잃게 되어 결과적으로 세포의 이온과 수분평형이 깨어져 물이 세포 내로 들어와 세포종창(cellular swelling)이 일어난다.

3) 세포의 형태적인 변화는 세포손상 후 기능적인 변화가 일어난 후에야 비로소 관찰이 가능하므로 형태학적 변화를 관찰했다면 기능적으로 이미 손상이 진행되었다고 할 수 있다.

예를 들어, 심장근육에 약 60분간 혈액공급이 차단되면 비가역적 손상이 일어나지만 광학현미경으로는 12시간이 지나야 관찰할 수 있다.

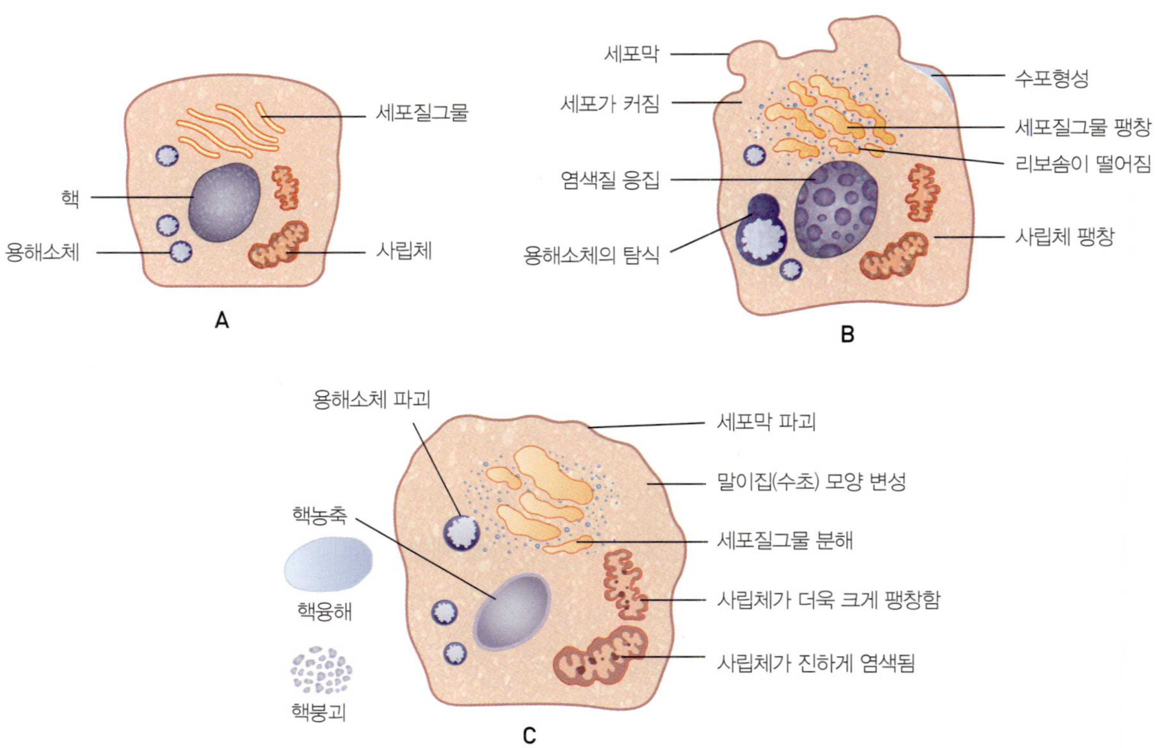

그림 3-22. **정상세포 및 손상받은 세포.** (A) 정상세포. (B) 가역적 손상. (C) 비가역적 손상(세포사).

표 3-1. 허혈성 괴사에 대한 세포의 감수성

감수성의 농도	세포명	괴사에 이르는 시간
높음	신경세포	3~5분
중간	심장근육세포, 간세포, 신장상피세포	30분~2시간
낮음	섬유모세포, 표피세포, 뼈대근육세포	수시간

4) 자극에 대한 세포의 반응은 손상을 일으키는 자극의 형태와 자극지속 기간, 자극강도에 달려 있다.

예를 들면, 소량의 독물이나 짧은 기간의 허혈은 가역적 손상을 일으키지만, 같은 독물이라도 많은 양이거나 계속되는 허혈은 세포사에 이르게 한다.

5) 세포손상의 정도는 장기나 개체의 적응능력에 따라 다르다.

예를 들면, 혈액공급이 완전히 중단되었을 경우 뇌신경세포는 3~5분, 간세포는 1시간, 뼈대근육은 수시간이 경과하면 세포사가 일어난다(표 3-1).

6) 활성 산소는 세포사의 중요한 매개인자로 알려져 있다.

조직에 허혈이 발생하여 산소가 부족하여도 세포손상이 나타나지만 부분적으로 환원된 산소(활성산소)가 세포사의 아주 중요한 매개인자로 알려져 있다.

6. 세포손상의 기전

1) 저산소증 시의 손상

심장동맥(관상동맥)의 묶음술(결찰)로 심장근육(심근)의 허혈을 유발시킨 후 심장근육을 관찰하면 다음과 같은 변화가 일어남을 알 수 있다(그림 3-23).

(1) 가역적 손상(reversible injury)

① 세포 호흡기관인 사립체가 가장 먼저 손상을 받는다. 그 결과 사립체에서 에너지 공급원인 ATP의 생성이 감소되어 세포 내 ATP가 감소하게 되면,

② 세포 내 당원(glycogen)을 이용하여 직접 ATP를 생산하는 혐기성 당분해작용이 증가되며 그 결과 젖산이 축적되고,

③ 세포 내 젖산(lactic acid)의 축적으로 세포 내 pH의 감소가 일어나서,

④ 핵의 염색질이 뭉치기 시작한다.

⑤ 에너지원(ATP)의 감소로 이온 펌프의 기능이 떨어져 세포 내 나트륨과 물의 유입이 증가하고, 칼륨의 유출이 증가한다. 그 결과 세포종창, 미세융모 소실, 수포 형성, 세포질그물 종창이 일어난다.

⑥ 에너지가 감소되면 세포질그물의 리보솜의 결합력이 감소되어 리보솜이 세포질그물로부터 분리되어 단백질 합성이 감소하며 지질이 축적된다.

⑦ 저산소증 시에 세포질 내 칼슘 유입이 증가하고, 그 결과 칼슘 의존성 분해효소(인지질효소, 단백분해효소, 핵산분해효소)가 활성화되어 세포막에 손상을 준다.

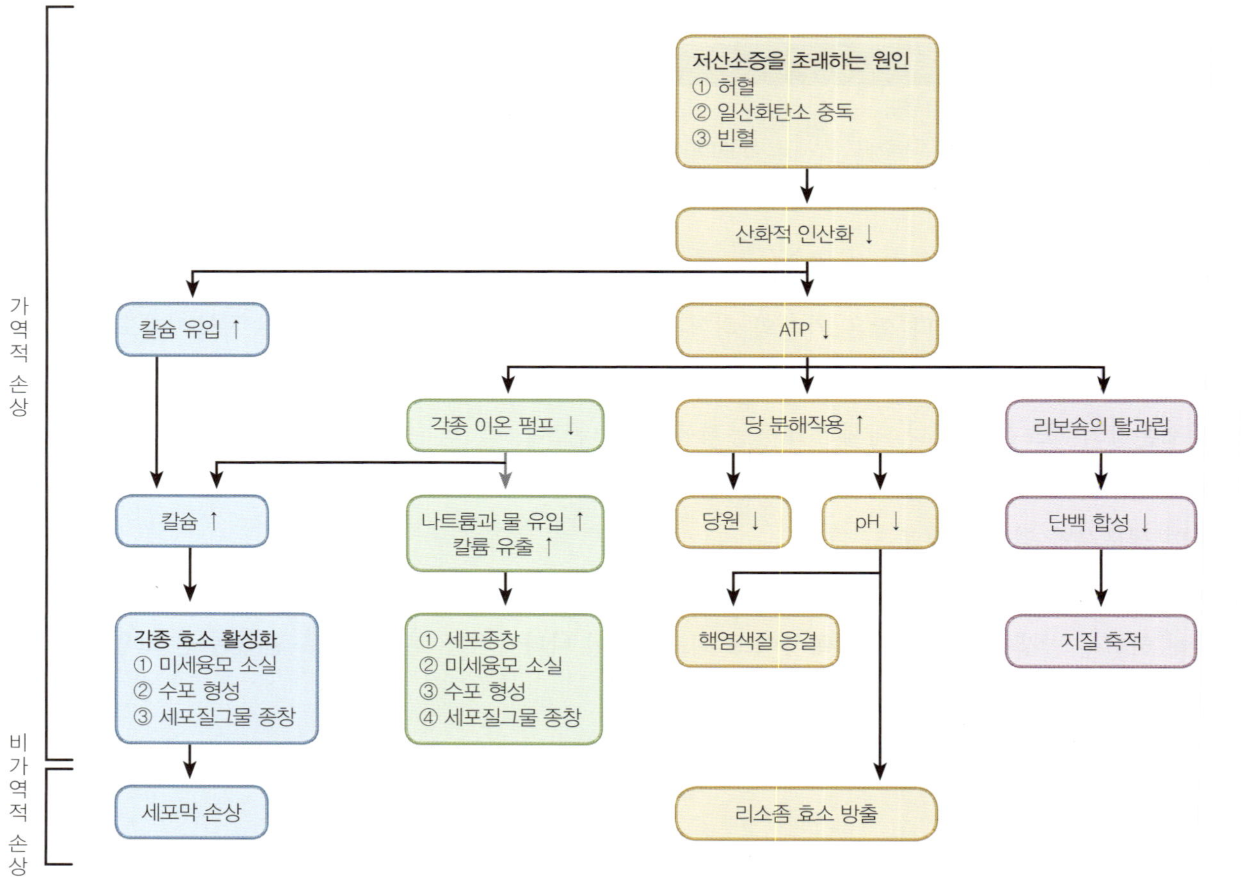

그림 3-23. 저산소증 시의 손상 과정

(2) 비가역적 손상(irreversible injury)

저산소증이 지속되면 비가역적 손상이 일어나고 결국 세포사가 일어난다. 비가역적 손상의 기전은 크게 ATP의 감소와 세포막의 손상이며, 형태학적으로는 다음 3가지가 특징적이다.

① 사립체의 심한 공포화(vacuolization)

② 광범위한 세포막의 손상

세포막의 손상으로 투과성이 항진된 막을 통해 단백, 필수효소 및 핵산 등의 유실이 계속된다. 반면, 세포 밖에 있던 고분자 물질들은 죽어가는 세포 내로 유입되어서 인지질이 덩어리로 변하게 된다. 이들은 다른 세포에 의해 탐식되거나 더 분해되어 지방산으로 된다. 이런 지방산의 찌꺼기들은 비누화 현상을 일으키며 석회화 되기도 한다. 이런 이유로 괴사된 조직에 석회화가 잘 일어나게 된다.

③ 용해소체의 효소 방출

세포 내의 이온 변화와 함께 점진적인 pH의 감소는 용해소체막을 손상시켜 그 안에 있던 활성화된 산성 가수분해 효소들이 세포질 내로 방출하게 된다. 활성화된 분해효소들은 자신의 세포성분들을 소화시킨다.

2) 자유라디칼과 세포손상

(1) 자유라디칼에 의한 세포손상

여러 원인에 의해 야기되는 세포손상에서 최종 경로는 자유라디칼에 의해 매개되는 것으로 알려져 있다그림 3-24). **자유라디칼**(free radical)이란 분자의 최외각에 짝을 이루지 못한 전자를 가진 화학물질을 말하는데, 이 자유라디칼은 짝을 이루지 못한 전자를 다른 물질에 주어버리거나 빼어와서 안정상태를 이루려고 하기 때문에 매우 불안정하고 반응성이 강하여 세포막과 핵산의 핵심적인 분자인 단백질, 지질, 탄수화물 등과 반응하여 세포를 산화, 손상시킨다. 또한 자가 촉매작용을 유도함으로써 스스로 자유라디칼을 생산하여 손상을 가중시킨다.

자유라디칼은 정상 대사과정 중의 산화반응에 의해 내인성으로 생기기도 하지만, 방사선 에너지(자외선, X 선)나 화학물질(사염화탄소 등) 등 외인성 요인에 의한 세포독성 자극이 가해지면 더욱 많은 양이 발생한다.

자유라디칼 중 산소에서 유래된 자유라디칼이 가장 중요한데 이들은 여러 세포의 산화효소에 의해 발생하며 초기산화물(O_2^-), 과산화수소(H_2O_2), 수산기 이온(OH^-) 등이 특히 중요한 자유라디칼이다. 세포 내에서 발생하는 이런 자유라디칼들은 지질, 단백질, 핵산, 세포막 등에 작용하여 무차별하게 손상을 입힌다(그림 3-25). 자유라디칼의 세포에 대한 효과는 자유라디칼의 발생과 다음에 언급되는 자유라디칼의 제거기능에 의해 영향을 받는다. 계속 자유라디칼에 노출되면 심각한 세포손상이 일어나므로 방어하는 기전이 필요하다.

(2) 자유라디칼 방어 요소

자유라디칼을 제거하여 자유라디칼에 의한 손상을 억제시키기 위해 다음과 같은 방어 요소가 있다.

① 내인성 또는 외인성 항산화제

비타민 E, 글루타티온(glutathione), 시스테인(cysteine), 트랜스페린(transferrin), 세룰로플라스민(ceruloplasmin) 등과 같은 물질들은 자유라디칼 형성의 시작을 방지하거나 자유라디칼을 불활성화한다.

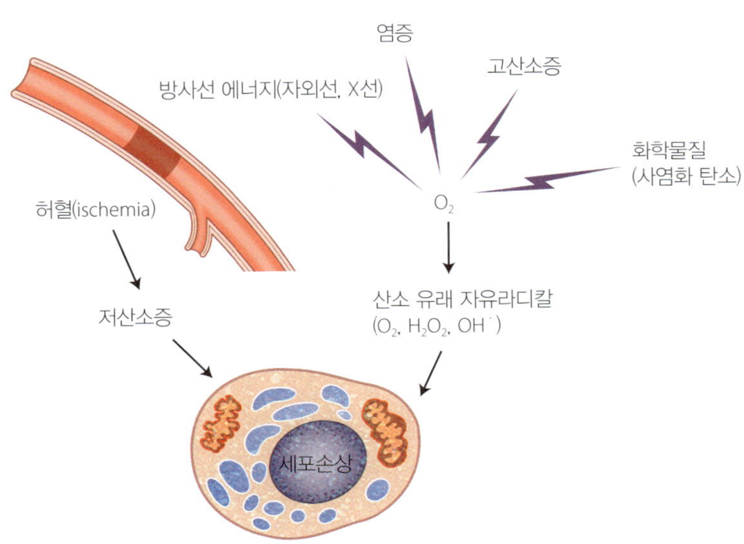

그림 3-24. **세포손상 시 산소의 역할**

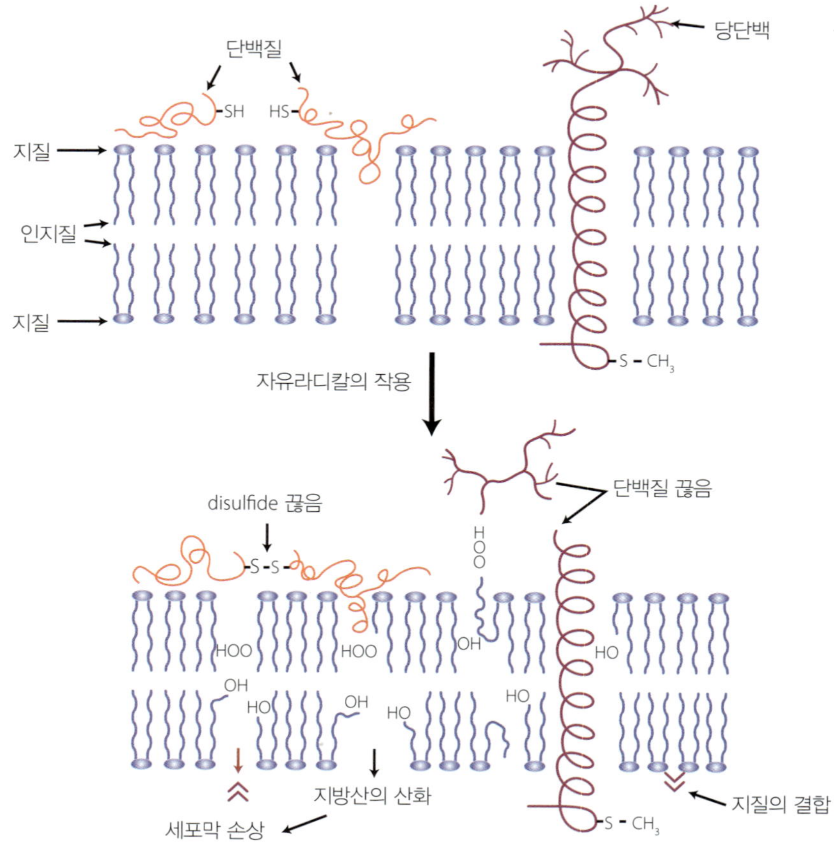

그림 3-25. **자유라디칼(free radical)의 세포막 손상기전**

② **효소**

카탈라아제(catalase)는 과산화수소(H_2O_2)를 제거하며 그 밖에 superoxide dismutase(SOD), glutathione peroxidase 등 여러 가지 해독계 효소가 자유라디칼의 제거에 관여한다.

(3) 자유라디칼에 의한 손상의 예

한편, 자유라디칼에 의한 손상에는 다음과 같은 것들이 있다.

① **화학적 손상(chemical injury)**

여러 가지 화학물질은 자유라디칼로 전환되고, 전환된 자유라디칼이 세포에 독성을 나타내는데 그 중 사염화탄소(CCl_4)가 대표적이다.

② **염증(inflammation)**

염증과정 중 백혈구와 다른 세포에서 만들어진 과다한 독성 산소 대사물은 조직손상을 유발한다.

③ **미생물의 살균작용(microbial killing)**

백혈구에 의해 탐식된 세균은 탐식 용해소체(phagolysosome) 내에서 소화된다. 이때 세균이 상해받는 치사성 손상은 세포의 산화반응에 의해 생성된 자유라디칼 때문이다.

④ 방사선 조사에 의한 손상(irradiation injury)

방사선에 노출되면 조직에서 자유라디칼이 발생되어 손상을 입는다.

⑤ 산소독성(oxygen toxicity)

고농드의 산소 또는 오존에 노출되면 자유라디칼에 의해 조직의 손상이 일어난다.

⑥ 노화(aging)

노화에 자유라디칼이 관여한다. 즉, 자유라디칼로부터 조직이 손상을 받고, 여러 가지 호르몬들의 분비가 저하되며, DNA 회복 능력이 저하되어 노화가 일어난다는 주장이 있다.

3) 화학적 손상

화학적 손상을 일으키는 기전은 크게 2가지가 있다.

(1) 어떤 물질은 세포 내의 주요 기관에 직접 작용하여 손상을 일으킨다. 예를 들어, 수은중독 시 수은은 세포막과 단백질을 변성시켜 세포막의 투과성을 증가시키고 나트륨 펌프의 손상을 가져온다.

(2) 대부분의 화학물질은 인체 내에서 대사된 후 이 대사물질이 자유라디칼을 생성하여 세포막을 파괴시킨다.

4) 바이러스에 의한 손상

바이러스마다 감염시키는 세포가 따로 있어 간염 바이러스는 간세포만을 감염시키고, 뇌염 바이러스는 뇌세포만을 감염시킨다. 바이러스에 의한 세포손상의 기전은 다음의 3가지 유형이 있다.

(1) 바이러스의 직접적인 세포손상

바이러스가 급격히 증식하여 세포 대사를 방해하여 직접 세포손상을 일으킨다.

(2) 면역기능에 의해 세포가 손상받게 하는 바이러스

세포가 면역기능에 의해 손상받게 하는 것으로 예를 들면, B형 간염 바이러스(hepatitis B virus)에 의하여 생기는 간세포 손상은 T 림프구에 의해 유발되는 세포독성에 의해서 일어난다.

(3) 발암성 바이러스

숙주세포가 증식하도록 자극하여 종양을 형성시키는 것으로, T 세포 백혈병을 일으키는 HTLV-1과 간암을 일으키는 B형 간염 바이러스 등이 대표적이다.

7. 손상된 세포의 형태학

1) 가역적 손상

종래 병리학에서는 비치사성 상해로 일어나는 세포의 형태학적 변화를 **변성**(degeneration)이라 하였다. 그러나 지금은 그것을 단순히 **가역적 손상**(reversible injury)이라 하며, 광학현미경으로 관찰하여 보면 가역적 손상 중 대표적인 것은 **세포종창**(cellular swelling)과 **지방변화**(fatty change)이다.

(1) 세포종창(cellular swelling)

세포가 이온과 수분의 항상성을 유지할 수 없을 때 일어나며 모든 손상 세포에서 가장 먼저 나타나는 소견이다. 침범된 장기는 맨눈으로 보아 커지고 창백해지며 혼탁하고 팽창된다. 그리고 장기 전체의 무게가 증가된다(혼탁종창, cloudy swelling). 현미경적으로 세포는 커져 있고 미소혈관은 압박되어 있다.

만일, 세포 내에 수분이 지속적으로 유입되면 종창이 더 심해지고 세포질 내에 크고 작은 공포가 생긴다. 이런 변화를 특히 **수포성** 또는 **공포성 변화**(hydropic or vacuolar change)라 부르기도 한다.

세포종창의 호발부위는 신세뇨관 상피세포, 간세포, 심장근육세포이다. 세포의 부종은 가역적 변화로 가벼운 손상을 입었음을 뜻하며 큰 기능장애는 없으나 더 심한 세포독성의 전구변화의 하나로 나타났을 가능성이 있다.

(2) 지방변화(fatty change)

모든 세포에서 나타나는 공통적인 소견은 아니고 지방대사와 관계있는 세포(간세포, 심장근육세포)에서 지방의 축적을 가장 잘 볼 수 있다. 축적된 지방의 양이 많아지면 장기가 커진다.

2) 비가역적 손상 : 괴사

괴사(necrosis)란 살아 있는 조직이나 기관에서 세포가 죽은 후 기능이 완전히 정지되고 죽은 세포들은 붕괴 및 융해가 일어나 소실되는 상태로 세포의 형태학적 비가역성 손상(irreversible injury)을 주로 하는 변화를 말한다. 세포의 죽음에 뒤따라 효소들이 방출된다.

(1) 형태학적 변화

괴사에 이르는 가장 근본적인 과정은 세포의 분해효소에 의한 소화와 단백질의 변성이다. 괴사된 세포는 호산성으로 붉게 염색되는데, 이는 세포질 내의 RNA의 감소와 단백질의 변성에 기인한다. 괴사가 진행되면 세포질에는 공포가 형성되어 마치 좀이 뜯어 먹은 것과 같은 모양을 하고 경우에 따라서는 괴사 후에 석회화가 일어나기도 한다.

핵의 특징적 변화는 초기에 염색질이 뭉쳐서 덩어리들이 핵막에 붙게 된다. 괴사가 진행되면 핵의 퇴화가 일어나는데 염색질이 뭉쳐 작고 단단해지는 **핵농축**(pyknosis), 염색질이 분해되는 **핵융해**(karyolysis), 핵이 조각조각 나뉘어지는 **핵붕괴**(karyorrhexis)가 일어나며 최후에는 핵이 사라진다(그림 3-26, 27).

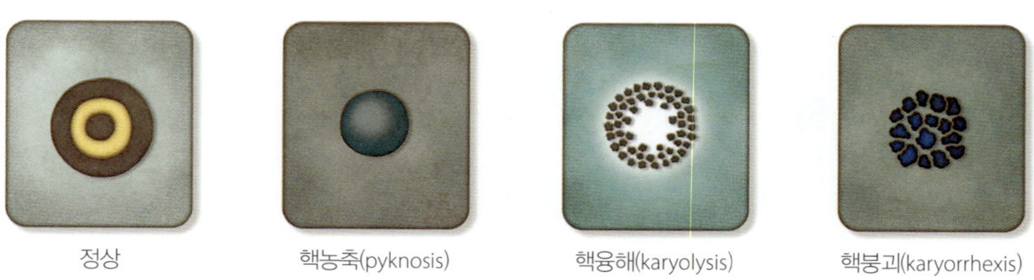

그림 3-26. 비가역적 손상 시 핵의 특징적 변화

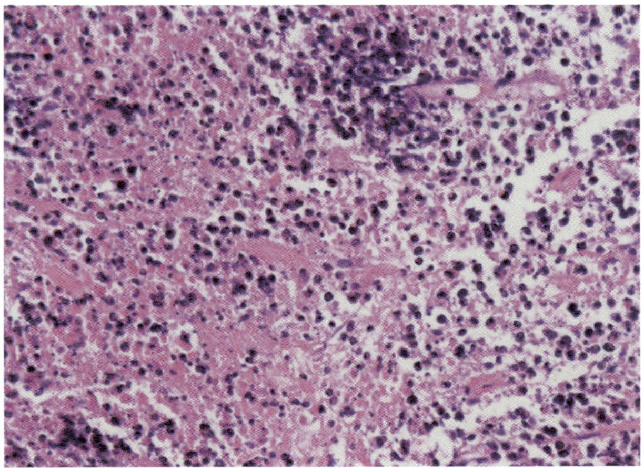

그림 3-27. **핵붕괴.** 중앙을 중심으로 많은 세포들이 핵붕괴를 일으키고 있다.

(2) 괴사의 종류

괴사는 발생 장소 및 원인, 그 밖의 조건에 따라 다음 몇 가지 종류로 구분한다.

① 응고괴사(coagulative necrosis)

응고괴사는 괴사 중 가장 흔히 볼 수 있는 형태로서 핵은 없어지고, 괴사부위의 응고성 단백질 변성에 의해서 괴사조직이 응고되는 것을 말하는데 혈액공급의 부족에 의해 흔히 일어난다. 조직학적으로 세포의 핵은 소실되었어도 괴사되기 전 조직세포의 기본적인 구조는 유지되어 윤곽을 알아 볼 수 있으며, 심장, 신장, 부신 등의 기관에 빈혈성 경색이 일어나는 경우 잘 관찰할 수 있다. 심장근육경색(심근경색증), 장염전(창자꼬임) 등이 좋은 예이다(그림 3-28, 29).

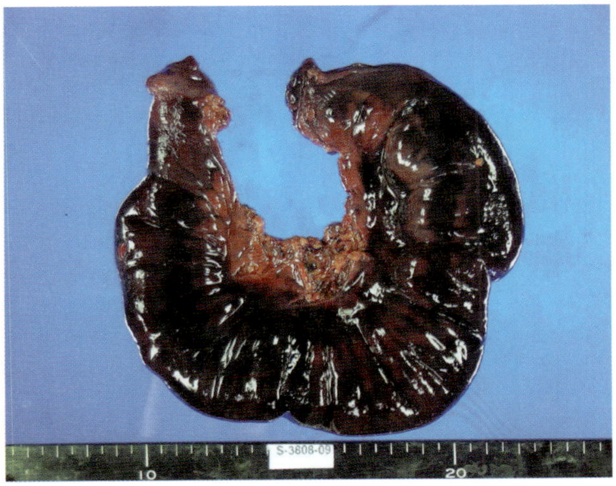

그림 3-28. **응고괴사를 일으킨 소장.** 괴사부위는 점막의 출혈과 부종으로 검붉게 변색되고 부어 있다.

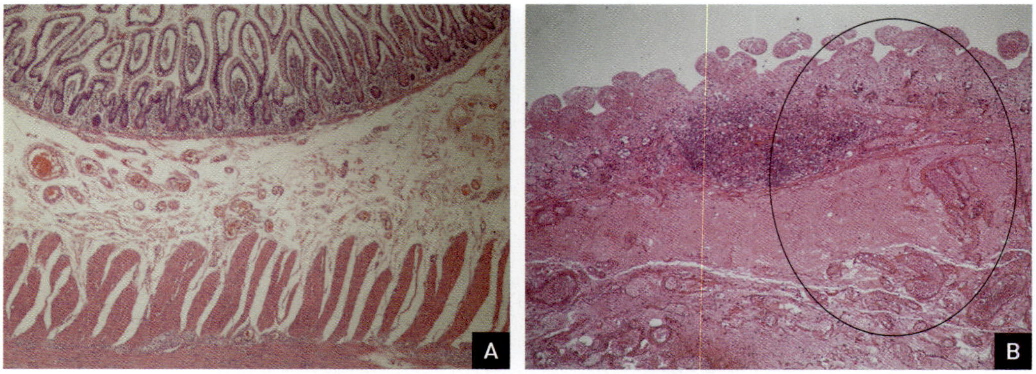

그림 3-29. **정상 소장(A)과 응고괴사를 일으킨 소장(B)의 현미경 소견.** 핵은 소실되었어도 괴사되기 전 세포의 기본적인 구조는 유지되어 있다..

② **액화괴사(liquefactive necrosis)**

액화괴사란 강력한 가수분해효소의 작용에 의하며 이와 같은 괴사는 뇌 조직이 허혈성 손상을 받을 때 볼 수 있는데, 이때는 뇌연화가 일어나고 뇌 조직은 낭(cyst) 구조로 변하여 내부에 액체와 세포 조각으로 채워져서 그 정상 구조를 완전히 소실하게 된다(그림 3-30). 또한 세균 감염에 의한 괴사도 주로 액화괴사인데, 이것은 세균과 백혈구에 가수분해효소가 많기 때문이다(그림 3-31).

③ **지방괴사(fat necrosis)**

지방괴사가 일어나면 지방산이 유리되고 여기에 칼슘이 침착되면 비누화가 된다. 맨눈 관찰 시 괴사부위는 백묵같이 백색으로 보인다. 대표적인 예로 급성 췌장염 시 강력한 지방 소화효소(lipase)가 활성화 후 방출되어 췌장 그 자체뿐만 아니라 췌장 주위의 배안(복강) 지방세포에도 괴사를 일으킨다. 또한 지방괴사는 유방 지방조직(breast adipose tissue)의 외상에 의해서도 생길 수 있다(그림 3-32).

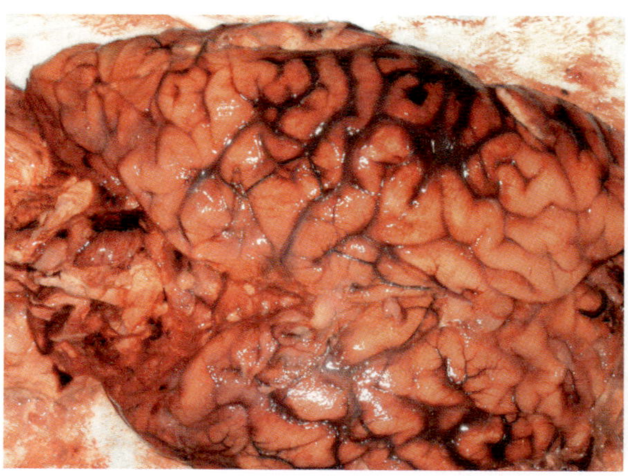

그림 3-30. **액화괴사.** 뇌조직의 액화괴사로 뇌가 흐물흐물해진 상태이다.

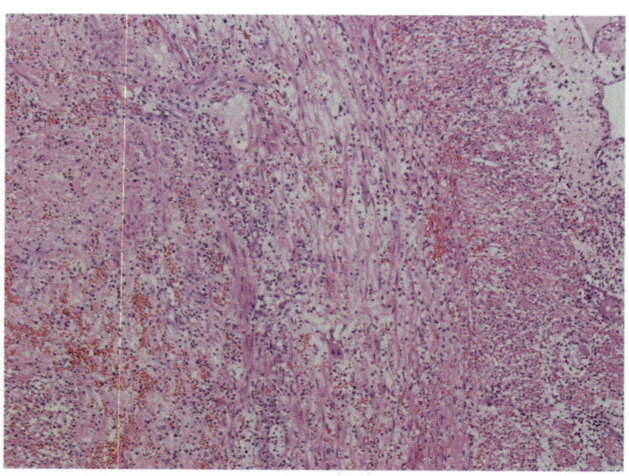

그림 3-31. **액화괴사.** 호중구 침윤에 의한 화농성 액화괴사

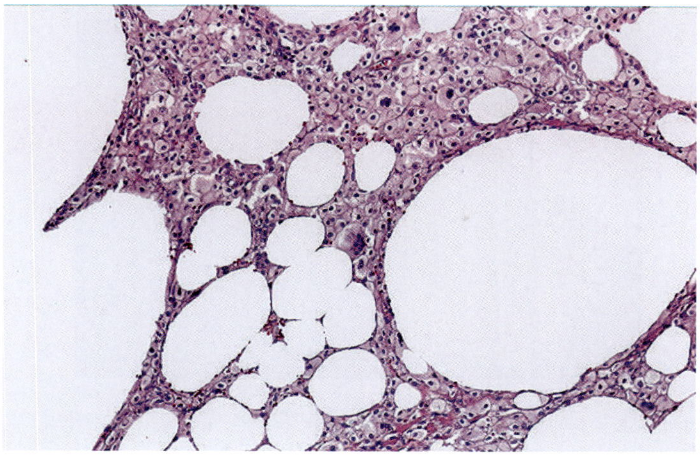

그림 3-32. **지방괴사.** 지방세포들이 괴사되면서 뭉쳐 있고, 지방세포 사이에는 이물반응이 심하게 일어나 있다.

④ 치즈괴사(caseous necrosis)

치즈괴사(건락괴사)는 응고괴사와 액화괴사의 혼합형으로 세포 형태가 전혀 없는 연하고, 부서지기 쉽고, 회백색의 부스러기로서 마치 치즈같은 물질로 변해 이런 이름이 붙었다. 현미경 소견으로 세포들은 액화되지 않으나 윤곽은 보존되지 않고 특징적인 무구조의 과립 부스러기로 보인다. 결핵균 감염 시 결핵 결절의 중앙에서 가장 잘 볼 수 있는 아주 특징적인 소견이다(그림 3-33, 34).

⑤ 괴저괴사(gangrenous necrosis)

괴저괴사는 세포사의 한 특징적인 형태는 아니고 괴사의 한 합병증이라고 할 수 있다. 이 괴사는 주로 팔과 다리에 혈액공급이 차단되어 허혈성 괴사가 처음 발생하고, 여기에 2차적으로 세균감염이 생길 때 나타나는 것으로 응고괴사와 액화괴사가 혼합된 형태로 나타나며, 응고괴사가 주를 이루면 **건성괴저**(dry gangrene), 액화괴사가 주를 이루면 **습성괴저**(wet gangrene)가 된다. 대표적인 예로 당뇨병 환자의 동맥경화증에 의한 괴저를 발가락에서

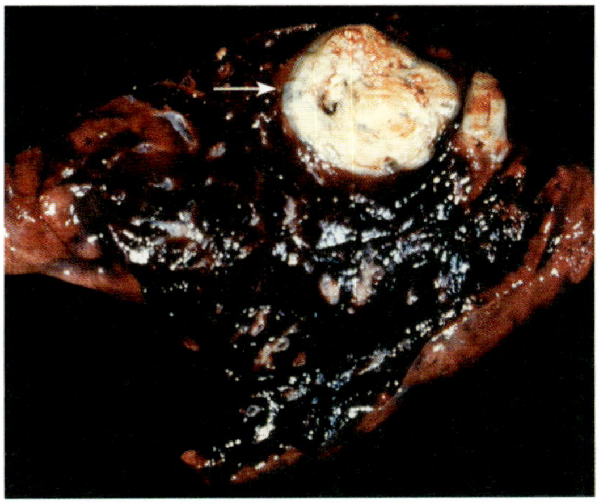

그림 3-33. **폐의 치즈괴사의 맨눈 소견.** 황백색 치즈 모양의 괴사가 보인다.

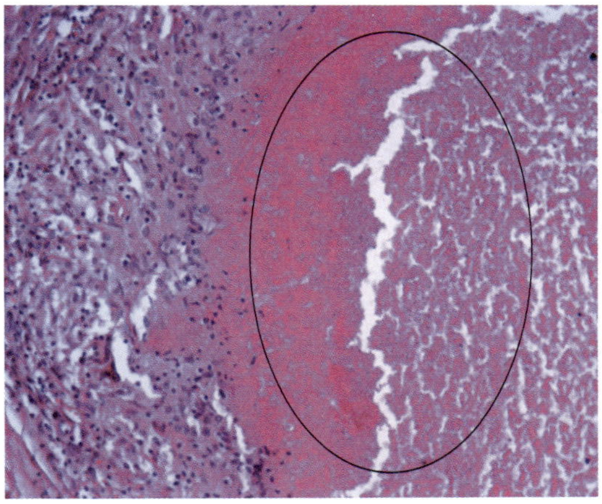

그림 3-34. **폐 결절의 치즈괴사 현미경 소견**

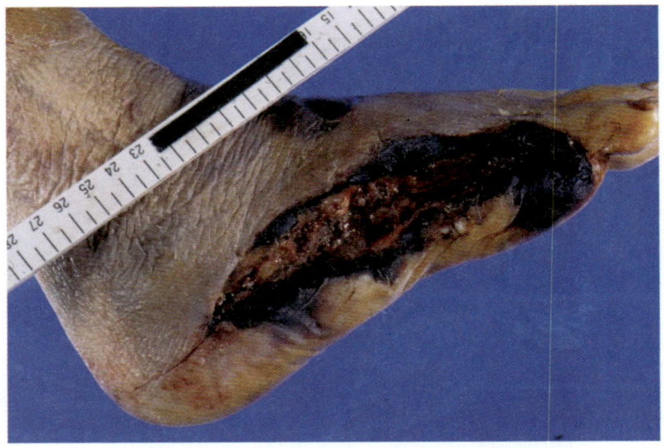

그림 3-35. **당뇨병 환자의 괴저괴사.** 다리에 영양을 공급하는 동맥이 동맥경화증, 혈전증으로 폐색되어 발바닥 주변부위가 괴저되었다.

잘 볼 수 있으며, 장간막 혈관의 폐쇄로 인해 장의 괴저가 생기는 경우를 볼 수 있다. 병터는 흑색으로 변한다(그림 3-35).

8. 세포 내 물질축적

세포질이나 핵에 여러 물질들이 비정상적으로 축적될 수 있다. 축적된 물질에 의해 세포에 손상을 입을 수 있다. 축적은 일과성이거나 영구적으로 일어날 수 있다. 세포가 만든 물질이 비정상적으로 축적될 수 있고, 다른 부위에서 만들어진 물질이 비정상적으로 축적하기도 한다.

1) 세포 내 물질축적의 분류

세포 내 물질이 축적되는 현상은 매우 다양하다.

(1) 축적되는 물질에 따른 분류

① 정상적인 물질이 비정상적으로 과량 축적되는 경우(지질, 단백질, 탄수화물 등의 병적 축적)

② 비정상적인 물질이 축적되는 경우(병적 대사의 산물)

③ 비소화성 물질(색소)의 축적을 들 수 있다.

(2) 위치에 따른 분류

① 핵 내 축적

② 세포질 내 축적. 세포질 내의 축적인 경우는 대개 흔히 용해소체(lysosome) 내에 있다.

(3) 기전에 따른 분류(그림 3-36)

① 대사가 비정상적으로 이루어지는 경우

정상적인 내인성 물질이 정상 또는 증가된 속도로 생성되나 이를 처리하는 대사속도가 부적절할 때 일어날 수 있으며, 대표적인 예로 간의 지방변화를 들 수 있다.

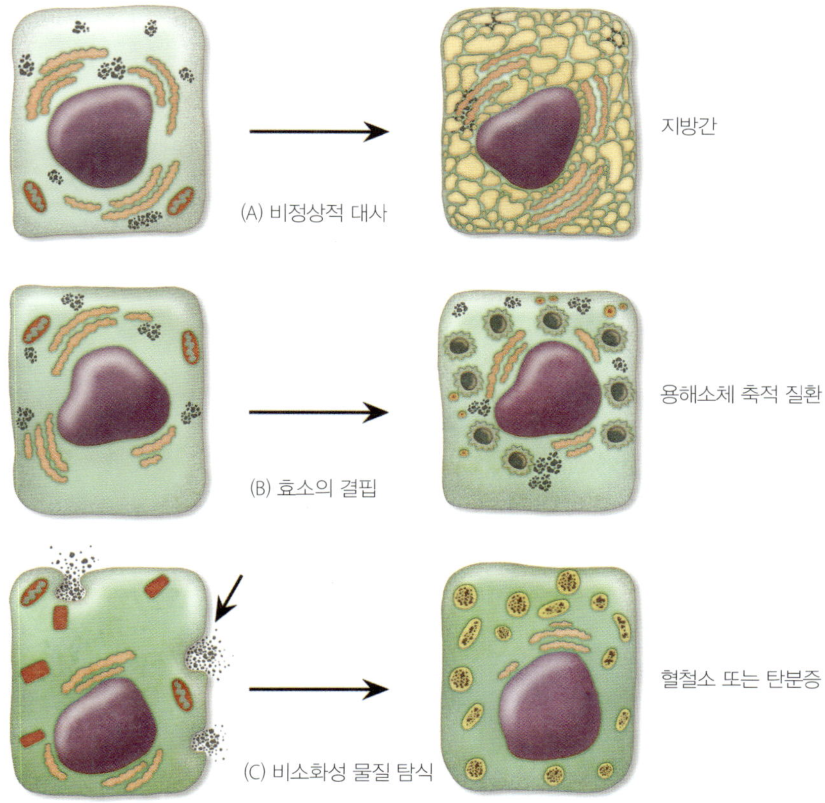

그림 3-36. **세포 내 축적의 3가지 기전.** (A) 비정상적인 대사로 인한 지방간의 발생. (B) 용해소체 효소의 결핍으로 바탕질이 분해되지 못하고 용해소체 내에 저장된다. –용해소체 축적질환. (C) 소화될 수 없는 물질–혈철소, 탄분과 같은 입자들이 축적된다.

② 특정한 효소의 결핍

유전적인 특정 효소의 결핍으로 대사과정이 차단되며, 대사산물의 결핍과 동시에 세포질 내에는 대사 전단계의 물질이 축적된다. 그 결과 생긴 병을 **축적질환**(storage disease)이라고 하며, 대표적인 예로 **당원축적질환**(glycogen storage disease) 또는 **당원증**(glycogenosis)을 들 수 있다.

③ 제거될 수 없는 비소화성 물질의 탐식

세포들이 비정상 외인성 물질을 효소성 기구로 분해할 수 없을 뿐만 아니라 그 물질을 다른 장소로 수송할 능력이 없기 때문에 축적이 일어나며, 대표적인 예로 폐 내 탄분입자의 침착으로 생기는 **석탄가루증**(탄분증, anthracosis)과 규소입자(silica)의 흡입으로 생기는 **규폐증**(silicosis)을 들 수 있다.

2) 지방축적 또는 지방변화(fatty accumulation or fatty change)

지방축적 또는 **지방변화**는 세포 내 지방이 증가하여 광학현미경으로 관찰 가능할 정도로 증가하는 상태를 말하며, 가역적 변화이지만 비가역적 변화의 초기에 나타나는 경우도 있다. 지방의 축적은 모든 세포에 광범위하게 나타나는 것은 아니고 주로 지방대사와 관계가 깊은 실질 장기의 세포인 간, 심장근육, 신세뇨관 상피세포 등에 잘 출현한다. 특히 간에서 지방축적이 가장 흔하며 이를 **지방간**(fatty liver)이라고 부른다. 원인은 여러 가지가 있지만 본질적으로 2가지 주된 분류로 나뉜다.

(1) 조직에서 효소의 작용을 방해할 때

이들은 다시 2가지 기전으로 발생하며, 그 작용은 다음과 같이 나타난다.

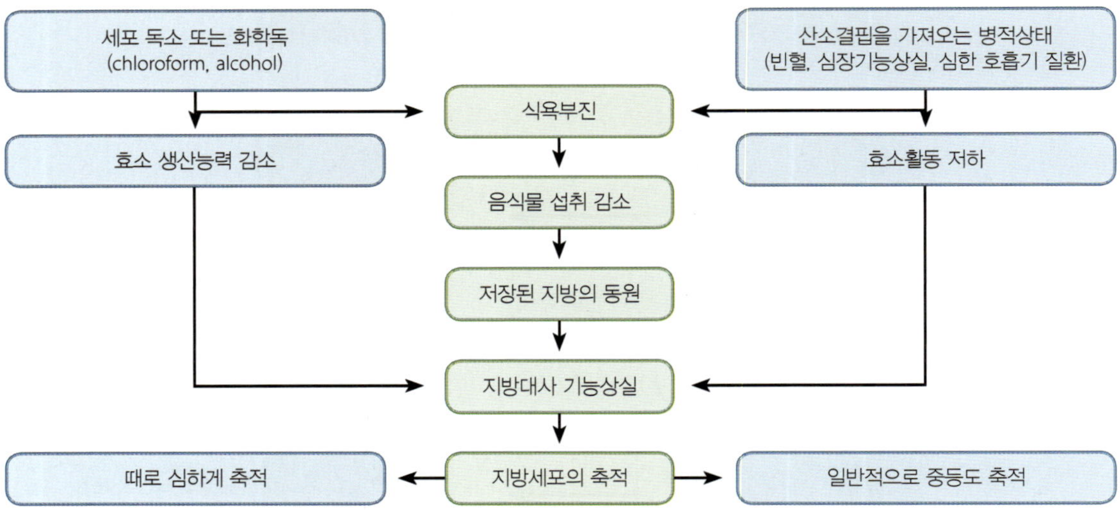

(2) 지방대사에 필요한 물질의 부족을 초래하는 대사장애를 보이는 상태

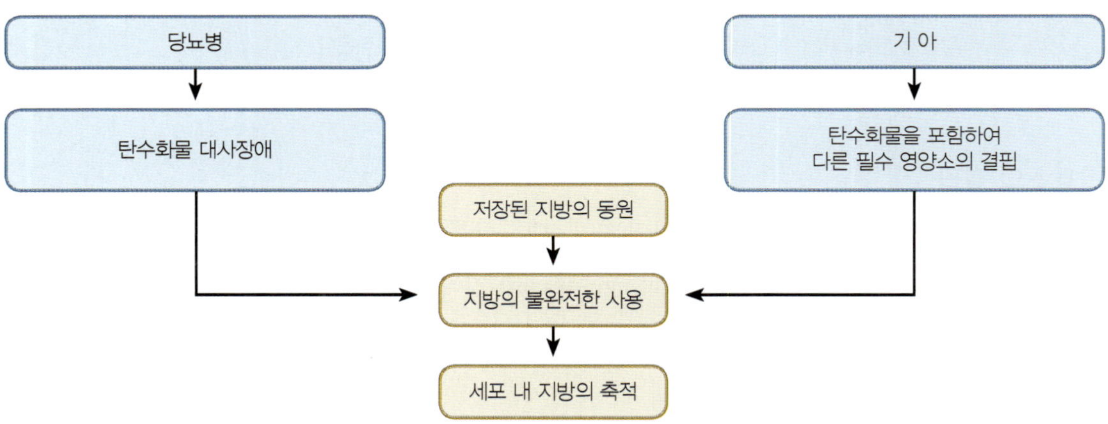

(1) 간에서의 지방변화

간에서 지방변화가 진행성으로 축적함에 따라 장기는 부피가 커지며 무게가 증가하고(2~4배까지), 옅은 노란색으로 바뀌며, 연하고 기름기 많은 장기로 만져진다. 지방변화는 광학현미경으로 핵 주위 세포질 내에 작은 지방방울의 출현으로 처음 나타나고, 진행됨에 따라 지방방울이 점점 커진다(그림 3-37).

지방변화의 중요성은 축적의 원인과 그 심한 정도에 달려 있는데, 그 정도가 경미할 때는 세포기능에는 영향이 없을 수 있다. 그러나 더 심한 지방변화는 세포기능을 손상시킨다. 지방간의 원인으로 가장 흔한 것이 알코올이며, 단백질 부족, 당뇨병, 비만 등에서도 볼 수 있다.

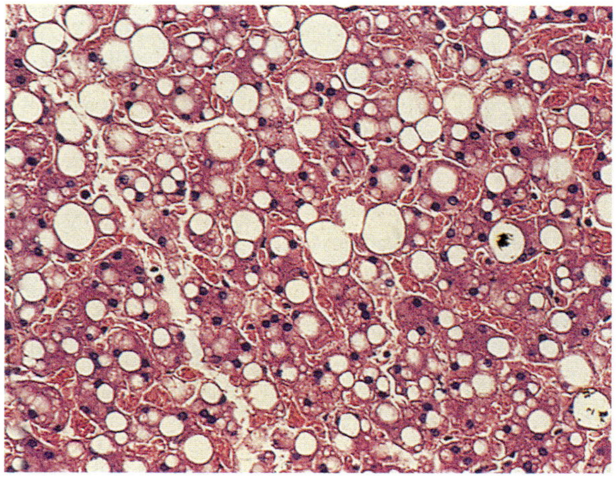

그림 3-37. **간의 지방변화.** 여러 가지 크기의 지방 공포들이 보이며, 간세포의 핵은 밀려 있고 세포의 모양이 변형되어 있다.

(2) 심장에서의 지방변화

심장근육 안에서 지질은 중성지방과 같이 작은 방울의 형태로 흔히 발견된다. 이때 맨눈소견으로 심장근육세포 내에는 지방이 침착된 황색 심장근육과 침착되지 않은 진한 적갈색의 심장근육과의 교대로 생긴 줄이 맨눈 관찰 시 뚜렷이 나타난다. 지방변화가 더 심해지면 심장근육세포들은 균일하게 침범되고 전체 심장근육이 축 늘어진다. 모든 장기들에서 지방변화는 실질세포 내에 투명한 공포(clear vacuoles)로 나타난다.

(3) 기타 지방축적(other lipid accumulation)

지방이 동맥 내막에 축적되면 **죽상경화증**(atherosclerosis)이라고 하며, 피부 같은 결체조직에 축적되어 덩어리가 되면 **황색종**(xanthoma)이라고 부른다.

(4) 바탕질 내 지방침윤(stromal infiltration of fat)

지방침윤은 바탕질(기질) 결합조직의 세포 내에 지질이 축적된 것을 말하며 심장, 췌장에서 가장 잘 볼 수 있다. 바탕질 내에 지방침윤이 일어날 경우 심장 혹은 췌장의 기능에 영향을 끼치는 일은 거의 없다.

3) 단백질(protein)의 축적

세포 내 단백질의 과잉 축적은 주로 토리쪽곱슬세관의 상피세포나 형질세포 내에서 일어나며, 형태학적으로는 작은방울(droplet)로 관찰된다. 단백뇨가 계속되면 신장의 세뇨관에서 단백질을 재흡수하여 세포질 내에 단백질이 축적된다. 그러나 단백질이 세포 내에 축적되더라도 세포의 기능은 손상받지 않으며 단백뇨의 원인이 제거되면 정상적인 상태로 환원된다. 면역글로불린을 생성하는 형질세포에 면역글로불린이 축적될 때 이것을 **'러셀소체**(Russell's bodies)'라고 부른다.

4) 당원(glycogen)의 축적

포도당이나 당원의 대사이상을 가진 사람의 세포 내에서 당원이 축적됨을 볼 수 있다. 포도당 대사이상의 대표

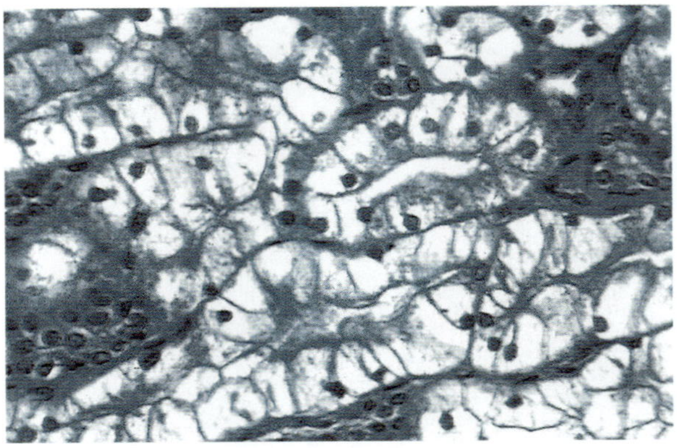

그림 3-38. **신장에서의 당원축적.** 신장의 세뇨관 상피에 당원이 축적되어 있다(Von Gierke disease).

적인 질환으로 당뇨병을 들 수 있는데, 당뇨병에서는 혈중의 포도당(glucose) 농도가 높아지는 것이다. 또한 당원을 분해하는 효소가 없는 유전질환에서 당원이 축적되는데 이를 **당원축적질환**(glycogen storage disease) 또는 **당원증**(glycogenosis)이라 부른다. 당원의 축적물은 세포질내에서 공포를 만들면서 투명하게 나타난다(그림 3-38).

5) 복합지질 및 탄수화물의 축적

선천대사이상의 질환을 갖는 경우 복잡한 구조를 가진 지질과 탄수화물이 대사되지 못해 축적된다. 비정상적인 대사물질인 복합지질이 혈액 내로 들어가면 세망내피계에 탐식되는데 이로 인해 비장비대, 간비대 등이 일어나고 심한 경우 사망할 수 있다. 대표적 질환으로 점액다당류증(mucopolysaccharidosis), 고세병(Gaucher disease), 테이-삭스병(Tay-Sachs' disease) 및 니만-피크병(Niemann-Pick disease) 등이 있다.

6) 외인성 색소침착

외인성 색소침착(extrinsic pigments)은 폐먼지증과 피부의 문신이 대표적이다. 대기 중의 탄소를 흡입하면 폐에서 큰포식세포가 탐식하게 되는데 이는 소화되지 못하므로 탐식세포 내에 계속 존재하며, 이 색소가 폐와 림프절을 검게 만드는데 이것을 **석탄가루증**(탄분증, anthracosis)이라고 한다. 또한 탄소가루의 덩어리들이 심한 폐질환을 일으킬 수 있는데 이를 **폐먼지증**(진폐증, pneumo-coniosis)이라고 한다. 피부밑에 색소를 넣는 문신(tattooing)도 색소가 탐식구 내에 남아 있기 때문에 오랫동안 지워지지 않는다. 이러한 색소는 염증성 반응을 일으키지 않는 것이 특징이다.

7) 내인성 색소침착

내인성 색소침착(intrinsic pigments)에는 지방갈색소(lipofuscin), 멜라닌(melanin), 빌리루빈(bilirubin), 혈철소(hemosiderin) 등이 있다.

(1) 지방갈색소(lipofuscin)

지방갈색소는 내인성 색소 중 지질색소 혹은 노화색소(aging pigment)로 알려져 있다. 이것은 물에 녹지 않는 색

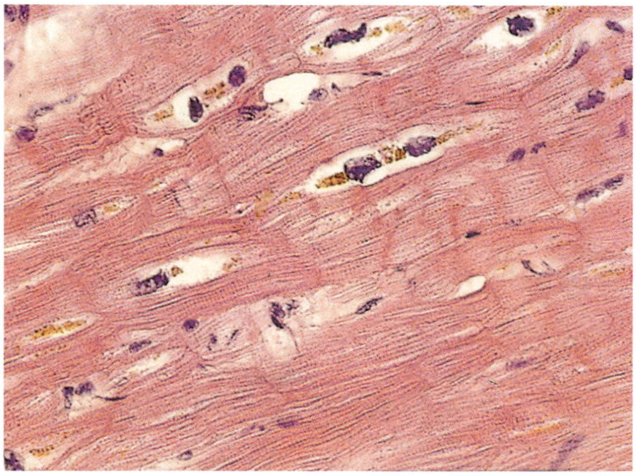

그림 3-39. **심장의 지방갈색소(lipofuscin).** 황갈색의 리포푹신 색소들이 핵 주변에 축적 되어 있다.

소로서 세포 내 지방성분이 소화될 때 변성된 물질이 소화되지 못하고 남아서 만들어지는 갈색 색소로, 퇴행성 변화를 보이는 세포 내에서 나타나는데, 주로 노환, 심한 영양실조, 암, 악액질 환자의 심장과 간에서 특히 잘 관찰된다. 이 색소는 세포 자체나 그 기능에 손상을 주지는 않으나 장기의 위축 시에 잘 동반되기 때문에 **갈색위축**(brown atrophy)이라고도 한다(그림 3-39).

(2) 멜라닌(melanin)

피부, 모발, 망막 등에 있는 흑갈색의 색소로 **멜라닌세포**(melanocyte)에서 만들어지는데, 티로신 분해효소(tyrosinase)에 의해 티로신이 산화되어 멜라닌을 만든다. 부신겉질부전증 환자에서 멜라닌 합성의 증가로 피부에 색소침착이 증가되는 것을 **애디슨병**(Addison's disease)이라 하며, 임신 때에도 피부에 착색을 일으킨다.

(3) 혈철소(hemosiderin)

혈철소는 **혈색소**(hemoglobin)에서 유도된 철을 포함한 연황색 또는 황갈색의 과립 결절상의 색소로서 세포 내에 축적된다. 체내에 철분이 많아지면 혈철소가 세포 내에 축적된다. 철과 혈철소의 국소적 과잉은 심한 출혈이나 혈관울혈을 동반한 작은 출혈로부터 생기며, 국소적 혈철증의 가장 좋은 예는 타박상이다.

전신에 철이 축적되는 경우를 **혈철소침착증**(hemosiderosis)이라고 하며 음식물의 과다한 섭취, 철 이용의 감소, 용혈빈혈, 수혈 등에서 볼 수 있다. 세포 내 이 색소의 침착은 세포 및 장기의 기능에 장애를 일으키지는 않는다. 그러나 극도로 많은 양의 철이 침착된 경우에는 간과 췌장에 손상을 일으킨다(그림 3-40).

(4) 빌리루빈(bilirubin)

빌리루빈은 쓸개즙(담즙)에 정상적으로 존재하는 주된 색소로 적혈구가 생리적 또는 병적으로 파괴되면 혈색소로부터 분해되어 생산되며, 철을 포함하지 않은 황갈색의 색소이다. 빌리루빈은 비장에서 형성된 후 혈액에 의해 간으로 가서 글루쿠론산(glucuronic acid)과 결합하여 수용성으로 되고 쓸개즙 색소로 분비된다. 빌리루빈은 항상 생산과 배설이 이루어지고 있으나 과량으로 생산되거나 배설에 장애가 있으면 세포와 조직에 침착되어(정상 혈중농도 : 0.1~0.8㎎/dL), 임상적으로 황달(혈중농도가 2㎎/dL 이상 상승할 때)이 유발된다.

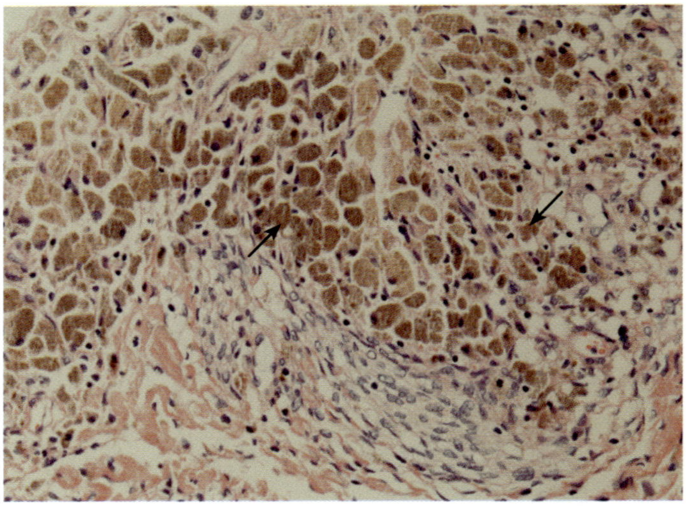

그림 3-40. **간세포의 혈철소 과립.** 간세포에서 황갈색의 과립상의 혈철소 색소들이 발견되었다.

빌리루빈은 화학적으로 불용성이며, 혈장 중에서 알부민과 결합된 상태로 혈액과 함께 순환하다가 간세포에서 알부민과 분리된 빌리루빈이 글루쿠론산과 결합하여 수용성의 **결합 빌리루빈**(conjugated bilirubin)으로 되고, 이는 쓸개길(담도)을 따라 장으로 유입되어 대변으로 배설되나 일부는 소변으로 배설된다.

황달은 다음 3가지 이상 중 1가지로 일어난다.

① 적혈구 파괴의 증가

대표적인 예로 용혈빈혈, 무담즙뇨성 황달(acholuric jaundice) 및 신생아용혈빈혈을 들 수 있다. 이 질환에서는 지나친 용혈 때문에 간세포의 처리능력을 초과하는 과다한 쓸개즙 색소(빌리루빈)가 간에서 결합을 하지 못하게 되어 간세포를 통과하지 못해 혈중 비결합 빌리루빈이 상승하게 된다. 비결합 고빌리루빈혈증의 임상적 검사는 소변에 빌리루빈이 없다는 것을 증명하는 것이다. 유독성이며 불용성인 비결합 빌리루빈은 알부민(albumin)과 밀접하게 결합되고, 이 결합체의 분자량이 크기 때문에 신장의 토리(사구체)를 투과하지 못하는 것이다. 성인에서는 이 쓸개즙 색소가 큰 영향을 미치지 못하지만 신생아에서는 조직이나 뇌에서 결정화되어 괴사를 초래할 수 있다.

② 쓸개관(담관) 폐쇄

빌리루빈은 쓸개돌(담석), 췌장이나 온쓸개관(총담관)의 암, 주위의 암세포에 의해 쓸개관이 압박을 받아 쓸개관이 폐쇄되었을 때는 재흡수 가능한 결합 빌리루빈으로 세담관이 확장된다. 결합 빌리루빈은 수용성이며 토리(사구체)를 투과하게 되어 소변으로 배설된다. 이때 세담관의 폐색이 올 수도 있으며 결합 빌리루빈은 혈액 내로 재흡수된다.

③ 간염

간에서 빌리루빈과 글루쿠론산을 결합시키는데, 간염 시에는 파괴된 간조직이 정상 양의 빌리루빈을 결합시키지 못해 결합 빌리루빈과 함께 비결합 빌리루빈이 혈액 내에서 증가하는 것이 특징이다.

9. 세포손상의 미세구조 변화

세포손상 시의 변화는 세포에 가해진 자극의 종류에 따라 그 형태가 모두 다르겠으나 비교적 공통적인 사항들은 다음과 같다.

1) 용해소체의 발달 : 이형포식과 자가포식

일차 용해소체(primary lysosome)는 여러 가지 소화효소를 갖고 있는 주머니이며, 이것이 소화시킨 물질을 삼킨 상태를 **이차 용해소체**(secondary lysosome) 또는 **탐식 용해소체**(phagolysosome)라고 한다. 2차 용해소체는 이형포식 또는 자가포식이란 2가지 경로 중 하나에서 만들어진다(그림 3-41).

이형포식(heterophagocytosis)은 세포 밖에 있는 물질을 섭취하는 과정을 말하며 호중구나 큰포식세포 등 탐식을 주로 하는 세포에서 가장 잘 관찰된다. **자가포식**(autophagocytosis)은 사립체나 과립세포질그물(과립내형질세망) 등이 국소적인 상해를 받았을 때 그 세포가 정상 기능을 유지하기 위해서는 이들을 분해 처리해야만 할 경우에서 볼 수 있다. 이런 자가소화의 과정을 **자가포식 현상**이라 한다. 자가포식은 특히 위축세포에서 잘 관찰된다.

용해소체 내의 효소는 대다수의 단백질과 다당류를 분해하나 어떤 종류의 지질은 분해하지 못하고 남겨두게 되는데, 이러한 소화되지 않은 찌꺼기가 있는 용해소체를 **잔류소체**(residual body)라고 하며, 이것은 세포 내에 남아 있거나 세포 밖으로 배출된다. 대표적인 예로서 지방갈색소(lipofuscin)를 들 수 있다. 또 대기 중에서 흡입된 탄소 입자나 문신을 새길 때 주입되는 염색물질 등은 분해되지 않고 그대로 탐식세포 내에서 탐식 용해소체(phagolysosome) 상태로 수십 년 간 남아 있기도 한다.

용해소체는 또한 세포 내에서 형성된 비정상적인 찌꺼기, 특히 세포가 충분히 대사 될 수 없어서 남게 된 거대

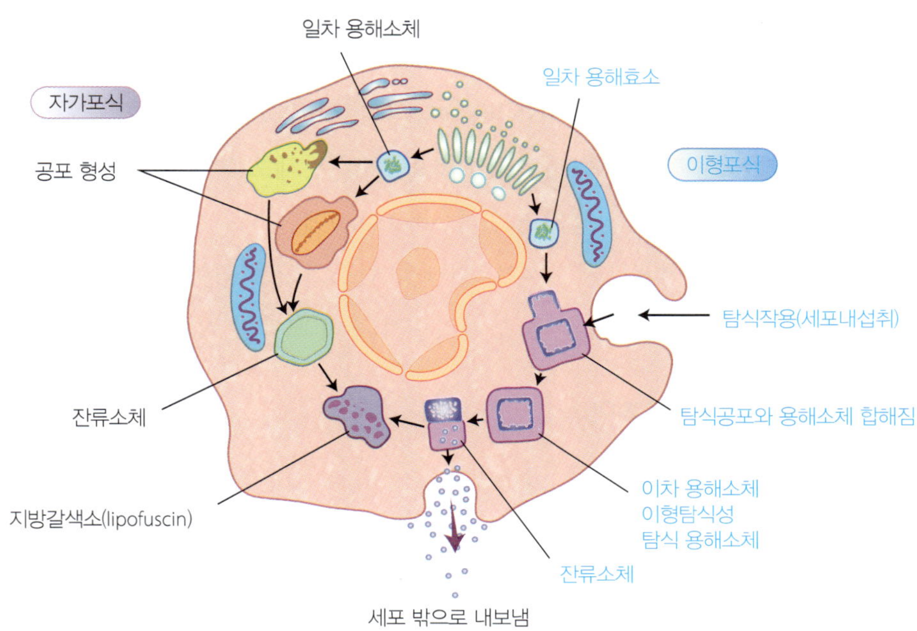

그림 3-41. 이형포식과 자가포식. 왼쪽은 자기 세포의 물질을 탐식하는 자가포식(autophagy), 오른쪽은 이물질을 탐식하는 이형포식(heterophagy).

분자를 수용하는 일종의 '쓰레기통'의 역할을 하기도 한다. 용해소체 내에 어떤 물질이 과도하게 축적되면 이를 **용해소체 축적질환**(lysosomal storage disease)이라고 하는데 신경세포에 주로 축적되어 신경장애를 초래하기도 한다.

2) 무과립세포질그물(무과립내형질세망)의 비대

무과립 세포질그물은 외부로부터 들어온 물질을 대사하는 기능을 갖고 있다. 세포손상을 일으키는 여러 가지 물질을 제거하기 위해 세포질그물의 비대가 일어난다.

3) 사립체의 변화

여러 가지 병적 상태에서 사립체의 수나 크기 또는 모양의 변화가 일어난다. 예를 들면, 세포의 증식이나 위축 시는 각각 사립체의 수가 증가 혹은 감소한다. 알코올성 간질환이나 종양에서 크기가 증가한다.

4) 세포골격의 변화

세포골격은 세포의 형태를 유지하고 세포의 운동과 세포 내 물질의 이동에 관여한다. 따라서 세포골격이 변화를 일으키면 세포형태가 변화하고 운동성도 변화한다. 예를 들면, 세포골격이 손상되면 백혈구의 이동과 탐식작용이 장애를 받고, 정자의 운동성이 감소되어 불임이 야기되며, 호흡기 상피세포 섬모의 미세소관에 결손이 있으면 흡입된 이물이나 세균의 배출에 문제가 생겨 폐 감염의 원인이 되기도 한다.

10. 기타 변화

1) 석회화

병적 **석회화**(calcification)는 석회염(calcium salt)이 비정상적으로 조직에 침착하는 것을 말하며 2가지가 있다.

(1) 비정상조직 석회화(이영양성 석회화, dystrophic calcification)

혈중 칼슘농도와 칼슘의 대사가 정상임에도 불구하고 죽어 있는 세포(괴사부위)나 죽어가는 세포에 칼슘이 침착하는 것이다. 대동맥에 죽상경화증이 진행되면 죽종(atheroma)에 석회화가 일어나며, 노화된 심장판막이나 손상된 심장판막에도 석회화가 일어난다(그림 3-42). 결핵성 림프절도 석회화가 일어나는 경우가 있다. 칼슘염은 맨눈으로 관찰하면 미세한 흰색의 과립이나 혹은 덩어리로서 흔히 모래알 같이 느껴진다.

(2) 전이 석회화(metastatic calcification)

이 변화는 혈중 칼슘농도가 높을 때 일어나는 것으로 정상조직에도 침착하는 수가 있다. 고칼슘혈증의 원인으로는

① 부갑상샘항진증(부갑상선기능항진증, hyperparathyroidism)), 비타민 D 중독증 등과 같은 내분비계 질환

② 뼈종양으로 뼈의 분해가 일어나 칼슘이 혈중으로 이행하는 경우

③ 운동부족으로 인해 뼈 형성이 감소되는 경우 등이 있다.

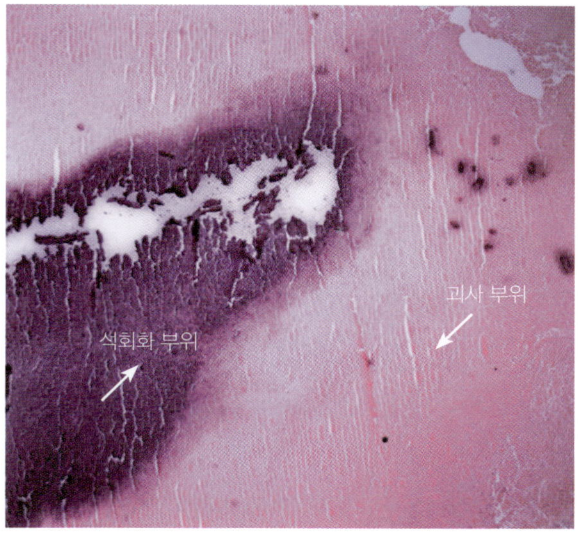

그림 3-42. **비정상조직 석회화.** 그림의 오른쪽 중앙부에서 결핵으로 인한 괴사조직의 중심에 석회화가 되어 있음을 볼 수 있다.

전이성 석회화는 혈관, 신장, 폐, 위점막의 간질조직에서 광범위하게 잘 발생한다. 임상적으로 대개 무기염류는 기능장애를 일으키지 않으나 기관지에 과도하게 침착되면 호흡곤란이 생긴다. 신장의 과다한 침착(신석회증)은 때로는 신장기능에 장애를 초래할 수 있다.

2) 유리질 변화

세포 내 또는 세포와 세포 사이에 유리같이 견고한 반투명의 균일하고 무구조이며, 에오신에 잘 염색되는 분홍색 물질이 축적되는 경우를 말하는데 단백질 성분이 주된 것이다.

(1) 세포 내 유리질 변화

세포 내 유리질 변화의 예들은 다음과 같다.

① 신장질환으로 단백뇨가 있을 때 신장의 토리쪽곱슬세관 상피(근위곡세뇨관 상피)에서 소변 중의 단백질의 재흡수가 심하게 일어나는 경우에 세뇨관 상피세포에서 유리질이 소적으로 나타난다(그림 3-43).

② 형질세포(plasma cell)의 과립세포질그물(RER)에서 만들어진 면역글로불린(immunoglobulin)이 모여 구형의 유리질을 형성하는데, 일명 '**러셀소체**(Russell's bodies)'라고 한다(그림 3-44).

③ 많은 바이러스성 감염은 세포질이나 핵 내에 유리질 봉입체(hyaline inclusions)의 출현을 합병한다.

④ 알코올 중독 시 간세포 내에 일명 '**말로리소체**(Mallory's bodies)'라고 하는 알코올성 유리질이 출현된다(그림 3-45).

(2) 세포 외 유리질 변화

오래 진행된 고혈압과 당뇨병 환자의 동맥에서 나타나며, 특히 신장혈관의 유리질 세동맥경화증은 중요한 임상적 의의가 있다. 이상과 같은 유리질은 대부분 손상된 내피를 통과하여 세동맥벽으로 들어가 침전된 혈장 단백질로 구성된 것으로 보인다(그림 3-46).

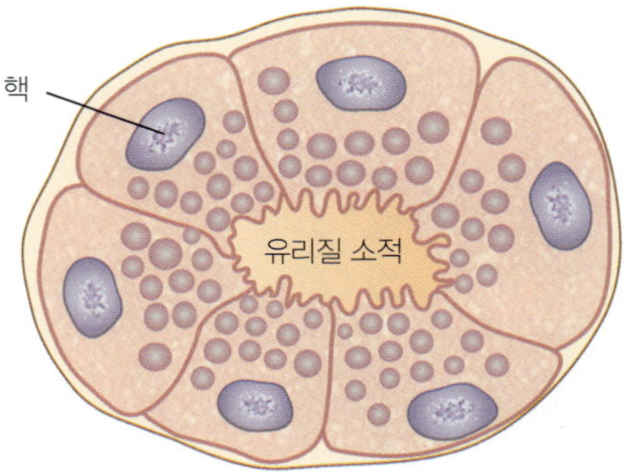

그림 3-43. **토리쪽곱슬세관 상피의 유리질 변성**

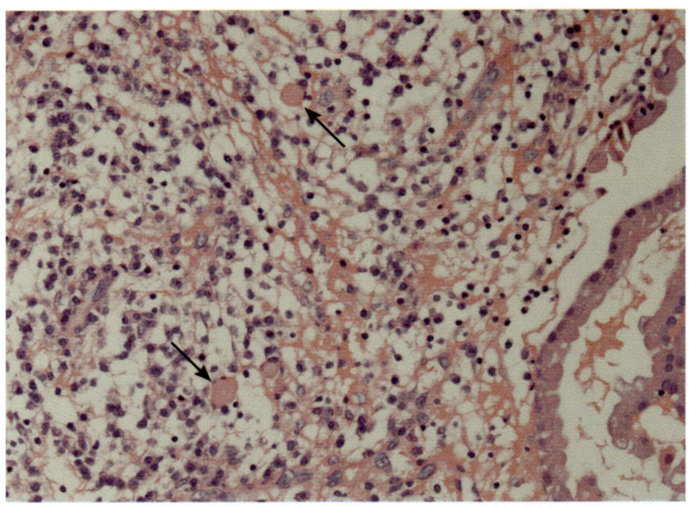

그림 3-44. **러셀소체.** 위염환자의 위 고유판에 형질세포가 침윤하였으며 세포질 안에 균질한 호산성의 유리질 소적(화살표)이 보인다.

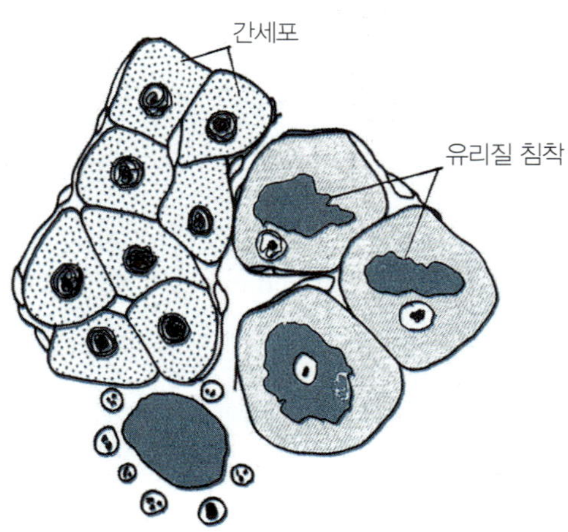

그림 3-45. **간세포 내의 알코올성 유리질 침착.** 말로리소체.

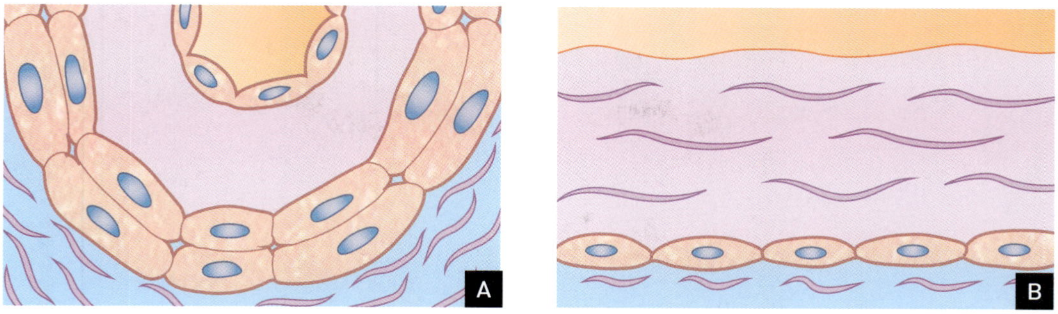

그림 3-46. 세동맥벽(A)과 결합조직(B)의 유리질 변성

제 3 절 세포적응

세포는 정상적 상태에서 대단히 좁은 범위 내의 안정상태에 있으나 자극이 가해지면 적응이 이루어져 새로운 안정상태에 이르게 된다. **세포적응**은 크게 **생리적 적응**과 **병적 적응**으로 나눌 수 있는데, 생리적 적응은 호르몬이나 체내의 물질들에 의한 정상 자극에 대한 반응이며, 병적 적응은 세포손상을 피하기 위해 세포를 변화시키면서 생기는 반응이다. 세포적응은 자극이 없는 정상과 과잉 자극된 손상된 세포 사이의 중간에 위치한 변화이다.

1. 위 축

위축(atrophy)이란 세포질 내 물질의 감소로 세포의 크기가 줄어들고 따라서 조직과 기관이 줄어드는 상태를 말한다. 위축은 적응반응의 한 형태로, 즉 독성 자극으로부터 세포가 살아남을 수 있는 최소한의 크기를 유지하는 적응상태를 말한다(그림 3-47). 위축된 세포는 기능은 감소하지만 죽은 상태는 아니다. 위축의 원인으로는 다음과 같은 것들이 있다.

(1) 운동량의 감소

팔이나 다리가 석고붕대로 오랫동안 고정되면 활동량이 감소하여 위축이 일어난다.

(2) 신경자극의 차단

소아마비 환자는 신경세포가 죽기 때문에 신경자극이 차단되어 다리근육이 위축된다.

(3) 혈액공급의 감소

성인 후기에 뇌가 점점 위축되는데(노인의 뇌가 젊은이의 약 ½로 줄어듦), 이는 동맥경화증으로 그 혈액공급이 적어지기 때문이다(그림 3-48).

(4) 내분비기능 저하

내분비기관을 자극하는 호르몬의 생성이 감소하거나 없어지면 해당 내분비기관의 위축이 일어난다. 뇌하수체

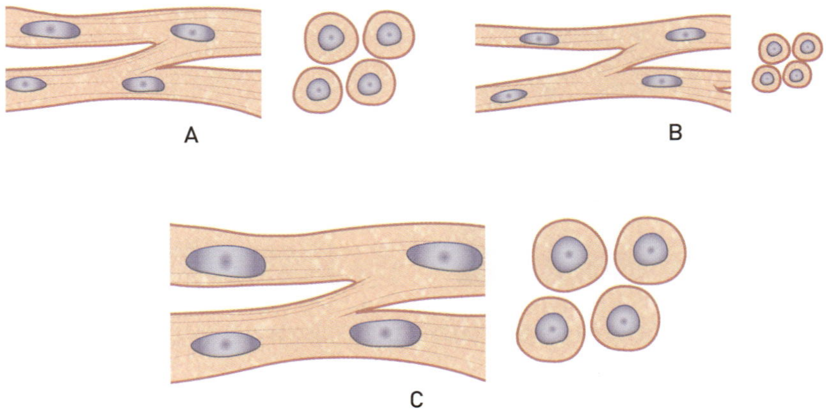

그림 3-47. **세포의 위축과 비대.** (A) 정상세포. (B) 위축. (C) 비대.

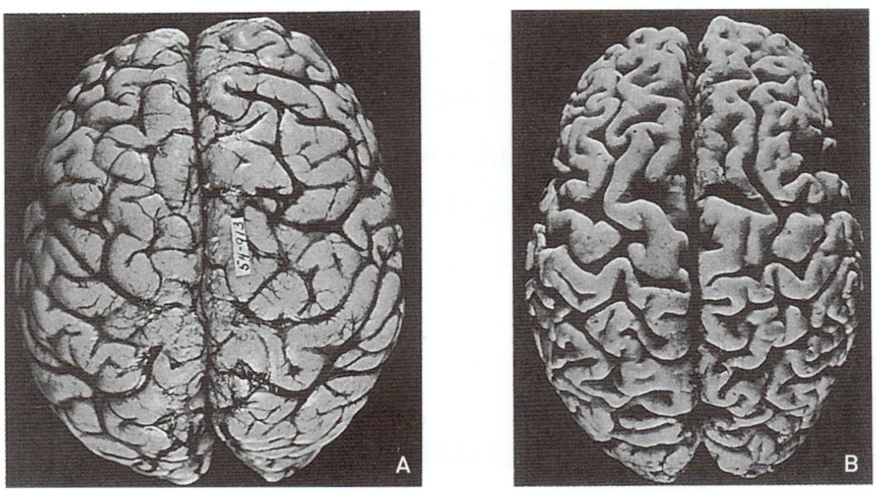

그림 3-48. **뇌의 위축.** (A) 정상적인 뇌. (B) 위축된 뇌.

의 기능이 감소되거나 파괴되었을 때 나타나는 갑상샘, 부신, 난소 등의 내분비기관의 위축을 들 수 있다.

(5) 영양결핍

극도로 심한 영양 불균형 및 영양 결핍상태에서는 전신 근육의 위축이 동반된다.

(6) 노 화

노인에서는 여러 장기의 위축 소견을 보이는 경우가 있다. 위축이 일어나면 세포의 구조적 구성성분의 감소를 나타낸다. 위축된 세포들은 사립체가 감소하고 세포질그물의 양이 감소한다. 많은 경우에서 위축은 자가포식 공포의 수가 현저한 증가를 수반하게 되는데, 자가포식 공포 내의 약간의 부스러기는 소화되지 않고 막으로 싸인 **잔류소체**(membrane-bound residual bodies)로 남아 있게 된다. 이런 잔류소체의 대표적인 예가 지방갈색소 과립이다. 이것이 조직에 많은 양으로 존재할 때는 갈색변색을 일으키기 때문에 일명 '**갈색위축**(brown atrophy)'이라고 한다(그림 3-38 참조).

2. 비 대

비대(hypertrophy)는 하나하나의 세포 크기가 증가하여 장기의 크기가 증가하는 것을 말하며 세포의 수가 증가하는 것은 아니다(그림 3-46 참조). 이때 세포가 커진 것은 세포종창 또는 부종과 같이 수분 흡수가 증가한 것이 아니고 세포 내 구조물의 합성이 증가되기 때문이다.

비대의 원인으로는 다음과 같은 것이 있다.

(1) 세포가 해야 할 일의 요구량 증가

운동선수의 근육세포가 비대되고 고혈압이나 심장판막 질환이 있을 때 환자의 심장근육세포가 비대되는 경우를 대표적인 예로 들 수 있는데, 고혈압 환자의 경우 말초혈관까지 혈액을 보내는 데 있어서 정상인보다 심장에서 더욱 큰 힘으로 혈액을 보내야 하기 때문에 왼심실의 근육이 비대되는 것이다(정상인의 심장 무게의 2배 이상 증가됨). 이것은 장기가 해야 할 일의 요구량이 증가됨에 따라 그 장기가 비대됨으로써 기능적 요구를 충족시키려는 일종의 적응적 반응이라 할 수 있다(그림 3-49).

(2) 호르몬 자극의 증가

임신 중에는 에스트로겐이 증가하여 자궁 민무늬근육세포를 자극함으로써 근육세포의 비대를 가져온다.

3. 증 식

기능항진을 유발시키는 자극을 받았을 때 분열이 가능한 세포가 세포분열로 그 수가 증가되는 것을 **증식**(hyperplasia)이라 하며 조직이나 장기도 커지게 된다. 대개 비대와 증식이 동시에 일어난다. 모든 성숙한 세포들이 증식성 성장의 동일한 능력이 있는 것은 아니다. 탁월한 세포는 표피, 장관의 상피, 간세포, 섬유모세포, 골수 등이고, 반면 신경세포, 심장근육, 뼈대근육(골격근) 등은 증식성 성장할 능력이 없다. 증식은 생리적 증식과 병적 증식으로 구분한다.

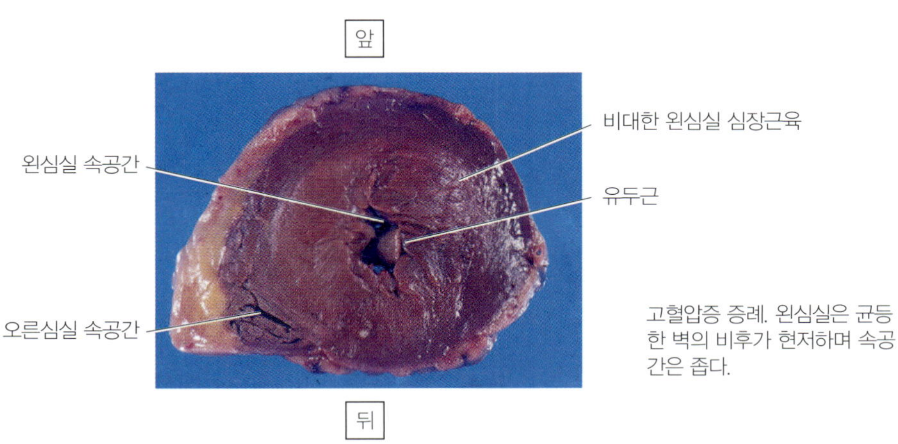

그림 3-49. **왼심실에 나타난 심장근육비대.** 섬유의 숫자는 증가하지 않았지만 심장근육에 대한 과부하로 인해 각각의 근육섬유의 크기가 증가한 것으로 고혈압 환자에서 볼 수 있는 소견이다.

1) 생리적 증식

생리적 증식(physiologic hyperplasia)은 호르몬성 증식과 대상성 증식이 있다.

(1) 호르몬성 증식(hormonal hyperplasia)

호르몬 작용에 의해 세포가 증식되는 것으로서 사춘기 및 임신 중인 여성에서 유방의 관상피세포와 자궁의 민무늬근육세포의 증식이 대표적인 예이다.

(2) 대상성 증식(compensatory hyperplasia)

간을 부분 절제를 하면 간세포의 세포분열 능력이 강화되어 그 결손부위가 새로 증식한 간세포로 채워져 결국 정상의 크기로 돌아온다. 또한 피부의 찰과상 후 피부 표피의 재생성 증식에서 대상성 증식의 예를 볼 수 있다.

2) 병적 증식

병적 증식(pathologic hyperplasia)은 대부분 과도한 호르몬의 자극이나 성장인자의 증가에 의해 일어난다. 호르몬에 의한 세포증식은 자궁내막의 증식이 좋은 예이다. 병적 증식은 악성종양으로 이행할 가능성이 많은데 자궁내막의 증식이 있는 경우 자궁내막이 악성종양으로 이행되는 빈도가 높아진다. 성장인자의 증가에 의한 증식은 바이러스 감염과 연관되는 경우가 있는데, **사람 유두종 바이러스**(human papilloma virus)가 그 예이다.

4. 화 생

화생(metaplasia)은 가역성 병변으로서 성숙세포가 다른 종류의 성숙세포로 바뀌는 것을 말하는데, 세포에 자극이 계속될 때 세포는 자극에 더 잘 견디어 내는 다른 종류의 세포로 바뀌는 것이다. 이런 화생은 만성 자극에 반응하는 기관지 상피 및 속자궁목(자궁내경부) 상피에서 생기는 편평화생에서 가장 잘 볼 수 있다.

흡연자에서 기도가 담배연기에 만성적으로 자극되면 기관지는 정상 원주상피에서 편평상피세포로 바뀌게 된다. 또한 자궁목상피에 만성적 자극이 가해지면 역시 원주상피에서 편평상피세포로 바뀌게 된다. 그러나 편평상피가 자극에는 잘 견디어 내지만 각 세포의 고유한 기능은 상실되며(기도의 경우－점액분비기능 상실), 이런 화생 발생 소인이 있는 곳에 상해성 영향이 계속 주어질 때 화생상피에서 암성 변형(cancer transformation)을 유발할 수 있다. 따라서 호흡기계에 가장 흔한 암은 편평세포암이다(그림 3－50).

5. 형성이상

형성이상(dysplasia; 이형성증)은 세포가 증식하면서 세포의 크기, 형태, 배열 등이 비정상적으로 무질서하게 되는 상태를 말하며, 적응과정은 아니지만 증식과 밀접한 연관관계를 갖고 있으므로 **비정형적 증식**(atypical hyperplasia)이라고 불리기도 한다. 이는 상피세포 및 비상피세포 모두에서 일어날 수 있지만 주로 상피세포 병변에서 사용되는 병리학적 용어이다.

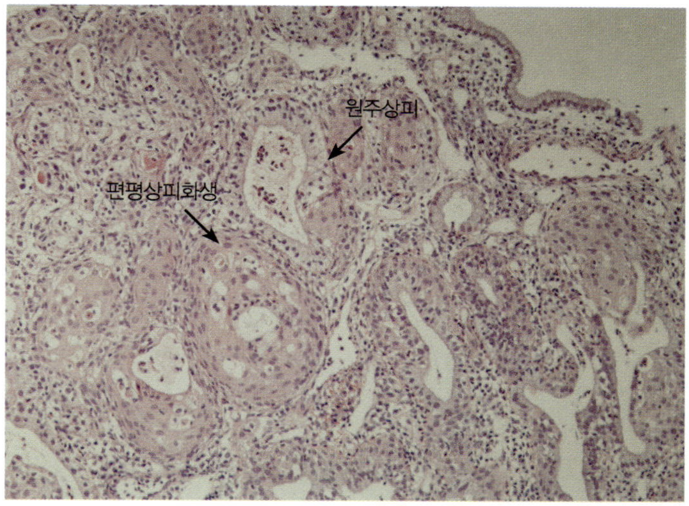

그림 3-50. **편평상피화생.** 자궁목 점막에 원주상피세포가 여러 층의 편평상피세포로 바뀌어 있다.

상피성 형성이상(epithelial dysplasia)은 상피세포 간의 정상 범위가 상실되고 세포의 크기와 모양, 핵의 크기와 모양, 그리고 염색성 특징의 변화가 동반된다. 이는 자궁목(자궁경부)의 편평상피화생에서 가장 흔히 일어난다. 형성이상 편평상피는 바닥세포의 증식에 의해 두꺼워지고 표층에도 계속되는 세포의 무질서한 성숙이 동반된다. 정상 자궁목(자궁경부) 점막에서는 세포분열이 바닥층에서만 나타난다. 그러나 형성이상을 나타내는 자궁목상피세포에서는 세포분열이 중간층 또는 표면까지 나타난다(그림 3-51).

형성이상 변화는 또한 습관성 흡연자들의 기도의 편평상피화생에서 흔히 볼 수 있다. 자궁목과 기도 상피세포의 형성이상은 모두 임상적으로 암의 전단계(전암)로 인식되고 있다. 그러나 모든 형성이상이 암으로 변화하는 것은 아니며, 경우에 따라서는 자극이 없어진 후에 정상으로 되돌아가기도 한다.

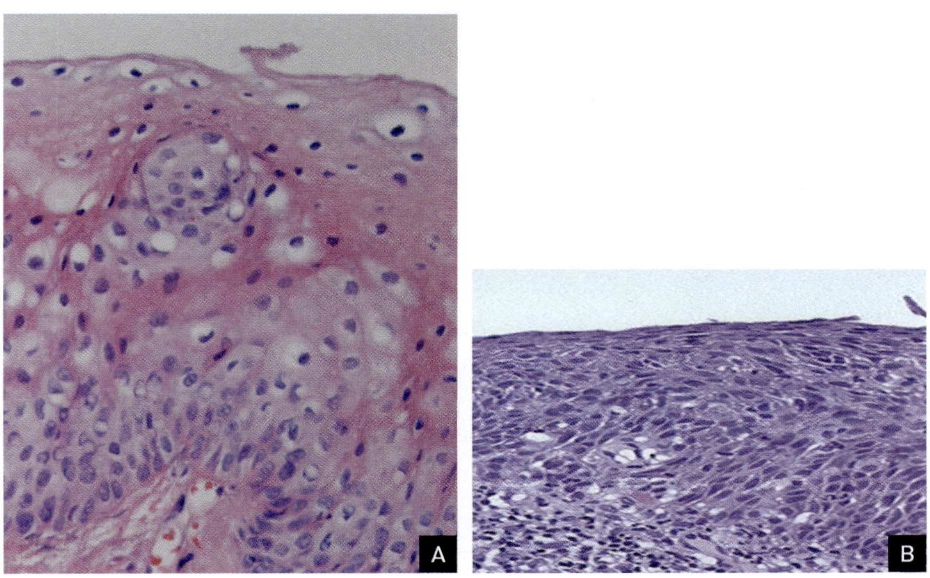

그림 3-51. **형성이상 중층편평상피.** (A) 중증도 형성이상. (B) 고도 형성이상. 세포분열이 중간층 혹은 표면에까지 나타난다.

제 04 장

순환장애

인체의 모든 부위는 체액의 균형에 의해서 세포, 조직, 기관의 생리적 기능을 유지한다. 특히 체액분포의 불균형(부종 또는 탈수 등)이나 혈액공급의 장애에 의한 질병(출혈, 혈전증, 색전증, 경색증 등)은 흔히 볼 수 있는 질병이면서 때로는 생명을 위협하는 심각한 상태가 초래된다.

최근 생활수준의 향상과 서구화된 식생활 습관 등으로 영양공급이 자유롭게 이루어지면서 성인병의 발생률이 높아지고 있으며, 특히 순환에 관계된 혈관질환, 심장질환, 뇌질환의 발생빈도가 높아지고 있다. 또한 다른 환경요인에 의한 질병이나 전염병 등의 다양한 여러 가지 질병과 같이 중요성이 강조된다.

현재, **현대인의 3대 사인**은 암, 심장질환, 뇌혈관질환이다. 심장질환과 뇌혈관질환은 이 장에서 다루게 될 순환장애로 인해 발생한다. **순환장애**는 크게 **혈액 순환장애**와 **림프액 순환장애**로 분류할 수 있다. 혈액 순환장애는 다시 대순환계, 소순환계, 문맥순환계의 장애로 분류할 수 있으며, 혈액 순환장애는 최종적으로는 산소결핍에 의한 세포의 변성이나 괴사를 초래하고 결국 기관의 기능에 나쁜 영향을 끼치면서 질병으로 발전된다.

본 장에서는 순환장애에 의한 여러 가지 공통적인 문제에 대해 관련 용어들을 정확하게 이해할 수 있도록 한다.

제 1 절 국소적인 혈액의 순환장애

1. 충혈과 울혈

충혈과 울혈은 다같이 조직이나 신체 일부에 혈액량이 증가되어 있는 상태를 말하며, 장기 내의 혈액은 생리적으로 동맥혈과 정맥혈이 일정량으로 순환되면서 조절되고 있다. 그러나 충혈과 울혈은 서로 구별되는데, **충혈**(hyperemia)은 국소에서 동맥의 혈액이 증가되어 세동맥, 소동맥의 혈관이 확장되면서 관류하는 혈액량이 증가된 상태를 말하며 능동적 과정을 거친다. 반대로 **울혈**(congestion)은 정맥의 혈액이 증가된 상태로서 국소적 또는 전신적 울혈(심장기능상실)이 형성될 수 있고 수동적인 과정을 거친다. 충혈은 장기나 조직의 기능이 항진하는 경우 또는 염증(예. 결막염)의 한 증상으로 나타나고 병터 부위를 붉게(redness) 한다.

울혈은 정맥 혈관의 장애, 즉 종양 등에 의한 압박, 정맥 혈관 내의 기질적 변화, 혈전증 등에 의해 혈관 내강이 좁아지거나 폐쇄되는 경우 발생되고 이때 장기는 암적색으로 보이며 국소의 모세혈관에서 혈액 중의 액체성분이 혈액 밖으로 누출된다든지(울혈에 의한 수종) 심할 경우는 적혈구가 혈관 밖으로 나오는 경우(출혈)도 있으며 울혈이 오래 지속되면 모세혈관 주위에 결합조직이 증가되는 경우도 있다.

간경변증(liver cirrhosis)의 경우 간으로 유입되는 문맥 순환장애가 발생되며 문정맥 혈액의 울혈이 형성되어 문맥압(portal hypertension)이 증가되고, 이 결과 **측부순환**(collateral circulation)이 형성되며 또 지라종대 현상이 나타난다.

허파(lung)의 경우 만성울혈(chronic congestion)은 승모판 협착(mitral stenosis)에서 심하게 나타나는데 허파꽈리사이막(폐포중격)의 모세혈관이 확장되면서 허파꽈리(폐포) 내에 부종이 심하게 형성되고 허파꽈리 내에서는 적혈구가 모세혈관으로부터 탈출되며 허파꽈리에 존재하는 큰포식세포(대식세포, macrophage)에 의해 탐식되고 큰포식세포의 세포질에는 혈철소(hemosiderin)가 축적되어 나타나는데 이 세포를 **심장기능상실세포**(심부전세포, heart failure cell)라 부른다.

2. 혈행 정지

신체의 어떤 부위에서 혈액의 흐름이 정지(stasis)될 경우 정맥과 모세혈관에 과다한 울혈이 발생하게 되는데, 이 상태가 장기간 지속될 경우에는 그 부위에 부종과 출혈이 일어나게 된다.

3. 허 혈

국소에 유입되는 동맥 혈액의 양이 감소된 상태를 **허혈**(ischemia) 또는 **국소빈혈**(local anemia)이라고 하며, 이 결과 세포의 호흡이 장애되어 **저산소증**(hypoxia)이 발생된다. 허혈 상태에서 임상소견은 병리학적 변화와 비례해서 나타나며 그 정도는 환자의 상태와 허혈 정도 및 기간에 따라 다르게 나타난다.

허혈은 동맥과 모세혈관의 내강이 좁아지거나 폐쇄되는 상태(동맥경화, 동맥염, 혈전, 색전) 또는 혈관 외부에서의 압박(종양)과 혈관 경련(화학적, 물리적 자극에 의한 혈관벽 민무늬근육의 수축)에 의해 발생되는데, 일반적으로 장기를 지배하는 혈관의 형태를 구분하면 다음과 같다.

1) 1개의 동맥에 의지하는 경우

1개의 동맥이 나뭇가지 모양으로 분지해서 혈액이 공급되는 경우를 말하며, 문합가지를 가진 동맥 혈관과 문합가지를 갖지 않는 동맥 혈관으로 구분할 수 있다. 문합가지가 없는 소동맥을 **종말동맥**이라 하며 뇌, 지라, 콩팥, 심장의 동맥 혈관이 이에 속한다. 종말동맥은 혈관 구조상 문합의 형성이 없으므로 만약 혈행장애가 일어나면 조직은 국소부위의 말초부터 변성이나 괴사(경색)가 일어난다.

2) 2개의 혈관에 의한 문합

두 종류의 혈관이 서로 관련지어진 상태로서, 허파(허파동맥과 기관지동맥)가 이에 속한다.

3) 여러 문합가지를 가진 동맥

피부, 장관, 내분비샘, 자궁 등에 분포된 혈관이 이에 속한다. 동맥 또는 정맥의 혈행이 부분적으로 장애를 받을 경우 그 주위에 다른 혈관과 문합이 이루어져 있으므로 혈행의 장애를 받지 않는데 이렇게 순환되는 것을 **측부순환**(bypass)이라고 한다.

예를 들면, 간경변증(liver cirrhosis)의 경우 문맥에서 혈액이 간을 지나 간정맥으로 유입되는 순환에 장애가 일어나 혈액이 정체되면서 울혈이 형성되고 문맥의 혈압이 상승되어 **문맥압항진증**이 발생된다. 이때 문맥의 혈액은 간을 경유하지 못하게 되므로 이 정맥 혈액은 측부순환을 하게 되는데 식도정맥, 배꼽주위정맥, 항문주위정맥얼기와 연결되어 측부 통로로 이용된다. 식도정맥의 경우 정맥혈관의 확장이 이루어져 **식도정맥류**가 형성되며 정맥

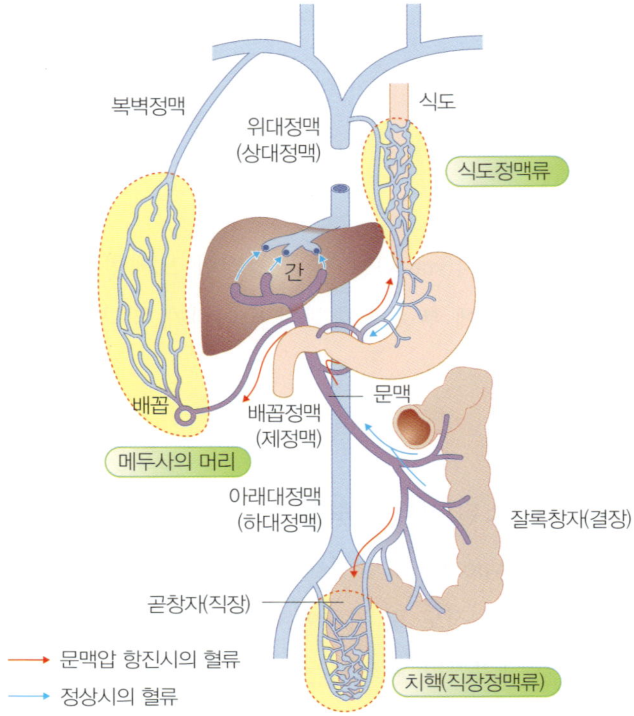

그림 4-1. **문맥의 측부순환**

이 파열되어 사망하는 경우도 있다. 또 곧창자(직장)나 항문 주위의 정맥얼기의 경우도 확장이 되면서 종양 모양의 **치핵**이 형성되고 기질적 변화가 일어난다.

배꼽 주위에 배벽정맥얼기의 경우도 혈관 확장에 의해 부챗살 모양으로 정맥이 확장되며 그리스 신화에 나오는 **메두사의 머리**와 유사한 형태를 볼 수 있다. 일반적으로 정맥 혈관은 동맥에 비해 문합이 많이 형성되어 있다(그림 4-1).

4. 혈전증과 혈전

일반적으로 생체의 심장이나 혈관 내에서는 혈액이 응고하지 않은 상태로 흐르고 있다. **혈전증**(thrombosis)은 심장 또는 혈관 내에서 혈액이 응고하여 응혈 덩어리를 형성시켜 발생되는 병적 과정을 말하고, **혈전**(thrombus)은 혈액의 응고된 덩어리를 말한다.

이러한 혈액의 응고는 혈관이 파열될 경우 빠른 시간 내에 응고되므로 더 이상의 출혈이 되지 않도록 방지하지만, 심장이나 혈관 내에서의 응고는 생명을 위협할 수도 있다. 혈전증의 원인으로는 다음 3가지 소인이 있다.

1) 혈전증의 원인

(1) 혈관벽의 변화

동맥경화나 외상 등으로 혈관벽 내면을 덮고 있는 내피세포의 손상이 일어날 때 혈관 내피의 바로 밑에 있는 결합조직(subendothelial connective tissue)이 노출되면서 여기에 혈소판이 부착하여 응집되며, 응집한 혈소판에서 혈액응고인자가 방출되어 혈액응고가 발생하고 나아가 적혈구나 피브린(fibrin) 등이 부착되어 혈전이 형성된다. 내피세포 및 손상된 조직에서 유래한 조직인자(tissue factor)는 혈장응고계(plasma coagulation suquence)를 촉진시켜 최종적으로 섬유소(fibrin)를 형성시키며 만약 손상된 혈관이 수복될 경우에는 **섬유소 용해과정**(fibrinolytic system)을 거쳐 없어지게 된다.

혈전에는 **적색혈전**(적혈구, 섬유소), **백색혈전**(혈소판, 섬유소), **섬유소 혈전**(섬유소) 등이 있으나 이들은 혼합되어 있는 혼합혈전인 경우가 많다. 적색혈전은 짧은 시간에 만들어지나, 백색혈전은 시간이 많이 소요되며, 섬유소 혈전은 전신성으로 나타나는 경향이 있다(예: 파종혈관내응고, disseminated intravascular coagulation; DIC). 큰 혈전의 경우는 혈류의 상류에서 하류 방향으로 볼 때 혈전의 위부분(백색혈전), 중간부분(혼합혈전), 꼬리부분(적색혈전)으로 구분할 수도 있다. 또 혈전이 혈관내강을 완전히 폐쇄한 경우(폐색성)와 혈관벽의 일부에 혈전이 부착되어 있는 경우(벽재성)가 있으며 그 밖에도 오른심방에서 나타나는 구상혈전, 심장판막의 패혈성 혈전 등이 있다.

(2) 혈류의 변화

혈액이 흐르는 속도가 완만하거나 정체(stasis) 현상이 올 경우나 혈류의 주행과정에 소용돌이(turbulence)가 형성되기 쉬운 부위에서 혈전이 발생되는데 완만한 혈류는 정맥 내 혈전형성에 관계하고, 소용돌이 흐름은 동맥과 심장 내 혈전형성에 관여한다.

이러한 비정상적인 혈류는 정맥류(varices), 동맥류(aneurysm), 죽상경화증(atherosclerosis)에 의해 혈관내강이 확장된 곳 등에서 잘 관찰되며 여기에서 혈전이 잘 발생된다(그림 4-2).

(3) 혈액성상의 변화

혈액의 응고항진 상태는 심한 화상과 골절, 항트롬빈 Ⅲ의 결핍, 파종된 암, 임신 말기, 분만 직후 등에서 흔히

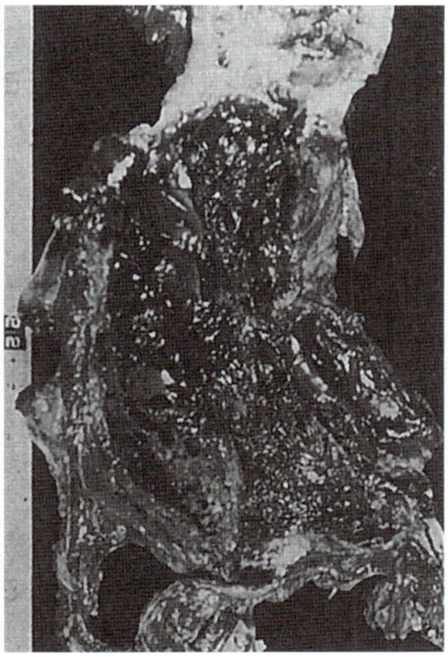

그림 4-2. 대동맥 분지부의 동맥류 내의 혈전

관찰되며 혈액응고인자인 피브리노겐(fibrinogen), 혈장 트롬보플라스틴(thromboplastin), 조직 트롬보플라스틴, 기타 혈액응고인자의 증가, 섬유소 용해활성의 저하, 혈소판 점착성의 증가 등이 혈전형성 요인으로 지적되며 고지질혈증, 악성질환, 분만 후 등의 경우와 인종, 연령, 흡연, 비만 등과도 깊은 관계가 있다.

2) 혈전증의 성상

벽혈전(벽재성 혈전, mural thrombus)은 일반적으로 내강이 넓은 부위, 즉 심방 · 심실과 대동맥 내에서 발생되며, 심장근육경색증(심근경색)이나 심부정맥(cardiac arrhythmia)은 심방의 벽혈전이 선행상태이고, 죽상경화증이나 동맥류성의 확장이 대동맥 혈전의 전구 병변이다.

동맥혈전은 폐쇄성으로 심장의 심장동맥, 대뇌동맥, 넙다리동맥 등에서 흔히 관찰되며 대다수 예가 죽상경화증에서 속발되고 적혈구증다증(polycythemia vera), 버거병(Buerger's disease), 결절성 동맥주위염 등에서도 발생된다. 혈전은 부검에서 **사후응혈**(postmortem clotting) 상태와 구별이 필요한 경우가 있는데, 혈전은 건조하여 부서지기 쉽고 회백색의 반점이 있으며 혈관 내벽에 부착되어 있다. 사후에 형성된 응혈은 습하고 탄력이 있으며, 균질이어서 젤리(jelly)와 같고 응고된 상하부위는 회황색으로 보인다.

정맥혈전증(phlebothrombosis)은 항상 폐쇄성이며 혈관 내에서 주물(cast)처럼 형성되며 흔히 정맥류에서 발생한다. 다리의 깊은부위에 위치한 큰 정맥 혈관 내에 발생된 혈전은 흔히 색전을 유발시키며 혈전은 모두 적청색을 띤다.

3) 혈전증의 결과

혈전은 점점 커져서 혈관을 완전히 폐쇄시킬 수 있으며, 반대로 섬유소 용해작용(fibrinolytic action)에 의해 제거될 수도 있다. 또한 혈전의 전부 또는 일부가 떨어져 나와 색전증을 일으키기도 한다. 혈전이 오래 경과되면 혈

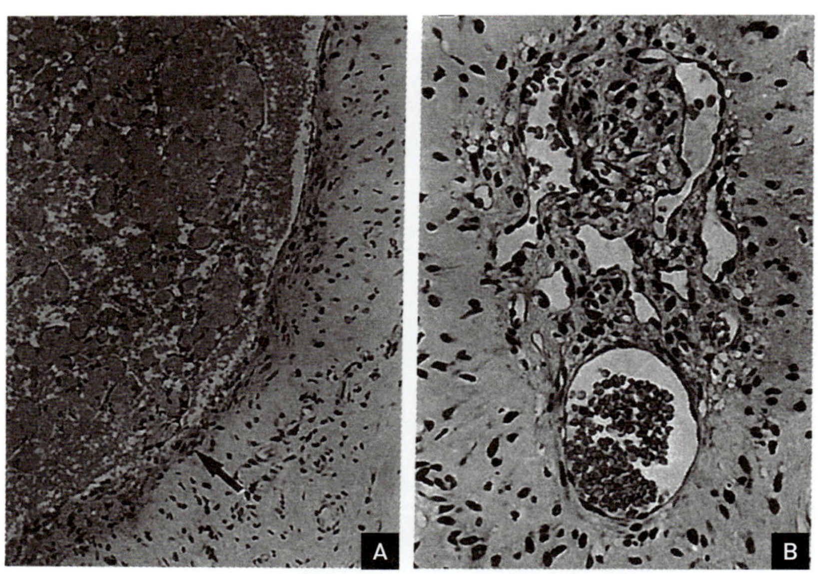

그림 4-3. **치정맥에 형성된 혈전의 기질화(H-E stain).** (A) 혈관 혈전 부착부의 내강에 세포침윤(기질화 진행중). (B) 혈전물이 흡수되면서 모세혈관 신생(혈전의 재소통).

관벽에서 혈관 안쪽으로 섬유모세포, 민무늬근육세포가 침입하여 혈전의 흡수가 발생하고 모세혈관이나 섬유조직이 형성되는데, 이를 **혈전의 기질화**라고 한다. 이러한 모세혈관들이 서로 문합되어 내강이 넓어지면서 혈액이 다시 흐르게 되는 경우도 있는데 이러한 상태를 **혈전의 재소통**이라 한다(그림 4-3).

5. 색전증과 색전

색전증(embolism)은 혈류 중 혈액 내의 생성물질, 혈관벽에서 떨어진 물질, 혈관 외부에서 들어온 물질 또는 죽상경화의 파괴물질, 지방방울(지방적, fat droplet), 종양조직편 등에 의해 색전이 형성되어 발생한다. 혈관의 내강을 폐색한 물질을 **색전**(embolus)이라 하는데, 이러한 색전은 혈류를 따라 운반되어 더 이상 통과할 수 없는 혈관에 도달해서 혈관을 부분적 또는 완전히 폐쇄시킨다. 실제로 색전증의 99%는 혈전색전에 의하며 색전의 발생에 따라 폐쇄되는 부위가 결정되고, 또 이 혈관의 위치에 따라 임상적 의의가 상이하다.

정맥계통에서 발생한 색전은 오른심장을 통과하여 허파의 동맥을 폐쇄시키며(폐색전증), 왼심장과 동맥에서 발생된 색전은 전신 순환계(전신색전증)로 유입되어 색전증을 일으킨다.

1) 폐색전증

폐색전증(pulmonary embolism)의 95% 이상은 정맥혈전에 의해 발생되며, 특히 오금정맥(popliteal vein), 넙다리정맥(femoral vein), 엉덩정맥(iliac vein) 등의 수술부위나 압박부위 등에서 형성된 혈전에 의해 발생되는 경우가 있다. 이때 증상은 색전의 크기와 폐쇄부위에 따라 다르게 나타나지만 크기가 클 경우는 큰 허파동맥을 폐쇄시켜 갑자기 사망하는 경우도 있다(그림 4-4).

또 크기가 작은 색전은 내강이 좁은 허파동맥을 따라 분지로 운반되며 흔히 여러 크기의 색전이 여러 동맥을 폐

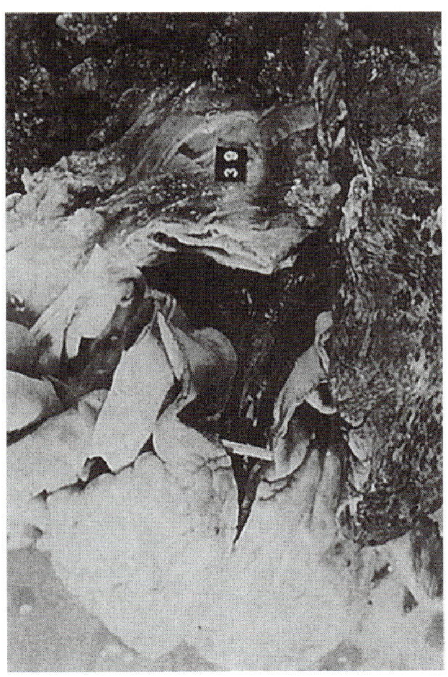

그림 4-4. **폐색전증.** 혈전에 의해 좌우 허파동맥이 폐쇄됨.

쇄시키는 것이 동시에 관찰되며 대부분은 임상증상을 일으키지 않고(60~80%) 섬유소 용해작용에 의해 색전이 제거되지만, 만약 많은 색전이 허파동맥을 폐쇄한 경우(5%)는 사망하거나 2차적인 증상으로 급성 심장기능상실(급성 심부전증, acute right heart failure)을 일으킨다.

또한, 종말동맥으로 작용하는 비교적 작은 허파동맥이 폐쇄되었을 경우(10~15%)는 폐경색증이 발생되지만 중등 정도의 허파동맥이 폐쇄되면 경색이 유발되지 않고 허파출혈을 가져오며, 색전이 허파문부위 가까이에서 발생될 경우는 기관동맥과 허파동맥의 문합이 잘 이루어져 측부순환(collateral circulation)이 형성되어 허파 실질의 생활력을 유지하게 된다(그림 4-4).

2) 전신색전증

전신색전증(systemic embolism)은 동맥계, 즉 심장의 왼심방, 왼심실, 대동맥, 중간동맥 등에서 형성되는 어떤 물질의 이동에 의하며 80~85%가 혈전에 의해 형성되는 혈전성 색전이고 심장 내의 혈전의 원인은 주로 심장근육경색증이나 류마티스성 심내막염에 의해 형성되고 기타의 심장기능상실(심부전증), 즉 심방세동(atrial fibrillation)과 같은 부정맥이 발생되었을 때 발생된다.

그 밖에도 비교적 많은 원인으로서 죽상경화증의 병터, 대동맥류, 세균감염에 의한 심내막염, 판막증 등이며 약 10~15%의 환자에서는 원인을 파악하지 못한다. 이들의 경과는 매우 다양한 결과로서 어떤 부위에 경색증(infarction)을 유발시키거나 또는 세균감염이 있는 색전에서는 패혈증(septicemia)을 유발시키고 때로는 고름집(농양, abscess)을 형성한다.

전신색전증이 발생되는 부위로는 다리(70~75%), 뇌(10%), 복부 내의 각종 장기(10%), 팔(7~8%)의 순서이다. 색전증의 임상증상은 발생된 부위와 색전의 상태(크기, 속도 등)에 따라 다양하게 나타나며, 예를 들어 넙다리동맥의 색전성 폐쇄는 다리의 괴저(gangrene)를 일으켜 매우 심각한 결과를 초래하지만 치명적이라고는 할 수 없다. 그러나 이와는 반대로 색전의 크기는 비록 작을지라도 중대뇌동맥(middle cerebral artery)을 폐쇄할 경우는 수일 또는 수시간 내에도 사망할 수 있다.

3) 공기색전증(air and gas embolism)

혈관 내에 공기 또는 가스가 존재하여 혈행장애를 일으키는 경우를 **공기색전증**(air embolism 또는 **가스색전증**, gas embolism)이라 한다. 수술이나 외상인 경우 정맥에 손상을 받아 다량의 공기가 유입되거나 가압 정맥주사의 경우 또는 분만 중, 유산, 기흉에 의해 공기가 흡입되는 경우가 있다. 잠수부나 해녀들처럼 고압의 바닷물 속에서 일하는 경우 **잠함병**(caisson disease)이 발생하는데, 이 질환은 수중 깊은 곳의 기압이 높은 상태에서 갑자기 수면위로 올라오게 되면 혈중의 질소나 헬륨 등은 조직 또는 혈액 내에서 기포화되어 혈관 내에서 가스색전을 형성하게 되고, 조직 내에서는 세포의 손상을 입게 된다. 이 질환의 급성형은 관절 주위의 통증, 호흡곤란, 의식상실 등을 가져오고 만성형은 넙다리뼈, 종아리뼈 등에서 허혈성 괴사를 일으키기도 한다.

공기색전증 중에서 적은 양의 공기방울이 혈관 내에 있는 경우는 잘 흡수되므로 문제가 없으나 많은 양의 공기(100cc 이상)가 색전을 형성하면 허파나 뇌혈관 등을 폐쇄시켜 생명에 위협을 준다.

4) 양수색전증

분만 중 또는 분만 직후 양수가 산모의 정맥 내로 유입되는 경우를 **양수색전증**(amniotic fluid embolism)이라 하는데, 이 경우 점액, 지방, 태아 기름막 등의 색전물들이 허파의 혈관에 경색을 유발시키며 심할 경우 치명적인 결과를 준다.

5) 지방색전증

지방색전증(fat embolism)은 지방 성분이 혈류로 들어가 혈관을 폐쇄하는 것을 말한다. 지방조직의 외상이나 긴 뼈의 골절 후 나타난다.

그 밖에 골절 시의 골수[뼈속질], 죽상경화증, 종양세포, 세균, 진균, 기생충 등도 색전의 원인이 된다.

6. 출 혈

출혈(hemorrhage)은 혈액, 특히 적혈구가 혈관 밖으로 유출되는 상태를 말하며 혈관에 따라 동맥성 출혈, 정맥성 출혈, 모세혈관성 출혈로 구분되며 이것이 발생되는 상태에 따라 **파열성 출혈**과 **누출성 출혈**로 구분할 수 있다.

1) 파열성 출혈

파열성 출혈은 가장 많이 발생되는 출혈 형태로서 외부적 자극으로 인해 혈관이 파열되어 생기는 출혈로서 외상이나 외부의 과격한 자극 등에 의하며, 내부적으로 고혈압 환자의 경우 뇌 내의 출혈은 대뇌의 바닥핵에서 호발한다. 뇌내 출혈의 직접적인 원인은 뇌출혈 동맥이라고 하는 동맥 혈관의 괴사(혈장성 동맥괴사) 등에 의해 혈관이 약해지는데 혈관의 내막에 혈장이 침윤하고, 중간막의 근육세포가 약해지면서 고혈압의 영향으로 소동맥류를 형성시키기도 하고, 결국은 혈관이 터지게 되어 뇌 내에 커다란 혈종이 생긴다.

2) 누출성 출혈

누출성 출혈은 외부로 혈액이 유출되지 않고 적혈구가 조직 내에 존재하는 경우, 즉 모세혈관이나 세정맥의 주위에 적혈구가 누출되어 있는 것을 말한다.

이것은 백혈병이나 혈우병 등의 혈액질환 등에서 볼 수 있고 뇌 내의 출혈은 고혈압에 의한 것과는 달리 대뇌겉질과 백색질부위에서 발생되는데, 출혈소는 소혈관 강 주위에 반지 모양으로 나타난다(**윤상출혈**).

3) 출혈의 종류

체내에서 발생되는 **내출혈**과 외부에서 발생되는 **외출혈**로 구분되고, 장소에 따라 혈액가슴(hemothorax), 혈액복막(hemoperitoneum), 혈액심장막(hemopericardium), 그리고 조직 내에 응고된 상태로 고여 있는 경우 **혈종**(hematoma)이라고 한다(그림 4-5). 피부와 점막에 발생한 **출혈**을 자반이라 하는데, 그 크기에 따라 명칭이 다르다. 점형태인 경우는 **점출혈**, 반점으로 나타나는 출혈을 **반(상)출혈(얼룩출혈)**이라고 한다.

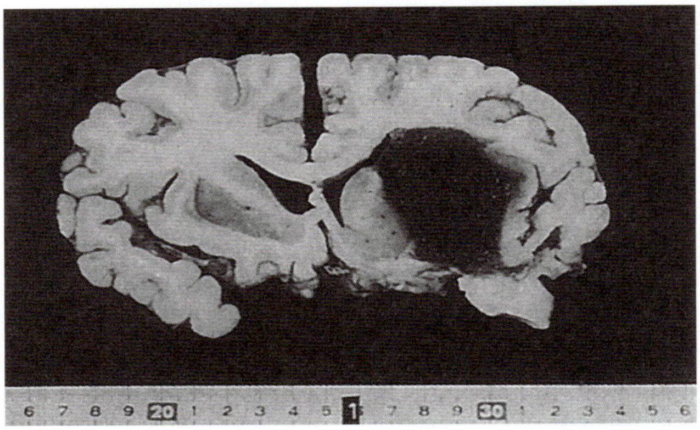

그림 4-5. 고혈압성 뇌내출혈(오른쪽 대뇌에 혈종)

또 출혈부위에 따라 **코출혈**, **위출혈**, **자궁출혈**, **치육출혈**, **근육출혈** 등과 같이 출혈한 장소의 해부학적 명칭을 따라 말하는 것이 일반적이지만, 때로는 **객혈**(허파와 기관지에서의 출혈), **토혈**(위나 상부 소화관에서의 출혈), **하혈**(하부 소화관에서의 출혈), **혈뇨**(요 내의 혈액), **혈변**(변 내의 혈액) 등도 있다.

출혈에 따른 증상은 출혈량 및 출혈장소에 따라 다르게 나타나지만 급성 출혈에서 일정량 이상이 출혈되면 **쇼크**(shock)가 유발되기도 한다. 소량이더라도 뇌나 심낭 내 출혈 등은 생명이 위독할 경우도 있고, 일반적으로 출혈소는 흡수에 의해 기질화되며 그 부위에 혈철소(hemosiderin)가 침착하게 된다.

7. 경색증

경색증(infarction)이란 문합가지가 없는 소동맥(종말동맥)이 동맥경화, 동맥염, 혈전, 색전 등의 다양한 원인에 의해 완전히 폐쇄되어 동맥혈액의 공급이 차단됨으로써 조직의 일부분이 허혈성 괴사(ischemic necrosis)를 일으킨 상태를 말하며, 경색증이 생긴 부위를 **경색**(infarct)이라 한다. 경색증을 잘 일으키는 장기로는 지라, 콩팥, 허파, 심장, 뇌 등이다.

1) 백색경색증

백색경색증(white infarction)은 뇌, 심장, 지라, 콩팥 등에 잘 발생되는 형태로 쐐기 모양 또는 부분적인 회백색의 괴사소가 발생되는 것을 말하며, 이것을 **빈혈성 경색증**(anemic infarction)이라고 한다(그림 4-6). 이 부위는 괴사부 주위에 충혈이 나타나고 결국은 기질화 되어 반흔이 형성되고 수축한다.

Bankl에 의하면, 심장근육이 괴사에 이르는 과정은 허혈 후 10분 이후에 근육의 미토콘드리아에 팽화가 일어나고 글리코겐(glycogen) 과립이 소실되며, 20분 후에는 미토콘드리아의 크리스테의 융해가 일어나고, 60분 후에는 세포소기관의 부분괴사와 근육 필라멘트의 탈락이 이루어진다. 8시간 이내에는 맨눈으로 근육세포의 괴사성 변화는 없지만 8~12시간이 지나면 심장근육세포 전체에 응고괴사가 일어나며, 1주일 후는 괴사된 심장근육의 융해와 백혈구 침윤이 현저하고, 1~2개월 내에 괴사병터의 기질화, 2개월 이후는 반흔화가 이루어진다고 한다.

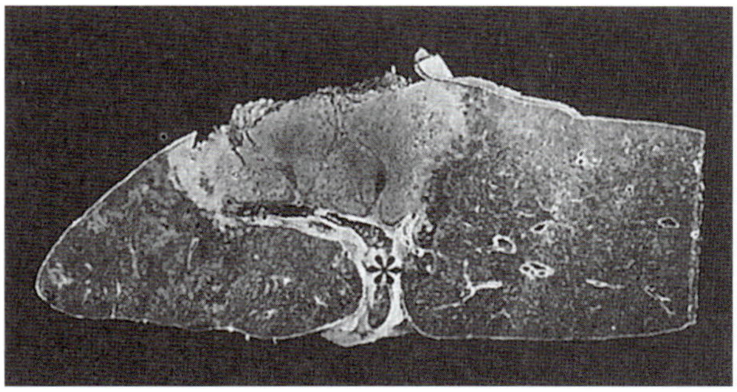

그림 4-6. 지라의 빈혈성 경색증

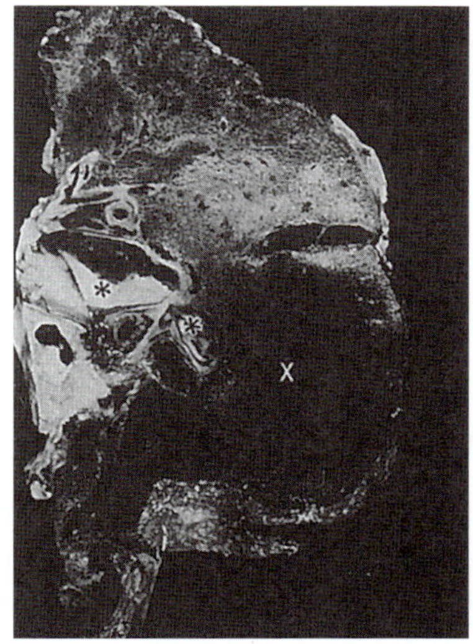

그림 4-7. 허파의 출혈성 경색

2) 출혈성 경색증

출혈성 경색증(hemorrhagic infarction)은 경색증이 일어나면서 출혈을 수반하는 것으로서 허파, 장관, 난소 등에 호발하며 **적색경색증**(red infarction)이라고도 한다. 또 경색증에서 세균의 감염여부에 따라 화농성 또는 비화농성 경색증으로 구분하는데, 아급성 세균성 심내막염의 경우는 혈전 내 세균이 혼재된 상태에서 전신에 세균이 퍼지는 경우도 있다(그림 4-7).

8. 출혈성 소인

출혈이 잘 일어나고 또 출혈부위가 지혈이 잘 이루어지지 않는 상태를 **출혈성 소인**(hemorrhagic diathesis)이라고 하며, 혈액과 간의 질환, 전염병, 혈소판 이상, 혈액응고 이상, 섬유소 용해의 항진, 혈관벽의 장애 등이 관여하고 있는데, 간략하게 설명하면 다음과 같다.

1) 혈소판 이상

특발성 혈소판감소성 자반병(ITP)

2) 응고인자의 이상

혈우병 A(제8인자의 선천이상), 혈우병 B(제9인자의 선천적 결손) 또한 간경변증과 중증간염 등

3) 섬유소 용해의 항진

파종혈관내응고(DIC)에서는 전신의 소혈관 내에 섬유소 혈전이 관찰되며, 특히 산과적인 질환, 간질환, 암 말기 환자에게서 잘 발생된다.

4) 혈관벽의 장애

비타민 C 및 D의 결핍에 의한 괴혈병, Moller-Barlow 병, Shonlein-Henoch 증후군 등에서의 혈관 투과성의 이상

제 2 절 쇼 크

쇼크(shock)는 순환기의 **허탈**(collapse)이라고 정의하지만 적절한 표현은 아니고 그렇게 간단하게 정의될 수는 없다. 쇼크는 신체의 **항상성**(homeostasis)을 파괴하는 어떠한 원인에서도 발생될 수 있으며, 어떠한 원인이든 간에 본질적인 발생기전은 (1) 혈액량의 감소, (2) 심박출량의 감소, (3) 혈액량의 이상분포 등의 결과로 유효 순환 혈액량의 감소현상이 초래되고 세포와 조직에 혈액공급 이상이 쇼크의 본질이다.

혈액의 관류부족(hypoperfusion)으로 세포와 조직에 산소와 영양소의 공급이 불충분하게 되고 대사산물의 처리가 부적당하게 된다. 세포의 산소부족 현상은 호기성 대사를 혐기성 대사로 바꾸기 때문에 젖산의 생산을 증가시키고 때로는 **젖산산증**(유산성 산혈증, lactic acidosis)을 초래한다. 처음 시작할 때는 순환장애와 대사장애에 대해 교정될 수도 있고 세포손상도 가역적이지만, 쇼크 상태가 계속되거나 악화되면 비가역적 손상, 즉 세포가 괴사를 일으켜 환자의 사망을 초래할 수도 있다.

1. 쇼크의 원인과 종류

1) 심장성 쇼크(Cardiogenic shock)

심장기능 장애로 심박출량이 감소하여 발생한다. 심근경색증(MI),부정맥(Arrhythmia)이 대표적인 예이다.

2) 저혈량성 쇼크(Hypovolemic shock)

유효 순환혈액량의 부족으로 발생한다. 대량 출혈, 광범위 화상, 구토, 설사에 의한 대량의 체액 상실(fluid loss)이 대표적인 예이다.

3) 패혈성 쇼크(Septic shock)

심한 세균감염에 의한 패혈증에 수반되는 쇼크로, 심한 감염(bacteria, fungus)이 대표적인 예이다.

세균성 쇼크는 그람양성균에 의해 가장 흔하게 발생되며, 이어 E. coli 등과 같은 그람음성균 및 진균이 원인이다. 다른 쇼크와는 다르게 심장박출량이 정상이고 피부가 따뜻하며 땀이 적다. 세동맥은 전신의 혈압을 유지하는 가장 중요한 부위인데, 세균성 쇼크에서는 세동맥이 확장되기 때문에 혈압이 저하되는 것이다. 결과적으로 모세혈관과 세정맥에 혈액이 많이 고이고 효과적인 혈액순환에 장애가 발생된다.

4) 신경성 쇼크(Neurogenic shock)

교감신경 차단의 효과로 혈관 이완이 초래되어 혈압이 떨어진다. 마취 또는 척수손상(spinal cord injury)이 대표적인 예이다.

5) 아나필락시스 쇼크(Anaphylactic shock)

혈관활성물질(세로토닌, 히스타민)분비로 전신 혈관이 급속히 이완되어 혈압이 떨어진다. 과민반응이 대표적인 예이다.

2. 쇼크의 병태생리

혈압저하, 심박출량의 저하에 의해서 카테콜라민(catecholamine)의 분비가 증가하고, 그 결과 혈관이 수축되면서 조직 혈액량이 더욱 감소되고, 조직에 산소공급이 부족하여 세포의 대사와 기능장애에 의해 **산혈증**(acidosis) 상태가 된다. 또 혈관의 내피가 장애를 받으면 혈액 중의 체액성분이 밖으로 누출되면서 순환혈액량이 더욱 감소하고 악순환이 계속되면서 이러한 쇼크의 시간이 지속될 경우는 사망하게 된다.

3. 쇼크의 임상적 경과

1) 초기(initial non-progressive stage)

대상성 반응기로, 세포와 조직에 혈액공급이 부족하므로 이를 보상하기 위한 반응이 나타난다.

① 빈맥(tachycardia): 심장이 빨리 뛰어 혈액공급을 늘리려 함

② 세동맥(arteriole) 및 모세혈관 수축: 혈압을 올리려 함

③ 신장의 재흡수 기능 항진: Na^+ 재흡수에 따른 삼투압 증가로 수분량을 증가시켜(water retention) 순환혈액량을 증가시키려 함

2) 진행기(advanced stage)

조직관류 감소(tissue hypoperfusion)에 따른 산소 부족으로 세포내 혐기성 대사(anaerobic metablolism) 증가로 젖산(lactic acid)이 축적되어 대사성 산혈증(metabolic acidosis)이 초래된다. 이는 세동맥확장, 심박출량 감소를 일으켜 혈압이 떨어지고 혈액순환이 느려져 정맥정수압 증가와 혈장 수분의 누출(interstitial leakage)을 일으켜 순환혈액량이 더욱 감소하고 혈압하강이 심화된다.

3) 비가역기(irreversible stage)

세포내소기관 리소솜(lysosome) 내 각종 효소가 터져 나와 세포 및 기관 손상(cellular & organ damage)을 초래하여 심장, 신장, 장(intestine) 등의 기능 장애로 사망에 이를 수 있다.

제 3 절 체액의 조절

수분은 사람 체중의 약 2/3를 차지하며 그것의 2/3는 세포 내에 존재하고 세포 외의 체액은 대부분 혈관 내, 즉 혈장과 조직 사이에 분포되어 있다. 물은 세포의 대사나 물질의 운반 등에 중요한 역할을 할 뿐만 아니라 혈액과 조직액 사이에서 물질교환도 물에 의해 이루어진다. 체액의 균형은 혈관 내외에서 이동에 의해 조절되지만 이것을 유지하는 기초적 기능은 (1) 모세혈관에서의 정수압, (2) 혈장 단백에 의한 삼투압, (3) 혈관 외의 조직압, (4) 혈관 외의 교질삼투압 등에 지배되고 있다.

1. 부 종

부종(edema)은 조직의 세포와 세포 사이의 수분, 즉 간질액(interstitial fluid)이 비정상적으로 증가하거나 체내의 공간인 몸공간(체강, body cavity)에 수분이 증가된 상태를 말하고 이것은 국소부종과 전신부종으로 구분하는데, **국소부종**(local edema)은 주로 염증에 의하거나 정맥순환 또는 림프액의 순환이 잘 이루어지지 않을 때 발생되며, **전신부종**(systemic edema)은 심장이나 콩팥의 기능저하가 대표적인 예이고, 부종액이 몸공간에 저류한 경우는 저류장소에 따라 **복수**(ascites), **흉수**(hydrothorax), **심낭수**(hydropericardium), **관절낭수**, **음낭수** 등으로 불린다.

부종에 의해 증가된 체액의 비중은 1.015 이상, 단백함량 4% 이상이며, 세포 성분이 많고 염증에 의해 발생된 것을 **삼출액**(exudate)이라 한다. 단백이나 비중이 낮고 심장기능장애나 콩팥기능장애 등에 의한 비염증성에 의한 것을 **여출액**(transudate)이라 하며, 간질조직이나 체강 내에 액체가 과도하게 축적된 부종액은 여출액일 수도 있고 삼출액일 수도 있다.

부종의 주요 원인은 다음과 같다.

1) 정맥 정수압의 증가

대표적인 예로 심장 삼첨판의 협착증 등에 의해 정맥 내의 압력이 증가되면서 정맥 순환장애가 일어나면 혈관 내의 수분이 간질로 빠져나와 부종이 형성되는 것이며, 그 밖에도 정맥 혈관의 압박(임신자궁), 이첨판 협착에 의한 폐부종 등이 있다.

2) 혈장 삼투압의 감소

혈액 내의 액체성분에는 수용성 단백질인 알부민과 글로불린이 함유되어 삼투현상에 관여하게 되는데, **콩팥증후군**(신증후군, nephrotic syndrome)의 경우 알부민이 요로 배설되어 저단백혈증이 유발되면서 전신부종이 형성되고, 그 밖에도 간경변증(liver cirrhosis), 영양결핍, 단백흡수가 불량한 위장질환 등에 의해서 발생된다.

3) 나트륨 저류

정상인은 소금을 섭취할 경우 필요 이상은 요로 배설하게 되는데, 콩팥기능에 이상이 있을 경우는 배설장애로 혈관 내에 저류하게 됨으로써 삼투현상이 일어나 수분의 증가를 가져오고, 이로 인하여 부종이 형성된다.

4) 림프관 폐쇄

이 경우는 림프절에 대한 방사선 치료나 림프절의 절제, 림프관 내의 기생충 등이 순환장애를 일으키면서 수분의 흡수 등에 장애를 일으킨다.

5) 조직 내 압력의 저하

얼굴, 특히 눈꺼풀 주위와 다리 등은 생리적으로도 조직 내부의 압력이 약하여 일시적으로 부종이 잘 형성된다.

2. 탈수증

체액의 현저한 감소를 **탈수증**(dehydration)이라고 하며 피부, 콩팥, 소화관 등에서 수분이 상실되면 조직 내 세포의 수분도 감소되어 기능장애는 물론이고 심하면 사망하게 된다. 대부분의 탈수증은 심한 구토나 설사(이질, 식중독 등) 때에는 수분뿐만 아니라 염류도 동시에 감소되기 때문에 탈수현상이 더욱 고조되고 혈액은 농축되며 요의 양도 감소된다. 그 결과 혈중의 비단백질소가 증가되면서 **산혈증**(acidosis)이 발생된다. 인체에서는 체액의 15% 이상의 수분이 상실되면 사망하기 때문에 즉시 수액을 이용한 치료를 해야 하며, 특히 소아나 노약자는 감수성이 매우 높다.

제 05 장

염증 및 수복

염증(inflammation)은 세포상해를 유발하는 다양한 자극에 대한 살아있는 조직, 즉 혈관이 존재하는 조직의 복합적인 국소 반응으로서 생명을 위협하는 위험으로부터 자기방어의 일종으로 혈관, 신경, 체액 및 여러 가지 세포들을 이용하여 국소화시키고 제거하는 일련의 생체 반응이며 또한 신경계통, 내분비계통, 면역계통, 조혈계통 기타 체내 장기와 조직이 각기 역할에 따라 일제히 반응하는 것에 주목해야 할 것이다.

제 1 절 염 증

1. 염증의 정의

염증(inflammation)이란 국소에 가해진 염증 유발성 자극과 조직의 상해에 대한 혈관 및 결합조직계의 방어 반응이며, 순환장애와 퇴행성, 진행성 병변이 동시에 출현하는 복합병변이다. 염증의 특징은 혈관 반응에 의해 혈관 밖 조직으로 백혈구와 체액이 축적되는 것으로 유해물질을 파괴하고 희석 또는 국소화하면서, 한편으로는 손상된 조직을 정상 상태로 재구축하려는 일련의 과정이다. 유해한 손상에 대한 초기의 반응을 일반적으로 염증이라고 하며, 염증을 치유하는 과정을 **수복**(repair)이라 하지만, 이 두 과정은 연속적이며 중복되어 있어 넓은 의미의 염증 반응은 손상에 대한 즉각적인 반응에서 수복에 이르는 일련의 모든 과정을 말한다.

염증은 기본적으로 유해한 자극인 원인인자를 제거하고 이로부터 개체를 보호하는 기능을 하지만 동맥경화증, 류마티스관절염 등과 같이 경우에 따라 개체에 해로운 결과를 초래하기도 하는 양면성을 가지는 생체반응이라 할 수 있다.

염증은 급성 염증과 만성 염증으로 나눌 수 있다. 이들 염증의 임상적 판단기준은 명확하지 않으나, 병리조직학적으로는 병터에 침윤한 염증세포가 주로 호중구로 이루어졌으면 **급성 염증**(acute inflammation)이라 하고, 큰포식세포, 림프구, 형질세포로 이루어졌으면 **만성 염증**(chronic inflammation)으로 분류한다. 급성 염증은 임상적으로 전신증상과 국소증상을 나타낸다. 전신증상으로는 발열, 피로, 식욕감퇴 및 쇠약 등이 나타나고, 국소증상으로는 **염증의 5대 징후**인 **발적**(redness), **종창**(swelling), **발열**(heat), **동통**(pain) 및 **기능상실**(dysfunction) 등이 나타난다. 발적과 발열은 모세혈관계의 혈류 증가에 의한 것이며, 종창은 유해 자극이 있는 곳으로 혈장 성분이 삼출됨으로써 나타난다. 동통은 종창에 의한 부분적 압력이 증가함에 따라 국소적 감각신경 말단부위의 압박이나 염증에 의한 화학 매개물의 직접적인 자극에 의해 나타나는 것으로 설명하고 있다. 기능상실은 조직의 파괴와 동통 또는 신경장애로 부분적 기능저하나 기능상실이 일어난다.

2. 염증의 원인

염증이 발생하기 위해서는 일반적으로 외부로부터 유해한 자극이 있어야 한다. 염증을 일으키는 원인은 다양하지만 간단히 다음과 같이 분류한다.

1) 병원성 미생물

감염의 원인으로는 바이러스(virus), 리케차(rickettsia), 세균, 스피로헤타, 진균, 원충, 기생충 등이 포함된다. 곤충에 물린 것과 같은 국소 감염증에서 전신 감염증까지 다양한데, 그 질병상태 또한 일반적인 것에서 특이적인 육아종을 형성하는 것까지 다양하다.

2) 물리적 자극

일광, 방사성 물질, 고온으로 인한 열상이나 저온으로 인한 동상 등 온도에 의한 손상 이외에도 전기적 자극, 찰과, 마모 등을 들 수 있다.

3) 화학적 자극

화학적 자극은 화학물질로 인한 장애로서 산, 알칼리, 약제 등 외부의 것과 통풍에서 나타나는 요산결정과 같은 내부에서 발생한 대사산물 등이 있다.

4) 면역학적 자극(알레르기)

알레르기는 생체 내 · 외의 다양한 물질에 의해 면역계의 이상이 일어나고 염증이 발생하는데 이와 같은 염증을 총칭해서 **알레르기성 염증**이라고 한다.

3. 급성 염증의 기전

다양한 외부적 요인으로 인해 조직이 손상을 입게 되면 파괴된 세포나 혈소판 등에서 히스타민이나 류코트리엔 등의 다양한 물질이 방출된다. 이 물질들이 **염증 매개물질**로 작용함에 따라서 염증이 발생하게 된다. 염증은 앞에서 기술한 바와 같이 발적, 종창, 발열, 동통 및 기능장애로 나타난다. 조직학적으로 염증부위를 관찰하면 세포의 괴사, 모세혈관의 확장, 부종 외에도 호중구를 주체로 하는 염증성 세포의 침윤이 나타난다. 그러나 이와 같은 현상은 동시에 일어나는 것은 아니며 시간경과에 따라 많은 화학적 매개물질들의 작용 때문이다.

염증과정은 손상 정도에 따라 변화 속도에 차이가 있지만 대부분의 경우는 다음과 같은 혈관의 혈류역동학적 변화, 세포 변화 및 조직 증식의 순서에 의해 염증반응이 일어난다(그림 5-1).

1) 혈류역동학적 변화

(1) 혈류 및 혈관 크기의 변화

급성 염증에서 혈관의 변화는 손상 직후부터 시작되는데 혈관의 반응 정도와 속도는 유발자극이나 조직손상의 정도에 따라 다르다. 일련의 혈관 변화를 순서대로 열거하면 다음과 같다. 첫째, 세동맥의 일시적인 수축 후 수초 뒤에 혈관 확장이 신속하게 일어난다. 즉, 세동맥의 확장으로 닫혀 있던 모세혈관과 세정맥의 모세혈관그물이 열리고 손상부위에 혈류량이 증가하여 국소의 발열과 발적이 일어난다. 또한 혈류량 증가로 인해 혈관 내 정

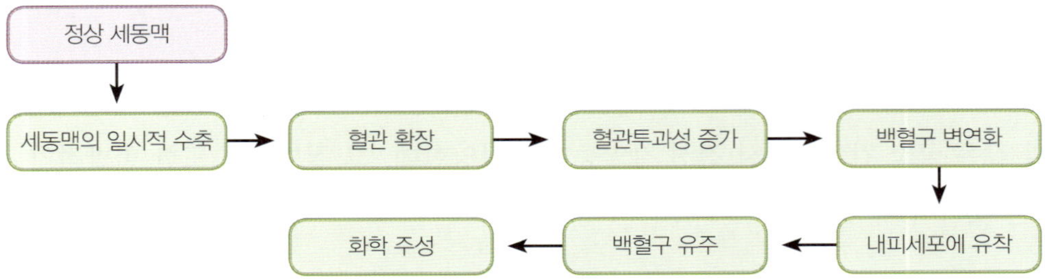

그림 5-1. 급성 염증의 과정

수압이 증가되어 혈장 성분이 혈관 밖으로 빠져나가게 된다. 둘째, 모세혈관의 투과성이 증가되어 단백질 함량이 높은 혈장 성분도 혈관 밖으로 빠져나가서 혈류의 정체가 일어난다. 이때 빠져나온 단백질 성분이 풍부한 물질을 **삼출액**(exudate)이라 한다. 따라서 국소적인 염증성 부종이 일어나며 혈관 내에서는 적혈구의 밀도가 높아져 혈류의 점도가 높아지고, 확장된 소혈관 내에는 적혈구로 가득 차 있는 울혈이 일어난다. 울혈이 일어나기까지 걸리는 시간은 손상 후 15분 정도 뒤에 시작되며 30분 정도면 뚜렷해진다. 이러한 반응은 손상이 심한 경우에는 더 빨리 일어난다. 셋째, 울혈이 일어나면 혈액 내 혈구의 흐름에 변화가 생겨 백혈구들, 특히 호중구가 혈관 주변부의 내피세포에 근접하여 모여드는데 이를 **백혈구의 변연화**라 한다. 이는 백혈구가 염증부위의 사이질(간질)로 이동해가는 유주로 이어지게 된다.

(2) 혈관벽 투과성의 변화

급성 염증에는 여러 가지 화학물질들, 즉 히스타민(histamine), 세로토닌(serotonin), 키닌(kinin)류, 특히 브라디키닌(bradykinin), 보체 분해산물, 프로스타글란딘(prostaglandin) 등의 매개로 인해 혈관벽의 투과성이 증가된다. 정상적으로 모세혈관 내 혈액의 정수압과 반대방향으로 작용하는 혈장단백에 의한 삼투압에 의해서 유지된다.

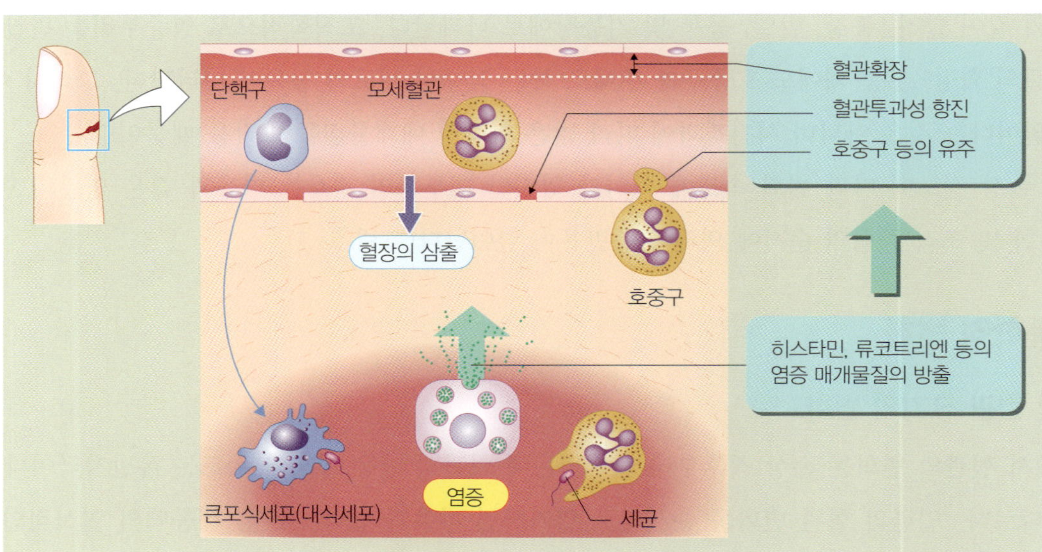

그림 5-2. 급성 염증의 혈관반응 및 세포반응

이러한 체액 교환이 정상적으로 이루어지려면 정상적인 혈관내피세포의 연결이 필수적이다. 정상적으로 혈관내피세포는 물과 분자량이 작은 물질은 자유롭게 이동할 수 있으나 혈장단백의 통과는 제한된다. 염증반응에서 나타나는 부종은 혈관내피세포의 변화로 인하여 혈관벽을 통해 고단백의 혈장 성분이 밖으로 빠져 나가기 때문에 혈관 내 삼투압이 감소되고 사이질조직 내의 삼투압이 증가하여 유발된다. 염증반응에서 일어날 수 있는 혈관내피세포의 변화 중 혈관내피세포의 수축에 의한 세포 간 간격의 증가가 가장 일반적이다. 이 밖에 직접적인 내피세포의 상해 등이 있으며, 수복기간 중에는 신생혈관을 통한 혈장의 유출 등이 있다(그림 5-2).

2) 세포 변화

(1) 백혈구 삼출

손상부위에 백혈구가 축적되는 것은 염증반응의 가장 중요한 소견이다. 주로 급성 염증에 관여하는 호중구와 단핵구는 염증 병터에서 세균을 죽이며, 괴사 조직의 파편과 이물질 등을 탐식 · 분해함으로써 생체의 방어기전에 기여한다. 아울러 여러 가지 효소, 화학적 매개물, 독성 유리기를 방출하여 염증 반응을 유지시키면서 조직손상을 가져온다. 백혈구 삼출은 백혈구가 혈관 내강에서 사이질조직으로 이동하는 것으로, 혈관 내강에서는 백혈구의 **변연화**(margination)와 **구르기**(rolling) 및 내피세포에 **유착**(adhesion)하는 단계로 진행되며 이어서 **이행**(trans-migration) 혹은 **혈구누출**(diapedesis) 과정을 거쳐 혈관 밖으로 나온 백혈구는 화학주성에 의해 자극이 가해진 사이질조직으로 이동한다(그림 5-3).

① 변연화와 구르기

혈류 정체로 인하여 정상적인 혈류의 흐름이 소실되어 백혈구가 혈관벽 가까이로 이동하게 되며, 이어 내피세포벽을 따라 백혈구들이 움직이다가 내피세포에 일시적으로 유착하는 **구르기**(rolling) 과정을 거쳐 정지하게 된다. 이들 세포에 의해 내피세포들이 덮이는데 이를 **도포**(pavement)라고 한다.

② 유착과 이행

백혈구 삼출은 백혈구의 내피세포 **유착**(adhesion)에서부터 시작되며 그 기전은 아주 중요하다. 정상적인 혈류 흐름에 있어서 백혈구는 내피세포 가까이에 존재하지 않을 뿐만 아니라 백혈구와 내피세포 상호간에 접착력이 없다. 그러나 염증이 일어나면 백혈구나 내피세포의 표면에 상보적인 유착분자(adhesion molecule)가 발현되는데 이들은 크게 셀렉틴(selectin)류, ICAM(intercellular adhesion molecule 1), 인테그린류(integrin family) 등으로 구

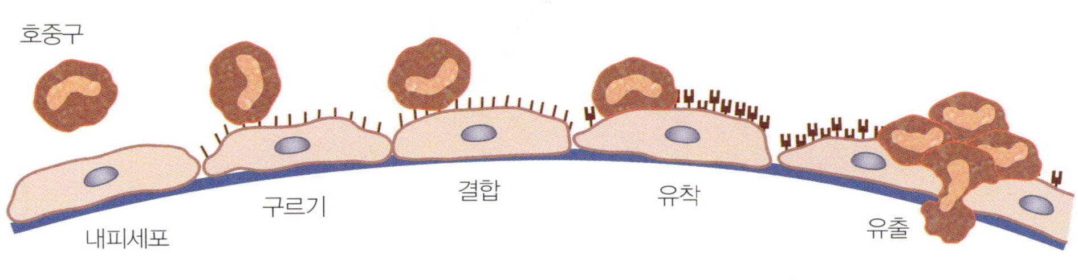

그림 5-3. 급성 염증 시 호중구와 혈관내피세포의 상호작용

별될 수 있다. 이들 유착분자는 시토카인 등에 의해 세포 표면에 발현이 유도되거나 세포질 내 과립에 저장되어 있다가 자극이 오면 세포 표면에 발현되거나 결합력이 증가되는 등의 기전에 의해 조절된다. 유착분자에 의해 백혈구는 내피세포의 표면에 단단히 붙게 되며 결국 혈관 밖으로 **이행**(transmigration)하여 유주하는 것이 가능하게 된다(그림 5–4).

혈관내피세포에 부착된 백혈구는 내피세포사이 접합부로 위족을 넣어 천천히 이동하여 내피세포와 바닥막 사이에 머물러 있다가 결국 바닥막을 가로질러 혈관 밖으로 나간다. 호중구, 호산구, 단핵구 및 림프구 등은 모두 이와 같은 경로로 이동하지만 적혈구의 경우는 혈관벽에 심한 손상이 있을 때나 관내 압력에 의해 수동적으로 빠져나간다.

③ 유주

유주(migration)는 백혈구가 혈관에서 빠져나와 손상부위를 향하여 이동하는 현상을 말한다. 이러한 이동은 백혈구 본래의 무작위 운동성과 손상부위의 화학주성(chemotaxis)에 의해 이동한다. 화학주성 가운데 외인성 인자로는 세균의 생성물질인 올리고펩티드(oligopeptide)와 내인성 인자로는 C5a, 류코트리엔(leukotriene), 인터루킨–8 등이 대표적이다.

(2) 탐식작용

탐식작용은 병터에 존재하는 세균이나 괴사물질 또는 여러 가지 이물질을 세포 내로 섭취 · 파괴하는 과정을 말하며, 백혈구, 단핵구, 큰포식세포 및 기타 그물내피계 세포가 수행한다. 백혈구의 탐식작용은 이물질을 인식하는 단계인 **인식단계**, 위족을 내어 이물질을 포식하여 세포 내로 들어오게 하는 **섭취단계** 및 마지막으로, **이물질 파괴와 살균과정**의 세 단계로 나뉜다(그림 5–5).

① 인지와 부착

이물질 **인지**(recognition)는 미생물과 이물질이 옵소닌(opsonin)이라 불리는 혈청인자에 의해 싸여질 때 탐식세포에 의해 인지될 수 있는데, 주요 옵소닌으로는 IgG의 Fc부위와 C3b가 있다. 옵소닌으로 처리된 피탐식물은 탐식세포의 수용기에 부착된다.

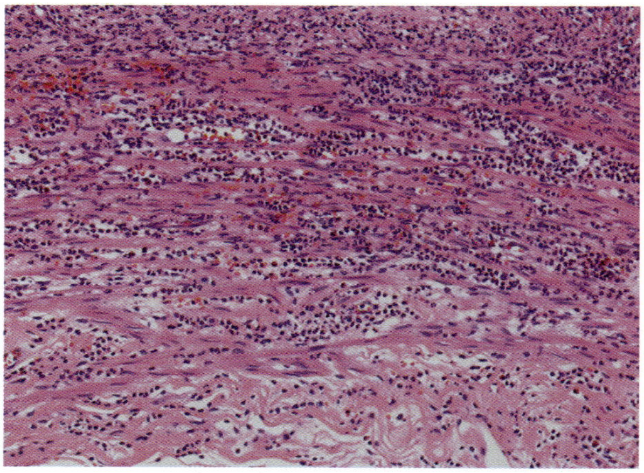

그림 5–4. **백혈구의 혈관 부착.** 급성 화농성 충수염 조직에서 호중구가 확장된 혈관의 벽에 부착해 있다.

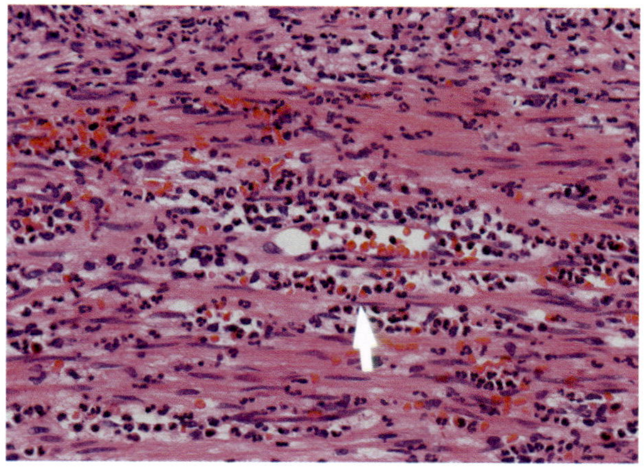

그림 5-5. **백혈구의 이주.** 급성 화농성 충수돌기염 조직에서 호중구가 확장된 혈관의 벽을 뚫고 밖으로 이주하고 있다. 혈관 주위에는 부종이 심하다.

② 섭취(engulfment)

부착된 피탐식물 등은 탐식세포의 세포돌기인 위족으로 둘러싸인다. 세포막 유래의 피막으로 둘러싸인 채 세포 내로 들어가면 이를 **탐식공포**(phagocytic vacuole) 혹은 **포식소체**(phagosome)라 한다.

③ 세균의 살해나 파괴

기전은 크게 산소 의존성 살균기전과 산소 비의존성 살균기전이 있으며, 이 중 산소 의존성 살균기전에는 H_2O_2-myeloperoxidase-halide system과 myeloperoxidase 비의존성 살균기전이 있다. 산소 비의존성 살균기전은 포식소체가 용해소체(리소좀, lysosome)와 융합하여 포식용해소체(phago-lysosome)가 되고 용해소체 효소가 방출되어 피탐식물을 소화 · 처리하여 최종 단계인 살균과 파괴가 일어난다.

(3) 백혈구 생성물질의 세포외배출

호중구과 단핵구는 화학주성 또는 탐식작용 시 포식용해소체 내 뿐만 아니라 세포 밖으로도 여러가지 생성물질을 배출한다(exocytosis). 중요한 물질은 호중구의 과립 내에 있던 리소좀 효소, 산소 대사물 및 아라키돈산 대사산물 등이다. 이물질들은 내피세포의 손상과 조직손상의 강력한 매개체이며 염증반응의 효과를 증폭시킨다. 조직 내에서 이러한 물질들의 희석이나 생성이 중단되지 않으면 조직손상이 심해진다(그림 5-6).

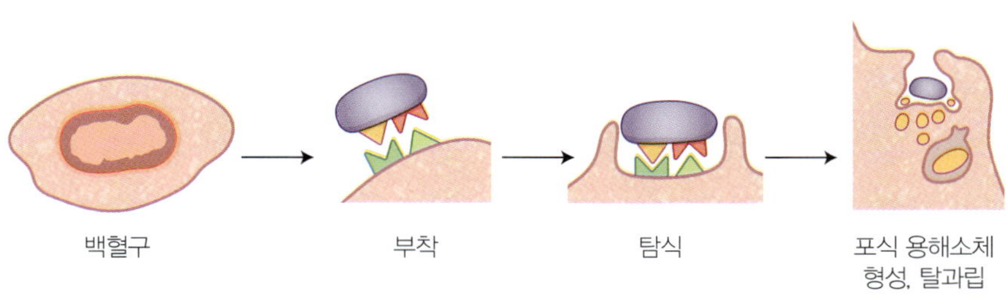

그림 5-6. **백혈구 탐식과정**

3) 조직 증식

염증에 의해 혈관벽 투과성의 증가로 인한 순환장애와 삼출성 부종과 세포의 변화로 인한 상해가 일어난 다음 조직의 증식이 나타난다. 구성성분은 세포성분, 섬유성분 및 모세혈관으로 이루어진다. 세포성분 중에서 가장 중요한 것은 섬유모세포(fibroblast)이지만 그 밖에도 단핵구, 큰포식세포(조직구), 림프구, 형질세포 등의 유주세포를 혼합하고 있다. 염증의 종류에 따라서는 이물거대세포(foreign material giant cell), 유상피세포(epitheloid cell), 랑한스세포그(Langhans cell) 등도 나타난다. 섬유성분으로서는 섬유모세포의 증식과 함께 그물(세망)섬유(reticular fiber), 교원섬유(collagen fiber), 그리고 때로는 탄력섬유(elastic fiber) 등의 증식도 나타나게 된다.

4. 염증에 관여하는 세포

손상이 있는 부위에 침윤하는 백혈구의 종류는 염증의 경과 시간과 자극의 유형에 따라 다양하다. 보통 염증의 초기에는 호중구가 처음 6~24시간까지 주종을 이루며, 24~48시간 후에는 단핵구로 대치된다. 후기에는 림프구, 형질세포, 큰포식세포가 주로 역할을 한다. 그러나 예외적으로 녹농균 감염에 의한 경우 호중구가 2~4일 이상 지속되며 바이러스 감염 시에는 초기부터 림프구가 출현하고, 기생충 감염이나 과민성 반응에서는 주로 호산구나 비만세포가 침윤한다. 염증에 관여하는 세포의 종류와 특징은 다음과 같다.

1) 호중구

호중구(neutrophil)는 과립구 중 가장 많이 존재하며 급성 염증 초기 24시간 동안 주역을 담당한다.세포 내의 과립이 산성 색소나 염기성 색소 어느 것에도 염색되지 않기 때문에 **중성구**라고 한다. 과립은 단백질, 당질, 핵산 등을 분해하는 용해소체(lysosome) 내에 다량의 효소를 함유하고 있다. 급성 염증이 있을 때 혈관의 내피 사이를 통과하여 혈관 외로 유주, 화학주성에 의해 항원과 이물에 접근하여 이들을 탐식한다. 호중구는 지방변성을 일으켜 고름(농, pus)이 된다.

2) 호산구

호산구(eosinophil)는 호중구 다음으로 많이 존재하는 과립구로 호산성 과립을 가지고 있다. 이 세포는 기관지 천식 등의 알레르기성 질환 외에도 기생충 질환 등에서 그 수가 증가된다.

3) 호염구와 비만세포

혈액 내에 매우 적게 존재하는 과립구로 둘 다 알레르기와 관련이 있는데, **호염구**(basophil)는 혈액 내에 존재하지만 **비만세포**(mast cell)는 결합조직인 전신 조직에 있다. 이들 세포의 표면에 IgE에 대한 수용체가 있으며 IgE에 의해 예민해지면 여러 가지 화학 매개물질을 유리하여 염증반응 등의 증상이 나타난다.

4) 단핵구와 큰포식세포

단핵구(monocyte)는 백혈구 중에서 가장 큰 세포이며 세포질은 풍부한 용해소체를 가진다. 세포의 표면에는 항체인 면역글로불린 수용체를 가지며 이들을 통해서 면역성 탐식을 시행한다. 말초혈액 안에 있을 때에는 단핵구라 불리며, 염증 시에 조직으로 이동하여 **큰포식세포**(macrophage)가 된다. 큰포식세포는 활발한 탐식능력을 지니고 있다.

5) 림프구

림프구(lymphocyte)는 백혈구 중에서 아주 작은 구형의 세포로 크기는 대, 중, 소로 분류되지만, 기능적으로는 면역과 만성 염증의 주된 세포로서 기능에 따라 **T 림프구**와 **B 림프구**로 분류된다. T 림프구(T 세포)는 가슴샘(흉선, thymus) 유래하는 림프구이며, B 림프구(B 세포)는 직접 골수(bone marrow)에서 유래하는 림프구이다. 이 중에서 T 세포는 세포면역(cellular immunity), B 세포는 체액면역(humoral immunity)에 주로 관여하며, T 세포는 또한 B 세포에 대한 도움(helper) 기능(**도움 T 세포**; 항체생산 협조 작용)과 억제(suppressor) 기능(**억제 T 세포**; 항체생산 억제작용), 또한 살해(killer) 기능(**자연살해세포**; 암세포와 바이러스 감염 세포를 살해하는 작용)도 있고 체액면역에도 관여하고 있다. 또한 바이러스 감염 시에도 많이 관찰된다.

6) 형질세포

형질세포(plasma cell)는 B 세포가 최종적으로 분화한 세포로서 각종 면역글로불린(immuno-globulin; Ig)인 항체를 생산, 분비하는 역할을 한다. 크기는 소형 림프구의 약 2배 정도이며, 세포질은 타원형에 가깝다.

5. 급성 염증 경과에 영향을 주는 인자

염증은 다양한 경과를 거치지만 경과가 짧은 급성, 때로는 수년 내지 수십 년에 걸치는 만성, 그 중간의 아급성으로 분류할 수 있다. 그러나 이들은 특히 엄밀한 시간적 정의가 있는 것은 아니다.

염증의 경과에 영향을 주는 인자는 크게 분류해서 개체(숙주)쪽인 내인성 인자와 염증성 자극쪽인 외인성 인자의 2가지 요소로 생각할 수 있다. 내인성 인자로는 영양상태, 연령, 면역력, 체질 또는 장애되는 부위 등을 들 수 있으며, 외인성 인자로는 자극의 시간, 질과 양 또한 감염인 경우라면 균과 독력의 종류가 크게 관여한다. 같은 인플루엔자의 감염에 있어서도 노인과 유아의 사망률이 높은 것은 이 때문이라 할 수 있다.

6. 염증의 결과

염증의 결과는 각 염증의 형태에 따라 매우 다르다. 국소적으로 그대로 흡수되는 경우와 전신에 널리 퍼지는 경우가 있는데, 세균이 침입한 부분의 감염으로 소속 림프절이 종대하거나 발열이 나타나는 것을 볼 수도 있다. 최근에는 항생물질의 발달에 의해 세균 간의 균형이 상실되면서 그때까지 발육을 억제하고 있던 세균이 우세하게 되는 경우가 있다. 이것을 **균교대 현상**이라 하며, 또한 숙주의 감염에 대한 저항력이 낮아졌을 때 그때까지 잠재되어 있으면서 별다른 병원성을 나타내지 않던 세균과 진균이 병원성을 발휘하게 되는 경우가 있는데, 이것을 **기회감염**(opportunistic infection)이라고 한다.

7. 염증의 분류

염증은 경과시간, 조직학적 변화, 부위 및 성질(종류) 등에 의해 다양하게 분류되지만, 여기서는 시간적 경과와 조직학적 변화에 따른 일반적 분류를 살펴보기로 한다.

1) 급성 염증

염증은 발현양식 및 지속기간에 따라 급성 염증과 만성 염증의 두 가지 기본적인 유형으로 구별되며, **급성 염증**(acute inflammation)은 염증부위에 나타나는 국소증상과 전신적으로 나타나는 전신증상이 있다. 급성 염증의 증상으로는 앞에서 설명한 **염증의 5대 징후**(발적, 종창, 발열, 동통, 기능상실)가 특징적으로 나타난다.

(1) 급성 염증에서의 화학적 매개체

상해를 일으키는 자극은 염증을 일으키며, 염증은 화학적 매개체(chemical mediator)에 의하여 이루어진다. 화학적 매개체란 염증의 각 단계에 관여하여 염증을 중개하는 물질로, 자신이 염증의 원인이 되는 것이 아니라 생체에 증상을 주는 자극을 주었을 때 생체 반응의 결과로써 생체 내에서 만들어지는 화학물질이다. 종류는 매우 많으며 이는 혈장, 세포 및 조직에서 유래하는데 이들 화학적 매개체를 몇 가지 공통점에 따라 분류하면 다음과 같다(표 5−1).

표 5−1. 염증반응과 매개체

염증반응	매개체
혈관 확장	프로스타글란딘 산화질소
혈관투과성 증가	혈관활성 아민 C_3a, C_5a 브라디키닌 류코트리엔 C_4, D_4, E_4 혈소판 활성인자
화학극성 효과, 백혈구 활성	보체 C_5a 류코트리엔 B_4 세균 산물 시토카인(인터루킨−8)
발열	인터루킨−1, 6/ 종양괴사인자 프로스타글란딘
통증	프로스타글란딘 브라디키닌 조직손상
조직손상	리소좀 성분 산소유래 자유라디칼 산화질소

① 혈관 활성 아민류(vasoactive amines)

이것은 세포 내에 저장되어 있다가 활성화되어 혈관의 확장과 혈관투과성 증가에 관여하는 물질로 히스타민(histamine)과 세로토닌(serotonin) 등이 이에 속한다. 이들은 염증 초기에 작용하고, 비만세포(mast cell), 혈소판, 호염구 등의 과립에 저장되어 있다가 자극이 가해지면 일시에 유리되어 페니실린 쇼크나 알레르기성 질환에 관계한다.

② 혈장 단백 분해효소(plasma protease)

혈장 내부에 활성화되지 않은 전구체로 존재하고 필요에 따라 복잡한 연쇄반응에 의해 활성화되는 물질로서 보체계, 키닌계 및 혈액응고계 등이 있다.

- **보체계(complement system)** : 보체는 큰포식세포, 상피세포, 림프구 및 간 등에서 생성되어 혈액 내에 존재하는 한 무리의 혈장단백으로 면역계와 미생물에 대항하는 중요한 물질이다. 종류는 C1에서 C9까지 약 20종의 서로 다른 혈청 단백질로 구성되어 있으며, 혈장 내 비활성상태로 존재하다가 염증 시 활성화된다. 보체계의 활성은 항원항체 복합체에 의해 C1이 활성화되면서 연속적인 반응으로 나타나며, 이 과정 중에 생긴 보체들은 혈관투과성의 증가, 화학주성, 옵소닌화 및 면역학적 세포융해에 관련하여 미생물 침입 시 방어효과를 나타낸다.
- **키닌계(kinin system)** : Hageman 인자에 의해 유발되는 혈청단백질로 최종 대사물로 bradykinin이 생성되며, 혈관투과성 증가, 민무늬근육(평활근) 수축, 혈관확장 및 통증을 유발한다.
- **혈액응고계(clotting system)** : 혈액응고계는 혈액응고뿐 아니라 염증 매개체로서의 역할도 하며, 그 기전은 혈액응고인자의 활성화 과정 중 생성되는 섬유소성 펩티드가 혈관의 투과성을 증가시키거나 백혈구의 화학주성 효과를 갖는다.

③ 아라키돈산 대사물

아라키돈산(arachidonic acid)은 불포화지방산으로 세포막 내 인지질의 구성성분이다. 각종 자극이나 화학 매개체에 의해 세포막에 있는 인지질 분해효소가 활성화되면 프로스타글란딘(prostaglandin; PG)과 류코트리엔(leukotriene) 등이 유리된다.

유리된 아라키돈산은 시클로옥시게나아제(cyclo-oxygenase)와 리폭시게나아제(lipoxygenase)의 두 가지 경로를 통하여 다양한 물질들로 전환되는데 대표적인 물질로 시클로옥시게나아제에 의해 프로스타글란딘, 트롬복산 A2, 프로스타사이클린 등이 생성되고, 리폭시게나아제에 의해 류코트리엔이 생성되어 염증반응에 관여한다. 아라키돈산 대사물은 지혈 및 혈전형성에 관여하거나 혈관수축작용, 혈관이완작용, 혈관투과성 증가, 화학주성 등에 관여하며, 특히 프로스타글란딘(prostaglandin)은 염증 시 나타나는 발열과 동통에 관여한다. 임상에 이용되는 약물과 이들 대사물에 대한 관계를 예로 들면, 아스피린은 아라키돈산 대사과정 중 시클로옥시게나아제 효소에 의한 프로스타글란딘 형성을 억제시키고, 스테로이드 제제는 세포막에서 아라키돈산의 생성을 억제시킴으로써 항염증 작용을 나타낸다(그림 5-7).

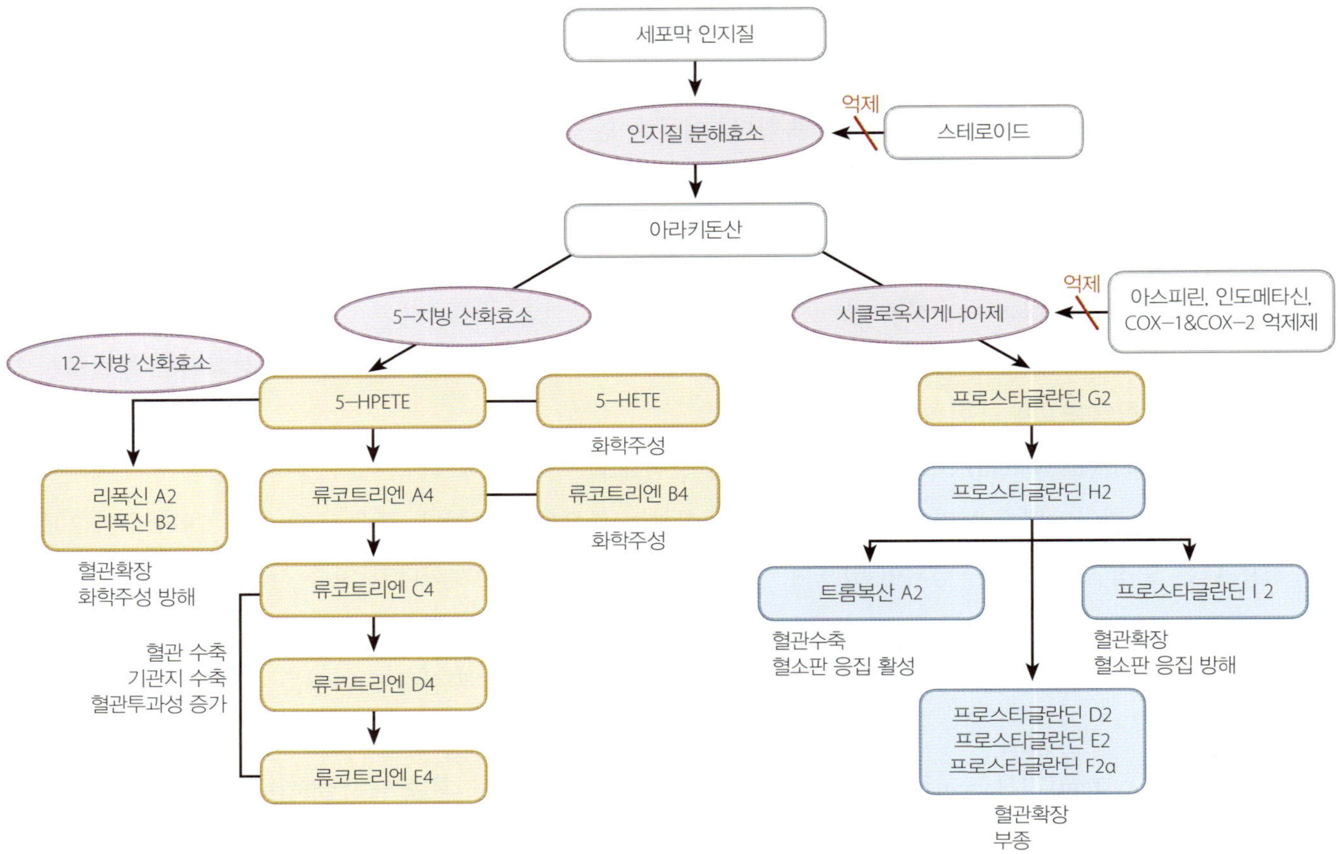

그림 5-7. 아라키돈산의 대사과정

④ 혈소판 활성인자

이것은 또 다른 인지질로부터 생성되는 매개물로 혈소판 응집을 유발하며 혈관과 기관지 수축을 일으킨다. 그리고 아주 낮은 농도에서 혈관 투과성을 증가시키는데 이는 히스타민의 100~1,000 배에 달하는 효력을 가지고 있다. 이 밖에도 백혈구 응집 증가, 화학주성 및 탈 과립 등 염증의 주요부분에 모두 관여한다.

⑤ 시토카인

시토카인(cytokines)은 활성화된 림프구과 큰포식세포에 의해 분비되는 물질로, 주로 세포면역반응에 관여하는 다른 세포들의 기능을 조절하며 염증반응에도 중요한 역할을 한다.

염증을 매개하는 주된 시토카인은 인터루킨-1(IL-1), 종양괴사인자(TNF) 및 인터루킨-8(IL-8) 등이다(그림 5-8). 인터루킨-8(IL-8)은 강력한 주화작용 물질로 작용하며 종양괴사인자(TNF)와 인터루킨-1(IL-1)은 혈관 내피의 활성화와 투과성을 증가시키는 작용을 한다.

세균 대사산물, 면역복합체, 독소, 물리적 손상 및 염증의 여러 과정 등이 이들이 합성을 유발하는데 인터루킨-1과 종양괴사인자는 활성화된 큰포식세포나 활성 T 림프구에서 생성된다. 염증에 있어서 가장 중요한 작용은 혈관내피세포에 작용하여 백혈구 유착을 증가시키며 다른 화학 매개체의 생성 및 응고작용을 촉진하고, 섬유모세포에 작용하여 섬유모세포 증식을 유발, 콜라겐 합성을 촉진한다. 또한 발열, 수면, 식욕감소, 급성기 단백 증

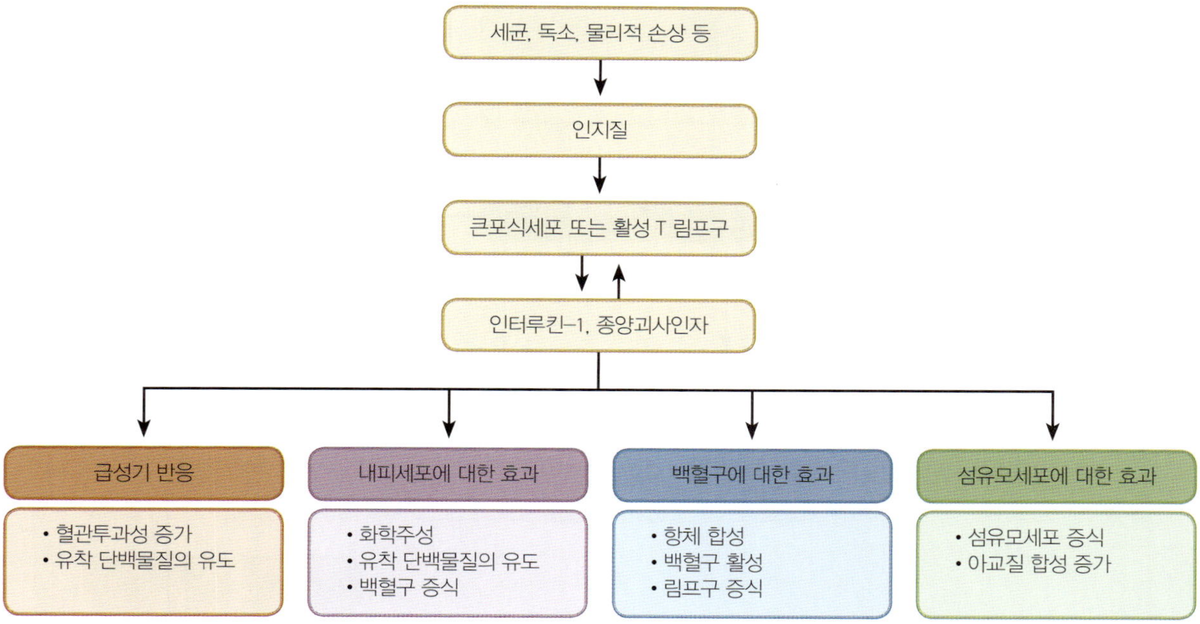

그림 5-8. 급성 염증에서 인터루킨-1 및 종양괴사인자의 역할

가, 혈역동학적 효과 및 백혈구 증가 등의 전신적인 급성기 반응을 유발한다. 인터루킨-8은 강력한 화학주성을 나타내는 물질로 주로 인터루킨-1과 종양괴사인자에 의해 유도된다.

⑥ **용해소체 성분**(lysosomal constituents)

염증세포인 호중구와 단핵구의 세포질 내에는 용해소체를 많이 함유하고 있으며, 용해소체에는 강력한 효소와 각종 물질이 포함되어 있어 염증반응의 유도나 이물질의 제거에 효과적으로 이용된다.

위와 같은 상기의 각 화학적 매개체들은 서로 독립적으로 작용하는 것이 아니라 상호 긴밀한 관계를 가지면서 염증반응에 관여하고, 또한 우리 인체에는 이러한 매개체들의 작용을 점검해 주는 체계가 있어 균형이 유지되고 있다. 만약 이런 균형을 유지하지 못할 때 인체는 염증반응 그 자체로 인하여 모든 세포나 조직, 장기들이 손상이 된다(그림 5-9).

(2) 급성 염증의 경과

급성 염증 반응은 일반적으로 다음과 같은 4가지 경과 중 하나로 종결된다(그림 5-12).

① **완전 회복**(complete resolution)

손상이 제한적이거나 짧은 경과를 취하거나 조직의 파괴가 거의 없을 때로서 수복과정에는 염증의 화학적 매개체들의 중화, 정상 혈관투과성으로의 회복, 백혈구의 침윤 정지, 부종액, 단백질, 백혈구, 이물질 및 괴사 찌꺼기 등이 염증병터로부터 제거되는 것 등이 포함된다.

② **결합(반흔)조직에 의한 치유**(healing by connective tissue replacement)

조직의 상당부분이 파괴된 후나 많은 양의 섬유소성 삼출물을 동반하는 염증에서 관찰되는 경우로 재생과 반흔

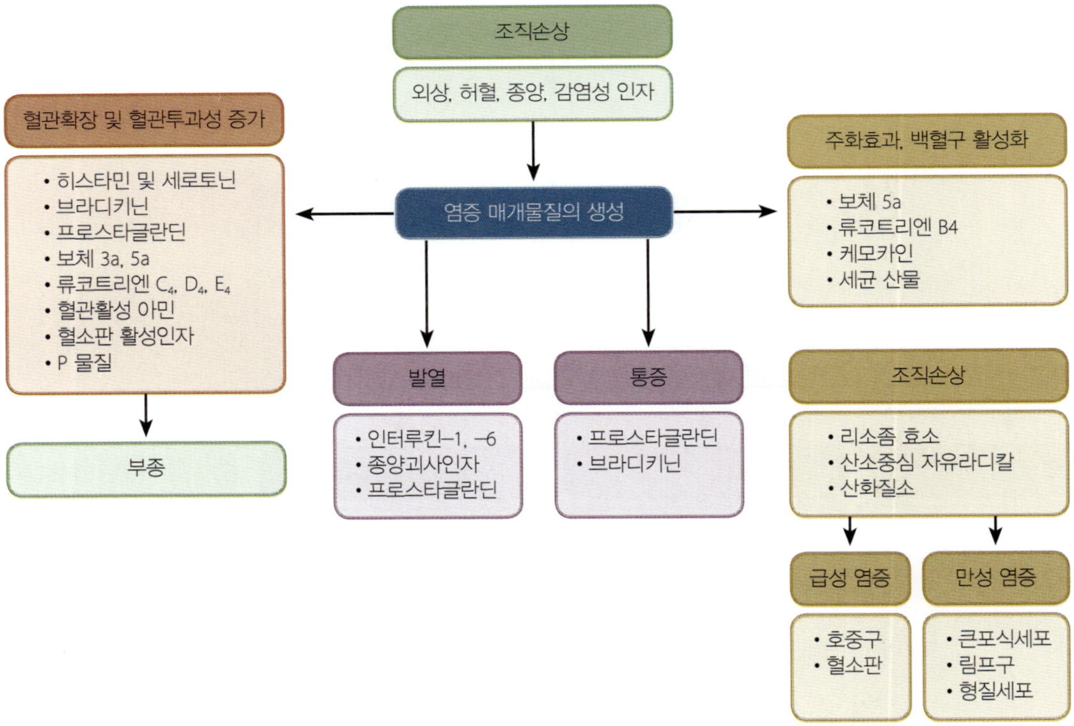

그림 5-9. **염증반응과 매개물질**

조직에 의한 치유과정이다. 조직이나 체강 내에 존재하는 섬유소성 삼출물이 재흡수되지 못하면, 주위의 결합조직이 삼출액 내로 성장하여 들어가 섬유화가 일어나는 과정으로 **기질화**(organization)라 불린다.

③ 고름집 형성(abscess formation)

화농성 세균감염에 의한 급성 염증이 진행되어 고름집(농양)을 형성하는 경우이다.

④ 만성 염증으로 진행

급성 염증이 복구되지 않고 지속되어 만성 염증으로 진행되는 경우이다.

2) 만성 염증

만성 염증(chronic inflammation)은 일반적으로 수주 또는 수개월 동안 지속되는 염증반응으로 조직의 파괴 및 치유과정이 동시에 관찰된다. 만성 염증은 서서히 일어나는 경우가 대부분이며 여러 가지 원인에 의하여 발생할 수 있으나 대부분 다음의 세 가지 경우로 일어난다.

첫째, 감염상태가 지속되는 경우: 결핵균, 매독균, 진균 등의 지속적인 감염이 있을 때 비록 독성은 낮지만 면역학적 반응을 유발해서 만성으로 지속된다.

둘째, 지속적으로 독성물질에 노출되어 있을 때: 실리카 등에 의한 만성 폐질환, 혈장 지질성분에 의한 동맥경화증 등이 이에 속한다.

셋째, 자가면역에 의한 염증: 류마티스관절염이나 전신홍반루푸스 등을 들 수 있다.

(1) 조직학적 특징

급성 염증이 혈관 변화와 부종, 호중구, 침윤 등을 특징으로 하는데 비하여, 만성 염증은 첫째, 림프구, 큰포식세포 및 형질세포 등 단핵세포(mononuclear cells)의 침윤, 둘째, 섬유모세포와 소혈관의 증식, 셋째, 결합조직의 증식(섬유화), 넷째, 조직의 파괴 등을 특징으로 한다.

① 단핵세포의 침윤

단핵 탐식세포계의 한 일원인 큰포식세포는 만성 염증에서 주역을 담당하는 세포이다. 만성 염증에서 중요한 요소인 단핵구는 급성 염증 초기부터 유주하기 시작하지만 염증이 시작된 지 48시간 내에 침윤이 최고에 달한다. 호중구와 같은 인자에 의해 혈관 밖으로 이동한 후 혈관 밖에서 큰포식세포로 바뀌며, 탐식능이나 살균력이 증가하는 활성 큰포식세포로 변한다.

큰포식세포는 감작된 T 림프구에서 분비되는 인터페론-γ(감마)와 같은 시토카인, 미생물의 내독소, 다른 화학매개체인 세포외 물질 등의 자극에 의해 활성화된다. 활성화된 큰포식세포는 생물학적 활성물질을 분비하여 만성 염증의 특징적인 조직손상, 혈관의 증식 및 섬유화를 유발한다. 그러므로 큰포식세포가 만성 염증에서 중심적인 역할을 수행한다. 큰포식세포 외에도 림프구, 형질세포, 호산구 및 비만세포 등의 침윤이 있다. 림프구는 면역반응에 관계할 뿐만 아니라 만성 염증에서 큰포식세포와 밀접한 관련이 있다. 특히 인터페론-γ(감마)를 분비해서 단핵구와 큰포식세포의 활성화를 유도한다. 형질세포는 염증부위에 있는 항원이나 파괴된 조직에 대한 항체를 형성하며 호산구는 기생충 감염이나 lgE에 의한 면역반응을 주도해 나간다. 이는 호산구 과립 내에 염기성 단백(major basic protein)이 있어 기생충에 독성을 보이며 조직손상을 초래한다. 호중구는 보통 급성 염증에서 특징적으로 출현하나 지속되는 미생물이나 큰포식세포 혹은 괴사된 세포에서 분비되는 매개체에 의해 만성 염증에서도 나타난다. 특히 만성 골수염이나 만성 폐질환에서 호중구는 중요한 역할을 한다.

② 결합조직에 의한 수복(섬유화)

만성 염증은 실질세포와 바탕질 양쪽 모두에서 지속적인 조직손상을 일으키는 것을 특징으로 하고 있다. 그 결과 장기의 실질세포가 재생능력이 있다하더라도 그 재생력만으로는 수복이 완벽하게 일어날 수 없다. 이러한 경우 결합조직으로 채워지게 되어 섬유화, 즉 반흔화가 일어난다. 이는 창상치유와 유사한 과정을 거친다. 이 과정에는 다음의 네 가지 요소, 즉 혈관신생(angiogenesis), 섬유세포의 이동과 증식, 세포외 물질의 침착 및 섬유조직의 성숙과 기질화 등이 수반된다(그림 5-10).

수복과정은 염증의 초기에 시작되며 손상 후 24시간 내에 섬유모세포와 혈관내피세포의 증식으로 대체되기 시작하여 **육아조직**(granulation tissue)을 형성한다. 육아조직은 섬유모세포와 새로운 작은 혈관증식을 특징으로 하는데, 새로운 혈관은 기존의 혈관에서 발아하는 양상으로 생기며 이를 **혈관신생**이라 한다. 신생혈관은 내피세포의 투과성이 증가되어 있어 혈장 내 단백질, 적혈구 등이 주변 조직으로 쉽게 이동하므로 육아조직은 부종을 동반한다.

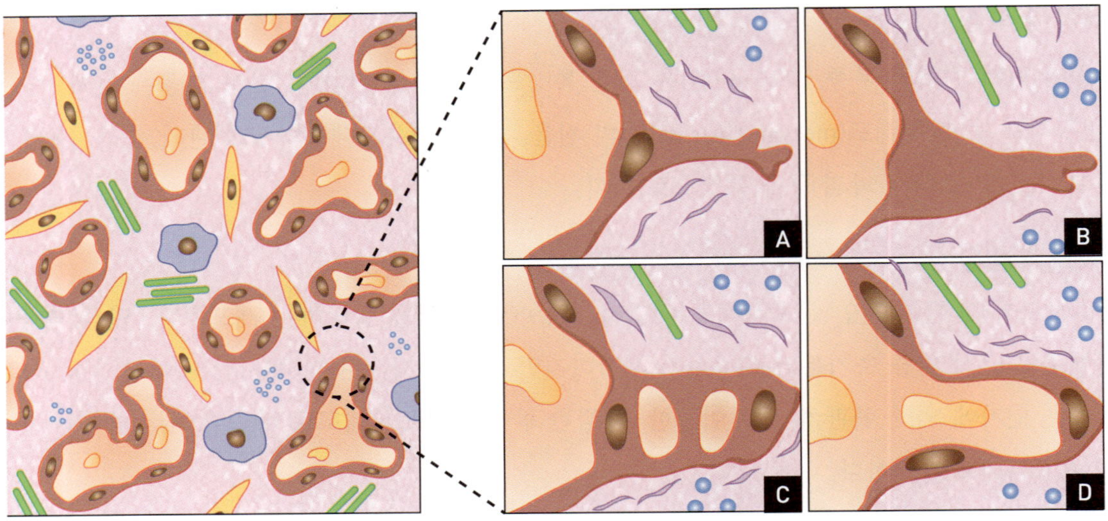

그림 5-10. **혈관신생의 과정.** (A) 단백분해에 의한 모혈관 바닥막의 파괴 후 모세혈관의 발아. (B) 내피세포가 맥관형성 자극원을 향해 이동하면서 유사분열에 의해 증식. (C) 분열세포 내에서 공포 형성. (D) 형성된 공포들이 융합하여 새로운 내강을 형성.

8. 염증의 형태학적 양상

염증은 장기 또는 조직명 뒤에 염(−itis)이라는 접미어를 붙여 명명한다. 이러한 염증은 염증의 반응정도, 염증의 원인, 손상받은 조직의 종류 및 위치에 따라 급성 염증 혹은 만성 염증의 기본적인 형태에 있어 다양성을 보인다.

1) 삼출성 염증

염증성 과정 중 삼출성 변화가 두드러진 경우를 **삼출성 염증**(exudative inflammation)이라 하며, 삼출물의 형태에 따라 장액성 염증, 섬유소성 염증, 화농성 염증, 출혈성 염증, 괴저성 염증으로 분류할 수 있다.

(1) 장액성 염증(serous inflammation)

혈관의 투과성 항진에 의해 혈장성분이나 수분함량이 많은 저단백 삼출물을 특징으로 하는 염증으로, 대부분의 급성 염증 시 볼 수 있으며, 히스타민(histamine) 등에 의해 일어난다. 예로는 감기 바이러스에 의한 코점막의 물 같은 콧물 등이 있다. 또한 경한 손상이나 결핵성 늑막염 시 볼 수 있다.

(2) 섬유소성 염증(fibrinous inflammation)

삼출물 중에 섬유소원을 포함한 많은 양의 혈장단백질이 존재하기 때문에 혈관 외에 다량의 섬유소성 삼출액이 특징이다. 섬유소성 심낭염, 흉막염 및 폐렴이 그 예이다. 섬유소성 염증인 경우에는 액성 부분은 흡수되고 일부의 섬유소는 호중구나 큰포식세포의 효소에 의해 분해되지만 나머지는 기질화되고 섬유화하여 비후와 유착을 초래한다.

(3) 화농성 염증(suppurative or purulent inflammation)

액체성분과 다량의 호중구 삼출을 주로 하는 염증으로서 죽은 백혈구와 탈락 괴사된 세포 등이 융해된 상태로

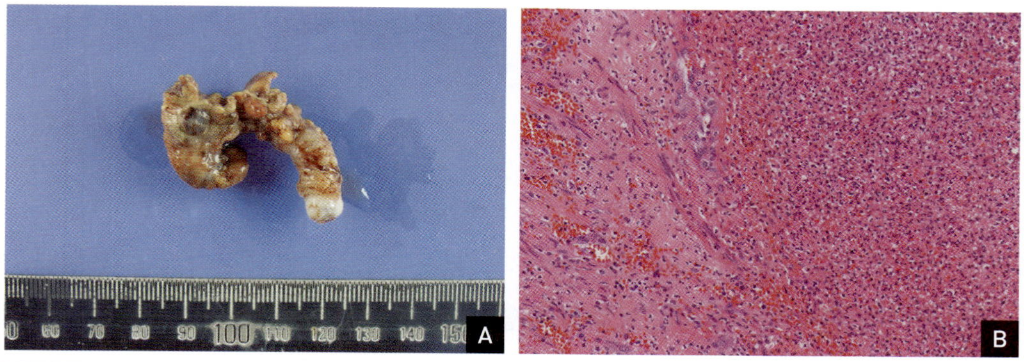

그림 5-11. 화농성 염의 맨눈소견(A)과 현미경소견(B)

형성된 것을 고름(농, pus)이라고 하며, 고름은 맨눈으로는 황색 또는 황록색을 띠고 있다(그림 5-11). 고름집(농양)은 국소성 · 화농성 염증의 좋은 예로 화농성 삼출액의 조직이나 장기 내 국소적 축적을 말하며, 중앙부에는 괴사된 세포와 호중구가 있고, 인접한 부위에 수복 반응의 일환으로 섬유모세포의 증식과 혈관 확장, 실질세포의 증식을 볼 수 있다.

① 분 류

화농성 염은 고름집(농양, abscess), 연조직염(봉와직염, cellulitis) 및 축농증(empyema) 등으로 분류된다.

- **고름집**: 국소적인 화농성 염증으로 조직이 괴사, 융해되어 생긴 공간에 고름이 저류되는 것으로, 괴사된 조직, 침윤한 호중구 및 세균의 혼합물로 구성되어 있으며 주위에는 고름이 주변부로 침투되는 것을 방지하기 위해 섬유화가 일어나서 고름집벽을 형성한다.
- **연조직염**: 호중구가 조직 사이를 미만성으로 퍼져 침윤하는 상태를 말한다. 국소적으로 모이는 고름집과는 대조적이라 할 수 있다. 발적이 일어나고 단단하게 종창하는데 염증부위의 경계는 뚜렷하지 않다. 예로서는 피부밑조직, 막창자꼬리벽(충수벽), 쓸개벽 등에서 볼 수 있다.
- **축농증**: 코곁굴(부비강) 또는 쓸개(담낭)와 같은 공간(cavity) 내에 고름이 축적된 상태를 말하는 것으로, 점막의 화농성 염증에 의해 일어나지만 고름의 배설이 잘 되지 않기 때문에 저류하는 현상이다. 가슴안(흉강)에 고름이 고인 경우 가슴고름집(농흉, empyema)이라고 한다.

② 원 인

화농성 염증을 일으키는 원인으로는 **알균**에서는 포도알균(포도상구균), 사슬알균(연쇄상구균)이 대표적인 것인데 그 밖에도 폐렴쌍알균(폐렴쌍구균), 수막염알균(수막염구균), 임균 등이 있다. **막대균**(간균)에서는 녹농균 외에도 대장균, 탄저균 등이 있다.

③ 결 과

화농성 염증의 결과는 장액성 염증과는 달리 흡수가 되지 않는다. 커다란 고름집을 만들면 가쪽만이 섬유성 조직의 피막에 감싸이게 되고, 고름집의 수분만이 흡수되어 고형물이 기질화되며 다시 칼슘침착을 나타내는 경우도 있다. 또한 고름은 유출하기 때문에 막창자꼬리염(충수염)의 화농성 염증에서 볼 수 있는 것과 같은 고름집을 형성한다든가 아래쪽으로 흘러 다른 부위에 새로운 고름집을 형성하는 경우도 있다(유주농양). 또한 만성 골수염과 항문주위 고름집과 같이 외부와의 사이에 샛길(누공)을 만드는 경우도 있다. 골수염 등의 경우 만성 염증의 샛길부위에 암이 발생하기 쉽다는 것은 잘 알려져 있다.

(4) 출혈성 염증(hemorrhagic inflammation)

삼출물 중에서 특히 적혈구를 다량 혼합하고 있는 것으로 혈관투과성의 현저한 항진 또는 혈관 손상이 심한 염증을 의미한다. 인플루엔자 바이러스에 의한 폐렴은 출혈성 염증의 대표적인 것이다. 그 밖에 탄저, 발진티푸스 등도 출혈성 염증의 형태를 취한다.

(5) 괴저성 염증(gangrenous inflammation)

염증에 의해 세포와 조직의 괴사가 두드러진 것을 **괴사성 염증**이라고 할 수 있는데, 특히 부패균의 감염이 겹치고, 광범위한 조직이 붕괴 또는 궤양에 빠진 경우 **괴저성 염증**이라 한다. 괴저상태의 조직은 오염되어 악취를 발산하게 된다. 허파의 고름집에 속발하는 폐괴저, 괴저성 충수염, 편도의 괴저성 궤양 등이 대표적인 질환이다. 이들 질환은 균의 독성이 매우 강하든가 생체의 저항력이 극단적으로 약한 경우에 일어나기 쉽다.

(6) 육아종성 염증

육아종성 염증은 만성 염증의 특이한 형태로 활성화된 큰포식세포인 상피모양세포(유상피세포)를 주로 하는 염증으로 대게 만성 면역질환과 감염질환에서 관찰된다. **육아종**이라 함은 변형된 큰포식세포인 상피모양세포들의 집합체를 중심으로 대개 그 둘레에 림프구와 일부의 형질세포가 둘러싸고 있다. 상피모양세포는 호산성의 풍부한 세포질을 가지고 있으며 그 모양이 상피세포를 닮았다고 하여 상피모양세포라 불리지만 그 기원은 큰포식세포이다(그림 5-12). 육아종성 염증의 또 다른 특징은 **랑그한스(Langhans)형 거대세포** 또는 **이물형 거대세포(foreign body giant cell)**의 출현이 반드시 나타난다. 랑그한스형 거대세포는 핵들이 세포의 주변부에 말발굽 모양으로 배열되어 있는 세포이며, 이물형 거대세포는 다수의 핵들이 세포의 중심부에 불규칙적으로 모여 있고 소화가 되지 않은 물질을 함유하고 있기도 하다.

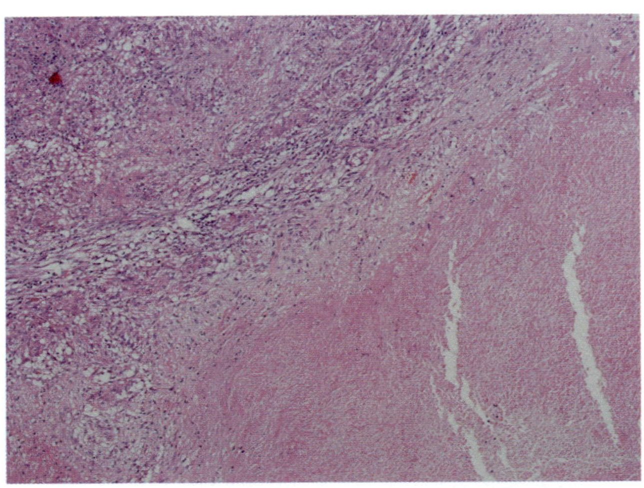

그림 5-12. **만성 육아종성 염증.** 치즈괴사를 보인다.

육아종은 이물 육아종과 면역성 육아종으로 나뉜다. **이물 육아종**은 이물질의 유입에 의해 일어나며, **면역성 육아종**의 형성에는 소화되지 않는 균이나 입자 등의 자극 원인에 대한 세포매개성 면역반응이 관여한다. 육아종성 염증은 상피모양세포들의 축적을 특징으로 하며, 소화가 덜된 이물질 혹은 T 림프구 매개의 세포매개성 면역반응에 의해 형성된다.

육아종성 염증의 가장 전형적인 것은 결핵으로 이때의 육아종은 중심부의 치즈괴사(건락괴사)를 특징으로 한다. 이 밖에도 나병, 사르코이드종(sarcoidosis), 깊은부위 진균감염, 이물반응, 매독 등에서 육아종성 염증을 볼 수 있다.

제 2 절 수복과 재생

염증의 원인이나 조직의 손상이 더 이상 없으면 급성기의 염증반응이 어느 정도 가라앉게 되고, 남은 유해물질이나 괴사에 빠진 조직을 제거하는 과정 및 결손된 조직을 원상태로 되돌리는 과정이 몸에서 일어나는데 이 과정을 **수복**(redintegration)이라 한다. 그리고 손상을 입은 조직이 남은 세포나 조직의 증식으로 인해 원상태로 복구되는 것을 **재생**(regeneration)이라 한다.

우리 몸의 표면을 덮고 있는 편평상피세포는 생리적으로 탈락되고, 혈액 내에 흐르는 혈액세포는 수명을 다하면 지라(비장) 등에서 파괴되지만, 그만큼의 편평상피세포와 혈액세포는 매일 새로 재생됨으로써 전체적으로 균형이 유지되고 있다. 이들 세포의 증식도 항상 일정한 목적을 달성하는 형태로 균형을 취하여 조정되고 있으며, 종양과 같이 무제한적 자율증식을 나타내지는 않는다.

1. 재 생

재생(regeneration)이란 앞서 기술한 바와 같이 손상된 조직이 동일한 세포에 의해 대치되는 것으로 이때는 손상된 흔적이 없이 정상기능을 회복하게 된다. 재생에는 다음과 같은 종류가 있다.

1) 생리적 재생

인체를 구성하는 일부 세포나 조직은 항상 생리적으로 소실한다. 이와 같이 정상적으로 소멸되는 신체의 조직 부분은 그 장기나 조직에 원래 존재하고 있는 분열이나 분화능력을 가진 세포가 분열 증식함으로써 항상 규칙적으로 보충되는데, 이것을 **생리적 재생**이라고 한다. 신체의 생리적 재생이 일어나고 있는 곳으로는 표피, 모발, 점막상피, 혈구, 소화관의 상피 등이 해당된다.

2) 병적 재생

병적 재생이란 병적으로 결손된 조직을 수복하는 현상을 말한다. 병적인 조직결손은 환경장애와 다양한 물리적 · 화학적 또는 미생물 등에 의한 직접작용, 또한 그들에 대한 생체의 과잉방어 반응 등의 결과 발생한다. 그리고 이 병적 조직결손은 원래 생체조직에 존재하고 있는 세포의 증식에 의해 채워진다. 다시 말하면, 병적 재생이란 일단 발육과 분화를 완수한 개체의 어느 국소에 발생한 조직의 결손에 대한 복구현상인데, 그 수복은 세포의 증식과 고도의 분화에 의해 이루어진다.

병적 재생 중 형태와 기능이 완전히 원상으로 회복되는 경우를 **완전재생**이라고 하며, 결손부분을 원상으로 할 수 없고, 따라서 기능도 완전하게 회복되지 않는 경우를 **불완전재생**이라고 한다.

(1) 완전재생

어떤 원인에 의해 조직의 일부가 괴사에 빠졌다고 가정해 보기로 한다. 그런 경우 괴사의 범위가 극히 작은 경우와 큰 경우에 따라 재생의 상태도 차이가 있게 된다.

괴사가 미세한 경우에는 괴사조직은 신속히 큰포식세포와 호중구 등에 의해 탐식되기도 하고, 단백효소 등에 의해 소화되기도 하며, 또는 사이질(간질)과 림프공간(림프강)에서 림프관 내로 들어가는 등으로 제거된다. 이렇게 괴사에 빠진 세포 또는 조직은 완전히 제거되는 한편 상해를 받지 않았던 부분에서는 조직이 증식되어 상해부위를 수복해 버린다. 그 결과 어느 곳에 괴사가 있었는지 상해가 있었는지 전혀 알 수 없게 되며, 또한 그 조직이 손상되기 전에 가지고 있던 기능도 완전히 회복하게 된다. 이와 같은 형태의 재생을 **완전재생** 또는 **완전수복**이라고 한다.

(2) 불완전재생

괴사부위가 클 때는 완전재생을 기대할 수 없다. 이런 경우에는 괴사 결과 발생한 조직결손부위는 섬유모세포와 신생 모세혈관을 함유한 육아조직에 의해 보충된다. 그 후 섬유모세포는 활발히 교원섬유의 전구물질을 산생하고, 점차 교원섬유가 풍부한 반흔조직으로 수복되어 상흔을 남기는 재생을 **불완전재생**이라고 한다.

2. 재생능력

재생에 영향을 주는 인자로서는 원래 그 세포의 증식능력 외에도 국소의 영양조건을 지배하는 체액성 인자와 신경성 인자, 또한 기계적 자극과 화학적 자극 등 여러 가지가 있다. 이 중에서 가장 본질적이면서 중요한 것은 그 조직과 세포 자체가 가진 **재생능력**이라 할 수 있다.

일반적으로 재생능력은 하등동물일수록 강한데, 해파리와 같은 강장동물은 신체의 작은 부분에서 전신을 재생하며, 게는 그 다리를 완전히 재생할 수 있다. 이에 비해 온혈동물에서는 복잡한 신체부분의 재생은 일어나지 않는다. 재생능력은 연령차가 있는데, 일반적으로 나이가 어릴수록 강하고 나이가 많아질수록 저하한다. 따라서 노인의 경우 피부손상과 골절이 치유되기가 어렵다.

동일한 개체 내에서는 세포의 분화 정도가 낮을수록 재생능력은 강하고, 분화의 정도가 높을수록 재생능력은 떨어진다. 즉, 사람의 신체를 구성하는 세포에도 재생능력이 강한 세포, 약한 세포, 전혀 재생능력이 없는 세포 등으로 나눌 수 있다.

1) 영구세포

영구세포(permanent cell)는 재생능력이 전혀 없는 세포로 중추신경세포와 심장근육세포가 대표적이다.

(1) 중추신경세포

세포의 분화 정도가 매우 높기 때문에 중추신경세포는 뇌경색과 출혈 등에 의해 괴사가 되면 재생이 전혀 이루어지지 않는다. 결손부위에는 신경아교세포가 보충된다. 그 결과 결손부위의 지배영역에 해당하는 신체 부분에 운동장애와 지각장애 또는 언어장애 등이 나타난다.

(2) 심장근육세포

심장동맥의 폐색에 의한 심장근육경색증(심근경색)과 심근염 등에 의해 심장근육세포가 괴사에 빠지면 괴사부위는 먼저 육아조직으로 보충되고, 최종적으로는 결합조직섬유로 이루어진 반흔조직으로 치환된다. 이 반흔에는 심장근육과 같은 규칙적인 수축력이 전혀 없다. 그러므로 반흔의 확산이 큰 경우, 즉 괴사의 확산이 큰 경우에는 심장에 막대한 기능장애를 가져오게 되며, 그 상태는 심전도의 이상에 의해 알 수 있다.

2) 안정세포

안정세포(stable cell)는 재생능력이 약한 세포로 정상적인 상태에서는 증식하지 않지만 자극을 받으면 신속히 분열하여 손상된 조직을 복구시키는 기능을 갖고 있다. 위궤양 시 상실된 선상피는 시간은 걸리나 통상 궤양의 가장자리로부터 재생이 이루어진다. 간세포의 재생능력은 동물의 종류에 따라 다르며, 쥐 등에서는 재생능력이 강하여 간의 70%를 절제하더라도 8일 정도 경과하면 원래의 크기로 회복된다.

사람의 바이러스 간염에서는 간세포가 괴사에 빠지면 간소엽 주변대에서 재생이 일어난다. 이 경우 간세포삭을 구성하는 기본구조가 남아 있으면 간세포의 재생을 유도하고 괴사에 빠지기 전의 상태로 회복하지만, 괴사의 범위가 넓은 경우에는 그들의 기본구조가 파괴된다. 그 결과 간세포는 재생하더라도 원상태로는 수복되지 않고, 대신 재생능력이 강한 섬유모세포가 증식하여 괴사에 빠진 부분은 점차 섬유조직으로 대치되며, 최종적으로 흔히 간경변증이 일어나게 된다.

3) 불안정세포

불안정세포(labile cell, unstable cell)는 재생능력이 강한 세포로 일생동안 계속 증식하여 탈락 또는 사멸된 세포를 채워주는 결합조직, 말초신경, 혈액세포, 표피, 점막상피 등이 여기에 속한다. 그 밖에도 피부 · 입안(구강) · 질 및 자궁목 등의 외피를 덮고 있는 편평상피세포나 위장관 · 분비관을 덮고 있는 원주상피세포, 비뇨기계를 덮고 있는 이행상피세포, 조혈장기의 혈구세포 및 조혈조직의 세포 등이 이에 속한다

3. 창상치유

상처(창상, wound)란 외상에 의한 조직의 손상(절단, 결손 등)을 뜻한다. 손상을 입은 조직이 염증, 세포증식,

조직 재구축을 거쳐 회복하는 과정을 **상처치유**(창상치유, wound healing)라 하는데, 조직의 손상 정도나 장애를 입은 조직의 종류에 따라 그 복구과정이 다르며 치유형태도 완전 치유되거나 **흉터**(반흔, scar)를 남기고 치유되기도 한다.

1) 육아조직

조직이 손상을 받았을 때 수복에 가장 중요한 역할을 하는 것은 **육아조직**(granulation tissue)이다. 특히 증식력이 약하든가 또는 증식력이 전혀 없는 세포로 구성된 장기와 조직에서는 본래의 조직에 대신해서 일반적으로 육아조직이 결손부위를 보충한다(뇌에서는 흔히 신경아교조직). 육아조직은 섬유모세포를 주요 구성성분으로 하고 신생 모세혈관이 풍부하다. 거기에 큰포식세포(조직구)와 호중구, 림프구, 형질세포 등의 유주세포를 혼합하고 있다.

2) 반흔조직

육아조직에서는 시간이 경과함에 따라 액체성분과 괴사물질은 흡수되고 교원섬유의 양이 증가한다. 모세혈관, 호중구와 큰포식세포 등의 유주세포도 모습을 감추고, 후에는 거의 교원섬유만으로 된 조직이 형성되는데 이것을 **반흔**(scar)이라고 한다. **반흔조직**에는 수축력과 신경전도성이 없어서 반흔이 심장과 뇌 등에 형성된 경우에는 심한 기능장애가 초래된다. 또한, 팔다리 등에 커다란 반흔조직이 형성되면 변형이 일어나고, 열상 등에서는 치유과정에서 굵은 교원섬유가 과잉으로 치밀하게 만들어지는 경우가 있는데, 이 상태를 **켈로이드**(keloid)라고 한다(그림 5-13).

3) 창상치유의 양식

창상치유에서는 창상의 수축과 조직의 결손부분을 보충하는 재생현상이 나타나게 된다. 그런 경우 육아조직의 증식이 더해지므로 불완전재생의 형태를 취하는 경우가 많다. 육아조직 대체 정도에 따라 **일차유합**과 **이차유합**으로 분류한다(그림 5-14).

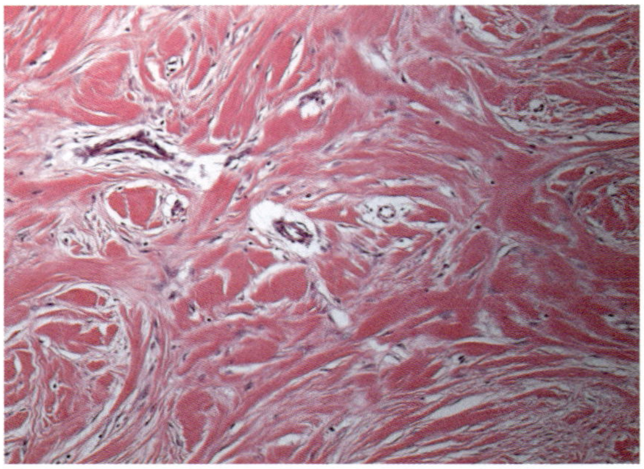

그림 5-13. **반 흔**

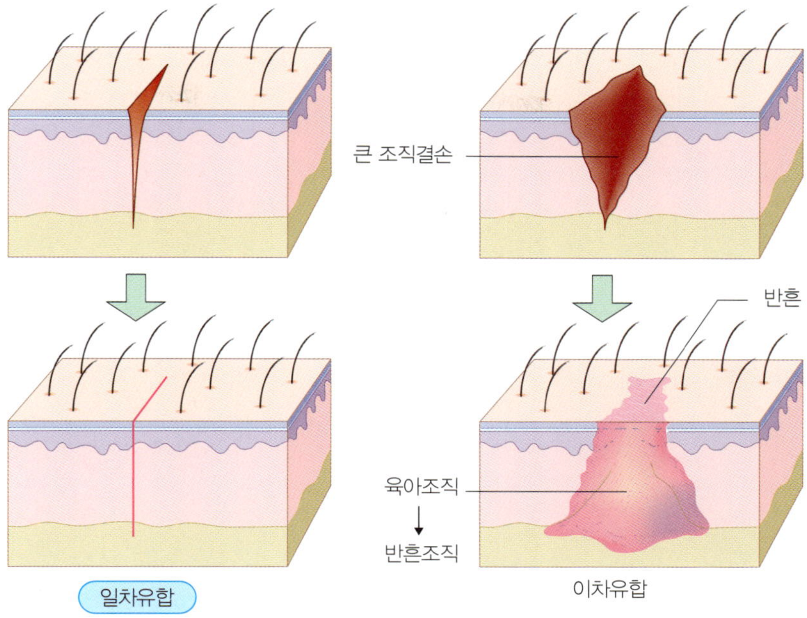

그림 5-14. 일차유합(왼쪽)과 이차유합(오른쪽)에 의한 창상의 치유단계

(1) 일차유합(primary union)

조직손상이 경미하고 상처에 세균감염이 없으며, 봉합에 의해 창상면이 밀착된 상태에서 이루어지는 것으로 육아조직의 형성이 아주 적다. 이러한 상처를 입으면 즉시 혈액응괴에 의해 손상된 피부공간이 채워지고 상처의 표면은 딱지(scab)를 형성하여 치유된다.

(2) 이차유합(secondary union)

비교적 다량의 육아조직 형성에 의해 치유되는 경우를 말하는 것으로 조직결손이 큰 경우나 치유에 장애가 있을 때 괴사조직과 염증성 삼출물이 있기 때문에 그 제거가 필요한 경우 또는 조직의 재생력이 약한 경우 등에 나타난다. 치유병터 부위에는 일차치유와 달리 염증반응이 더욱 심해지고, 더 많은 육아조직이 형성되고 반흔에 의한 수축이 일어나며 피부 부속기의 재생이 되지 않는다.

4) 창상치유의 기전

창상치유는 잘 조화된 여러 과정이 관여한다. 앞서 언급한 바와 같이 급성 염증 반응, 실질세포의 재생, 실질 및 결합조직세포의 이동과 증식, 세포바깥바탕질(세포외기질) 단백의 합성, 결합조직과 실질조직 성분의 재구축, 콜라겐화 및 창상 장력의 획득 등이 포함된다. 이상의 기전들은 급성 염증의 매개체, 만성 염증의 신생혈관 형성 및 섬유화에 잘 기술되어 있다.

콜라겐은 동물에서 가장 흔한 단백이며, 섬유모세포의 산물로 창상치유의 장력을 제공한다. 콜라겐 합성은 여러 단계를 거쳐 생성되며 중간 과정 중 프롤린(proline)의 hydroxylation 과정에 비타민 C의 역할은 중요하다. 이러한 콜라겐 합성은 창상 3~5일에서 시작하여 수 주 동안 지속되며 섬유모세포와 백혈구에서 분비되는 PDG-

F(Platelet-derived growth factor), FGF(Fibroblast growth factor), 및 TGF-β(Transforming growth factor) 등의 성장 인자와 인터루킨-1, 인터루킨-4의 시토카인이 콜라겐 합성에 관여한다.

창상치유에 영향을 미치는 전신적 및 국소적 인자로는 영양상태, 부신겉질호르몬, 감염, 기계적 인자, 순환혈액의 공급상태, 이물질 등이 있다.

5) 창상치유의 이상

콜라겐 축적이 과다하여 생기는 종양성 반흔인 **켈로이드**와 상피세포의 재생을 방해하는 육아조직이 과도하게 성장하는 **증식성 육아종**이 있다.

제 06 장

면역과 질환

면역(immunity)이란 생체방어의 한 수단을 말한다. 사람이 주변으로부터 끊임없이 각종 병원체(pathogens)로부터 위협을 받고 있으면서도 건강하게 살아가는 것은 우리 몸에 면역반응을 나타내는 **면역체계**(immune system)가 있기 때문이다. **면역반응**(immune reaction)이란 몸의 외부 또는 내부로부터 나타난 항원과 인체 내 면역계통의 세포(림프구) 사이에 일어나는 특이 반응을 말한다.

항원(antigen)은 면역계가 비자기로서 인식하는 병원체 등을 가리키는데, 항원의 조건으로는 몸 안에서 항체를 만들 수 있고(항체형성능), 만들어진 항체는 동일한 항원에 다시 노출되었을 때 면역반응을 나타내는 것(면역반응성)이어야 하는데 항원의 이러한 성질을 **항원 특이성**(antigen specificity)이라 한다. 일단 인식된 항원은 림프구가 기억하고 2회 이후의 면역반응은 더욱 강하고 신속하게 발생한다. 이에 따라 병원체 등의 항원은 보다 신속하고 효과적으로 제거되는데 이를 **면역기억**(immunological memory)이라 한다.

예방접종 시 백신(vaccine) 주사는 이러한 항원 특이성을 이용한 것으로, 인위적으로 균을 몸 안에 넣어 줌으로써 그 균에 대한 항체가 형성되도록 하여, 동일한 균이 다시 들어오더라도 질병이 걸리지 않게 되는 것이다.

그러나 면역반응이 항상 유익한 작용만 하는 것은 아니다. 어떤 항원항체반응은 과잉반응으로 염증 등 조직손상을 야기시키는 과민반응을 나타내기도 한다.

면역계 질환은 크게 과민성 질환, 자가면역성 질환, 면역결핍증후군 등 3군으로 분류할 수 있다. 본 장에서는 먼저 면역기전에 대해 간단히 설명한 다음 면역질환을 다루고자 한다.

1. 인체의 면역기전

1) 선천면역과 적응면역

선천면역(innate immunity)은 외부로부터 유해물질의 체내 진입을 저지하거나, 들어오더라도 초기에 이들을 파괴함으로써 질병의 발병을 막는 일차 방어기구를 말하는데, 피부(skin), 점액(mucus), 각종 효소(enzymes), 호중구(neutrophil), 큰포식세포(대식세포, macrophage) 등이 관여하는 염증반응 등이 여기에 속한다. 이러한 선천면역 체계는 모든 다세포 동물에는 공통적으로 갖추어져 있는 기구로서 항원 특이성을 갖지 않기 때문에 **비특이성 면역**(non-specific immunity)이라고도 한다.

그러나 많은 병원성 미생물은 변이(mutation)를 통해서 숙주의 선천면역 기구를 회피할 수 있는 기회가 수없이 많다. 따라서 숙주는 이러한 미생물의 특성에 대하여 개별적으로 대응할 수 있는 이차 방어기전을 갖추고 있는데, 이를 **적응면역**(adaptive immunity)이라 한다. 적응면역은 항원 특이성을 갖고 있어 **특이성 면역**이라 부르기도 하는데, T 림프구 및 B 림프구가 관여하고 있다.

일반적으로 면역반응이라 함은 적응면역을 말하는 것으로 두 가지 면역기전을 가지는데, 하나는 **체액면역**(humoral immunity)이고, 다른 하나는 **세포매개면역**(cell mediated immunity)이다.

(1) 체액면역(humoral immunity)

후천성 면역계에 의해 **면역반응**(면역응답, immune response)을 일으킬 수 있는 물질을 **항원**(antigen; Ag)이라 부른다. 항원은 단백질, 당, 지질 등이 될 수 있는데 항원만으로 항체가 만들어지는 것을 **완전 항원**(complete antigen), 지질이나 단백질과 결합해서 항체를 만드는 것을 **불완전 항원**(hapten)이라 한다.

체액면역에서는 항원이 체내에 침입하여 B 림프구에서 1차 접촉하게 되면 B 림프구는 형질세포(plasma cell)로 분화된 후 항원에 대응하는 항체가 만들어지고, 이들 항체는 혈청이나 세포사이질(세포간질)에 오랫동안 존재하고 있다가 동일한 항원이 재차 들어오게 되면 항원항체반응에 의하여 항원의 독성을 중화시키거나, 큰포식세포(대식세포)로 하여금 용이하게 탐식하게 하고, 또는 보체계를 활성화하여 용해시키게 된다. 따라서 체액면역에서 주체가 되는 것은 항체, 즉 혈청 단백질의 **면역글로불린**(immunoglobulin; Ig)인데 이들의 여러 가지 생화학적 성상에 따라 IgG, IgA, IgM, IgE, IgD의 5종류로 구분할 수 있다.

① IgG

면역글로불린 중에서 농도가 가장 높고 매우 중요한 역할을 한다. 여러 세균에 대한 항독소 항체로 감염방지에 도움이 되고, 태아에서는 어머니로부터 태반과 초유를 통해서 운반되는데 수 개월간 지속된다.

그림 6-1에서 제시한 바와 같이 무거운사슬(중사슬, heavy chain)과 가벼운사슬(경사슬, light chain)로 이루어진 폴리펩티드(polypeptide)로 Y자형을 형성하는데, 단백분해효소의 하나인 파파인(papain)으로 처리하면 Fab(-Fragment antigen binding) 부분과 Fc(Fragment crystalin) 부분으로 갈라진다. 이 중 Fab 부분은 가변영역(variable part)으로 말단이 다양하게 변화함으로써 많은 항원과 결합하는 부위가 된다. Fc 부분은 불변하는 부위로 항원결합에는 참여하지 않으나 큰포식세포, 림프구 등의 수용체와 결합하여 활성화를 촉진한다.

② IgA

혈청(serum) 중에도 존재하지만 눈, 코, 입안(구강), 기도 및 소화관의 점막에 존재하는 면역글로불린으로 형질세포에 의해서도 생성되며 분비물에 높은 농도로 포함되어 있다. 따라서 항원의 공격으로부터 점막 표면을 보호하여 이물질이 순환계와 일반적 면역계에 들어가는 것을 방지하는 최일선의 방어벽이라 할 수 있다.

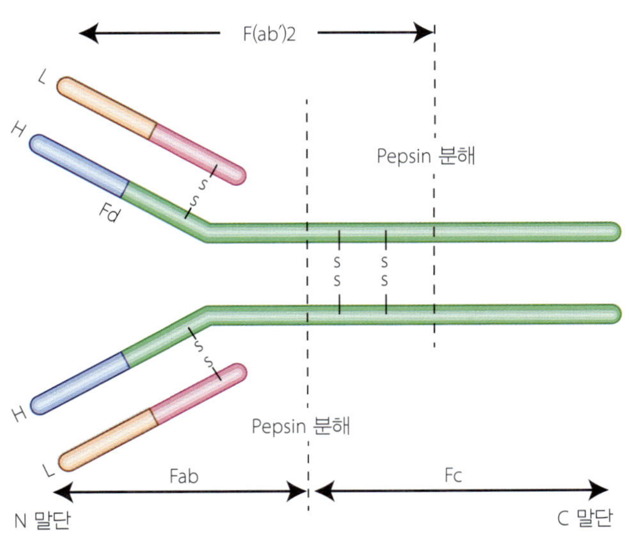

그림 6-1. 면역글로불린의 분자구조

③ IgM

마크로글로불린(macroglobulin)이라고 하며, 분자량은 약 100만으로 면역글로불린 중 최대이다. 주로 B 림프구 표면에 존재하며 가장 원시적 면역글로불린으로 감염 초기 IgG에 앞서 작용한다.

④ IgD

골수종(myeloma) 환자의 혈청에서 발견된 것으로, IgM과 함께 B세포의 표면에 국한해서 나타나는 면역글로불린 수용체(receptor)로서 출현하며, 그 기능은 아직 밝혀지지 않고 있다.

⑤ IgE

이 항체는 주로 항원이 침입한 점막에서 형성되는데, 이 항체의 Fc 부분은 조직에 있는 비만세포(mast cell), 혈액 중의 호염기구(basophil)와 결합하는 성질이 있으며, 동일한 항원과 결합되게 하면 히스타민(histamin)을 방출하여 과민반응을 일으킨다(그림 6-2).

(2) 세포면역(cellular or cell-mediated immunity)

세포면역은 체액면역과는 달리 면역글로불린을 통하지 않고 세포 자신의 접촉에 의한 면역기구이다. 주체가 되는 것은 **T 림프구**(T-lymphocyte)와 **큰포식세포**(대식세포, macrophage)이다. 이 기구는 큰포식세포가 어떤 항원을 인식한 후 T 림프구에 항원을 제시하거나 항원 내용을 정보로써 전달하면, 이 정보를 받은 T 세포는 림포카인(lymphokine)의 일종인 **큰포식세포 활성화 인자**(macrophage activating factor; MAF)를 분비하여, 큰포식세포로 하여금 활성화하거나 직접 **세포독성 T 세포**(Tc)로서 활성화한다.

2) 면역에 관여하는 세포

(1) T 림프구(T-lymphocyte)

T 림프구는 골수(bone marrow)에서 생성되어 가슴샘(흉선, thymus)에서 분화된 후 혈액이나 림프조직에 존재한다. 혈액 내에서 전체 림프구의 70~80%를 차지하며, 림프절에서는 깊은부위 겉질(deep cortex)에, 비장[지라]에서는 세동맥 주위(periarteriolar sheath)에 존재한다.

T 림프구는 크게 두 가지 기능을 갖고 있는데, 그 중 하나는 세포매개성 면역반응으로 지연성 과민반응(delayed hypersensitivity reaction), 세균이나 바이러스 등을 직접 파괴시키는 일, 그리고 장기 이식 시 거부반응 등이 T 림프구에 의해 일어난다.

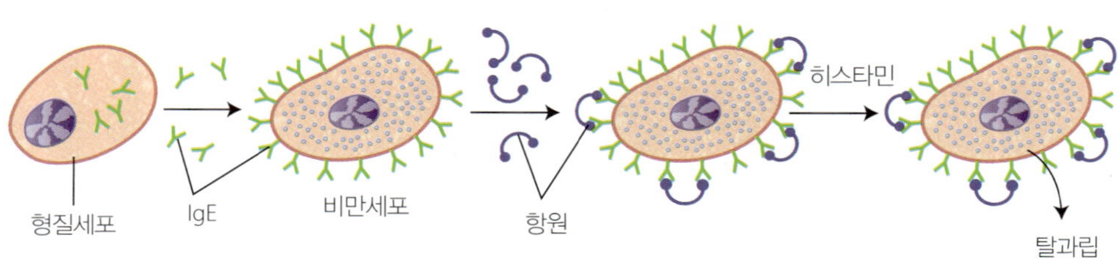

그림 6-2. **IgE의 생성 및 작용.** 항원이 B 림프구(형질세포)를 자극하여 IgE 항체를 만들고, 비만세포 표면에 IgE 항체의 Fc 부분이 부착된다. 다시 같은 항원이 침입하면 항체와 결합하여 탈과립됨으로써 과민반응을 나타낸다.

다른 또 하나의 기능은 조절기능으로서 T 세포는 다른 T 세포나 B 세포에 의하여 진행되는 면역반응을 조절, 즉 도와주거나 억제시키는 기능을 나타낸다. B 세포나 T 세포를 도와서 항원에 대한 면역 반응이 적절하게 나타나도록 도와 주는 세포를 **도움 T 세포**(helper T cell)라 하고, 반면에 T 또는 B 세포로 하여금 면역반응을 억제하는 세포를 **억제 T 세포**(suppressor T cell)라 한다(그림 6-3).

(2) B 림프구(B-lymphocyte)

인체에서 B 세포로 분화되는 곳은 아직은 분명히 밝혀지지 않고 있으나, 골수 또는 소화계통에 존재하는 림프조직에서 이루어진다는 보고가 있다.

B 림프구는 혈액 내 림프구의 약 10~20%를 차지하고, 림프절(lymph node)에서는 림프소절이 있는 겉질부위에 분포하며, 지라(spleen)에서는 백수에 존재한다.

B 세포의 세포막 표면에는 **면역글로불린**(immunoglobulin; Ig)을 갖고 있으며, 항원과 접촉하게 되면 형질세포(plasma cell)로 분화되어 각기 특이한 항체를 생산 방출하게 된다.

(3) 큰포식세포(macrophage)

백혈구의 일종인 단핵구에서 유래된 **큰포식세포**는 **조직구**(histiocyte) 또는 **마크로파지**(macrophage)라 부르기도 한다.

활발한 포식기능을 갖고 있는 큰포식세포는 면역기전에서도 중요한 역할을 하는데, 어떤 항원을 잡아먹었는지 그 정보를 림프구에 전달하고, 세포매개면역반응에서 T 세포의 생성물인 림포카인(lymphokine)과 반응하여 강력한 **작동세포**(주효세포, effector cell)로 작용하며, 또한 섬유모세포, 가로무늬근육(횡문근), 내피세포 및 림프구의 성장과 기능에 영향을 미치는 용해인자(soluble factor)를 분비한다.

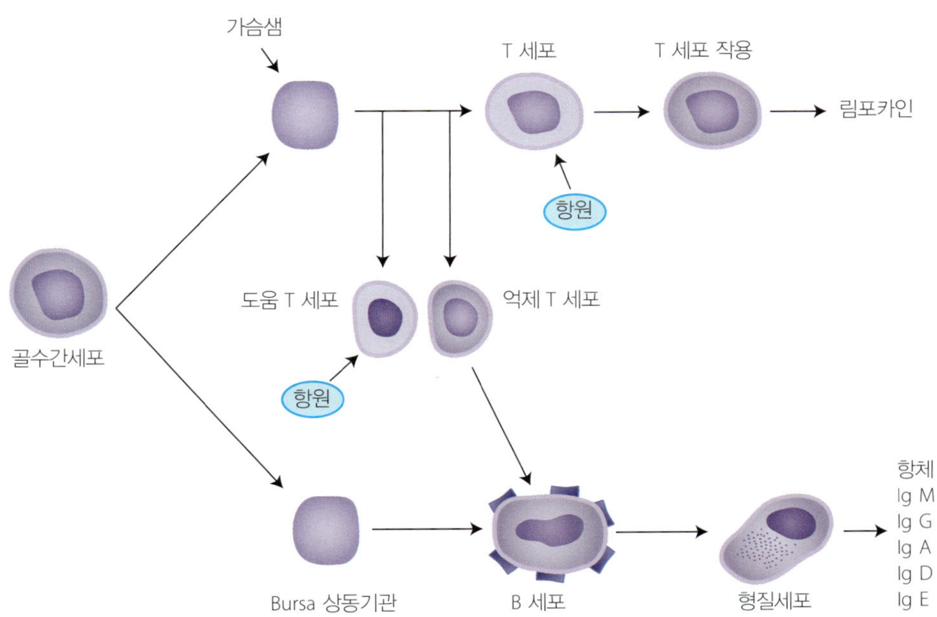

그림 6-3. 림프구의 분화과정

큰포식세포의 세포막은 포식작용에 중요한 두 개의 수용체, 즉 IgG의 Fc 수용체와 C3 수용체를 갖고 있다.

(4) 자연살해세포(natural killer cell; NK cell)

자연살해세포(NK cell)는 일종의 세포독성 림프구로서 T 세포와는 달리 항원 특이성이 없다. 따라서 자극을 받지 않아도 종양세포나 바이러스 등에 감염된 세포를 파괴하는 세포로 비특이적 생체방어 기구에 관여하는 것으로 알려져 최근 이 세포에 대한 관심이 높아지고 있다(그림 6-4).

3) 시토카인

림프구, 큰포식세포를 비롯하여 다양한 세포를 활성화시키는 물질들이 림프구와 큰포식세포 또는 섬유모세포 및 내피세포 등에서 생성, 방출되는데 이들 물질을 **시토카인**(cytokine)이라 한다.

당단백을 주성분으로 하는 이 물질들 중 기능은 알려졌으나 구조와 분자량이 아직 밝혀지지 않은 것도 있는데 인터루킨(IL), 인터페론(IFN), 종양괴사인자(TNF) 등으로 일컫는 것을 포함한 상당히 많은 수에 이르고 있다. 이 중에서 림프구에 의해 만들어지는 것을 **림포카인**(lymphokine)이라 한다.

특히 시토카인 중 인터루킨(IL)은 여러 종류가 있다. 그 가운데 IL-1은 큰포식세포와 B 세포에서 생성하여 T 및 B 세포의 분화와 활성화에 관여하거나, 염증과 중추신경계 및 내분비계의 활성화에도 관여하고, IL-2는 도움 T 세포에서 생성하여 T 세포의 증식과 NK 세포의 활성화를, IL-3은 역시 도움 T 세포에서 생성하여 조혈간세포의 활성화를, IL-4는 B 세포의 증식과 IgE의 생성을, IL-5는 IgA의 생성을 각각 담당한다.

4) 보 체

보체(complement)는 혈청 중에 함유된 불안정한 단백물질로 대부분 항원항체 결합체 중 항체, 특히 IgG, IgM의 Fc 부분에 보체가 결합함으로써 항체의 작용이 활성화된다. 이들의 활성화는 면역반응을 강화시키는 작용으로 특히 과민반응에 중요한 작용을 한다.

보체에는 C1~C9까지 계단조의 9종류가 있는데 혈청과 조직액 내에 존재한다. 보체의 연쇄반응에 있어 최종적인 활성은 세포의 용해(lysis)이지만 연쇄반응의 각 단계에서 보체단백이 분해하여 생기는 새로운 성분(예. C3a,

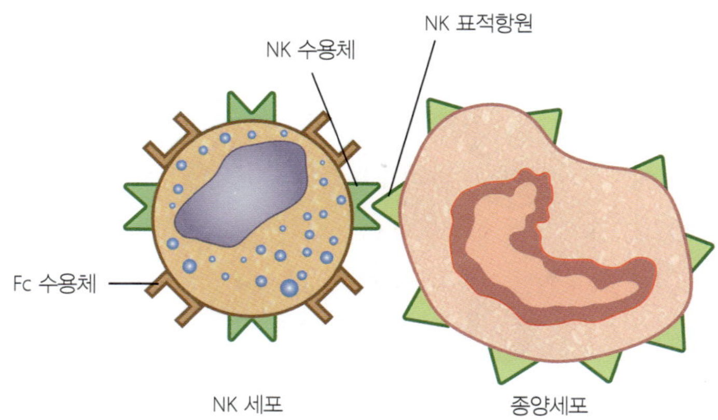

그림 6-4. **NK 세포에 의한 종양세포의 살해.** NK세포의 Fc수용체는 참여하지 않는다.

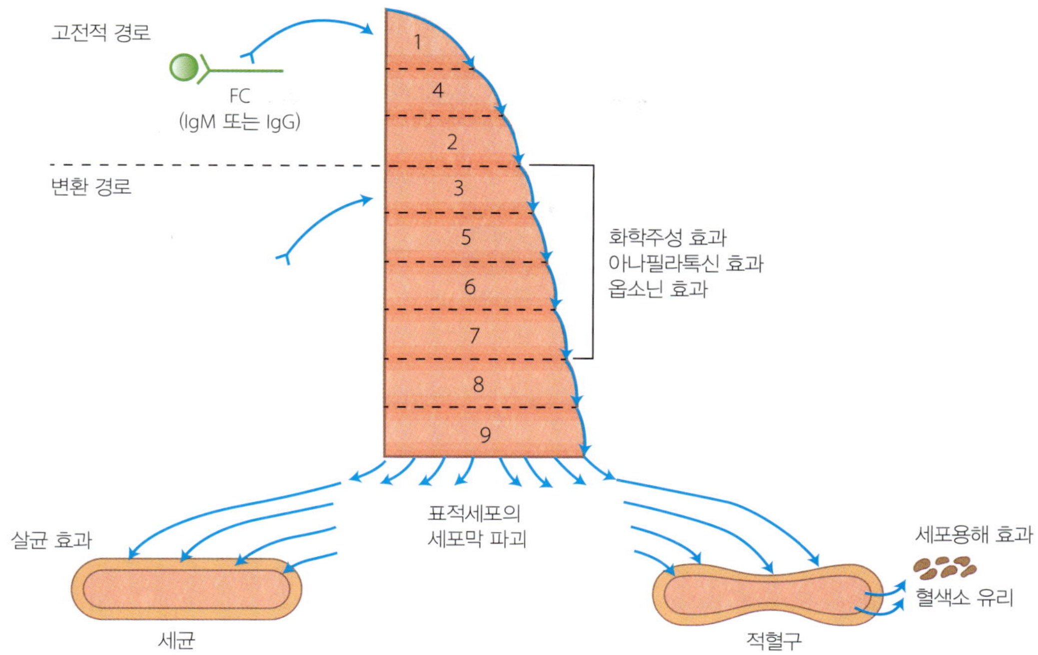

그림 6-5. **보체계의 활성화.** 그림의 계단은 각 단계의 활성화 및 효력을 증폭시켜 마지막 단계에서 강력한 결과를 초래한다.

C5a 등)은 각종 생리활성을 나타낸다.

보체의 활성화 경로는 C1에서 시작하는 **고전적 활성화 경로**(classic pathway)와 C1, C4, C2를 통하지 않고 C3에서 시작하는 **변환 경로**(alternative pathway)로 분류된다. 변환 경로는 혈액과 체액 중에 있는 프로페르딘(properdin)이나 내독소, 특이한 IgA, IgE에 의해 활성화되는데 이들은 C4, C2를 대신하게 된다(그림 6-5).

2. 면역계 질환

1) 과민반응

이전에 노출되었던 항원에 다시 노출될 때 항원이 대량으로 존재하거나 액성 또는 세포면역 상태가 고조되어 있을 경우 면역반응이 과다하게 일어나 대량의 조직파괴를 일으키는 경우가 있다.

이와 같이 생체의 일반적인 면역반응과 동일한 기전을 가지면서 부적절한 면역반응을 나타내는 것을 **과민반응**(hypersensitivity reaction) 또는 **알레르기 반응**(allergy reaction)이라 한다.

과민반응은 일반적으로 Ⅰ~Ⅴ형까지로 분류되며 그 면역반응 기전은 다음과 같다.

(1) 제Ⅰ형 과민반응(type Ⅰ hypersensitivity reaction)

기관지 천식(bronchial asthma), 알레르기성 비염(allergic rhinitis) 등이 이에 속한다. 항원자극에 의해 생산된 IgE 항체가 비만세포, 호염기구 등과 Fc 부분에서 결합되어 있다가 거기에 다시 동일 항원이 침입하게 되면 탈과립을 일으키고 히스타민(histamin), 세로토닌(serotonin), 호산구 유주인자 등을 방출한다(그림 6-6).

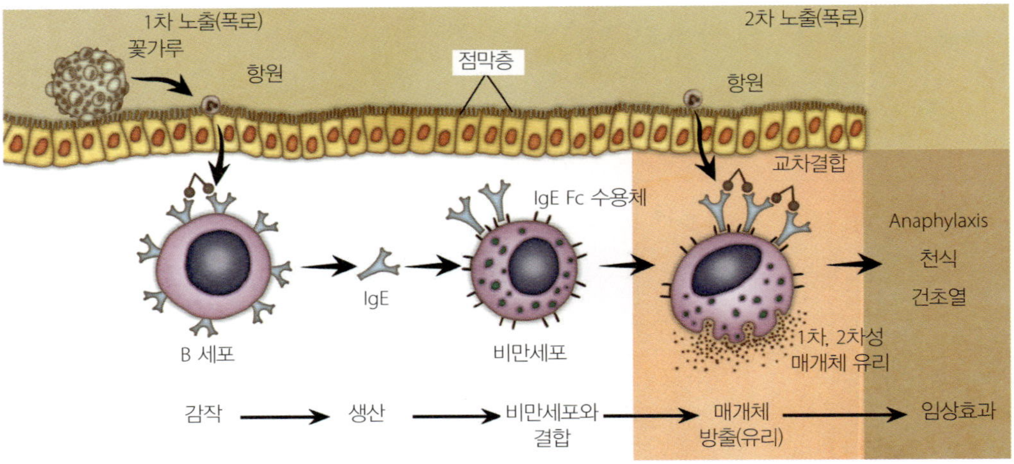

그림 6-6. 제 I 형 과민반응의 발생과정

이들은 혈관의 투과성을 높이고 세기관지 등의 민무늬근육(평활근) 수축을 일으키며, 샘(gland)세포로 하여금 분비를 촉진하여 강한 염증반응을 일으킨다. 이 반응은 항체에 항원이 결합한 후 수분 이내에 일어나므로 **즉시형 과민반응**(anaphylactic type)이라고도 한다. 꽃가루, 먼지, 진드기, 동물의 털, 식물 등에 대해 과민반응을 일으키는데, 이러한 항원을 **알레르겐**(allergen)이라 하고, 이때의 항체인 IgE를 **즉시과민항체**(레아긴, reagin)라 한다. 한편, 천식환자 등에 소량의 알레르겐을 잦은 횟수로 주사하는 치료법이 이용되는데, 이것은 항원의 주사에 의하여 IgG 항체(저지항체)의 생산을 유발하여 항원이 IgE와 결합하기 전에 IgG 항체와 결합해서 아나필락시스(anaphylaxis) 반응이 일어나는 것을 방지하는 것으로 이것을 **탈감작요법**(desensitizing therapy)이라 한다.

(2) 제 II 형 과민반응(type II hypersensitivity reaction)

자가면역용혈빈혈(autoimmune hemolytic anemia), 무과립증(agranulocytosis), 혈소판감소증(thrombocytopenia), 굿파스처증후군(Goodpasture's syndrome), 하시모토병(Hashimoto disease), 중증근무력증(myosthenia gravis; MG) 등이 여기에 속한다.

적혈구, 백혈구, 혈소판 등의 세포 표면에 존재하는 항원에 항체와 보체가 작용해서 세포독성을 일으키는 것이다. 세포독성을 일으키는 기전은 다음 3가지로 분류할 수 있다.

① 보체에 의한 반응(complement-dependent reaction)

먼저 세포 항원과 항체가 결합하게 되면 보체계를 활성화시켜 세포막 손상 또는 파괴를 가져온다. 보체를 활성화시킬 수 있는 항체는 IgG와 IgM이다. 또한 보체계가 활성화되면서 부산물로 C3b가 생성되어 세포 표면에 침착, 옵소닌(opsonin) 역할을 하며 큰포식세포로 하여금 항원항체 복합물을 용이하게 탐식하게 하는 한편, 보체계의 활성화로 세포를 융해한다(그림 6-7).

대표적인 것으로 부적합 수혈반응, 태아적모구증(erythroblastosis fetalis), 자가면역용혈성 질환(autoimmune hemolytic disease) 등이다.

② 항체의존세포매개세포독성(antibody-dependent cell mediated cytotoxicity)

세포성 항원에 항체(IgG)가 붙게 되면 Fc 수용기를 가지고 있는 NK 세포, 단핵구, 중성구 등 비감작세포를 유인하여 그들로 하여금 세포를 파괴한다. 이 형은 보체계를 필요로 하지 않으나 대신 호중구 등 비감작세포의 참여가 필요하다(그림 6-8).

비감작세포는 IgG의 Fc 수용기에 의하여 표적세포와 결합하여 탐식작용 없이 세포의 융해가 일어난다는 것이 밝혀졌다. 이 반응은 탐식되기에 너무 큰 표적세포들, 즉 기생충, 종양세포 등을 파괴하는 데 관여하는 것으로 알려져 있다.

③ 항수용체 항체에 의한 반응(effect of antireceptor antibodies)

이 형은 세포 자신의 수용체와 그 수용체에 대한 항체가 결합하면 이들의 상호작용으로 수용체는 기능을 상실하게 되는 것이다. 대표적인 예가 중증근무력증이다. 신경 말단에서 분비되는 아세틸콜린(acetylcholine)은 근육

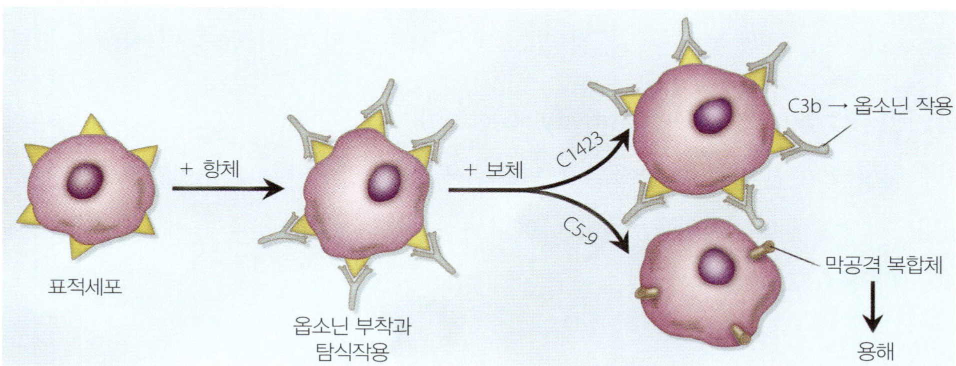

그림 6-7. 보체의 존성 반응

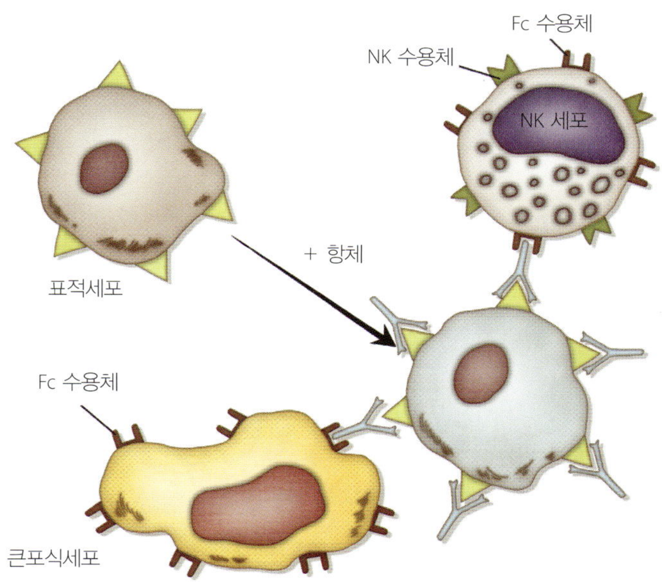

그림 6-8. 항체의존세포매개독성

의 아세틸콜린 수용체와 결합할 때 수용체에 대한 항체가 형성되는 경우 수용체의 기능이 마비되어 근육의 수축을 방해한다(그림 6-9).

(3) 제 Ⅲ 형 과민반응(type Ⅲ hypersensitivity reaction)

이것은 항원항체반응물, 즉 면역복합체에 의해 일어나는 과민반응이다. 면역복합체는 보체계를 활성화함으로써 조직손상을 초래하게 된다. 이러한 질환을 **면역복합체병**(immune complex disease)이라고도 한다. 항체는 주로 IgG이지만 만성 류마티스에서는 IgM, 사구체신염[토리콩팥염]에서는 IgA 등도 잘 알려져 있다. 제Ⅱ형에서는 항원이 세포에 붙어 있으나 제Ⅲ형은 세포와 무관한 것이 차이점이다.

면역복합체는 보체계를 활성화하여 백혈구 유주인자를 방출하는데, 이것이 혈관에 작용, 투과성을 높임과 동시에 호중구의 유주를 촉진하여 탐식하게 한다. 이때 호중구에서 방출되는 단백분해효소(protease)에 의해 조직의 상해를 일으킨다.

면역복합체가 잘 침착되는 신장이나 혈관을 전자현미경으로 관찰하면 혈관벽 또는 바닥막에는 면역복합체와 보체의 하나인 C3가 증명된다. 전신홍반루푸스(전신성 홍반성 낭창, systemic lupus erythematous; SLE), 괴사성 혈관염(necrotizing vasculitis), 만성 류마티스관절염, 신장의 사구체[토리] 신염 등이 이에 속한다.

(4) 제 Ⅳ 형 과민반응(type Ⅳ hypersensitivity reaction)

이 반응은 국소에 침착된 항원에 대해 감작된 T 림프구에 의해 일어나는 과민반응으로, 항체나 보체의 매개가 없는 것이 특징이다. T 세포에 의해 염증반응이 나타나는 지연형 과민반응과 T 세포가 다른 세포를 살해하는 T 세포 매개성 세포독성반응으로 나눌 수 있다.

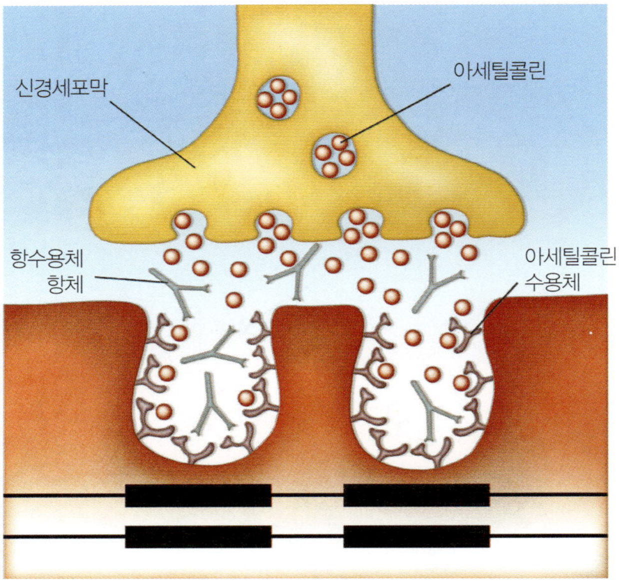

그림 6-9. 항수용체 항체에 의한 반응

① **지연형 과민반응**(delayed hypersensitivity reaction)

결핵에 감염된 사람에게 투베르쿨린을 주사하면 수시간 후에 국소의 발적이 생기고 붓게 되는 것을 볼 수 있는데 24~72시간에 염증반응이 최고조에 이른다. 이와 같이 반응이 늦게 나타나기 때문에 **지연형 과민반응**이라고 한다. 항원과 처음 접촉하면 T 림프구가 감작되고, 이는 기억 T 림프구로 되어 장기간 혈액 내 순환되고 있다. 감작된 사람에게 항원이 들어가면 감작된 T 림프구는 항원과 작용하여 활성물질인 림포카인(lymphokine)을 분비, 큰포식세포 또는 림프구를 활성화시켜 세포 손상을 일으킨다. 따라서 반응국소에서는 큰포식세포와 림프구를 주로 한 육아종이 형성된다.

② **T 세포 매개성 세포독성반응**(T cell mediated cytotoxity)

감작 T 림프구가 직접 표적세포를 사멸시키는 반응이다. 이때 감작 T 림프구를 **세포독성 T 림프구**라 하며, 바이러스 항원, 종양 항원 등에 의해 인체 면역계에서 만들어진다. 이렇게 T 세포가 다른 세포를 직접 죽이는 기전에서는 장기이식에는 방해가 되어 이식 거부반응을 일으킨다.

(5) 제Ⅴ형 과민반응(type Ⅴ hypersensitivity reaction)

제Ⅴ형 과민반응은 로이트(Roitt)가 새로 제창한 개념으로 **자극형 과민반응**이라고도 한다. 기본적으로는 제Ⅱ형과 유사하지만 항원물질이 밖에서 자극을 부여한다. 항원이 호르몬 수용체 같은 경우에는 내부에 정보가 전해지고 세포가 자극을 받아 기능이 활발해진다. 그 예로서 **그레이브스병**(Graves' disease)은 LATS(long acting thyroid stimulator)라는 자극물질(IgE)이 갑상샘 세포 표면에 있는 항원과 결합하여 일어난다.

이상 5가지 과민반응의 특징을 표 6-1에서 비교 제시하였다.

2) 자가면역질환

정상적인 우리 몸은 자신의 조직성분에 대해서는 항체를 만들 수 없도록 되어 있다. 이와 같이 자가항원에 대해 면역반응을 일으키지 않는 것을 **면역학적 관용**(immunologic tolerance)이라 한다. 그러나 어떤 경우에는 면역학적 관용이 깨어져 그 개체 내에서 자가항원에 대항하는 항체, 즉 자가항체를 형성할 수 있게 된다. 이와 같이 자신의

표 6-1. **과민반응의 분류 및 특징**

	제Ⅰ형 (아나필락시형)	제Ⅱ형 (세포독성형)	제Ⅲ형 (면역복합체형)	제Ⅳ형 (지연형)	제Ⅴ형 (자극형)
항체의 종류	IgE(레아진)	IgG>IgM	IgG>IgM>IgA	T 세포	항수용체 항원
항원	외인성 (꽃가루 등)	세포막 표면	외인성 및 내인성	외인성 및 내인성	세포 표면항체
보체의 필요성	없음	있음 또는 없음	있음	없음	없음
반응 장소	비만세포 또는 호염기구 표면	표적세포의 표면	혈관벽 또는 결합 조직내	혈관벽 또는 결합조직내	표적세포의 표면
인체의 증례	아나필락시스 기관지 천식 알레르기성 비염	자가면역 용혈빈혈 태아적모구증 무과립구증	전신홍반루푸스 만성 사구체신염	접촉성 피부염 결핵 이식거부 반응	갑상샘중독증 (LATS)

조직성분에 대해 자가항체가 반응하여 여러 가지 조직손상을 초래할 때 이를 **자가면역질환**(autoimmune disease)이라 한다. 자가면역질환은 전신에 있는 다양한 장기나 조직에 손상을 입히는 **전신성 자가면역질환**과 특정 장기에만 손상을 입히는 **국소성 자가면역질환**으로 구분한다.

(1) 전신성 자가면역질환(systemic autoimmune disease)

전신성 자가면역질환은 일반적으로 **아교질병**(교원병, collagen disease)으로 총괄되어온 질환군인 전신홍반루푸스, 결절다발동맥염, 진행전신피부경화증, 다발근염, 류마티스관절염, 류마티스열의 6가지 질환과 이와 유사한 웨게너육아종증(Wegener granulomatosis) 등이 포함된다.

① 전신홍반루푸스(systemic lupus erythematous; SLE)

전신홍반루푸스(전신성홍반성낭창, SLE)는 특히 젊은 여성에게 호발하는 것으로 안면에 특징적인 나비 모양의 홍반이 나타난다. 원인은 확실치 않으나 자기조직에 대한 면역학적 관용이 상실됨으로써 자가항원에 대한 항체가 형성되어 발생된다. 주로 세포의 핵성분에 대한 다양한 항체를 생산(항핵항체, antinuclear antibody) 또는 면역복합체를 형성하여 장기나 조직에 침착, 과민반응 제Ⅱ형 또는 제Ⅲ형의 장애를 일으킨다.

이때 조직 내 세포독성을 받은 핵은 염색질의 형태가 흐려지고 변성되는데 이를 **LE 소체**(LE body) 또는 **헤마톡실린 소체**(hematoxylin body)라 하며, LE 소체를 호중구가 탐식한 LE 세포를 볼 수 있다(그림 6-10). 주된 장기병변에는 사구체신염, 괴사성 혈관염, 관절염, 피부염 등이 있다. 최근에는 스테로이드제에 의해 사망률은 감소했으나, 계고혈압증과 동맥의 내막비후에 의한 요독증 등을 볼 수 있다.

② 결절다발동맥염(결절성 다발성 동맥염, polyarteritis nodosa; PN)

결절성 동맥주위염이라고도 하며, 전신의 소동맥에 괴사성 혈관염을 특징으로 하고, 병변부위에는 면역글로불린과 보체가 나타나므로 이 질환을 면역복합체병으로 보고 있다. 삼출 또는 괴사를 수반하며 호중구, 큰포식세포, 림프구 등의 침윤이 나타난다.

③ 진행전신피부경화증(진행성 전신성 경피증, progressive systemic sclerosis; PSS)

전신성 경피증이라고도 한다. SS-A, SCL-70 등 일종의 항핵항체도 증명되고 있는데 어디까지 면역기구가 관

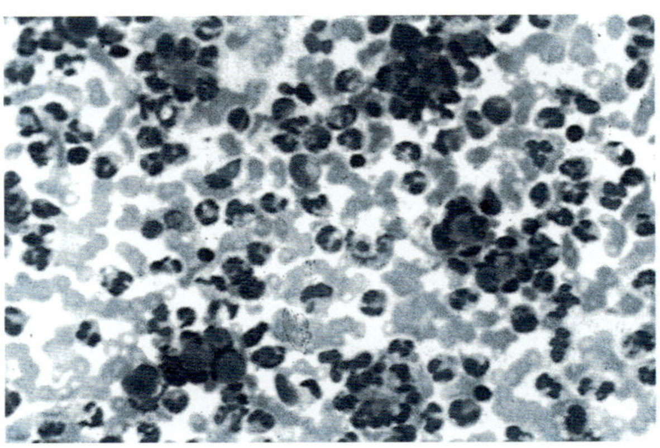

그림 6-10. LE 소체

여하고 있는지는 의문이다. 항원자극에 의하여 섬유모세포를 활성화시키는 시토카인의 유리 또는 혈관의 손상 후 면역기전에 의하여 섬유화가 일어나는 것으로 보고 있다. 증상으로는 사지 말단의 폐섬유종으로 사망하는 경우가 많다.

④ 다발근염(polymyositis; PM)

피부근염이라고도 한다. 주로 팔다리 근육과 목부위의 만성 염증성 질환이며 근육섬유들의 위축, 경화 등 변성을 동반한다. 근육조직에 많이 함유되는 creatin phosphokinase, aldrase 등의 효소가 상승하고, 근육전도에서도 근육섬유의 변성, 중심성 핵, 림프구, 형질세포의 침윤, 섬유화 등이 나타난다.

⑤ 류마티스관절염(rheumatoid arthritis; RA)

관절 윤활막의 염증이 지속됨으로써 관절의 파괴를 일으키는 질환이다. 조직학적으로 림프구, 형질세포의 침윤과 윤활막(활막)세포의 증식을 특징으로 하며, 류마티스성 인자(RF)라 일컫는 자신의 IgG에 대한 항체가 만들어지는데 이 항체 자체는 IgM이다. 그러나 최근에는 IgG, IgA, IgE도 증명되었으며, 특히 IgG가 높은 증례에서는 전신의 혈관염 중에서도 동맥염의 발생빈도가 높다고 한다. 이와 같이 관절염에 전신성 혈관 병변이 강한 경우를 **악성 류마티스관절염**이라 한다.

⑥ 류마티스열(rheumatic fever; RF)

Group A－용혈사슬알균에 의한 상기도의 감염이 있고, 그후 2～3주간의 무증상 시기를 거친 후 급성 열성질환으로서 발증한다. 이것은 용혈사슬알균(용혈성 연쇄상구균)의 벽을 구성하는 M 단백에 대해 산생된 항체가 심장의 결합조직과 반응하는 데서 일어나는 질환인데, 이와 같은 현상을 **교차반응**(cross reaction)이라 한다. 교차반응 결과 심장의 바깥막, 중간막, 속막의 교원섬유에 괴사 및 조직구로 이루어진 Aschoff 소체인 육아종이 형성된다. 이 결과 심장은 다양한 기능장애를 일으키는데, 그 중에서 특히 알려진 것이 심장판막증(류마티스성 심내막염)이며 판막의 수술적 대처에 의해 교정될 수 있다.

(2) 국소성 자가면역질환(local autoimmune disease)

국소성 자가면역질환에는 병변 부위와 자가항체 모두 장기 특이성을 가진 것과 병변 부위에는 장기 특이성이 있으나 자기항체는 비특이적인 것이 있다. 전자의 예로는 하시모토병 · 애디슨병 · 악성빈혈 등이 있고, 후자의 경우는 원발성 담즙 간경변증 · 쇠그렌증후군(Sjören syndrome) 등이다. 이들 중 빈도가 높은 하시모토병과 쇠그렌증후군에 대해 살펴보기로 한다.

① 하시모토병(Hashimoto's disease)

하시모토병은 단일 장기형 자가면역 질환의 대표적인 것으로 과민반응 Ⅱ에 속한다. 만성 갑상샘염의 일종으로서 단단한 미만성 갑상샘종이 나타난다. 조직학적으로는 림프 여포의 출현을 동반한 림프구, 형질세포의 침윤, 사이질(간질)의 섬유화 및 여포상피의 변성과 붕괴가 나타난다(그림 6－11).

자가항체로서는 갑상샘 자극 호르몬 수용체에 대한 항체(thyrotropio receptor antibody)와 미세소체 항체(microsome antibody)이다.

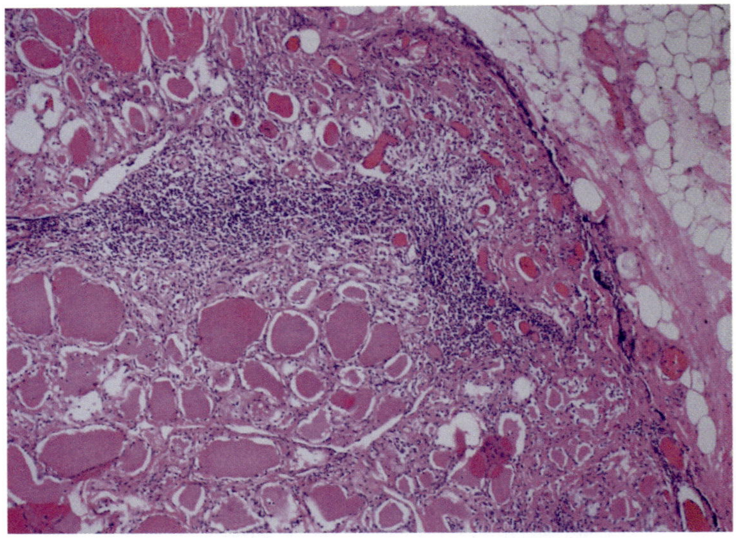

그림 6-11. **하시모토갑상샘염.** 갑상샘 소포상피에 호산변화와 다량의 림프구 침윤과 증식을 보이는 것이 특징이다.

② **쇠그렌증후군**(Sjören syndrome)

쇠그렌증후군은 눈물샘과 침샘에 주된 병터가 있으며, 병터에는 T 세포 및 B 세포의 침윤을 볼 수 있다. 자가항체인 SS-A(R0)와 SS-B(La)는 침샘의 도관세포에 반응한다.

주로 여성에서 유발되며 침샘과 눈물샘의 분비감소로 입안 건조 및 건조성 각막결막염을 특징으로 한다.

3. 이식거부 반응

피부, 신장, 심장, 간 및 골수 등 기능이 손상된 장기는 다른 사람으로부터 이식(transplantation)을 받음으로써 회복될 수 있다. 사람의 장기이식 경우 생체, 사체 또는 뇌사상태의 개체가 장기의 **공여자**(donor)가 될 수 있다.

그러나 **수용자**(recipient)의 세포가 공여자의 조직을 비자기성분(nonself substance)으로 인식하게 되면 수용자의 면역기전이 작동되어 공여자의 조직을 파괴하게 되는데 이러한 반응을 **이식거부 반응**(transplant rejection)이라 한다(그림 6-12).

수혈 시 혈액형이 맞지 않으면 수혈거부 반응을 일으키듯, 조직에서도 이식거부 반응을 일으키는 수십 종의 세포 표면항원이 있는데, 이를 **조직적합항원**(histocompatibility antigen) 또는 **인체백혈구항원**(human leukocyte antigen; HLA)이라 부른다.

거부기전에는 감작된 T 세포에 의해 이식된 조직을 파괴하는 T 세포 매개반응과 새로 형성된 항체에 의해 조직이 파괴되는 항체 매개반응이 있는데, 여기에는 보체(제Ⅱ형 과민반응) 또는 면역복합체(제Ⅲ형 과민반응)에 의해 활성화된다.

이러한 거부반응을 줄이기 위해 수용자와 공여자의 HLA 유형을 맞춤으로써 최소화할 수 있는데, 가족 중에서 장기를 제공받으면 거부반응이 적게 나타난다. 이것은 부모, 형제 등은 HLA 유형이 비슷하기 때문이다.

최근에는 거부반응을 약화시키는 면역억제제가 개발되어 이식 성공률을 높이고 있으나, 약물 사용에 의한 감염

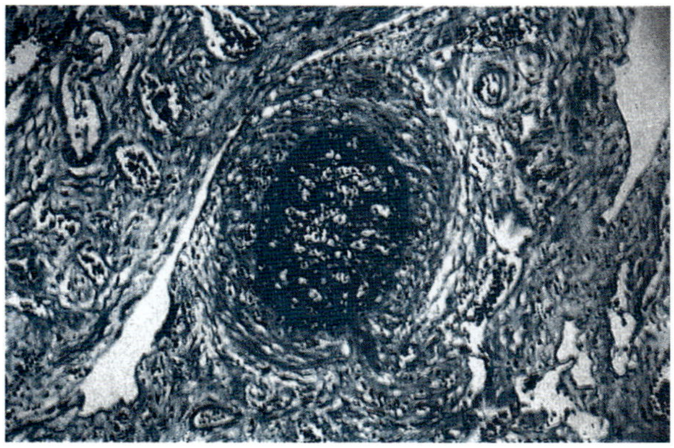

그림 6–12. **급성 이식거부.** 신장이식 거부 반응으로 혈전을 나타내는 혈관염이 보인다.

저항력 저하 등의 문제가 새롭게 대두되고 있다.

4. 면역결핍병

면역결핍병(immunodeficiency disease)이란 면역을 담당하는 세포 또는 면역기관의 기능상실에 의해 발생하는 병적 현상을 말한다. 면역결핍의 주요인으로 T 또는 B 림프구 장애, 보체결손, 그리고 골수세포 장애 등을 들 수 있다. 면역결핍은 선천적인 것과 원인이 분명한 후천적인 것으로 분류된다.

1) 선천성 면역결핍병

대부분 유전자에 의해 결정되는 **선천성 면역결핍병**은 크게 3범주로 분류하고 있다.

첫째, 체액면역, 즉 항체 결핍을 주로하는 증후군인데 대표적 질환으로 반성 무감마글로불린혈증(X-linked agammaglobulinemia of Bruton)이 있다. 혈청 내 면역글로불린이 거의 존재하지 않는 것이 특징으로 세포면역은 정상이나 항체의 생성을 못하는 질환이다. 1952년 Bruton이 반복되는 세균감염이 있는 영아를 처음 보고하였는데, X 염색체 열성으로 유전하므로 남아에서만 볼 수 있다. 대부분의 환자에서 체내 B 세포가 관찰되지 않으며 일부에서는 전구 B 세포 공수에서는 정상적으로 존재하기도 한다.

둘째, 세포면역결핍을 주로 하는 증후군으로 Di George syndrome을 예로 들수 있다. 가슴샘(흉선)이 형성되지 못하므로 발생되는 세포매개 면역의 결핍이 특징이다. 따라서 T 림프구가 있어야 할 조직에 T 림프구가 결핍되어 있다. 혈중에서도 림프구 수는 정상이지만 T 림프구는 없다. 바이러스, 세균, 진균 감염에 대한 저항성이 없고 저칼륨혈증을 나타내게 된다. 합병형 면역결핍병(severe combined immunodeficiency) 등이다.

셋째, 면역기구 이외에 특징적 이상으로 나타나는 증후군으로 혈소판 감소와 습진을 동반한 면역결핍병인 Wiskott-Aldrich 증후군이 있다.

2) 후천성 면역결핍병

전반적인 면역기능의 저하를 초래하는 **후천성 면역결핍병**에는 최근 문제가 되고 있는 **후천면역결핍증후군**(acquired immunodeficiency syndrome; AIDS) 외에도 **림프성 백혈병**, **악성 림프종** 그리고 **의원성인 것**(방사선, 항암제, 면역억제제 투여의 부작용, 기타 영양부족, 암의 말기 등) 등이 있다. 여기에서는 에이즈에 대해 간단히 살펴보기로 한다.

(1) 발병기전

최근 에이즈 예방에 대한 지속적인 홍보에도 불구하고 전 세계적으로 새로운 환자가 계속 급증하고 있다. 에이즈는 주로 혈액과 정액(semen)을 통해서 이 질환의 원인체인 **사람면역결핍바이러스**(human immunodeficiency virus; HIV) 감염에 의해 일어난다. 대부분 성적 접촉, 특히 동성애자 및 양성애자 등에서 전염되지만 혈액제제를 상습 투여받는 혈우병 환자, 불결한 주사침의 연용(마약 상습자) 등에 의해서도 감염된다(그림 6-13).

HIV는 역전사효소를 이용하여 유전자 RNA를 숙주세포 내에 통합되는 대응 DNA로 전환시키는 RNA retrovirus인데, 인체에 침입하면 B 세포의 면역글로불린 생성을 촉진시키는 도움 T 세포(Th)를 파괴한다. 도움 T 세포의 세포막에는 HIV와 친화력이 높은 표면 수용체인 CD4에 의해 쉽게 T 세포와 결합하게 된다.

또한 면역글로불린의 생성기능이 극도로 억제됨으로써 감염에 대한 저항성은 현저히 약해지기 때문에 **사람 폐포자충 폐렴**(Pneumocystis jirovecii)과 **거대세포봉입체병**(cytomegalic inclusion disease), **카포시 육종**(Kaposi's sarcoma) 등의 기회감염(opportunistic infection)을 일으키기 쉽다. 특히 사람 폐포자충 폐렴은 에이즈 환자의 가장 큰 사인(cause of death)으로 잘 알려져 있다.

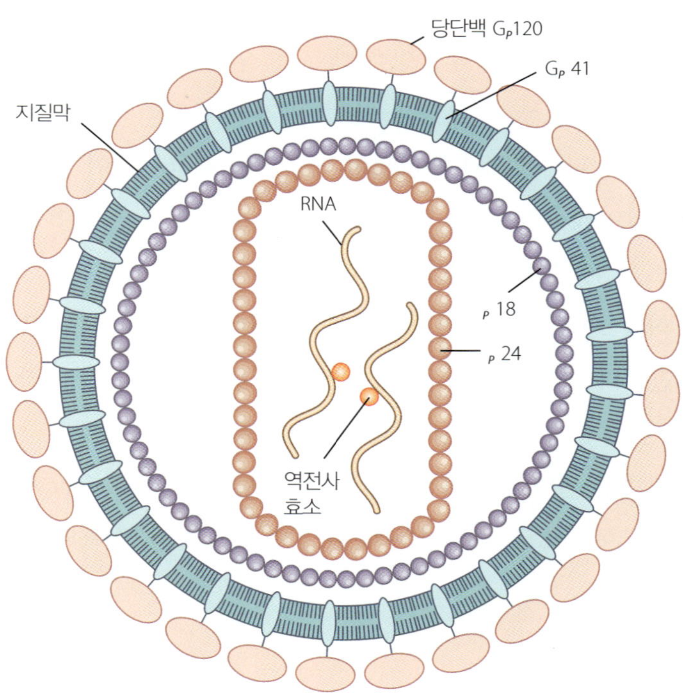

그림 6-13. 사람면역결핍바이러스(HIV)

(2) 임상증상

HIV에 감염되어 후천면역결핍증후군(AIDS)이 나타날 때까지는 일정치 않은 잠복기가 있으며, 현재 이 잠복기는 약 2~8년으로 추정되고 있다. 임상증상으로는 감기증세로 시작하여 고열, 발진, 근육통, 전신쇠약 등이 나타나고, 뒤이어 림프절 증대, 체중 감소, 설사 등의 증세가 나타난다. 특히 사람 폐포자충 폐렴, 결핵 등과 같은 미생물의 기회감염 및 카포시 육종(Kaposi's sarcoma)이나 림프종과 같은 악성종양 병변이 흔히 동반된다.

(3) 에이즈 진단

기회감염, 림프구 감소, 말초혈액 중 도움 T 세포의 저하, IgG 및 IgA의 증가, 그리고 일반적 항원에 대한 피부시험 반응이 나쁜 환자 등과 특히 에이즈 위험군에 속해 있을 때 에이즈일 가능성이 높다. 확인시험은 림프절의 생검(biopsy), 효소항체법(ELISA 법), Immuno-blotting에 의한 바이러스 항체의 검출에 의해 진단되며, 전자현미경 등에 의해 HIV가 직접 검출되면 확정적이다.

제 07 장

감염증

감염(infection)이란 미생물이 숙주의 체내에 침입해서 정착, 증식하는 것을 말하며, 그에 의해 병적 상태가 일어나는 것을 **감염증**(infectious disease)이라 한다.

감염은 다양한 이종 단백 구성요소로 이루어지는 미생물의 침입으로 언제나 각각의 특이적인 면역반응을 숙주에서 일으킨다.

대부분의 미생물은 인체에 해롭지 않은 비병원성이며, 그 중 소수만이 병원성을 가지며 병원성이란 감염성 질환을 발생시킬 수 있는 잠재력을 뜻한다.

1. 병원체의 종류

질병을 유발하는 미생물의 종류에는 세균, 바이러스, 클라미디아, 리케차, 미코플라스마 등이 있으며, 일반적으로 감염증에서는 원충, 진균을 추가한다.

2. 감염경로

병원체가 감염되는 경로는 직접감염, 비말감염, 공기감염, 일반 매개물 감염, 절지동물 매개 감염, 모자감염 등을 들 수 있으며, 이 중 접촉감염과 비말감염이 대표적이다.

접촉감염에서는 미생물이 직접 또는 오염된 작은 동물(벼룩, 이, 진드기 등)을 매개로 일어나는 경우가 있다.

비말감염은 기침, 재채기, 대화 등을 할 때 흩어져 날리는 지름 5㎛ 비말을 매개로 하는 감염이다.

3. 병원성

병원체의 병원성은 병원 결정인자의 생산뿐만 아니라 병원체가 주위로 확산하려는 침습력, 조직상해성(독력), 병원체의 양과 증식력에 따라 달라진다.

4. 감염증의 종류

1) 세균 감염

병원성 세균은 여러 가지 균체 독소를 가지고 있으며, 감염 부위의 세포, 조직의 변성, 괴사, 염증반응을 일으킨다. 세균에는 **외독소**(exotoxin)와 **내독소**(endotoxin)가 있는데, 전자는 세균이 외부로 방출하는 일종의 단백체이며 독성이 강한 것에 비해, 후자는 균체 내에 함유되는 지질다당질(lipopoly-saccharide)이며 내열성으로서 항체도 만들기 어렵다.

내독소는 주로 그람음성 막대균(간균)에서 문제가 된다. 그래서 그람음성 막대균 감염증에서는 내독소의 방출에 의한 내독소 쇼크(endotoxin shock)를 일으키는 경우가 있기 때문에 주의해야 한다.

또한 흔히 그람음성 막대균이 관여하는 기회감염에서는 원래 감염에 대한 환자의 저항력이 극도로 저하되어 있는 경우에도 있을 수 있고, 국소의 감염(대개는 폐)인 경우에는 전신감염증(패혈증)으로 이행하기 쉽다(일종의 기회감염). 신체의 국소부분에서 감염되어 혈류 내에 박테리아가 존재하는 **균혈증**(bacteremia)이라 하고, 화농균에서는 전신 각 부분에 화농소가 많이 발생하는데 이와 같은 상태를 **고름혈증**(농혈증, pyemia)이라 한다. 세균 감염증에는 항생물질이 유효하지만 항생물질의 남용으로 내성을 획득한 다재 내성균 출현이 문제가 되고 있다. 그 중에서도 메티실린 내성 황색포도알균(Methicillin resistant Staphylococcus aureus; MRSA)의 병원 감염에 의한 패혈증(septicemia)이 임상에서 문제가 되고 있다. 그 밖에 디프테리아균, 백일해균, 파상풍균 등에 의해서는 균의 외독소만이 혈류 안으로 침입, 순환하여 전신장애를 일으키는 경우를 **독혈증**(toxemia)이라고 한다. 장관출혈성 대장균 O157(Enterohemorrhagic E. coli O157; EHEC)에 의한 집단 식중독에서 볼 수 있는 '용혈요독증후군(hemolytic uremic syndrome)'은 이 균의 베로 B 톡신에 의한 독혈증의 예이다. 대장균, 녹농균 등 그람음성균 감염증에서는 내독소 혈증에 의한 심각한 순환장애(endotoxin shock)나 파종혈관내응고증후군(disseminated intravascular coagulation syndrome)이 일어날 수 있다(그림 7-1).

2) 바이러스 감염

바이러스(virus)는 세포 밖에서는 대사적으로 불활성이기 때문에 입자로서만 존재하나 숙주세포에 침입하면 핵산이 노출되어, 세포 내에 그 정보를 전달함으로써 자가 복제를 한다. 그 과정으로는 (1) 흡착, (2) 침입, (3) 탈외피, (4) 전사, (5) 증식, (6) 소재집합, (7) 방출의 순으로 분열 증식한다.

바이러스는 핵산단백으로 구성되고 살아 있는 세포의 핵 내에서 증식하지만 DNA를 기본으로 하는 DNA 바이러스(외피 보유, 외피 비보유)와 RNA를 기본으로 하는 RNA 바이러스(외피 보유, 외피 비보유)가 있다.

외피 보유 DNA 바이러스에는 천연두의 폭스 바이러스(pox virus), 단순포진 및 대상포진의 헤르페스바이러스(herpesvirus), 거대세포봉입체병의 거대세포바이러스(cytomegalovirus), 버킷림프종의 원인으로 유명한 엡스타인-바 바이러스(EB 바이러스, Epstein-Barr virus) 등이 있다.

외피 비보유 DNA 바이러스는 유행성 각막결막염을 일으키는 아데노바이러스(adenovirus), 자궁목암(자궁경부암)을 일으키는 사람 유두종 바이러스(human papilloma virus), B형 바이러스 간염을 일으키는 B형 간염 바이러스(hepatitis B virus) 등이 있다.

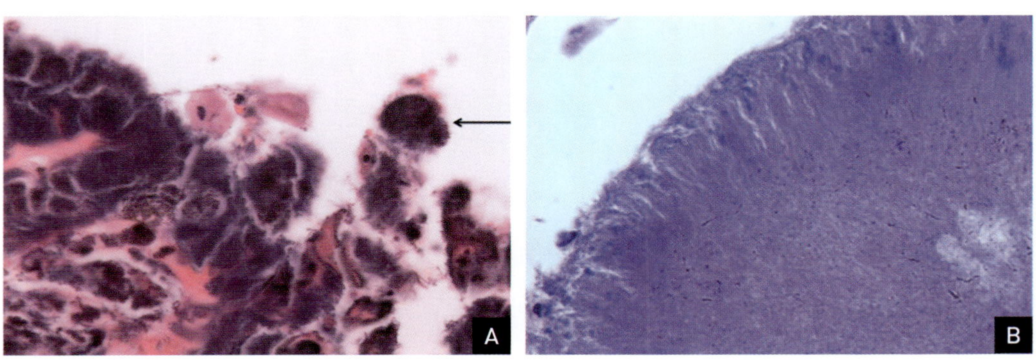

그림 7-1. **바퀴살균증(방선균증)의 현미경 소견.** (A) 저배율 소견상 유황과립이라는 황색 세균집락이 특징이다. 마치 솜뭉치(cotton ball)에 잉크를 적신 모양이다. (B) 고배율 소견상 치밀하게 채워진 섬유질 같은(fibrillary) 세사들이 관찰된다.

외피 보유 RNA 바이러스에는 사람 및 동물의 인플루엔자(influenza)의 감염증인 Orthomyxoviridae, Paramyxoviridae, 공수병(광견병)의 병원체인 Rhabdoviridae, 격심한 출혈열을 일으키는 Filoviridae, 아프리카의 모기, 중동 · 북아프리카 등지의 Pappataci fever로 인한 Bunyaviridae(Hantaan virus), 풍진을 일으키는 Togaviridae(Rubella virus), 모기로 인해 발병하는 Flaviviridae(일본뇌염, 황열, 뎅기열), 성인 감기의 병원체인 Coronaviridae(Coronavirus), 사람에서 바이러스에 의한 발암이 처음으로 확인된 성인 T 세포 백혈병의 원인 바이러스인 HTLV−1과 후천면역결핍증후군(AIDS)의 병원미생물로 유명한 HIV가 속한 레트로바이러스(Retrovirus) 등이 있다.

외피 비보유 RNA 바이러스에는 급성 회백수염을 일으키는 폴리오 바이러스(Poliovirus), 손발입병(수족구병)에 의한 엔테로바이러스−71(Enterovirus−71), 심장근육염(심근염)에 의한 콕사키 바이러스(Coxsackie virus), B−3에 속한 피코나바이러스(Picornavirus), A형 간염 바이러스(hepatitis A virus) 등이 있다.

바이러스는 살아있는 세포 내에 들어간 다음 분열 · 증식한다. 세포 내에서의 바이러스의 분열을 방해하도록 작용하는 것이 인터페론(interferon)이다.

3) 진균증

진균(곰팡이)에 의한 질병에는 피부에 국소적으로 나타나는 것과 깊은부위의 장기를 침해하는 경우가 있다. 전자를 **표재성 진균증**, 후자를 **심재성 진균증**이라고 한다. 표재성 진균증의 대표적인 예는 피부 진균증이며 백선, 무좀 등이 이에 속한다. 심재성 진균증(또는 내장 진균증)은 칸디다(Candida; 구강, 식도, 장관), 아스페르길루스(Aspergillus; 폐), 크립토코쿠스(Cryptococcus; 중추신경계의 수막) 등에 의한 것이 중요한데, 진균의 대부분은 상재균이 많으나, 항생물질의 남용에 기인하는 균 교대현상이나 항암제, 스테로이드 호르몬의 사용에 의해서 세포면역의 저하와 관련해서 병원체로서 염증을 나타낸다(그림 7−2, 3).

4) 원충 감염

원충(Protozoa)은 2~30mm의 단세포 진핵생물로 세포벽이 없고 다양한 방법으로 운동한다.

원충에 의한 질병으로는 아메바성 이질, 말라리아증, 톡소플라스마증, 폐포자충폐렴 등이 있다. 특히 최근에 폐포자충폐렴은 면역능력이 저하된 상태인 백혈병이나 AIDS 등에서 증가하는 경향이 있다.

(1) 강내 기생 원충류 : 아메바 감염증, 편모충증, 트리코모나스증

(2) 혈액 및 조직내 기생 원충류 : 말라리아

(3) 세포 내 기생 원충류 : 톡소플라스마증

5) 리케차 감염

리케차(Rickettsia)는 벼룩 또는 이를 통하여 전파(매개)되며, 전신의 모세혈관 내피세포에 주로 기생하므로 내피손상에 의해 고열 및 피부에 발진이 생기며 출혈성 혈관염을 초래한다. 또한 림프절 종창, 백혈구 감소 등이 나타나며 심하면 사망하는 경우도 있다.

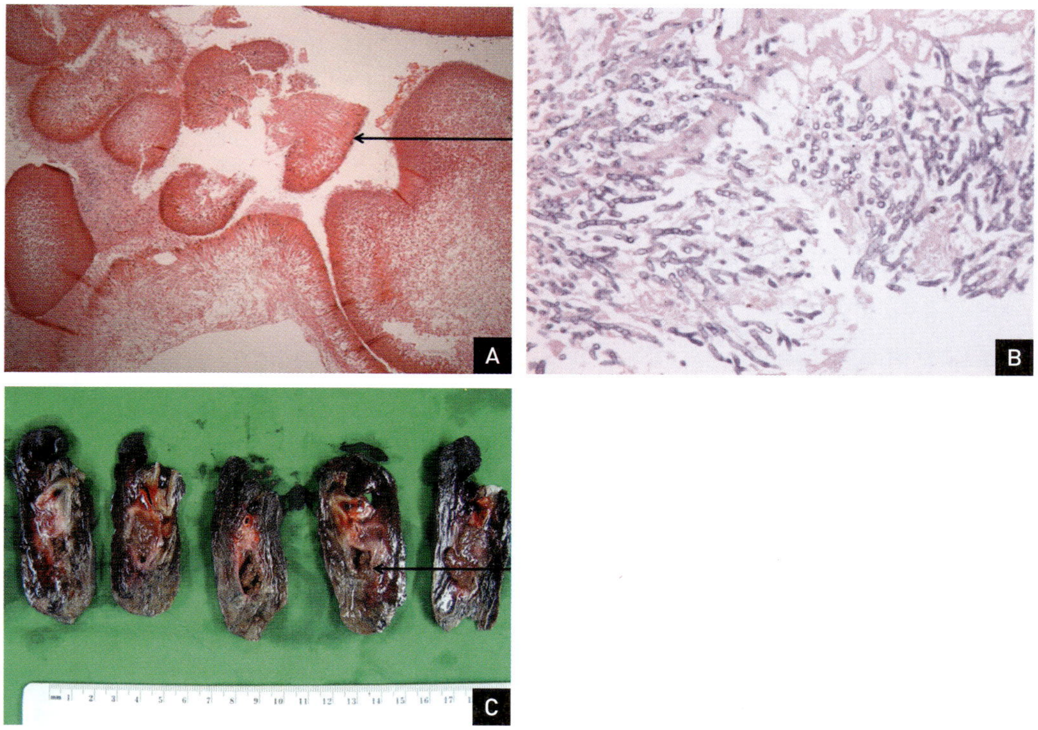

그림 7-2. **진균(Aspergillosis)의 맨눈 및 현미경 소견 및 육안조직 표본.** (A) 저배율 현미경 소견 Fungal ball 형태로 보인다. (B) 고배율 소견에서는 격막이 있고 가지치기를 하는 균사체이다. (C) 맨눈조직 표본 : 절제된 폐로서 가운데 커다란 공동(cavity)을 보인다. 이 공동에 진균이 채워져 있다.

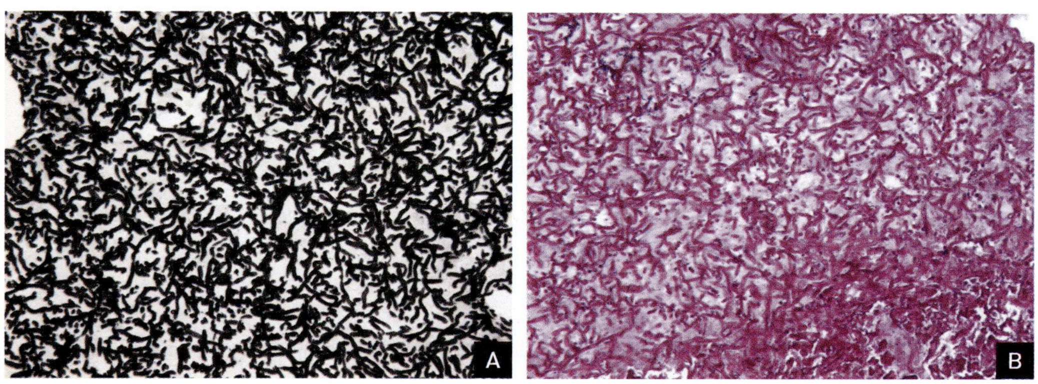

그림 7-3. **칸디다증.** 무수한 효모, 이균사 및 유격균사로 구성된 진균 덩어리를 볼 수 있다. (A) GMS 염색. (B) PAS 염색.

① Rickettsia prowazekii

발진티푸스의 병원체이다. 사람의 몸에 기생하는 '이'가 흡혈할 때 감염된다. 이 균은 '이'의 장관상피에서 다량 증식하여 배설물에 배출되며 사람이 피부를 긁을 때 균이 체내로 들어가게 된다. 이 → 사람 → 이의 경로로 많은 사람이 한꺼번에 모여 있는 환경에서 많이 발생한다. 전쟁, 피난, 가난, 기근과 밀접한 관계가 있다.

② Rickettsia typhi

발진열의 병원체이다. 쥐에 기생하는 쥐벼룩에 물렸을 경우 긁어서 생긴 피부상처를 통해 균이 침입함으로써 발생한다.

③ Rickettsia rickettsii

록키산홍반열의 병원체이다. 미국 록키산맥 지방 및 동부지역에 분포하며 이 지역 다람쥐, 생쥐 등에서 기생하는 진드기에 의해 매개되어 사람에게 감염된다.

④ Orientia tsutsugamushi

진드기의 일종인 양충의 유충이 매개하여 이것에 물려 감염된다. 진드기는 알 → 유충 → 번데기 → 성충의 생활환을 거치는 중 유충이 번데기로 탈바꿈할 때 동물의 조직액을 필요로 하여 야생동물을 물게 된다. 인체 감염은 이 시기에 유충에 물려서 병원체가 침입되어 발생한다. 제3군 법정전염병(감염병)으로 알려져 있다.

6) 미코플라스마 감염

미코플라스마(Mycoplasma)는 포유동물, 조류 등에 널리 기생하고 있다. 자기 스스로 증식할 수 있는 생물 중에서 가장 작으며 여과성 병원체이다. 미코플라스마에는 세포벽이 없기 때문에 균의 모양은 다양하며 무증상감염(불현성감염), 기관지염, 폐렴의 형태로 발증한다. 비말감염이므로 학교, 직장 등에서 소수의 유행을 일으키며, 기침이 오래 계속되는 것이 특징이다.

7) 클라미디아 감염

클라미디아(Chlamydia)는 요로감염, 각막염, 호흡기 감염의 원인균이다. 리케차와 바이러스의 중간 크기로 일반세균보다 작으며 여과성이다. 클라미디아속에 의한 감염증에는 앵무새병, 서혜림프육아종증(제 4 성병), 트라코마, 봉입체결막염, 비임균성 요도염 등이 있다.

숙주세포의 세포질 내에서 증식하며 봉입체를 형성한다. 2분열로 증식하고 세포벽을 가지며 세포질에는 RNA와 DNA, 리보솜 그리고 여러 가지 효소를 가진다.

① Chlamydia psittaci

앵무새병 혹은 조류병으로 병든 조류로부터 원인균을 호흡기를 통해 체내로 흡입되거나 직접 접촉으로 감염된다.

② Chlamydia trachomatis

성행위에 의해 감염이 전파된다. 비임균성 요도염의 원인균으로 중요하며 임질과 유사한 증상을 나타낸다.

제 08 장

신생물

오늘날 선진국에서는 심장근육경색증(심근경색)이나 뇌의 혈관장애를 제외하면 악성종양(malignant tumor)이 사망률 1위를 차지하고 있으며, 진행된 암의 경우는 완치시킬 수 있는 치료법도 개발되어 있지 않으므로 악성종양은 현재 가장 무섭고 중요한 질병이라 해도 과언이 아닐 것이다.

암(cancer)은 성인병의 하나로 간주되고 있으나 소아에게도 발생한다. 또한 암은 악성종양의 별명이지만 모든 종양이 악성은 아니며 양성종양도 있다. 종양이란 무엇이며 도대체 무엇이 원인이 되어 발생하는가? 또 양성종양과 악성종양은 어떻게 다르며 종양에는 어떤 종류가 있는가? 그리고 어떤 형을 하고 있는가? 등의 연속되는 의문점들을 본 장에서 하나씩 풀어보도록 하겠다.

1. 종양이란 무엇인가

종양(tumor)을 **신생물**(neoplasm)이라 하는데, 그리스어의 '새로운(new)'이란 뜻의 'neos'와 형성(formation)이란 뜻의 'plasma'가 결합된 단어로 '새로운 형성체 혹은 새로운 성장(new formation or new growth)'이란 뜻이며, 생물학적 성상이 다른 이상세포가 자율적으로 과잉 증식한 비정상적인 조직덩어리를 말한다.

종양에는 고형종양에서와 같이 종괴를 만드는 것도 있고, 백혈병과 같이 종괴를 만들지 않는 것도 있다. 종양은 생체인 숙주의 죽음과 함께 붕괴해 버리기 때문에 그 일생을 통해 생체 밖으로 나오거나 숙주의 죽음 후에도 계속하여 존재하는 것은 불가능하다. 발암물질을 동물에게 투여하고 실험적으로 종양을 발생시킨 경우, 원인인 발암물질의 투여를 제거하더라도 종양세포는 증식능력을 상실하지 않는데, 이를 종양의 **자율성 증식**이라 한다.

종양은 구성하는 세포의 형태와 행동양상에 따라 **양성종양**(benign)과 **악성종양**(malignant tumor)으로 구분하며 암(cancer)은 바로 악성종양에 해당된다.

일반적으로 양성종양은 발생부위에 국한하며 느리게 성장하고 일정한 크기로 자라면 성장을 멈추고, 종양 주위에 피막을 형성하므로 전이되는 경우가 거의 없으며 숙주가 죽음에 이르게 하는 경우도 없다. 양성종양세포는 발생모세포나 모 조직과 매우 유사한 형태, 구조와 기능을 가지지만 악성종양은 빠르게 성장하고 성장의 정지가 없으며 발생부위에 국한해서 증식하는 것이 아니고 주위 조직을 침윤하고, 혈관이나 림프관을 통하여 장기 또는 림프절로 전이하며 결국 숙주를 죽음에 이르게 한다.

종양의 명칭은 종양의 발생 모세포 또는 모조직명 뒤에 '종: oma'를 붙인다(근종, 샘종, 지방종 등) 일반적으로 악성 상피성 종양을 총칭하여 **암종**(carcinoma)이라 하고 악성 비상피성 종양을 **육종**(sarcoma)이라 부른다.

2. 종양의 육안적 발육형태

종양의 육안적 형태는 발생부위, 종양이 차지하는 범위, 성장양상, 악성도 주위조직과의 관계 등에 따라서 다르다. 종양은 대장의 폴립(polyp)과 같이 발생한 모조직에서 가쪽을 향해 외생장성 발육(exophytic growth)을 하는 경우(그림 8-1)와 위암(stomach cancer)에서와 같이 모조직의 안쪽을 향해 **내생장성 발육**(endophytic growth)을 하는 경우가 있다.

위점막에서는 내강 방향을 향한 발육이 외생장성이며, 근육층 방향인 깊은부위를 향해 증식하는 것이 내생장성 발육인데 위점막에서는 내강 방향으로의 발육보다는 근육층 방향의 깊은부위를 향한 내생장성 발육이 오히려 많다(그림 8-2).

피부암(skin cancer)에서는 종양이 피부에서 융기하여 발육하는 것이 외생장성이며, 피부밑조직을 향해 증식해 가는 것이 내생장성 발육이다. **자궁목암**(자궁경부암, uterine cervical cancer)의 경우, 자궁외경부에서만 볼 수 있는 각화성 편평상피 세포암종(keratinizing squamous cell carcinoma)은 외생장성 발육을 하므로 세포 표본(Pap. smear)상의 배경이 깨끗한(clean background) 데 반하여, 자궁내경부에 발생하는 대세포형 비각화성 편평상피 세포암종(nonkeratinizing squamous cell carcinoma, large cell type)은 내생장성이므로 종양의 상피부밑조직으로의 침윤에 의해 세포 표본상의 배경에 여러 가지 종양소인(tumor diathesis)들이 나타나 지저분한 배경(dirty background)을 하고 있는 것을 볼 수 있다.

대부분의 종양은 위와 같이 외생장성 혹은 내생장성 발육을 하는데 진행된 위암의 경우는 외생장성과 내생장성의 2가지 발육형식을 동시에 보이고 있다(그림 8-3).

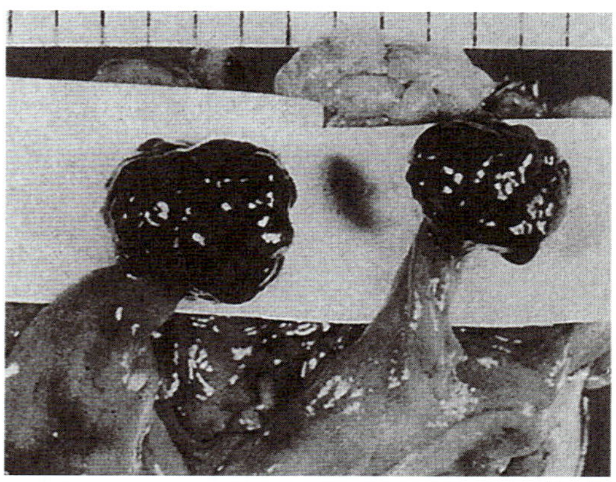

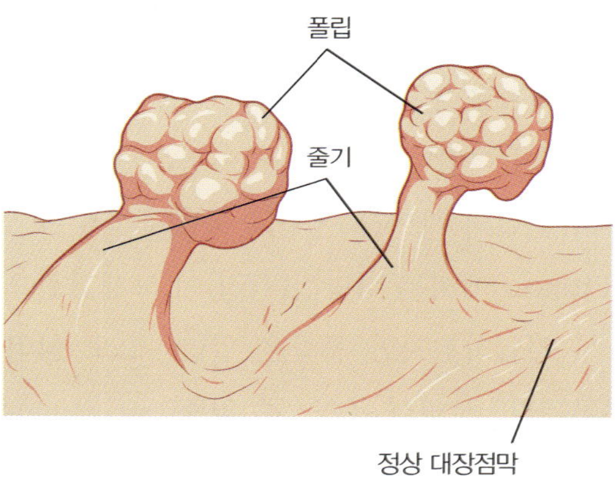

그림 8-1. **대장폴립. 외생장성으로 발육하며 종양의 줄기를 관찰할 수 있는 폴립(polyp)으로 선관샘종이다.**

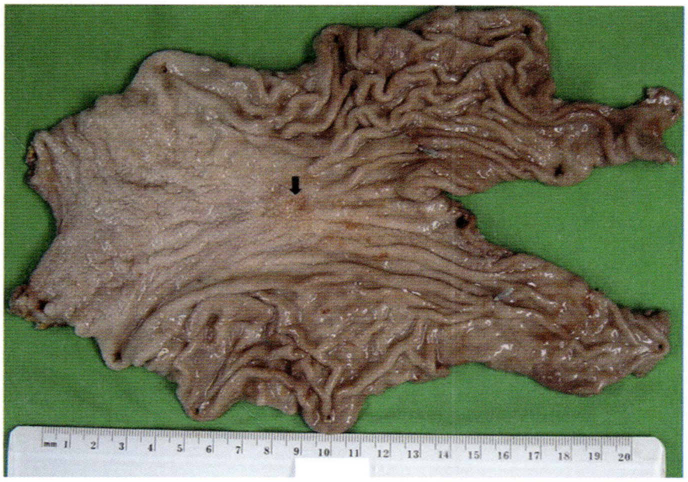

그림 8-2. **조기위암.** 궤양형 조기위암으로 절제된 검체이다. 검체 중간부분인 하체부(low body)에 불규칙한 모양의 1.5cm 크기의 궤양병변이 있으며, 정상주름이 끊어져 있다.

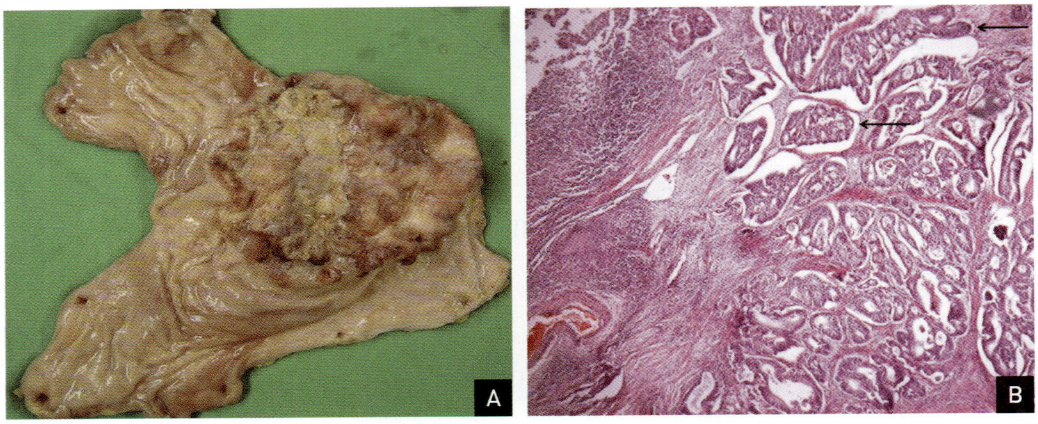

그림 8-3. **진행성 위암.** (A) 사진 오른쪽에 깊은 궤양을 형성하는 커다란 암 병터가 위점막의 대부분을 침윤하고 있다. (B) 현미경 소견에서는 중등도 분화도의 관상샘암종(관상선암, tubular adenocarcinoma) 세포들이 매우 불규칙하게 근육층(muscle layer)을 침범하고 있다.

3. 종양의 조직구조

양성(benign)이든 악성(malignant)이든 모든 종양은 실질과 사이질(간질) 2가지 기본구조를 가진다. 종양의 실질은 종양의 종양세포로 구성되며 미분화한 것을 제외하면 발생모세포와 유사함이 강하여 지방종에서는 성숙한 지방조직과 구별하기 어렵다. 종양의 사이질은 종양의 성장을 유지하기 위해 필요한 결합조직, 혈관 그리고 림프관으로 이루어져 실질의 사이를 메꾸고 종양조직을 지지하며 영양공급을 해주는 부분이다. 간암(hepatic cancer)과 신장암(renal cancer)에서는 바탕질(기질)이 모세혈관으로 되어 있다.

다음에 다시 언급하겠지만 종양은 일반적으로 **상피성 종양**(epithelial tumor)과 **비상피성 종양**(nonepithelial tumor)으로 분류된다. 상피성 종양, 즉 **암종**(carcinoma)은 종양의 실질이 편평상피, 샘상피, 이행상피 등의 상피성 세포에서 유래한 것으로 실질과 바탕질이 명확하게 구별된다. 그러나 비상피성 종양인 **육종**(sarcoma)은 본래 바탕질이 될 세포가 종양화한 것으로 실질과 바탕질이 밀접하게 혼합되어 있어 이들을 명확하게 구별한다는 것은 어려울 때가 많다(그림 8-4B).

악성 상피성 종양인 암종(carcinoma)의 조직학적 구조는 실질인 암세포가 밀집되어 형성된 섬이 소포상(혹은 폐포상)으로 바탕질 속에 산재하며(그림 8-4A), 바탕질의 성격에 따라 구분하는데 결합조직의 바탕질이 적고 실질이 많은 세포성 암종은 부드럽고 물렁물렁하므로 **수양암종**(medullary carcinoma)이라 하고, 암세포는 풍부한 교원바탕질에 산재되어 만지면 단단한 암종을 **경암종**(scirrhous carcinoma)이라 한다.

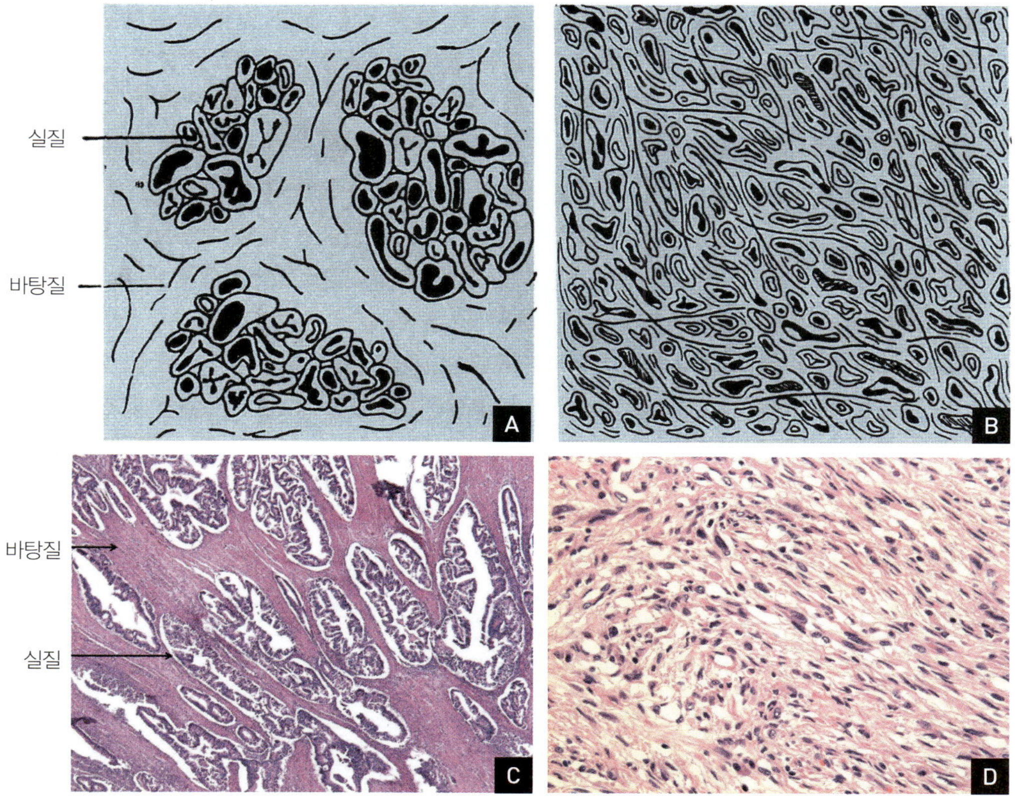

그림 8–4. **암종(carcinoma)과 육종(sarcoma)의 조직상 모식도와 현미경 소견.** (A) 암종 : 실질인 암종세포가 소포상으로 바탕질 속에 산재해 있다. (B) 육종 : 실질인 육종세포와 바탕질이 밀접하게 혼합되어 있다. (C) 암종의 대표적인 현미경 소견. (D) 육종의 대표적인 현미경 소견.

4. 종양세포의 형태학적 성상과 특징

1) 종양세포의 형태

종양세포의 형태는 다양하나 그 형태학적 성상은 3가지로 분류된다.

(1) 형질의 탈락(탈분화)

종양은 어떤 종류의 세포와 조직에서도 발생할 수 있으며, 발생하는 모조직이 다른 경우에도 종양세포의 형태가 유사해지는 경우가 있다. 이것은 종양세포 내의 형질, 즉 본래 그 세포가 가지고 있는 분화의 성질이 상실되었기 때문인 것으로 간주되며 이것을 **형질의 탈락**(탈분화 또는 역형성 : dedifferentiated or anaplasia)이라 한다.

(2) 형질의 유지

종양세포의 형태는 일반적으로 발생한 모조직과 아주 흡사한 경우가 많은데 이는 종양세포가 충분히 잘 분화되고 있는 경우에 나타나는 것으로 **형질의 유지**라 한다. 분화 정도에 따라 **고분화형, 중분화형, 저분화형**으로 나누어지고, 이 분화의 정도는 종양의 악성도에 따라 예후와도 관계가 있다. 일반적으로 분화가 낮을수록 악성도가 높고, 조기에 발견하여 그 종양을 절제하지 않는 한 예후도 불량하게 된다.

(3) 형질의 부가

때로는 종양조직의 일부가 발생한 모조직의 구조와는 아주 다른 형태를 지니게 되는데 이를 **형질의 부가**라고 하며, 이는 그때까지 숨겨졌던 형질이 종양화함으로써 나타나게 된 것으로 생각된다.

2) 종양세포의 특징

악성 종양세포(malignant cell)의 특징으로는 다음 몇 가지를 들 수 있다.

(1) 핵-세포질 비(N-C ratio)가 높고,

(2) 세포 또는 핵의 크기와 모양이 다양한 다양성(pleomorphism)

(3) 핵의 염색질의 양이 증가하며, 염색이 짙게 되는 과염색성(hyperchromasia)을 보이고,

(4) 큰 핵소체들이 나타나며 핵소체의 수가 증가하고,

(5) 염색체(chromosome)의 수와 형태에 이상이 나타나고(이상 핵분열상),

(6) 세포질이 호염기성(basophilic)으로 염색되고 이것이 악성세포의 증식성에 관여한다.

이들은 종양의 탈분화의 지표가 되며 탈분화 정도가 큰 종양일수록 위의 특징들이 두드러진다. 또한 전자현미경적 특징으로는 염색질이 핵막에 많이 모여 핵막이 뚜렷해지고(nuclear margination), 세포질그물(내형질세망)이 단순해지며, 세포 내에 떠돌아 다니는 유리리보솜(free ribosome)이 두드러지고 미토콘드리아(mitochondria)는 크기나 모양이 같지 않고 불규칙해진다. 또한 항상 나타나는 소견은 아니지만 세포질 내에 미세섬유(filament) 모양의 구조물이 많이 나타난다는 것도 지적되고 있다. 그러나 전자현미경에 의한 초미세구조에 의한 형태학적 변화에 있어서도 종양세포에서만 볼 수 있는 특징적인 미세구조는 볼 수 없으며, 정상세포와의 차이는 어디까지나 상대적인 것에 불과하다.

5. 종양의 분류

1) 악성도에 의한 분류

생물학적으로 성숙한 종양을 **양성종양**(benign tumor)이라 하고 미성숙한 종양을 **악성종양**(malignant tumor)이라 한다. 악성종양의 기준이 되는 악성도(malignancy)에는 ① 증식, 발육속도, 분화도, ② 침윤, 전이, 재발, ③ 예후 등을 종합 판정하며, 일반적으로 경도, 중등도, 고도의 3단계로 분류된다. 또한 양성과 악성의 구별이 어려운 종양을 특히 **경계 악성종양**(tumor of borderline malignancy)으로 구별하는 경우도 있다.

2) 조직발생에 의한 분류

종양은 그 발생한 모조직에 따라 **상피성 종양**(epithelial tumor)과 **비상피성 종양**(nonepithelial tumor)으로 분류되며, 상피성 종양은 체표면을 덮고 있는 피부(외배엽성), 소화기(내배엽성) 및 신 · 비뇨기(중배엽성) 등에서 발생하는 것이다. 이에 비해 고유결합조직이나 조혈조직, 그리고 뼈 등의 중배엽성 유래인 것을 비상피성 종양이라 한다. 중추신경계와 신경조직은 외배엽성 유래이지만 상피성 종양과는 구분되어 있다.

6. 종양세포의 기능 분화

종양세포의 기능에 관해서는 종양세포의 분화도가 높을수록 정상세포가 발휘하는 기능을 유지하고 있다. 예로서 편평상피 암종은 각질(keratin)을 보유하고 간세포암은 쓸개즙(담즙)을 생산한다. 그리고 이들의 특성은 악성 종양의 진단에 응용되고 있다.

이에 반해 일반적으로 종양은 악성도가 높을수록 정상 구조 또는 기능적 분화를 상실하는 탈분화와 미분화한 태아기의 방향으로 역행하는 유약화의 경향이 강하다. 즉, 종양의 증식이 빠를수록 종양세포는 역형성으로 정상세포와는 거리가 멀게 되고, 고유의 기능은 발휘하지 못하며 악성도가 높은 종양세포로 구성되어 있는 셈이다. 이것과 관련하여 악성 종양세포에서는 정상세포에 의해 억제되어 있던 유전자가 발현한다는 것이 알려져 있는데 이를 **암관련 항원** 또는 **종양관련 항원**이라 한다.

암관련 항원에 속한 태아성 항원 중 간암에서 볼 수 있는 알파-페토프로테인(α -fetoprotein; AFP)과 대장암을 비롯한 다양한 암에서 볼 수 있는 암태아성 항원(carcinoembryonic antigen; CEA)은 특히 유명한데, 그 발현은 임상적으로는 혈청 AFP 값과 CEA 값의 변화와 조직검체를 이용한 면역조직하학기법인 면역염색법의 종양표지자로 이용되고 있다. 또한 종양세포는 본래 단일 클론성(monoclonal), 즉 단일세포 또는 단일계통의 세포에서 증식해 오는 것인데, 가령 다발성 골수종(multiple myeloma)은 단일의 면역글로불린(monoclonal immunoglobulin, M 단백)을 생산하는 데서 혈청학적 및 면역조직화학적으로 진단할 수가 있다. 또한 G-6PD 모자이크 체세포를 가진 여성의 암도 대부분은 단일세포 기원이다.

종양에 따라서는 호르몬(hormone)의 영향을 받는 것도 있다. 자궁의 평활근종에서는 폐경기 후에는 그때까지의 혹 크기 이상으로는 커지지 않으며 도리어 작아지는 경우도 있으나, 이와 반대로 특히 임신 중에는 스테로이드 호르몬이 증가하기 때문에 혹이 현저하게 커지는 경우도 있다.

7. 기능성 종양

어떤 종류의 종양은 호르몬을 생산한다. 그 생산이 과잉되면 개체(숙주)는 그 호르몬의 작용에 대응하는 임상증상을 일으키게 되는데 이와 같은 종양을 **기능성 종양**이라 하며, 최근에는 활성아민과 효소 등을 생산하는 종양도 여기에 포함시키고 있다.

내분비 장기 등 본래 호르몬을 생산하는 장기에서 발생하여 호르몬을 생산하는 호르몬 생산종양과 본래는 그 물질을 생산하는 기능이 아닌 조직에서 발생하여 호르몬 등의 물질을 생산하는 이소성 호르몬 생산종양이 있다. 본래의 호르몬 생산종양으로서는 뇌하수체, 갑상샘 등의 내분비 장기와 신장, 태아의 융모조직, 소화관 등에서 발생한 것들을 들 수 있으며 이소성 호르몬 생산종양으로서는 ACTH 생산종양(40~50%가 폐암으로 소세포암, 즉 귀리세포암을 포함한 미분화암이 많다), ADH 생산종양(폐암, 위암), parathormone 생산종양(위암, 폐암), gonadotropin 생산종양(폐암, 간암) 등 많은 것이 알려져 있다. 이들은 종양조직에 대해 면역염색을 시행함으로써 진단이 가능한 것이며, 또한 종양세포가 확실히 호르몬을 생산하고 있다는 것을 확인할 수 있다. 이소성 호르몬 생산종양의 호르몬 생산기전에 대해서는 종양세포의 탈억제에 의한 것이 아닌가 생각되고 있으며 생산되는 호르몬에는 전구체도 포함된다.

8. 종양의 형태 발생

정상세포가 종양세포로 변화하고 이것이 증식하는 과정은 그림 8–5와 같이 설명할 수 있다. 개시(initiation)가 제 1 단계이며, 촉진(promotion)이 제 2 단계가 된다. 이것이 유명한 Berenblum의 2단계설인데, 개시에 작용하는 것을 **개시제**(initiator)라 하고, 촉진에 작용하는 것을 **촉진제**(promotor)라 한다(그림 8–5). 정상세포가 발암물질의 영향을 받아 세포 내에 비가역적인 변화를 일으키고 이것이 가산되어 암이 발생한다는 생각을 토대로 하고 있다.

악성종양의 전암성 단계 병변으로서 **이형성증**(dysplasia)이 있다. 위점막의 장상피화생과 이형상피 및 자궁목의 이형성증 등은 암화와의 관계가 강하다. 자궁목암을 예로 들면 본래 원주상피로 되어 있는 자궁내경부 점막이 편평상피로 변화하고(**편평상피화생**), 그 부위의 예비세포가 위쪽에서 발육하게 된다. 이형성증을 구성하는 세포에는 비정형증(atypia)이 두드러지며 핵분열상도 나타난다. 이형성증의 상태에서 다시 정상으로 돌아오는 경우도 있으나, 더욱 진전하여 **상피내암**(carcinoma in situ; CIS), 이어서 **침윤암**(invasive carcinoma)으로 진행하는 경우도 있다. 특히 상피내암으로 진행했을 때 그대로 방치해 두면 침윤암으로 진전한다.

9. 종양의 발육과 확산

양성종양(benign tumor)은 발생부위가 장기에 국한되고 피막으로 둘러 싸여 있으며, 증식양식은 주위 조직에 팽창성 혹은 확대성으로 발육해 나간다(그림 8–6A). 그러나 **악성종양**(malignant tumor)은 주위 조직으로 침윤성으로 발육하며, 정상조직을 침습하기도 하고 파괴하기도 한다(그림 8–6B). 즉, 종양조직이 확대되어 주위 조직을 먼저 압박하고, 이어서 종양세포에서 조직융해효소가 나와 침윤하기 쉽게 된다. 악성 종양세포의 대부분은 glycosidase와 collagenase 등의 효소를 생산하고 있다. 연속 촬영에 의하면 종양세포의 덩어리가 먼저 유리성이 되고 주위로 이동해 나간다. 종양세포가 유리성으로 되는 이유는 세포막의 칼슘이온 결핍이 원인인 것으로 생각되었으나, 아직 명확한 것은 밝혀지지 않고 있다.

여하튼 최초에 발생한 종양괴(**원발소**)에서 떨어져 나온 종양세포는 멀리 떨어진 장기로 운반되어 그 부위에서 정착, 증식하며 새로운 종양괴(**전이결절**)를 형성하는 경우도 있는데, 이와 같이 종양이 멀리 떨어진 장기와 조직

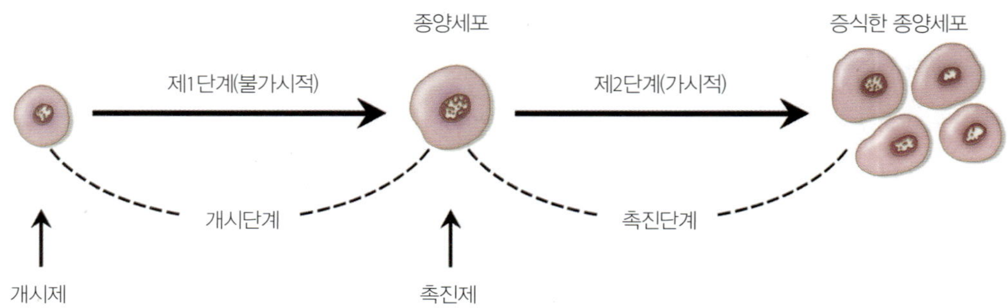

그림 8–5. 종양발생의 2단계설

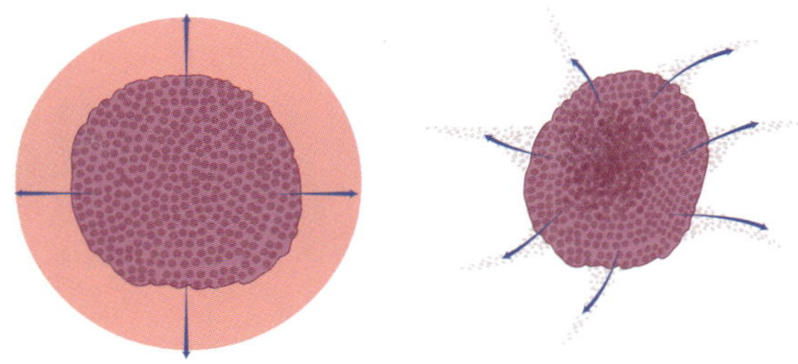

A B

그림 8-6. **종양의 발육과 진전.** (A) 팽창성(양성). (B) 침윤성(악성).

에 운반되어 새로운 종양 병터를 형성하는 현상을 **전이**(metastasis)라 한다. 전이 그 자체는 악성종양으로서의 조건이 되지단 모든 악성종양에서 나타나는 것은 아니며, 피부에 발생하는 기저세포암과 중추신경의 종양에서는 전이는 나타나지 않는다.

10. 종양의 진전과 전이

악성종양의 전이 경로는 (1) 파종성 전이, (2) 림프행성 전이, (3) 혈행성 전이의 3가지가 있으며 이들 중 림프행성 전이와 혈행성 전이가 협의의 전이이며, 파종성 전이는 오히려 연속성 확대이다.

1) 파종성 전이

체강 표면과 점막 표면에 마치 종자를 뿌려놓은 것처럼 확산하는 경우와 수막의 표면을 따라 확산하는 경우 등이 알려져 있다. 결장암으로 암세포가 결장벽을 파열하고 복강의 복막 표면으로 확산하거나, 난소암이 난소의 피막을 파열하고 복막 표면으로 확산되거나(암성 복막염), 또는 폐암이 가슴막까지 퍼져 그 표면에 파종을 형성하는(암성 흉막염) 경우를 말한다. 또한 소아의 뇌에 발생하는 수모세포종이 수막 표면에 파종성으로 확산되는 경우도 알려져 있다.

신우에서 발생한 이행상피암은 암세포가 요관 내면의 점막세포를 치환하는 것처럼 파종되는 경우가 많고, 우리나라 사람에게 가장 많은 위암이 진행된 경우에도 복강 내에 암 병터가 파종되어 있는 경우가 있는데, 특히 소골반강 표면에 파종된 것을 **Schnitzler의 전이**라 한다.

2) 림프행성 전이

암종(carcinoma)은 주로 림프행성 전이를, 그리고 육종(sarcoma)은 혈행성 전이를 주로 하는 것으로 되어 왔으나, 악성종양이 숙주 내에 넓게 퍼진 예에서는 림프행성 전이와 혈행성 전이가 동시에 나타나는 경우가 많으며, 개개의 종양에 있어서 전이의 양식은 절대적인 것이 아니라 상대적인 것 같다.

림프행성 전이는 먼저 소속 림프절에서 일어나고 다시 하류 림프절로 전이된다. 위암은 림프행성 전이가 많은데, 특히 좌쇄골 상와 림프절로의 전이를 **Virchow의 전이**라 한다(그림 8-7).

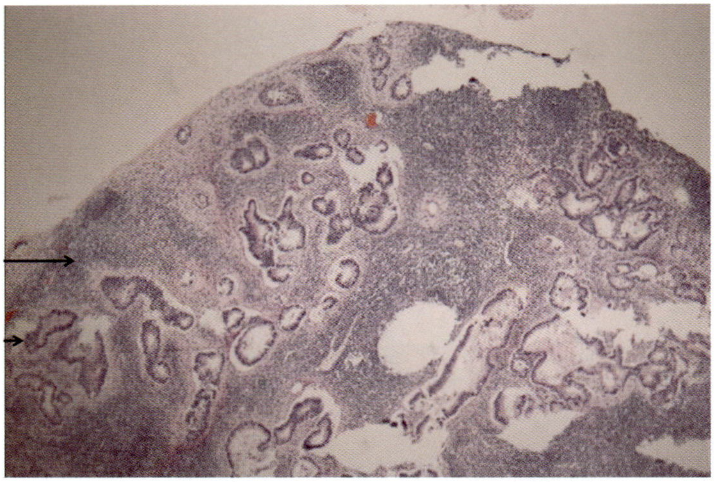

그림 8-7. **위암의 림프절 전이.** 림프절 내에서 여러 병터의 암세포 집단이 침윤되어 있다.

3) 혈행성 전이

림프행성 전이는 원발소에서 가장 가까운 제1차 림프절로, 이어서 제2차 림프절로 파급되지만 **혈행성 전이**는 악성 종양세포가 원발소에서 멀리 떨어진 장기나 조직으로 운반되기 때문에 수술적 적출도 불가능해지며, 주로 폐, 간, 골(골수) 등으로 가장 흔히 전이되고(그림 8-8), 환자 생명의 위험성에서 생각해 보면 혈행성 전이가 림프행성 전이보다 더 중요하다.

일반적으로 종양세포가 원발소에서 유리하여 전이를 형성할 때까지는 다음과 같은 과정이 일어난다.

(1) 혈관 또는 림프관강 내로의 침입

(2) 종양세포가 침입한 부위에서 유리하고, 종양색전의 형으로 멀리 떨어진 장기나 조직에 도달

(3) 종양색전이 그 장기나 조직에 정착(착상)

(4) 정착한 부위에서 혈관벽을 통과하고, 주위조직으로 침윤하여 그 곳에서 증식을 개시

(5) 전이소가 형성되면 전이한 암 병터 내에 혈관(세동맥 혹은 동맥성 모세혈관)의 신생

맥관 중에서 동맥벽은 두껍고, 탄력 섬유와 근육층을 가지고 있는 데 반해, 정맥과 림프관은 모두 벽이 얇기 때문에 종양세포가 침입하기 쉽다(그림 8-9). 특히 림프관의 내벽은 내피세포로 덮여 있고, 내피세포 간에 간격이 생기기 쉽기 때문에 이 부위에서 종양세포가 침입할 수 있다. 혈관 내에 침입한 종양세포는 계속 체내를 순환하고 있으며, 그것이 정착하여 혈관 외로 탈출하기 위해서는 여러 가지 조건이 필요하며, 실제로 탈출하는 세포는 극히 소수이다.

신장암과 간세포암의 바탕질은 모세혈관에서 만들어지기 때문에(그림 8-10) 암세포는 혈관 내에 들어가기가 쉽고, 특히 신장암에서는 신정맥에서 아래대정맥으로, 그리고 간세포암에서는 문맥과 간정맥에서 아래대정맥을 따라 전이를 일으키기 쉽다. 한편 위암에서는 조직학적으로 고분화형 샘암이 간에 전이를 일으키기 쉬운 데 비해, 경성암과 같이 암세포가 산산히 흩어져 침윤하는 경우에는 폐와 골(골수) 등의 떨어진 장기에 혈행성 전이소를 형성하는 경우가 많다. 일반적으로 골전이를 일으키기 쉬운 악성종양은 전립샘암, 유방암, 갑상샘암, 신경아

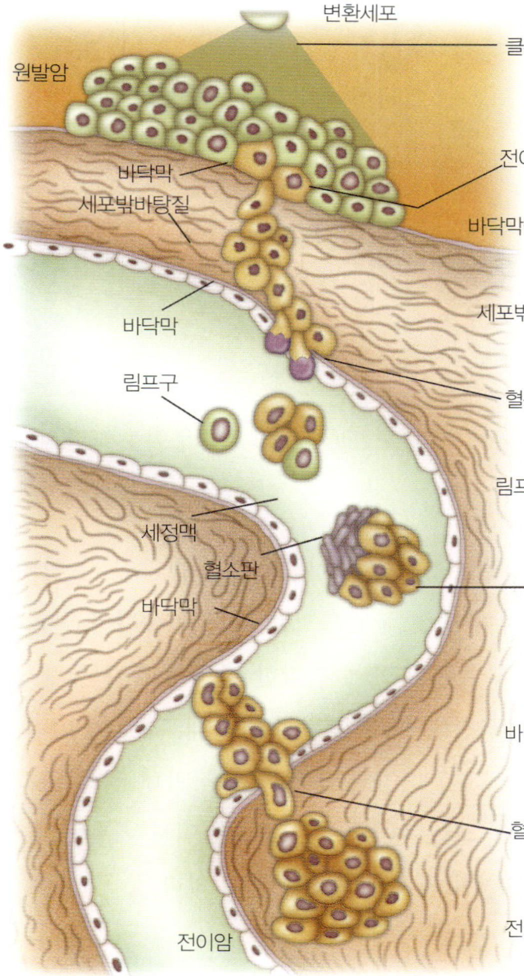

그림 8-8. **종양의 전이과정**

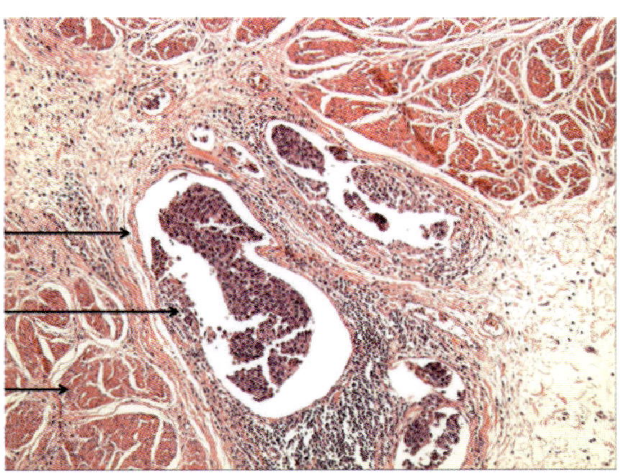

그림 8-9. **편평세포암의 림프관 침윤.** 림프관 내에 침입한 편평세포암. 림프관벽의 탄력섬유는 짙게 나타나고 있으며, 림프관 내에서 종양세포 군집들이 떠 있는 듯하다.

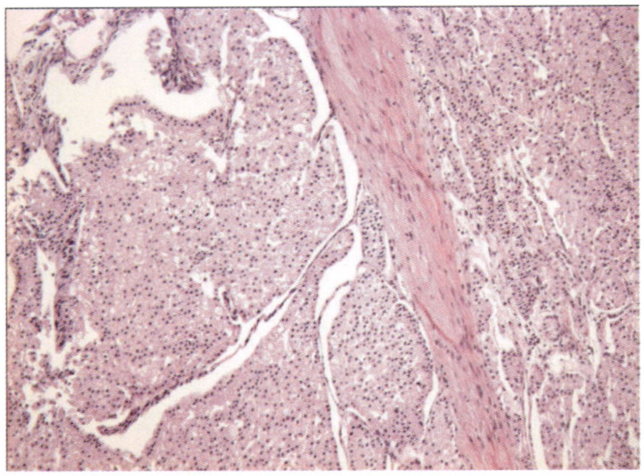

그림 8-10. **신장암-Grawitz 종양.** 저배율상 투명한 양상이 특징인 신장암으로, 핵은 작고 세포질이 밝고 풍부한 종양세포군이 바탕질인 모세혈관에 의해 둘러싸여 특징적인 형태를 나타낸다.

종, 신장암, 폐암, 위암 등인데 이 중에서도 특히 전립샘암과 유방암이 잘 알려져 있다.

어떤 종류의 종양이 특정 장기에 전이 형성을 일으키는 과정을 종자와 밭의 관계로서 설명하면 쉽게 이해할 수 있다. 즉, 어떤 토질의 논밭(장기와 조직)에는 이에 적합한 작물의 종자(혈행성과 림프행성으로 운반된 종양세포)를 파종(착상)하면 때로는 싹이 트고 성장(전이소의 형성)하는데, 경우에 따라서는 이 토질에 부적당한 작물은 싹이 나오지 않고 곧 죽어버린다. 이와 같이 종양과 장기나 조직과의 사이에도 밀접한 관계가 존재한다고 생각할 수 있다. 가령, 혈행성과 림프행성 등으로는 설명할 수 없는 전이로서 폐암에서 부신으로의 전이, 또는 뇌와 부신으로의 동시 전이, 유방암에서 뇌하수체로의 전이 등을 들 수 있다.

11. 종양의 감별

환자에게 있어서 종양의 양성(benign)과 악성(malignancy)의 감별은 매우 중요하며, 병리의사가 조직학적 진단과 세포학적 진단을 통해 종양의 병리조직학적 진단을 내리는 것도 양성과 악성의 감별에 있다(표 8-1). 그러나 종양의 형태와 생물학적 태도는 반드시 언제나 일치하는 것은 아니며, 형태학적 특징에서만 양성과 악성을 구별하는 것은 매우 힘든 경우도 있다.

종양의 양성 및 악성과 관련한 용어에 대해 먼저 설명하면, 종양은 매우 잘 분화한 세포로 구성된 경우와 반대로 매우 미분화 혹은 미성숙한 세포로 구성되는 경우가 있다. 일반적으로 잘 분화된 종양에서는 종양세포는 모세포에, 그리고 구조상으로 종양조직은 모조직과 매우 유사하다. 그러나 이와는 반대로 종양이 모세포와 모조직의 형태와 많이 다를 때를 **탈분화**(dedifferentiated) 혹은 **역형성**(anaplasia)이라 하고, 미분화된 종양세포는 종양세포 간의 크기가 서로 다른 **대소부동증**(anisocytosis)을 나타내며, 때로는 거대세포를 갖는 등 뚜렷한 **다형성**(pleomorphism)을 나타낸다. 대소부동성과 다형성은 때때로 비슷한 뜻으로 사용되는 경우가 많으며, 일반적으로 악성종양의 조직학적 감별근거로서 종양세포 및 종양구조의 **비정형성**(atypia)과 종양세포의 **다형성**(pleomorphism)을 들 수 있다.

1) 비정형성과 다형성

(1) 비정형성(atypia)

조직과 세포의 형태가 정상과는 매우 상이하다는 것이며, 일반적으로 비정형성은 세포배열의 문란과 극성의 소실 등 조직구조의 비정형성(구조이형)과 대소부동성을 포함한 세포와 핵의 크기, 모양, 염색성 등이 정상세포와 다르게 나타나는 세포의 **비정형성**(세포이형)으로 구분된다.

(2) 다형성(pleomorphism)

종양세포의 **다형성**이란 세포 또는 핵의 현저한 대소부동, 형태의 다름, 거대세포와 다핵세포의 출현, 핵-세포질 비의 증대, 염색질의 증가로 인한 과염색성과 염색질 덩어리들의 출현, 이상핵분열상, 뚜렷한 핵소체의 출현 등을 가리킨다. 조직구조상의 다형성이란 침샘의 다형성 샘종과 같이 종양세포가 다양한 배열상태 또는 조직형태를 나타내는 것을 말한다.

폐의 소세포암(귀리세포암)에서는 다형성은 빈약하나 이형성, 즉 비정형성은 강하다. 양성종양과 악성종양의 감별점을 표 8-1에 표시했지만 실제로는 이들 몇 개를 조합해서 종합적으로 판단하고 있으며, 이 중에서 특히 분화, 국소에서의 발육형식, 조직파괴, 맥관 내 침입, 전이형성, 전신에의 영향 등이 판별기준이 된다.

2) 분화도

분화(differentiation)란 종양세포의 모양과 기능이 정상세포와 닮은 정도를 말한다. 일반적으로 종양을 진단할 때는 원발 병터의 조직구조와의 유사한 정도를 **분화도**로 표시한다. 발생 모세포와 조직의 특징이 잘 유지되는 것을 **고분화**라고 하고, 거의 상실되어 있는 것을 **저분화**라고 한다. 잘 분화된 양성종양은 종양이 생겨난 모세포와 닮은 세포로 구성되며, 대부분 악성종양은 분화도가 낮거나 원시적이고 모세포의 특징이 없는 세포로 되어 있다.

역형성(anaplasia)은 종양세포의 분화가 안 된 상태를 말한다.

표 8-1. **양성종양과 악성종양의 감별**

생물학적 습성	양 성	악 성
발육속도	느리다	빠르다
분열핵	매우 적다	많다
염색질의 양	보통	증가
분화	양호	저분화
발육형식	팽창성	침윤성
피막형성	있다	없다
주위조직과의 관계	주위조직을 압박	주위조직을 침윤하여 파괴
전이 및 맥관(혈관, 림프관) 내 침입	없다	많다
전신에의 영향	적다	크다

3) 종양의 발육속도

일반적으로 양성종양은 수년에 걸쳐 느리게 성장하고 대부분 악성종양은 빠르게 성장한다. 그러나 같은 조직형의 종양일지라도 성장속도가 매우 다를 수 있다. 어떤 종양은 악성종양보다 더 빠른 속도로 자라는 양성종양도 있다. 양성 및 악성종양의 성장속도는 시간에 따라 변할 수도 있는데 호르몬, 혈액공급, 숙주의 면역반응 등으로 성장속도가 달라질 수 있다.

4) 전 이

전이란 종양세포가 원발(발생장소) 부위에서 떨어져 다른 장소에 증식 및 인접 조직 내로 직접 침윤해 들어가는 현상이다. 양성종양은 거의 전이하지 않으며 전이가 일어나는 종양은 악성종양이다.

12. 종양과 숙주와의 관계

종양(tumor)을 이루고 있는 세포들은 개체, 즉 **숙주**(host) 자신의 세포이면서도 정상적인 제어력을 상실하고 과잉 발육하므로 숙주에게는 종양이 기생적인 존재로 되어 있다. 그러나 종양의 생존 에너지는 숙주에게 의존하고 있기 때문에 종양과 숙주 사이에는 여러 가지 현상이 일어나고 있다.

1) 종양이 숙주에게 미치는 영향

(1) 국소적인 영향

기계적인 압박이 있고 울혈과 경색 등의 혈행성 장애를 일으킨다. 또한 국소에 침윤한 경우, 조직을 파괴해서 신경과 혈관에 손상을 일으키고 이에 따라 종양조직 자신도 괴사에 빠지고 궤양화, 출혈 등이 일어나는 경우도 있다. 또한 합병증으로서 감염이 첨가되면 국소 조직이 부패에 빠지는 경우도 있다.

(2) 전신적인 영향

악성종양의 증대와 함께 대량의 영양공급이 필요하며, 침윤과 전이에 의해 조직의 파괴가 일어나고 이로 인해 체중감소 및 체력감소, 빈혈 등이 일어나며, 피부는 검게 건조해지고 **악액질**(cachexia)의 상태가 된다. 특히 진행암의 말기에서는 감염에 대한 저항성이 떨어지고, 흔히 **기회감염**(opportunistic infection)을 일으키며, 특히 진균에 의한 감염은 중요하다. 또한 샘암의 광범위한 전신전이와 그람음성 막대균 감염이 있으면 **DIC**(disseminated intravascular coagulation syndrome; 파종성 혈관내응고증후군)을 일으키고 생명이 위험해지며, 종양에 따라서는 대사이상을 초래한다든가 다양한 호르몬 분비에 의한 증상들이 일어나게 된다.

2) 숙주가 종양에 미치는 영향

숙주의 영양조건은 암의 발육에 영향을 준다. 가령 젊은 사람의 암은 발육이 신속한 데 반해 노인의 암은 진행이 느리다. 그 이유의 하나는 젊은이는 영양상태가 좋고 대사도 왕성하게 일어나기 때문이다.

호르몬의 관여가 분명한 종양인 유방암, 전립샘암, 자궁체부암, 뇌하수체 종양 등에서는 이들 조직의 정상세포가 세포막 표면에 호르몬에 대한 수용체(hormone receptor)를 가지고 있듯 종양세포도 수용체를 가지고 있다. 따라서 종양세포의 호르몬에 길항하는 호르몬을 사용함으로써 종양의 발육을 억제할 수가 있으며 이것이 **호르몬 요법**(hormonal therapy)이다.

종양에 대한 숙주의 면역반응은 확실하지 않다. 동물에서 실험적으로 유발시킨 종양에서는 종양특이항원이 발현되는 경우가 있어 숙주의 면역반응을 일으키는 수도 있다고 하나 사람에서는 확실치 않다. 종양관련 항원은 태생기에 숙주세포에서 생산하였던 물질이므로 이에 대해서는 면역반응이 일어나지 않는다. 면역기능이 약화된 환자에서 백혈병 등의 발생률이 높은 것으로 보아 종양에 대한 숙주의 면역반응이 존재한다는 학자도 있다. 그러나 이러한 환자에서 위암이나 폐암 등 흔한 종류의 암의 발생률은 높아지지 않는다. 또한 종양은 숙주의 조건을 바꾸면서 발육해 나갈 수 있기 때문에 숙주와 종양과의 관계는 여러 가지로 복잡한 문제를 가지게 된다.

13. 종양발생의 원인

종양발생의 원인은 외부에서 원인이 가해지는 환경적 요인과 생체 또는 세포 내에 존재하는 유전적 요인으로 분류되며, 대부분의 종양은 환경적 요인과 유전적 요인이 함께 작용하여 발생한다.

1) 환경적 요인

종양발생의 환경적 요인에는 (1) 화학적 발암물질, (2) 물리적 발암인자, (3) 종양 바이러스가 있다.

(1) 화학적 발암물질

특징적인 화학적 발암물질의 최초 발견은 영국의 굴뚝 청소부들의 음낭의 피부암에서 발견된 타르 성분 중의 메틸코렌트렌, 디벤즈안트라센, 벤조피렌 등의 방향족 탄화수소계 발암물질이며, 아닐린 공장 종사자들의 방광암 발생을 계기로 한 방향족 아민계 발암물질이다. 그 후 아조색소, 자연계에 존재하는 소철의 열매성분인 사이카신, 또는 Aspergillus flavus의 대사산물인 aflatoxin B1 등에도 발암작용이 있다는 것이 밝혀졌다. 우리나라 사람에게 많은 위암 발생에는 식염과 니트로사민(nitrosamine)의 관여가 주목되고 있다. 또한 흡연과 폐암, 특히 편평상피암과의 관계는 잘 알려져 있으며 폐암과 대기오염의 관련도 주목되고 있다. 무기화합물로서는 크롬, 니켈, 비소 등도 약하기는 하나 발암성이 있으며, 최근에는 석면(asbestos)과 폐암 · 중피종과의 관계가 밝혀져 사회문제로 되어 있다. 화학적 발암물질은 실험발암에 가장 많이 이용되고 있다.

(2) 물리적 발암인자

기계적 자극으로서 의치에 의한 설암이 있다. 방사성 물질에 의한 자극으로서는 방사선 취급자에게 피부암, 백혈병, 라듐광산 노동자에게 나타나는 폐암 등이 있는데, 이들은 직업암으로서도 중요하며, 자외선은 X-선과 마찬가지로 세포장애에 의한 DNA에 대한 돌연변이 작용이 있는 것으로 알려져 있다. 가령 햇빛에 대해 과민증이 있는 사람에게서는 피부암이 나타나고, 또한 햇빛에 과민증이 있는 백인에게서는 악성 흑색종의 발생도 흔히 볼 수 있다.

그리고 담배 파이프에 의한 입술암종(구순암), 쓸개돌증(담석증)에 속발하는 쓸개암(담낭암) 등도 기계적 자극과 관계가 있는데, 오히려 화학적 발암인자와의 협동작용에 의한 것으로 생각된다.

(3) 종양 바이러스

근래에 와서 다양한 바이러스가 발암인자로 알려져 있으며 실험동물에서는 많은 종양 바이러스가 원인으로 되어 있다. Rous가 닭의 육종에서 바이러스를 발견한 후 오늘날까지 약 100종 이상의 종양 바이러스가 알려졌는데, 핵산에 의해 RNA 바이러스와 DNA 바이러스로 분류된다.

RNA 종양 바이러스에는 조류 육종 바이러스, 마우스 백혈병 바이러스, 유방암 바이러스 등이 있으며, **DNA 종양 바이러스**에는 유두종 바이러스인 파포바바이러스(papovavirus)군 외에도 아데노바이러스(adeno virus)군, 헤르페스바이러스(herpes virus)군 등이 포함된다.

사람에게서는 HTLV(Human T cell Leukemia virus)-Ⅰ가 성인 T 세포 백혈병(ATL)의 발병에 관여한다는 것이 처음으로 밝혀졌다. 이 ATL에 관여하는 바이러스는 레트로바이러스(retrovirus)로 RNA 바이러스에 속하지만 역전사효소에 의해 RNA에서 DNA를 만든다. 세포의 염색체에 침입해서 provirus가 되며, 결국 세포막에서 바이러스 입자가 발아하게 된다. B형 간염 바이러스(HBV)에 의해 간세포의 파괴와 재생이 지속적으로 일어나는 과정에서 암이 발생되는데 필요한 여러 유전자가 중복됨으로 간암이 발병하는 것으로 밝혀졌다.

또한 버킷림프종과 상인두암인 경우에는 EB 바이러스(Epstein-Barr virus)가 시사되고 있다. 그러나 버킷림프종의 발생은 바이러스에 의해서만 일어나는 것이 아니며, 최근 환경인자로서 4-디옥시홀볼에스텔의 촉진인자의 관여가 크다는 것이 밝혀졌다.

종양 바이러스의 전달양식에는 수직전달과 수평전달이 있다. 수직전달은 부모에게서 자녀에게 전달되는 것으로 RNA 종양 바이러스가 많으며, 수평전달은 개체에서 개체로 전달되는 것으로 DNA 종양 바이러스의 대부분이 이에 해당된다.

2) 유전적 요인

종양의 소인으로는 유전적 요인, 내분비 환경 및 면역상태 등이 있으며 내분비 환경이나 면역상태도 유전자에 의해 규정되는 점이 많다.

어느 가계 내에 일정한 암이 호발하는 경우가 있는데 나폴레옹 1세의 가계는 위암가계로서 유명하다. 망막아종, 신경섬유종증, 빌름스종양과 가족성 샘종폴립증 등은 유전적 요인이 지배하고 있다.

호르몬은 종양의 증식에 종종 영향을 끼친다. 유방암, 자궁암, 난소암, 전립샘암은 성호르몬의 존재하에서 곧잘 증식한다. 따라서 생활습관의 개선 등에 의해 적어도 일부의 암은 어느 정도 발생을 억제할 수 있는 것으로 기대되고 있으며 반대로, 발생한 암에 대해서는 증식을 억제하기 위해 길항 호르몬을 치료에 사용한다.

다양한 면역질환 환자에게 때때로 백혈병 등 암의 발생이 수반된다는 것도 잘 알려진 사실이다.

14. 종양의 발생기전

암의 발생에는 외인인 환경적 요인과 내인인 유전적 요인이 상호 복잡하게 관여하고 있는데, 그 기전에 대해서는 많은 점이 밝혀져 왔으나 정상세포가 어떻게 해서 암으로 발전하는가에 대해서는 아직 분명하지가 않다. 최근에 세포암 유전자(c-onc)가 사람의 암세포에서도 발견되었고 암화와의 관련이 활발하게 연구되고 있다.

발암기전에 대한 가설로는 다음 2가지 설이 있다.

1) 돌연변이설

어떤 원인에 의해 유전자인 DNA의 1차 구조에 돌연변이가 발생하여 이것이 발암의 직접적인 원인이 된다는 것.

2) 세포분화 이상설

DNA의 1차 구조에는 변화가 없고, 세포 내 대사의 기능적 장애에 의해 분화의 비정상이 발생하여 이것이 암화에 관여한다는 것.

이들 모두가 사실이라는 것이 확인되고 있으며, 특히 최근에는 분자생물학적 방법에 의해 약 30종의 세포암 유전자가 발견되어 있는데, 그들이 존재하는 부위와 기능 등의 면에서 src 유전자, ras 유전자, myc 유전자, sis 유전자 등으로 분류되고 있다. 어느 것이나 암 유전자의 활성화 기구와 증폭 및 염색체와의 관계 등이 중요한데, 이 경우도 마찬가지로 DNA의 구조에 변화가 발생한다고 한다. 몇몇 종양에서는 염색체의 특이한 전위와 염색체의 절단점이 분명해졌으며 암 유전자의 활성화와의 관계가 논의되고 있다.

15. 암의 악성도와 병기

1) 악성도

종양의 **악성도**(grade)는 종양세포의 세포학적 분화(cytologic differentiation), 즉 종양세포가 정상세포와 얼마나 닮았는지와 분열핵(mitotic figure)의 수에 기초하며, 악성도가 낮을수록 예후가 좋다.

(1) **Grade Ⅰ** : 25%의 세포가 탈분화되었고, 75%의 세포가 정상세포와 닮은 경우

(2) **Grade Ⅱ** : 50%의 세포가 탈분화되었고, 50%의 세포가 정상세포와 닮은 경우

(3) **Grade Ⅲ** : 75%의 세포가 탈분화되었고, 25%의 세포가 정상세포와 닮은 경우

(4) **Grade Ⅳ** : 100%의 세포가 탈분화된 경우(퇴형성 혹은 미분화)

2) 병 기

악성종양 환자의 치료방향을 설정하고 예후를 추정하는 지표로 이용되는 암의 **병기**(staging)는 원발소의 크기와 소속 림프절로의 확산, 그리고 혈관이나 뼈로의 전이 유무에 기초하는 국제 암연합회(UICC)에서 제창한 **'TNM 분류'**를 사용한다.

(1) TNM 분류

T(size of the primary tumor; 원발종양의 크기) :

- T0(T zero) : 상피내 병터(in situ lesion)
- T1~T4: 원발소 크기의 증가에 따라 구분

N(regional lymph node involvement; 소속 림프절로의 확산) :

- N0(N zero) : 림프절로의 전이가 없음(no nodal involvement)
- N1~N3: 전이된 림프절 수의 증가에 따라 구분

M(metastasis; 원격 전이, 즉 혈행성 전이) :

- M0(M zero) : 혈행성 전이가 없음(no metastasis)
- M1~M2: 혈행성 전이의 존재와 양에 따라 구분

TNM 분류는 각 장기에 따라 다르지만 병기의 숫자가 클수록 종양의 크기, 침윤, 전이의 범위와 증식 정도가 커진다.

3) 조기 암과 비침윤성 암

(1) 조기 암(early cancer)

악성종양의 침윤이 장기의 일부에 국한된 경우인데 위(stomach)의 경우에는 점막 및 점막밑층까지 침윤이 된 경우를 말한다.

(2) 비침윤성 암(noninvasive cancer)

악성종양이 상피 내에 국한되고 사이질로 침윤되지 않은 경우인데 상피내암(carcinoma in situ; CIS)이라 하며 병기는 T0에 해당한다.

4) 잠재 암과 불현성 암

(1) 잠재 암(latent cancer)

생전에는 임상적으로 암의 존재를 깨닫지 못했는데 사후에 부검에 의한 조직학적 진단에서 비로소 암소가 발견된 것을 말하며, 갑상샘과 남성 고령자의 전립샘에서 많이 볼 수 있다.

(2) 불현성 암(occult cancer)

임상적으로 전이소가 있고 암의 존재는 분명한데, 원발소(primary lesion)를 확정할 수 없는 경우이다.

16. 종양의 진단

종양의 존재 여부, 성격 및 전이 여부 등을 정확히 진단하는 것은 매우 중요하며, 오늘날 여러 종류의 검사법이 개발되고 있다.

1) 조직학적 진단

악성종양을 진단하는 방법 중 가장 좋은 방법으로 의심되는 조직의 생검(biopsy)이나 침생검(needle biopsy)을 채취, 표본을 제작하여 현미경하에서 정확한 진단을 내리는 것으로 병터의 가장 대표적인 부위를 채취하여 검경하여야 한다는 것이 중요하다.

2) 세포학적 진단

1943년 Papanicolaou와 Traut의 『질 도말에 의한 자궁암의 진단(Diagnosis of uterine cancer by the vaginal smear)』이라는 단행본이 나온 후 지금까지 세포학적 진단법은 악성종양을 위한 타당하고 가치있는 진단도구로 사용되어져 왔고, 특히 자궁목암의 집단검진법으로 유용하게 쓰이며, 오늘날 여성 생식기를 비롯하여 호흡기, 비뇨기계 및 담도계 등의 악성종양의 조기발견에 널리 활용되고 있다. 처음에는 인체에서 떨어져 나온 세포를 모아 표본을 만들고 진단을 내리는 탈락세포학(exfoliative cytology)이 주체였으나, 그 후 찰과법(scraping)과 천자법(aspiration)이 시도되었고 세포의 수집법도 개선되었다.

세포학적 진단의 장점으로는 (1) 대부분의 경우 환자에게 고통을 주지 않고 검사물을 채취할 수 있고, (2) 생검에서 보다 더 넓은 부위의 검사가 가능하며, (3) 신우(renal pelvis)와 같이 생검으로는 검사가 불가능한 부위의 세포라도 검사가 가능하다. (4) 방법이 간편하고 신속하며 가격이 저렴하고, (5) 액체 검사물과 객담 등에도 이용할 수 있다는 것 등이다. 그러나 조직학적 진단과 비교하면 다음과 같은 단점이 있다. (1) 대상이 세포에만 국한되고 있기 때문에 조직형과 구조이상의 관찰이 어렵고, (2) 종양세포와 바탕질과의 관계를 뚜렷이 알 수 없기 때문에 침윤을 확인할 수 없고, (3) 병터의 위치, 크기, 형태를 정확히 알 수 없다. 따라서 세포학적 진단과 조직학적 진단의 병용은 2가지 진단법의 결점을 보완하여 확진율을 높여 줄 것이다.

세포학적 진단에서 악성 종양세포를 판단하는 기준은 주로 세포의 비정형성(atypia)과 다형성(pleomorphism)인데 다음과 같은 것이다.

(1) 핵의 커짐

(2) 핵 : 세포질의 비(N-C ratio)가 커지고

(3) 염색질의 양이 증가하고 굵은 염색질 덩어리들이 나타나며

(4) 핵소체의 수가 증가하고, 크기가 커지고

(5) 핵이나 세포의 크기나 모양이 다양하고

(6) 유사 핵분열상이나 이상 핵분열상이 나타나고

(7) 다핵거대세포가 나타나며

(8) 핵내 봉입체

(9) 세포의 집합성, 접착성

또한, 세포학적 진단에서는 Papanicolaou 염색이 사용되지만 혈액세포에 대해서는 **Giemsa 염색**이 좋으며, 과립을 잘 판별하기 위해서는 PAS 염색을 하는 것이 좋다. 세포학적 진단의 결과는 **Papanicolaou 분류**에 의해 다음 5가지 형으로 보고되어 왔다.

(1) **Class** Ⅰ : 악성세포를 전혀 볼 수 없는 음성으로 정상인 경우

(2) **Class** Ⅱ : 음성이지만 염증이나 수복 혹은 다른 양성 변화들이 있는 경우

(3) **Class** Ⅲ : 이형세포의 출현으로 암이 의심되지만 암은 아닌 경우로 음성이다.

(4) **Class** Ⅳ : 아마도 암인 것 같은 경우로 양성이다.

(5) **Class** Ⅴ : 양성으로 틀림없이 악성종양인 경우

여기서 음성, 양성이란 말은 **Negative for malignancy** 혹은 **Positive for malignancy**란 말로 암이 아닌 것을 **음성**, 암인 것을 **양성**이라 한다.

오늘날은 세포학적 진단의 결과를 더 이상 Papanicolaou 분류에 의하지 않고 정확한 진단을 내리는데, 정상은 within nomal limits로 보고하고 만약 여성 자궁목상피세포의 비정상에 대해 진단을 내린다면 먼저 편평상피 부분과 샘상피 부분으로 나누고 다시 편평상피세포의 비정상은;

- 미확정 비정형 편평상피세포(atypical squamous cells of undetermined significance; ASCUS)
- 편평상피 상피내 병터(squamous intraepithelial lesions; SIL)
  저등급 편평상피 상피내 병터(low-grade squamous intraepithelial lesions; LGSIL)
  고등급 편평상피 상피내 병터(high-grade squamous intraepithelial lesions; HGSIL)
- 편평상피 세포암종(squamous cell carcinoma)으로 보고되고 있다.

3) 종양 표지자에 의한 진단

종양 존재의 생화학적 지시자인 **종양 표지자**(tumor marker)에는 효소나 호르몬, 세포표면항원 및 세포질 단백질들이 포함되며 악성종양의 진단을 확인하거나 치료에 대한 효과의 판정 및 재발을 검정하는 데 쓰인다.

오늘날 주로 사용되는 종양 표지자의 종류와 이들의 주된 적용(principle application)을 열거하면 표 8-2와 같다.

4) 기타 검사

면역조직화학적 검사(immunohistochemistry), 분자생물학적 검사(molecular biology) 및 유세포 측정법(flow cytometry)에 의한 DNA 검사 등이 종양의 진단 및 예후를 추정하는 데 이용되고 있다.

17. 종양의 분류

종양은 상피성 종양과 비상피성 종양, 혼합종양 및 기형종 등으로 구분한다. 피부 표면을 싸는 표피, 소화관과 요로 등의 내강을 덮는 점막상피, 물질을 분비하는 샘조직이나 실질장기 등은 상피조직으로 이루어지고 상피조직에 발생하는 종양이 **상피성 종양**이다. 그리고 결합조직, 지방조직, 신경조직, 근육조직 등 비상피성 조직에서 발생한 종양이 **비상피성 종양**이다. 종양세포가 다른 두 종류 이상의 조직성분으로 분화하여 이루어지는 종양을 **혼합종양**이라고 부른다.

표 8-2. 종양 표지자의 종류와 이들의 주된 적용

표 지 자	주된 적용
면역학적 표지자	
E rosettes	백혈병-T 세포 림프종
Monoclonal antibodies	백혈병-T, B 세포 림프종
Specific heavy chain immunoglobulins	백혈병-B 세포 림프종
Kappa, lambda light chains	백혈병-B 세포 림프종
중간섬유	
Cytokeratins	상피세포와 암종
Vimentin	간엽세포와 육종
Desmin	민무늬근육세포와 가로무늬근육세포
Glial filament protein	신경교세포와 신경교종
Neurofilament proteins	신경원과 방신경절세포 및 신경원성 신생물
종양관련 항원	
Carcinoembryonic antigen(CEA)	결장암, 췌장암, 위암, 유방암
Alpha-fetoprotein(AFP)	간세포암, 난황낭종양
호르몬	
Human chorionic gonadotropin(HCG)	융모암, 포상기태
Calcitonin	갑상샘 수양암
혈청효소	
Prostatic acid phosphatase	전립샘암
Prostatic specific antigen(PSA)	전립샘암
당단백 복합체	
CA 125	난소암
CA 19-9	결장암, 췌장암
CA 15-3	유방암

1) 상피성 종양(epithelial tumor)

(1) 상피성 양성종양(epithelial benign tumor)

① 유두종(papilloma)

유두종은 혈관과 결합조직의 축과 그것을 싸는 상피로 구성되며 조직 표면으로부터 돌출하여 유두 모양으로 발육 증식하는 양성종양(사마귀)을 말한다. 구강, 인두, 식도의 편평상피 또는 신우, 방광 등의 이행상피에서 발생되기 쉽다(그림 8-11A).

② 샘종(adenoma)

샘종(선종)은 샘상피 또는 분비상피로부터 생긴 양성종양이다. 조직적으로 샘(gland)을 형성하는 경우를 말하며, 샘의 유무를 문제 삼지 않고 샘상피 유래인 종양에 대해 사용하는 경우도 있으며, 부신겉질과 뇌하수체 앞엽 유래인 종양을 샘종이라 부른다(그림 8-11B). 위와 대장에는 샘종이 흔히 나타나는데 내강을 향해 발육하기 때

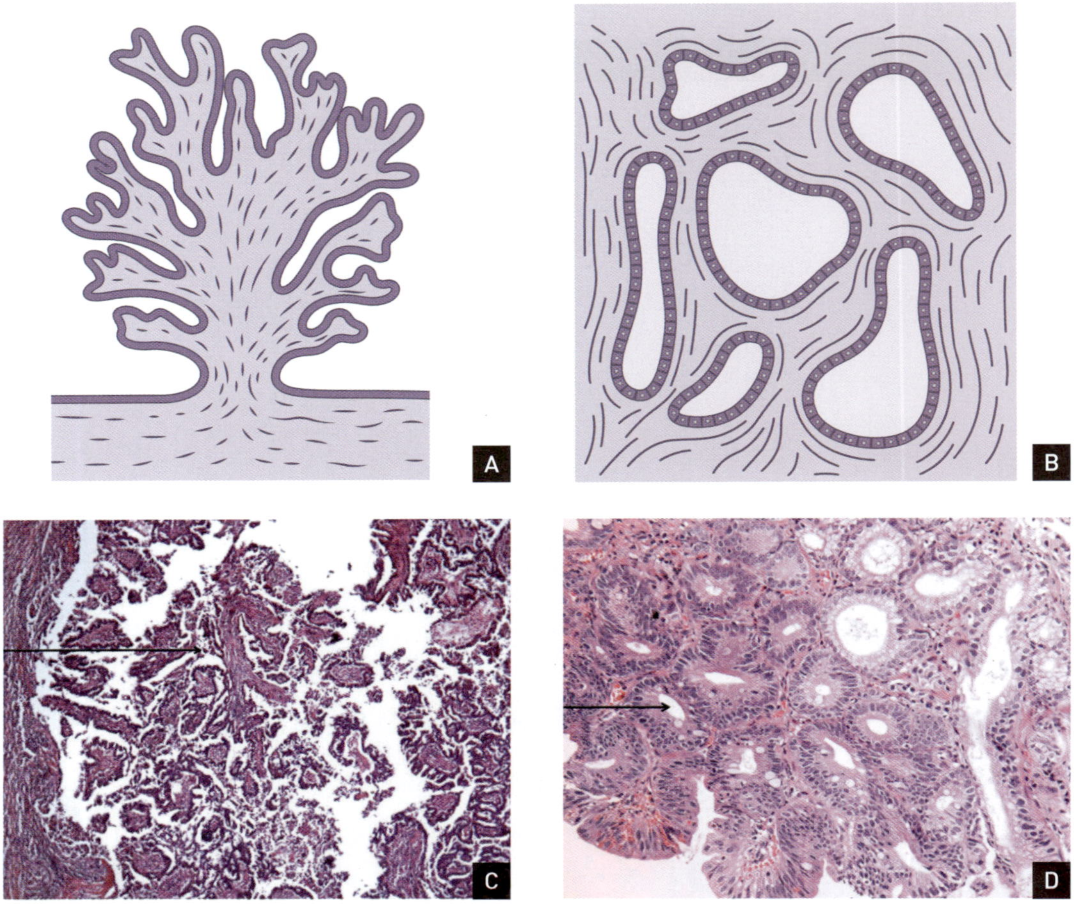

그림 8-11. **상피성 양성종양의 모식도와 현미경 소견.** (A) 유두종. (B) 샘종. (C) 사마귀 또는 소나무 나뭇가지들이 뻗은 모양의 유두종. (D) 분명한 샘구조는 조직 가운데에 세포들에 의해 둘러싸인 둥그런 구멍형태를 갖고 있다.

문에 **폴립**(용종, polyp)이라 하며, 폴립은 맨눈으로 관찰하였을 때의 명칭으로, 조직학적으로는 염증성과 과형성성 등 종양이 아닌 경우도 포함되고 있다. 폴립이 넓은 범위에 걸쳐 다발성으로 생긴 경우를 **폴립증**(용종증, polyposis)이라 하고, 특히 유전관계가 있는 **가족성 샘종폴립증**(familial adenomatous polyposis)은 악성화되는 비율이 매우 높다.

③ 낭샘종(cystadenoma)

난소에서 많이 나타나며 내강에 장액성 혹은 점액성의 내용물을 갖고 있다. 낭샘종은 종양이지만 이와 유사한 낭(cyst)은 샘관이 확장된 것으로 종양성은 아니다. 낭샘종의 상피는 흔히 유두상으로 증식하므로 **유두상낭샘종**이라 한다(그림 8-12).

(2) 상피성 악성종양(epithelial malignant tumor)

상피성 악성종양을 **carcinoma**(암종)라 하며 위암, 폐암, 신장암 등 암이 발생한 장기의 이름을 '암' 앞에 붙여 부른다. 암종의 조직형은 암종이 발생한 장기의 정상 점막에 따라 붙여지지만 때때로 정상상피와는 전혀 다른 조직형의 악성종양이 발생하는 경우가 있다. 편평상피에 악성종양이 생긴 것을 **편평상피세포암종**(squamous cell

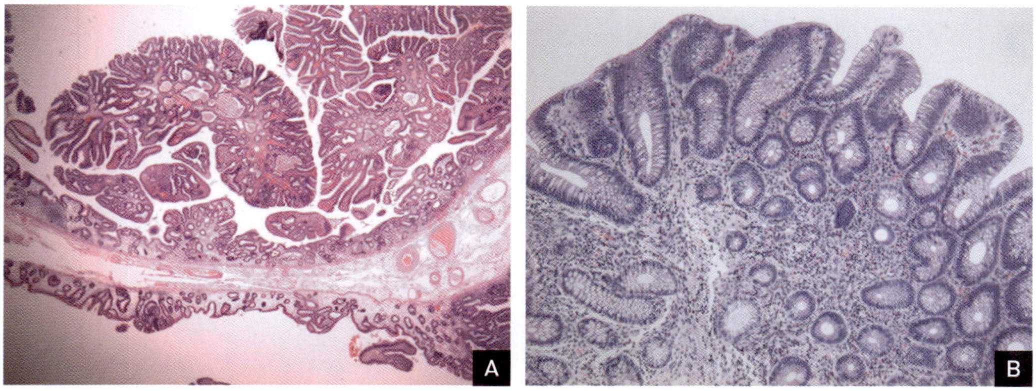

그림 8-12. **대장의 샘종.** (A) 샘종의 저배율 소견; 분지된 미세한 결합조직에 의해 지지된 샘종(adenoma)으로서 균일한 샘(gland)을 형성한 것을 볼 수 있다. 전형적인 샘종은 줄기(stalk)를 갖고 있다. (B) 샘종의 중배율 소견; 많은 세포들의 핵이 진해져 있는 과염색성(hyperchromatism)을 보이나 샘 구조가 파괴되는 암종의 소견은 없다.

carcinoma)이라 하고, 샘상피에 악성종양이 생긴 것을 **샘암종**(adenocarcinoma), 그리고 이행상피에 악성종양이 생기면 **이행상피세포암종**(transitional cell carcinoma)이다. 암종의 조직학적 구조는 실질인 암세포가 밀집되어 소포상을 이루고 사이질 속에 산재해 있으며, 악성세포가 특유한 배열과 분화를 나타내지 않는 미숙한 세포로 구성된 것은 **미분화암**(undifferentiated cancer)이라 하고, 경성암종과 수양암종은 일반적으로 샘암종의 경우에 사용되고 있다.

cancer(암)와 carcinoma(암종)의 차이

- cancer : 모든 악성종양(malignant tumor)을 가리키며 'crab'라는 뜻이다. 즉, 암은 게의 집게발이나 왕바랭이속 식물의 특징을 닮았다는 데에서 유래된 말로, 암은 초기에 발견하여 제거해 버리면 괜찮으나, 그렇지 못하고 그냥 두었다가는 결국 환자를 죽음으로 몰고 간다는 뜻이다.
- carcinoma : 상피성 악성종양(epithelial malignant tumor)을 말하며, 암종으로 번역하나 암이란 말로도 통용되고 있다.

① 편평상피세포암종(squamous cell carcinoma)

편평상피(squamous epithelium)로 덮여진 피부, 구강, 식도 및 여성의 자궁목이나 질부위에서 발생하지만 편평상피화생이 일어난 폐, 기관, 담낭, 위턱굴(상악동), 방광, 자궁내경부 등에서도 흔히 발생한다.

조직학적으로 분화가 잘된 것은 편평상피와 같은 구조로 나타나며, 전형적인 포소상인 경우가 많고, 각화되는 성질을 수반할 때는 포소 중앙에 암진주(cancer pearl)라고 하는 양파 모양의 각화물을 갖는다(그림 8-13). 암진주가 형성되고 각화를 보이는 것을 **각화성 편평상피세포암종**(keratinizing squamous cell carcinoma)이라 하고, 각화가 없는 것을 **비각화성 편평상피세포암종**(nonkeratinizing squamous cell carcinoma)이라 한다. 분화가 잘 안된 **저분화 편평상피세포암종**에서는 암세포 상호 간에 세포간교를 확인함으로써 편평상피세포암종으로 진단한다.

② 샘암종(adenocarcinoma)

점막의 샘상피나 샘관 및 샘방에서 발생하는 암종을 **샘암종**(adenocarcinoma)이라 하며 일반적으로 샘관구조를

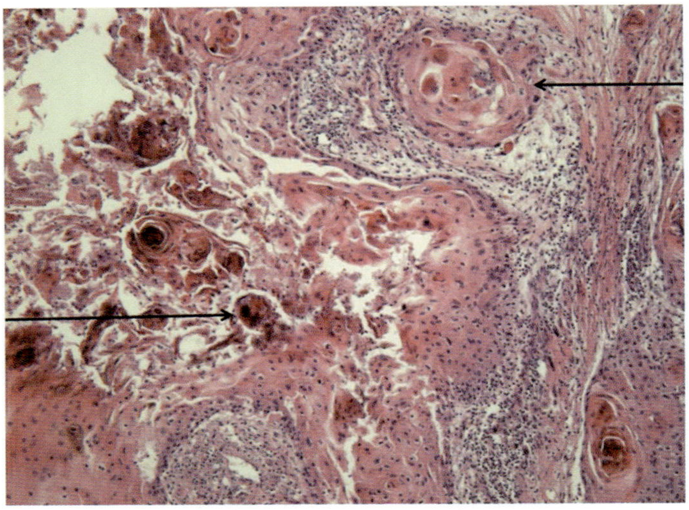

그림 8-13. **편평상피세포암종.** 샘암종과 달리 샘, 관 구조가 없으며 편평한 상피세포들이 단단하고 치밀하게 붙어있는 구조를 갖는다. H & E 염색상 빨간색으로 보이는 각화질과 암진주(cancer keratin pearl)가 특징이다. 비교적 분화가 잘 된 각화성 편평상피세포암종으로서 침윤성 발육이 뚜렷하다.

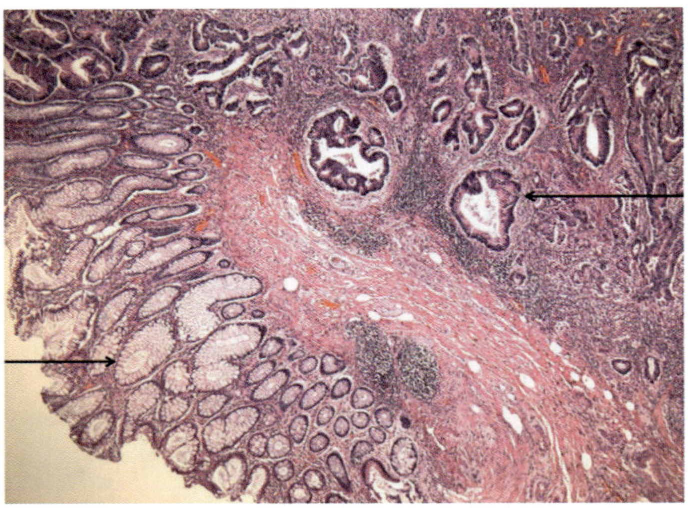

그림 8-14. **위의 샘암종.** 사진 왼쪽 윗부분에 보면 정상 점막과 다른 모양의 과염색성 암종세포들이 보이며, 그 곳에서부터 암세포 군집들이 침범하고 있다. 불규칙한 샘관구조를 나타내는 약간 분화된 관상샘암종이 침윤성으로 증식하고 있다.

하고 있다(그림 8-14).

샘암종은 점액을 생산하는 경우가 많은데 샘강 내에 점액이 나타난다거나, 암세포가 점액괴 속에 떠 있는 점액암, 그리고 세포질 내의 점액에 의해 핵이 한쪽으로 치우쳐 마치 반지(signet ring) 모양 같은 인환세포암종(그림 8-15) 등이 있다.

분화가 잘 안된 저분화형 샘암종인 경우에는 PAS 염색이나 mucicarmine 염색 등으로 암세포의 세포질 내의 점액을 확인함으로써 샘암종으로 진단된다.

③ 이행상피세포암종(transitional cell carcinoma)

신우나 방광 등의 비뇨계통의 상피에서 발생하는 악성종양으로 일반적으로 종양이 내강 방향을 향해 돌출하는 유두상 발육(외생장성 발육)을 나타내는 경우가 많은데, 세포가 7층을 넘는 것을 악성으로 간주한다. 종양의 증

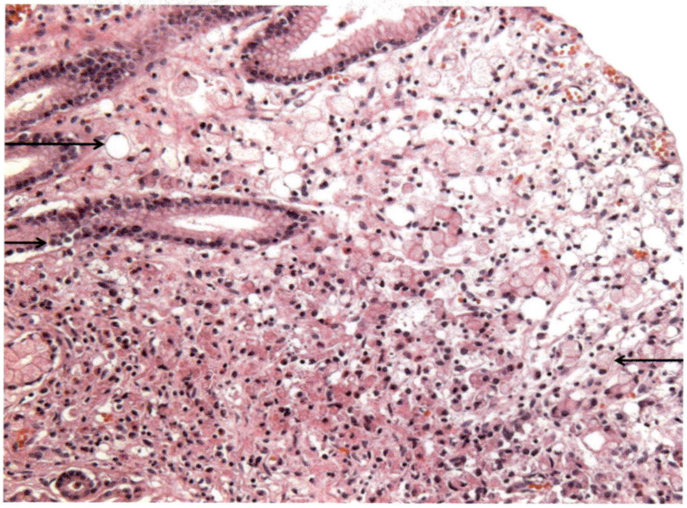

그림 8-15. **위의 인환세포암종.** 반지(signet ring) 모양의 인환세포암종의 암세포들이 위 점막 내를 가득 채우고 있으며 침윤, 증식하고 있다. 정상 위샘관이 사진의 왼쪽 윗부분에 약간 남아 있는 것이 보인다. 인환세포의 암종들은 샘구조가 없이 둥근 모양이며 세포질 내에 점액질이 가득 차 있어서 핵이 치우쳐 보여 반지모양이라고 한다.

식이 분명한 유두상 증식을 나타내지 않고, 가로로 확대하며 점차 벽내로 침윤성으로 침입하는 경우(내생장성 발육)도 있다. 요로계 종양은 전립샘암이 많다.

④ 선편평상피세포암종(adenosquamous cell carcinoma)

샘암종과 편평상피세포암종의 모양을 함께 나타내는 암종으로 자궁몸통, 쓸개 등에서 발생한다.

⑤ 미분화 암종(undifferentiated carcinoma)

미분화 암종은 특정 상피로의 분화는 분명하지 않으나 상피세포의 형질을 남기고 있으며 탈분화가 뚜렷하여 형태학적, 기능적으로도 발생 모조직과 다른 모습을 보이는 암이다. **역형성 암종**(anaplastic carcinoma)이라고도 한다. 일반적으로 미분화 암종은 분화형 암종에 비해 예후가 나쁘며, 핵 염색질이 풍부하고 불규칙한 핵을 갖는 종양세포이다.

ㄱ. 작은세포암종(small cell carcinoma)

림프구와 비슷한 작고 둥근 핵과 둥글거나 타원형 혹은 방추형의 세포질을 갖는 작은 세포들로 구성된 암종으로, 악성도가 극히 높으며 허파(폐), 위, 갑상샘 등의 암종에서 드물게 볼 수 있다. 특히 허파에서 발생하는 작은세포암종(small cell carcinoma)은 핵과 세포질이 가늘고 길게 늘어져 마치 귀리같이 생겼다 하여 **귀리세포암종**(oat cell carcinoma)이라 한다.

ㄴ. 큰세포암종(large cell carcinoma)

뚜렷한 핵소체를 갖는 큰 핵의 큰 세포들로 구성된 암종으로, 대소부동증(anisocytosis)과 다형성(polymorphism)이 심한 것이 특징이며, 허파에서 볼 수 있다.

ㄷ. 거대세포암종(giant cell carcinoma)

매우 크고 뚜렷한 핵소체를 가지는 괴이한 모양의 다핵성의 매우 큰 거대세포들로 구성된 암종으로, 허파와 갑상샘 등에서 드물게 발생하며 예후는 극히 불량하다. 암세포들의 거대성, 다형성 및 대소부동성이 현저하며, 거대한 종양세포들 사이에 방추형의 암세포들이 혼재하기도 한다.

⑥ 기타 특유한 암종

전이암(metastatic cancer)이 발생했을 때 그 전이암의 원발부위를 쉽게 알 수 있는 암종들이 있는데, 갑상샘암에서는 콜로이드를 만들어내므로 알 수 있고, 융모암종에서는 두 종류의 영양막세포, 즉 합포체성 영양막세포(syncytiotrophoblast)와 세포성 영양막세포(cytotrophoblast)로 이루어진 독특한 구조를 보이므로 알 수 있다. 또한 신장암과 간암의 경우에는 충실성 암소를 둘러싼 사이질에서 다른 결합조직들은 볼 수 없고, 모세혈관만을 확인할 수 있으며 전자에서는 중성지방을, 그리고 후자에서는 쓸개즙(담즙)을 생산하는 경우가 있다.

2) 비상피성 종양

비상피성 종양(nonepithelial tumor)은 조혈조직을 포함한 결합조직, 근육조직 등에서 발생하는 간엽계 종양을 말하며, 일반적으로 신경계 조직도 비상피성 종양에 포함된다. 비상피성 종양은 발생한 모세포의 모양에 따라 부쳐진 이름이므로 양성 비상피성 종양은 모조직의 이름 뒤에 단순히 '**종**(oma)'을 붙여 섬유종(fibroma), 지방종(lipoma), 평활근종(leiomyoma), 횡문근종(rhabdomyoma), 혈관종(angioma) 등으로 부르면 되고, 악성 비상피성 종양은 일반적으로 모조직의 이름에 '**육종**(sarcoma)'이란 말을 붙여 섬유육종(fibrosarcoma), 지방육종(liposarcoma), 평활근육종(leiomyosarcoma), 혈관육종(angiosarcoma) 등으로 부르면 된다. 중요한 비상피성 종양을 조직 및 계통별로 표 8–3에 제시하였다.

(1) 결합조직 유래의 종양

양성종양은 일반적으로 **섬유종**(fibroma)이라 하는데 섬유세포와 교원섬유로 이루어지며, 섬유의 양이 많고 단단하면 **경성 섬유종**이라 하고, 세포가 많고 섬유의 양이 적으면 **연성 섬유종**이라 한다. 연성 섬유종은 섬유지방종과 구별하기가 힘들다. **섬유종증**(fibromatosis)은 섬유종에 비해 종양과 주위의 경계가 뚜렷하지 않은 경우를 말하며, 섬유종의 다발이나 발육하기 쉬운 상태를 가리키기도 한다.

① 섬유육종(fibrosarcoma)

섬유모세포(fibroblast)에서 발생한 악성종양으로서 30~50세에 많으며, 방추형(spindle form)의 핵을 갖는 방추형 세포들로 이루어져 다형성(pleomorphism)을 별로 보이지 않는다.

② 악성 섬유성 조직구종(malignant fibrous histiocytoma)

방추형의 섬유모세포로부터 둥근 조직구(histiocyte)에 이르는 다양한 종양세포로 구성되고, 또한 거대세포(giant cell)를 혼합하는 등 섬유육종에 비해 다형성이 풍부하며, 종양세포가 꽃방석 모양으로 배열한다(그림 8–16). 뒤배막(후복막), 볼기(둔부), 넓적다리 등에 호발하고 악성도가 높아 예후는 불량하다.

(2) 지방조직 유래의 종양

양성종양은 **지방종**(lipoma)이라 하는데 목, 어깨, 등, 볼기와 넓적다리 등의 피부밑지방조직에서 발생한다. 부

표 8-3. 종양 표지자의 종류와 이들의 주된 적용

계통	모 조 직	양성종양	악성종양
결합조직	섬유조직	섬유종	섬유육종
		섬유종증	
	조직구	황색종	
		섬유성 조직구종	악성 섬유성 조직구종
	지방조직	지방종	지방육종
	연골	연골종	연골육종
	골	골종	골육종
		거대세포종	
	혈관	혈관종	혈관육종
	림프관	림프관종	림프관육종
색소조직	색소세포	색소성 모반	악성 흑색종
조혈조직	림프조직		악성 림프종
			림프구백혈병
	골수조직		다발골수종
			골수세포백혈병
윤활막	윤활막조직		윤활막육종
중피	중피조직	양성 중피종	악성 중피종
근육	민무늬근육	민무늬근육종	민무늬근육종
	가로무늬근육	가로무늬근육종	가로무늬근육종
신경	말초신경	신경집종	악성 신경집종
		신경섬유종	
	교감신경절	신경절종	신경아종
	신경상피		수아종
			망막아종
	신경교	신경교종	다형성 교아종

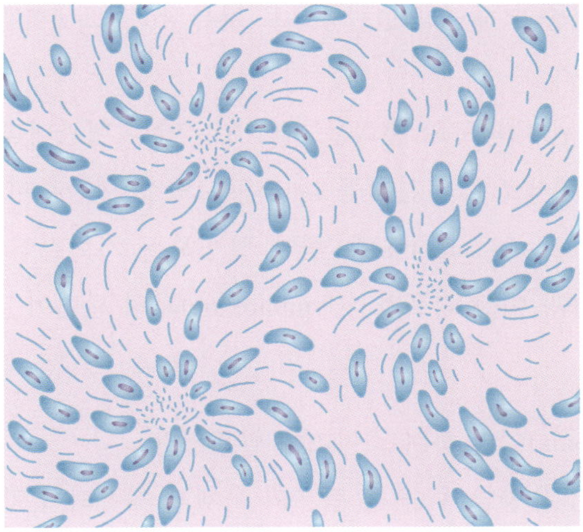

그림 8-16. 꽃방석 모양의 배열

신속질의 지방종은 골수조직을 혼합하고 있으며 골수지방종이라 한다.

태생기의 지방조직에서 발생하는 지방종을 동면종이라 하는데, 이는 겨울잠을 자고 있는 동물의 지방조직과 비슷하기 때문이다.

① **지방육종**(liposarcoma) : 지방모세포(lipoblast)에서 발생한 악성종양으로서 중년에 많고 볼기, 다리, 뒤배막에 많으며 여러 가지 조직형이 있다.

② **지방형 지방육종** : 잘 분화되어 지방종과 구별하기 힘들다.

③ **점액형 지방육종** : 예후가 비교적 양호하다.

④ **다형형 지방육종** : 이형성이 강한 큰 세포들이 나타나고 악성도가 높다.

(3) 연골 및 골조직 유래의 종양

양성종양은 연골세포(chondrocyte)가 종양 모양의 증식을 하는 **연골종**(chondroma)과 뼈세포(osteocyte)의 증식으로 머리뼈 및 아래턱뼈에 발생하며, 조직학적으로 층상구조를 보이는 **골종**(osteoma)이 있다.

① 연골육종(chondrosarcoma)

연골(cartilage)에 생기는 악성종양으로 성인에 많고, 갈비뼈나 넓적다리, 골반에 발생하며, 연골종에 비해 세포의 이형을 보이고 세포의 밀도가 높다.

② 골육종(osteosarcoma)

골육종은 10~20대에 많이 발생하는 뼈의 악성종양이며 넙다리뼈(대퇴골), 정강뼈(경골), 위팔뼈(상완골) 등의 긴뼈의 뼈끝부위에서 호발한다. 조직학적으로 부정형 혹은 방추형의 종양세포가 일부에 유골(osteoid)을 형성하는 것이 특징이다. 예후가 좋지 않으며 폐 전이가 일어나기 쉽다.

(4) 맥관 유래의 종양

① 혈관의 종양

양성종양은 **혈관종**(hemangioma)이라 하며 모세혈관의 내피세포(endothelial cell)가 증식한 것으로, 증식하는 혈관의 모양에 따라 모세혈관성 혈관종과 해면상 혈관종으로 분류되고, 모세혈관성 혈관종은 피부에서, 해면상 혈관종은 간에서 볼 수 있다.

혈관육종(hemangiosarcoma) : 혈관 내피로의 분화를 나타내는 악성 혈관내피종(혹은 혈관육종)은 젖샘, 간, 머리부위, 피부밑에 많으며, 혈관주피세포로의 분화를 나타내는 악성 혈관주피종은 넓적다리부위와 후복막에 많다. AIDS로 유명한 **카포시육종**(Kaposi's sarcoma)은 함께 발병하는 기회감염인 거대세포봉입증 바이러스(cytomegalovirus)의 염색체에 대한 영향과 이상 림포카인(lymphokine)과의 관련이 깊다.

② 림프관의 종양

양성종양은 **림프관종**(lymphangioma)이라 하며 소아기에 발견된다.

림프관육종(lymphangiosarcoma) : 유방암 수술 후 림프의 울체가 계속되어 악성종양이 발생하는 유방암 적출술 후 림프관육종이 유명하다.

(5) 근육조직 유래의 종양

① 민무늬근육의 종양

양성종양은 **평활근종**(leiomyoma)이라 하며 자궁에서 발생하는 근종이 가장 대표적이고 위, 장관의 근육층과 혈관벽 유래인 것들도 있다.

평활근육종(leiomyosarcoma) : 50세 이상의 여성에게 많이 발생하며 후복막과 장간막에서 많이 볼 수 있고 자궁과 위, 장관에서도 호발한다. 악성의 판정에는 분열지수를 참고로 하는데,

$$\text{분열지수} = \frac{\text{유사분열 핵}}{\text{전체 종양세포의 핵}} \times 100$$

② 가로무늬근육의 종양

양성인 **횡문근종**(rhabdomyoma)은 매우 드물고 심장, 인두, 혀밑부위 등에서 나타난다.

횡문근육종(rhabdomyosarcoma) : 연부 악성종양의 약 20%를 차지하며 **뼈대근육**(골격근, skeletal muscle)과 비뇨생식기에서 나타난다. 발생연령은 10세 이하, 청춘기, 고령자로 분류되며 조직형도 이에 준해서 태아형 횡문근육종, 포소형 횡문근육종 및 다형형 횡문근육종의 3가지 형으로 구분된다.

(6) 조혈조직 유래의 종양

① 림프조직의 종양

림프조직에서 발생하는 종양을 **림프종**(lymphoma)이라 하는데, 양성 림프종(benign lymphoma)은 극히 드물기 때문에 일반적으로 림프종이라면 악성종양을 의미한다.

악성 림프종(malignant lymphoma) : 림프절에서 원발하는 경우가 가장 많으며, 편도고리(인두륜, Waldeyer 륜)와 소화관 등의 림프장치에서 발생하는 것도 많다. 때로는 비장의 림프여포, 가슴세로칸(종격), 중추신경계 등에서 발생하는 경우도 있으며, 악성 림프종은 **비호지킨림프종**(non-Hodgkin's lymphoma)과 **호지킨병**(Hodgkin's disease)으로 나눈다.

ㄱ. 비호지킨림프종(non-Hodgkin's lymphoma; NHL)

림프종세포의 증식양식과 핵의 크기를 기준으로 분류하는 국제 분류에서는 악성도에 따라 경도, 중등도, 고도 림프종의 3가지로 분류하여 예후(prognosis)와의 관계를 중요시하고 있다. 그러나 오늘날 병리조직학적 진단에 있어서는 종양세포의 증식태도에서 여포성 림프종과 미만성 림프종으로 나누고(그림 8-17), 다시 핵의 크기에 따라 작은 · 중간 · 큰세포형 혹은 혼합형으로 분류하며, 세포 유래가 분명한 경우에는 B 세포성, T 세포성으로 나눈다. 예후는 일반적으로 여포성인 쪽이 미만성보다, B 세포성이 T 세포성보다, 그리고 작은세포형은 큰세포성보다도 양호한 것으로 생각해도 좋다.

- **여포성 림프종**(follicular lymphoma) : 종양세포는 림프여포의 B 세포 유래이며 결절상의 증식을 나타낸다. 고령자로서 남성에게 많고 경과가 긴 것이 특징인데, 10년 정도까지 된다.
- **미만성 림프종**(diffuse lymphoma) : 증식하는 종양세포는 결절을 만들지 않고 미만성으로 증식한다. 세포의 크기에 따라 작은세포형, 중간세포형, 큰세포형, 혼합형, 림프모구형 및 버킷형으로 분류한다. 작은세포형은

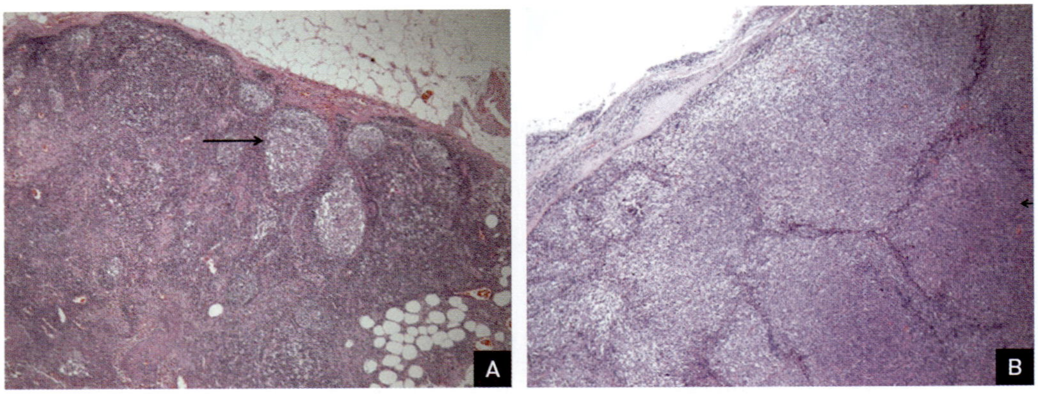

그림 8-17. **정상 림프절과 악성 림프종(malignant lymphoma).** (A) 정상 림프절은 다양한 크기의 림프여포 형성(화살표)을 하고 있다. (B) 악성 림프종은 전형적인 미만성 조직형인 경우 여포 구조의 소실이 있으며, 림프구들의 크기와 과염색성이 증가되어 있다.

B 세포 유래가 많은데 경과도 길고, 흔히 말초혈액에서 만성 림프구백혈병의 형태를 보인다. 중간세포형과 큰세포형은 주로 B 세포, 혼합형은 주로 T 세포 유래이다. 다형세포형은 성인의 T 세포 백혈병(Adult T-cell Leukemia; ATL)에, 그리고 림프모구형은 소아의 급성 림프구백혈병과 일치하는데 모두 T 세포 유래이다. 버킷형은 B 세포 유래인데 EB 바이러스(Epstein-Barr virus) 감염에 환경인자가 작용하고 있는 것으로 생각되고 있다.

ㄴ. 호지킨병(Hodgkin's disease)

계통적인 림프절 종창이 특징이며 지라(비장), 피부, 골수를 침범한다. 진단은 조직학적 진단에 의하는데 작은 림프구에 이형성이 없는 것과 Reed-Sternberg 거대세포(가장 특징적인 점은 대칭성인 2개의 핵 내에 뚜렷한 핵소체를 갖는 안경 모양의 세포임)가 나타나는 것에 의하며, 단핵인 호지킨세포는 확정 진단의 근거가 되지 못하는 것으로 생각되고 있다(그림 8-18).

이 질환의 분류는 림프구와 호지킨세포 등의 비율에 의한 Rye 분류가 세계적으로 이용되고 있는데, 여기에는 림프구 우세(LP)형, 결절성 경화(NS)형, 혼합세포(MC)형, 림프구 손실(LD)형의 4가지로 분류하고 있다. 조직형과 예후는 잘 관련되어지고 있으며 LP형과 NS형은 예후가 양호하지만, MC형과 LD형은 불량하며 수년 내에 사망한다. 한편 NS형에는 방사선 치료가 유효하다.

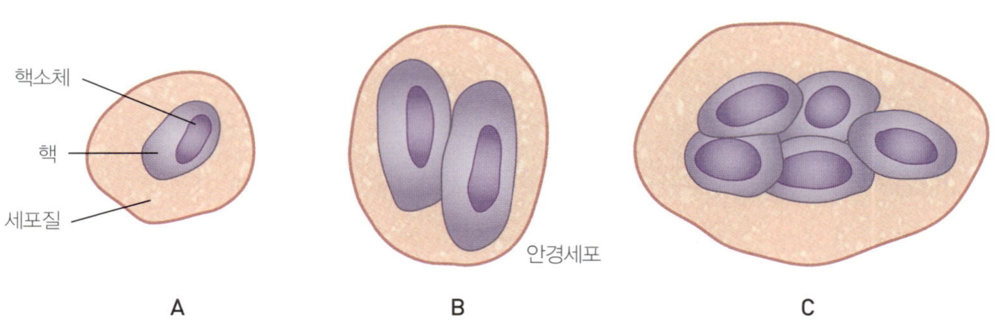

그림 8-18. **호지킨세포(A)와 Reed-Sternberg 세포(B, C)의 모식도.** 모두 핵소체가 크고 뚜렷하다.

② 골수조직의 종양

ㄱ. 골수세포백혈병(myeloid leukemia)

가. 급성 골수세포백혈병(acute myeloid leukemia; AML)

임상소견으로는 항생물질 부여에 반응하지 않는 발열과 빈혈증상 및 피부밑점막의 출혈성 소인에 의해 발병하는 경우가 많다.

혈액소견에서는 일반적으로 성숙 과립구도 볼 수 있으나 골수모구와 전골수세포가 대량으로 증식하고, 반성숙한 골수세포와 후골수세포 등은 거의 볼 수 없는 현상인 백혈병 열공을 동반한 백혈구증가증(혈액 1mm_3당 1만에서 수만인 경우가 많다)이 나타난다. 그러나 환자의 약 1/3에서는 백혈구 수의 증가가 없기 때문에 백혈구 감별검사(differential count)를 하는 것이 중요하며 peroxidase 반응이 많이 이용된다. 일반적으로 골수계 세포는 peroxidase, oxidase, sudan black B, 납톨 AS-D 크로로아세테이트 · 에스테라아제가 양성이나 림프구계 세포는 모두 음성이다.

최근에는 단일 클론성 항체(monoclonal antibody)로 감별하는 경우가 많은데, 이 경우 1종류의 항체만으로는 판별하기가 어려운 경우가 있기 때문에 복수 항체를 조합시켜 검사할 필요가 있다. 또한 단핵구계 세포에서는 α-나프틸부티레이트 · 에스테라아제가 강양성을 나타낸다. 도말표본의 유약세포 세포질 내에서 Auer's body가 보이는 경우 백혈병, 특히 골수성으로 진단하는 데 도움이 된다.

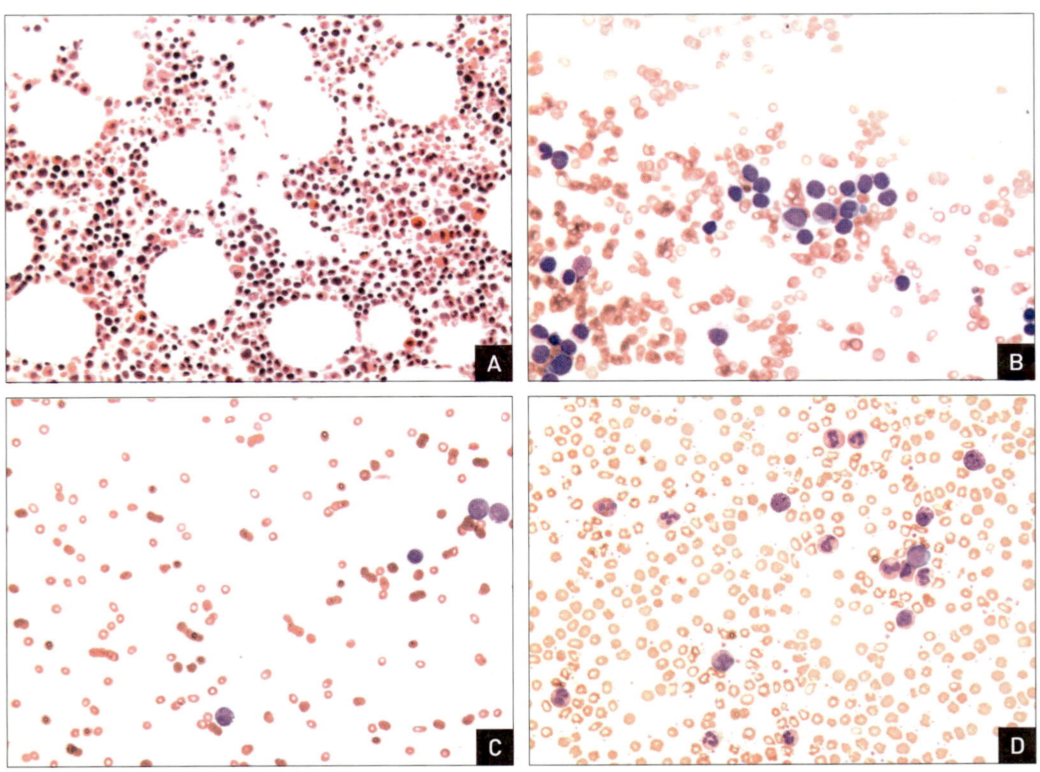

그림 8-19. **백혈병의 혈액상.** (A) 정상 골수 소견. (B) 급성 골수세포백혈병의 골수조직 소견. (C) 급성 골수세포 백혈병의 말초혈액 소견. (D) 만성 골수세포백혈병.

나. 급성 전골수세포백혈병(acute promyelocytic leukemia; APL)

질환의 경과가 매우 신속하며 대개는 1개월 이내에 사망한다.

말초혈액 중에 대량의 병적인 전골수세포(전골수구, promyelocyte)가 나타나며, 적혈구 침강속도는 빨라지지 않는 것이 특징이고, 고도의 출혈성 소인을 보인다.

다. 만성 골수세포백혈병(chronic myeloid leukemia; CML)

성인에게 많으며, 우연히 발견되는 경우가 많다. 질환이 진행되면 간과 지라의 증대가 반드시 나타나고, 특히 지라가 많이 커져 증대된 간보다 더 커지는 경우도 있으며, 이로 인해 위가 압박을 받아 오심과 구토가 일어나기도 한다. 발열은 드물지만, 때로는 소화성 궤양이 합병한다든가 백혈병성 망막염을 일으켜 시력이 저하되기도 한다.

검사소견으로서는 현저한 백혈구증가증을 보이는데 10만, 때로는 100만이나 되기도 한다. 급성 골수세포백혈병과는 달리 백혈병 열공은 없으며, 각 분화단계의 세포가 나타난다. 특히 백혈병 세포의 이형성이 빈약한 예에서는 진단상 유백혈병 반응(leukemoid reaction)과의 감별이 필요한데, 본 증에서는 **필라델피아 염색체**(Philadelphia chromo-some; Ph^1염색체)의 출현과 말초혈액 중의 호중구 알칼리성 포스파타아제(NAP) 값의 저하가 나타나는 것이 감별의 지표가 된다. 또한 혈구의 배양을 시행해서, 배양 콜로니 형성단위 CFU-C를 조사함으로써 백혈병 세포의 증식능력을 알 수 있다.

조직학적으로는 골수가 지방세포를 전혀 가지고 있지 않은 경우가 많을 뿐만 아니라 호중구계 백혈병 세포와 함께 거핵구 증가도 두드러지고(그림 8-20), 백혈병 세포는 전신의 각 장기에 침윤한다.

치료에 의해 안정상태가 되면 병적 세포도 거의 소실한다. 그러나 3년 정도가 지나면 환자의 80% 이상이 급성 백혈병 상태를 나타내게 되는데, 이 상태를 **급성 전화**라고 한다. 이 경우의 골수모구는 Ph^1염색체가 양성을 나타내기 때문에 일반 AML과는 구별할 수 있다. 급성 전화 후의 경과는 일반적으로 불량하며 거의 모두 사망하는데, 이때 사인은 출혈사와 기회감염을 들 수 있다.

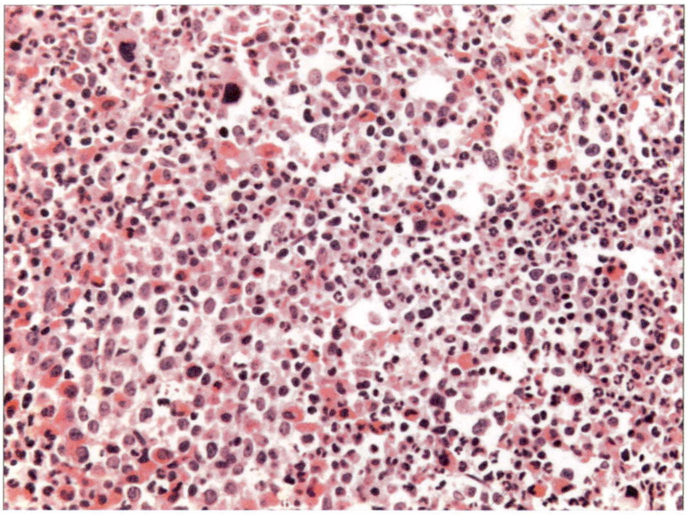

그림 8-20. **만성 골수세포백혈병.** 만성 골수세포백혈병 소견은 지방세포가 빈약하고, 미만성으로 각종 단계의 과립구가 증식하고 있다.

백혈병(leukemia)

백혈병이란 백혈구계 세포가 골수나 림프절에서 무제한으로 증식하는 상태를 말하며, 대개의 경우 이들의 병적세포가 말초혈액 중에 많이 나타나게 된다. 백혈구(white blood cell; WBC)는 과립구(granulocyte)와 림프구(lymphocyte)로 이루어지지만, 과립구가 증가한 경우를 골수세포백혈병(myelocytic leukemia)이라 하고, 림프구가 증가한 경우를 림프구백혈병(lymphocytic leukemia)이라한다. 또한 적혈구계 세포가 무제한 증식을 하는 경우를 적혈병, 적혈구와 백혈구의 혼합증식인 경우를적백혈병이라고 한다. 드물게는 전구계 세포가 무제한으로 증식하는 경우도 있는데, 급성형을 거핵 아구성 백혈병, 만성형을 본태성 전구혈증이라고 한다.

백혈병은 또한 급성 백혈병(acute leukemia)과 만성 백혈병(chronic leukemia)으로 분류하는데 일반적으로 급성 백혈병에서는 유약세포인 모구(아구, blast)가 지배적인 데 대해, 만성 골수세포백혈병에서는(그림 8–19) 각 발육단계의 세포들이, 그리고 만성 림프구백혈병에서는 성숙형에 매우 유사한 세포가 나타난다.

◉ 림프구백혈병(lymphocytic leukemia)

급성과 만성이 있다. 급성 림프구백혈병(acute lymphocytic leukemia; ALL)은 소아와 어린 연령층에 많으며, 만성 림프구백혈병(chronic lymphocytic leukemia; CLL)은 고령자에게 많다. 림프구백혈병에서는 백혈병 세포의 증식원이 림프조직, 특히 림프절이므로 임상적으로는 계통적인 림프절 종창이 특징이며 때로는 비장도 약간 종창된다. 병적세포는 급성 림프구백혈병에서는 림프모구에, 또한 만성 림프구 백혈병에서는 성숙 림프구에 각각 매우 유사한 형을 나타내는 세포가 지배적인데, 이들 병적세포가 림프절 내에서 미만성으로 증식한다. 그 결과 림프절에서는 림프 등 본래의 구조는 소실한다. 병적세포는 또한 림프절 밖에도 침윤, 증식함과 동시에 말초혈액 중에도 다수 출현하며, 또한 다른 장기에도 침윤한다. 백혈병 세포는 peroxidase와 납톨 AS–D 크로로 아세테이트 · 에스테라아제 염색이 음성이다. 급성 림프구백혈병은 치료법의 발전에 의해 오늘날에는 재발을 일으키지 않는 완전 치유의 증례가 많다.

◉ 성인 T 세포 백혈병(adult T-cell leukemia; ATL)

백혈병을 포함한 사람의 암이 바이러스에 의해 발생된다는 것을 처음으로 증명한 점에서는 특히 중요한 질환이다. HTLV–Ⅰ형(바이러스) 감염자의 1,000~3,000명당 1명의 비율로 발병하며, 경과가 빠르고 예후가 불량한 T 세포 림프구백혈병으로 성인에게 나타나는 질환이다. 말초혈액의 림프구 핵은 분엽해서 꽃잎 모양을 나타내는 경우가 많으며, 혈청에서 항 HTLV–Ⅰ의 프로 바이러스 DNA가 종양세포의 DNA 속에 흡입되고 있는 것을 증명할 필요가 있다.

최근에는 ATL 환자에서 볼 수 있는 척수질환 HAM(HTLV–Ⅰ associated myelopathy), 각종 면역 기능상실 상태(기회감염, M 단백혈증, 다른 악성종양의 합병 등), 그리고 백혈병 세포가 부갑상샘 호르몬과 유사한 물질을 생산한 결과인 것으로 생각되는 고칼슘혈증 등이 문제로 되어 있다.

라. 급성 단핵구성 백혈병(acute monocytic leukemia; AML)

단모구(monoblast)와 전단구(promonocyte) 등의 유약세포가 증식하고 질병의 경과는 빠른데, 흔히 잇몸의 종창과 출혈을 일으키는 것이 특징이다. 대개의 경우 출혈성 소인에 의해 사망한다.

병적세포는 α–나프틸부티레이트 · 에스테라아제 염색에 의해 세포질이 양성으로 염색된다. 혈중 및 요중의 리조튬(무라미다아제) 활성이 높다.

ㄴ. 골수종(myeloma) 또는 형질세포종(plasmocytoma)

기능적 분화가 끝난 B 림프구, 즉 형질세포(plasma cell)의 종양으로, 40세 이상의 남성에게 많은데 비교적 드문 질환이다.

임상적으로 몇 가지 형이 있으며 골수에서 다수의 결절을 만들어 증식하는 다발골수종(multiple myeloma)이 가장 많다. 일반적으로 납작뼈(편평골)가 침해되며, 그 결과는 머리뼈의 X-선상에서 상이 두드러지게 나타난다. 볼기뼈(관골, hip bone)에서는 비누거품 모양을 나타내는 경우가 많다. 검사소견에서는 혈중칼슘 및 혈청 γ-글로불린이 증가되지만, 특히 후자에서는 단일 클론성 면역글로불린(M 단백)이 나타나는 것이 특징이다. M 단백질로서 가장 흔히 나타나는 것이 IgG이고, 그 다음이 벤스-존스 단백과 IgA, 그리고 IgD와 IgE이다. 이들 M 단백질 중 벤스-존스(Bence-Johnes) 단백이 환자의 요중에 나타난다는 것은 전부터 유명한 것이며, 벤스-존스 단백이 나타날 경우 토리를 통과한 이 단백이 세뇨관 상피에 장애를 입혀 일종의 세뇨관신증에서 만성 콩팥기능상실(신부전)을 일으킨다(골수종신). 또한 이 단백은 아밀로이드(amyloid) 단백의 일종이므로 전신성 아밀로이드증을 합병하는 것도 알려져 있다. 병적세포는 형질세포와 유사한 형태를 가지는 것이 특징인데 이로 인해 진단이 내려진다(그림 8-21).

(6) 신경조직 유래의 종양

말초신경에서 발생하는 양성종양과 악성종양만 여기서 간단히 설명하고 나머지 신경조직 유래의 종양들은 소아의 종양에서 간단히 설명하기로 한다.

① 말초신경의 종양

양성종양으로는 신경집종과 신경섬유종이 있는데, **신경집종**(신경초종, neurilemmoma)은 신경집세포(Schwann's cell)에서 기원하고 대부분이 말초신경과 연결되어 있으며, 피부밑 등의 연부조직 속에 종괴를 형성한다. 조직학적으로는 신경집세포가 다발 모양으로 증식하고, 핵이 평행하여 울타리 모양을 하고 있는 것이 특징이다.

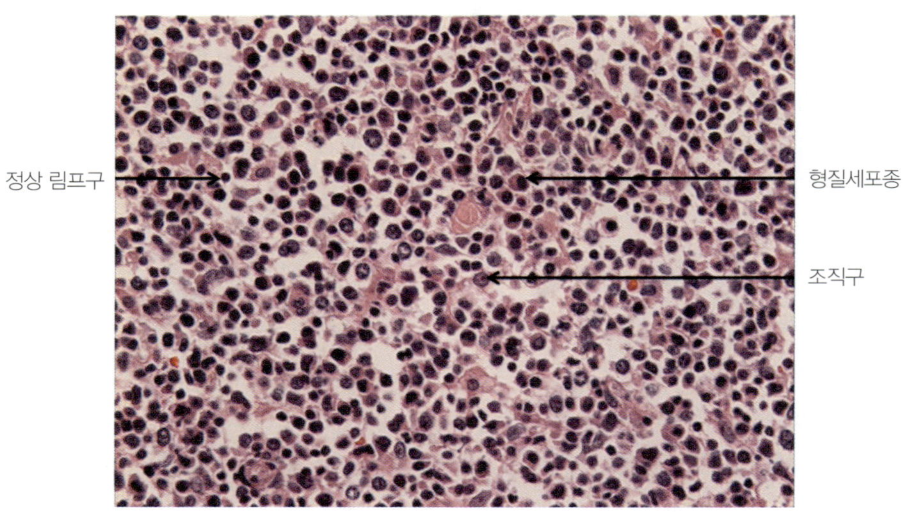

그림 8-21. 형질세포종. 유약한 형질세포가 미만성으로 증식하고 있다.

- **신경섬유종**(neurofibroma) : 신경집세포를 비롯하여 말초신경을 구성하는 말이집신경섬유(유수신경섬유), 민말이집신경섬유(무수신경섬유), 섬유모세포, 교원섬유로 된 종양으로 역시 경계가 뚜렷한 종괴를 형성하나 신경집종과는 달리 피막이 없고, 조직학적으로도 세포가 더 엉성하여 섬유종과 비슷하다. 다발신경섬유종인 Recklinghausen 병에서는 피부에 광범위하게 다발성으로 생기며 적갈색 반점과 골병변이 동반된다.
- **악성말초신경집종**(malignant peripheral nerve sheath tumor) : 신경섬유종이 악성변화를 하거나 신규로 발생되는 육종으로 여러 연령층에 발생하지만 Recklinghausen 병에 함께 나타나는 경우가 많으며, 방추형 세포로 이루어진 종양이 신경줄기와 밀착되어 있다.

(7) 기타의 비상피성 종양

색소조직에서 발생하는 양성종양은 **색소성 모반**이라고 한다. 악성형인 **악성 흑색종**(malignant melanoma)은 전이하기 쉽고 치료가 곤란하며 백인에게 많다. 가슴막(흉막)과 배막(복막) 및 심낭을 덮고 있는 **중피세포**(mesothelial cell) 유래의 종양은 드문 것이지만 때로는 발견되며 **중피종**(mesothelioma)이라 하고, 그 악성형인 **악성 중피종**(malignant mesothelioma)도 존재한다.

관절의 윤활막(활막)에서 기원하는 악성종양으로 추정하여 명명되었으나 실제로는 윤활막에서 기원하지 않고 대부분 무릎관절 등 팔다리의 큰 관절 가까이에 생기며, 중피와 섬유모세포 양쪽으로 분화하는 능력이 있는 **윤활막육종**(활막육종, synovial sarcoma)은 발육은 비교적 늦지만, 광범위한 전이를 통해 결국은 환자를 죽음으로 몰고간다.

3) 혼합종양과 기형종

대부분의 종양은 단일세포계로 구성되지만 드물게는 2종의 세포로 구성되는 것이 있는데 이를 **혼합종양**(mixed tumor)이라 하며, 침샘의 다형샘종(다형선종, pleomorphic adenoma)과 젖샘의 섬유샘종(fibroadenoma)이 가장 잘 알려져 있다. 자궁몸통과 난소에서는 암육종(carcinosarcoma)인 악성 뮬러관혼합종양과 샘육종(adenosarcoma)이 발생한다.

기형종(teratoma)은 내배엽, 중배엽, 외배엽중 단일배엽이 아니라 2개 이상의 배엽기원 세포들의 비정상적인 증식에 의한 종양을 말하는데 난소, 고환, 가슴세로칸(종격)과 뇌 등에 잘 발생하며 양성과 악성으로 구분한다. **양성 기형종**은 대체로 피부조직으로 둘러싸인 낭종상(cyst)인데, 그 속에 기름샘 분비물이나 머리카락이 들어 있고, 때로는 치아나 뼈조직, 지방조직, 신경조직 등이 섞여 있다. 기형종 가운데 미숙한 조직이나 미숙한 기관이 많이 혼재해 있는 것을 **미숙기형종**이라 하며, 일반적으로 미숙 성분이 많을수록 예후는 나쁘다. 이에 반해 잘 분화된 조직만으로 이루어진 것을 **성숙기형종**이라 하고, 융모암 병합기형종과 같이 기형종의 조직 외에도 다른 악성 배세포종양의 조직을 수반하는 것을 **병합기형종**이라 하여 일반기형종과 구별하고 있다.

18. 소아의 종양

주된 소아의 종양은 표 8-4와 같으며, 성인의 종양과는 매우 다르다.

표 8-4. 주된 소아 악성종양

1. 급성 백혈병	7. 양성 기형종
2. 신경모세포종준 종양	8. 악성 기형종(악성 배세포종양)
3. 뇌종양	9. 연부종양
4. 악성 림프종	10. 원발성 간암
5. 망막아세포종	11. 고환종양
6. 빌름스 종양	12. 골종양

1) 양성종양

소아에 발생하는 양성종양으로는 주로 모세혈관종, 해면상혈관종 및 림프관종이 있다.

(1) 모세혈관종

출생 직후에 피부, 피부밑 및 점막 등에서 발생하는데 딸기상 모반이라고 한다. 모세혈관과 혈관내피세포의 증식이 뚜렷하며 생후 6개월경부터 자연히 쇠퇴되어 완전히 소실된다.

(2) 해면상 혈관종

뚜렷이 확장된 혈관강이 있고 내강에 혈액이 가득 차 있다. 특히 피부밑조직에서 발생한 경우에는 화염상 모반이라 하며 포도색을 띤다.

(3) 림프관종

소아에게 많고 관강이 크며 한 층의 내피세포가 내강을 덮고 있다. 뚜렷한 종류를 만들지 않고 미만성으로 증식하고 있다.

2) 악성종양

(1) 소아 백혈병

소아의 백혈병은 95~98%가 **급성 백혈병**(acute leukemia)이며, 종양성 증식을 하는 주체가 골수성(myelocytic)인지 림프성(lymphocytic)인지 진단하기 어려울 때가 많다. 일반적으로는 골수의 줄기세포(간세포, stem cell) 또는 가슴샘 유래의 백혈병이고, 성인에게 나타나는 것과 같은 급성 골수세포백혈병은 소수이며, 급성 림프구백혈병의 종양세포는 성인의 것에 비해 대체로 작은 편이다.

(2) 악성 림프종

호지킨병과 비호지킨림프종으로 구분된다. 호지킨병은 경부에 나타나는 경우가 많으며, Reed-Sternberg형 거대세포가 나타난다.

소아의 호지킨병은 조직학적으로는 오히려 진단하기 쉽다. 소아의 비호지킨림프종의 특징으로는 림프모구(lymphoblast)형과 버킷형이 많으며, 특히 림프모구형에게는 약 50%가 가슴샘부위에 종류를 형성하는 경우이고 순환하는 말초혈액 중에 나타나기 쉽다. 버킷형은 EB 바이러스와 관련이 있으며 종양세포 사이에 큰포식세포(대식세포, macrophage)가 나타난 것을 볼 수 있다.

(3) 신경모세포종군 종양

소아의 고형 종양으로 가장 중요한 것이며 교감신경계의 분포와 일치하여 나타난다. 종양세포의 분화도에 따라 신경모세포종과 신경절신경모세포종으로 분류되고 종양세포가 카테콜라민(catecholamine)을 생산하는 것이 특징이며, 요중에 바닐릴만델산(VMA)의 측정 등이 진단상 중요하다.

종양세포인 신경모세포는 림프구 크기로 핵은 흔히 화관 모양(rosette form)을 하고 있으며(그림 8-22), 종양조직 내에는 신경미세섬유의 발달을 흔히 볼 수 있고, 신경절신경모세포종에서는 잘 분화된 신경절세포만으로 이루어지기도 한다. 이 종양군은 생체에 면역현상이 있고 세포면역, 종양 항체와 신경증식 인자도 알려져 있다.

(4) 중추신경계 종양

소아에게서 나타나는 중추신경계 종양으로는 수모세포종, 성교종 및 두개인두종을 들 수 있다. 수모세포종은 소뇌에 발생하는 종양으로서 6~10세에 호발하며 소아뇌종양의 34%를 차지한다.

성교종은 소아에서는 소뇌, 대뇌, 뇌줄기 및 시상하부 영역의 시각신경에 발생하고 조직학적으로는 원섬유성 성교종이 가장 많다. 두개인두종은 양성종양이지만 소아 특히 남자 아이에게 많고 조직상은 다양하며, 크고 작은 낭포를 가졌고 편평상피 모양의 세포로 된 충실성 포소로 이루어진다.

(5) 망막모세포종

소아에게 많고 안구 내에 발생하는 종양으로서 2세 전후에 발견된다. 종양세포의 성장속도가 빠르기 때문에 괴사소 내에 석회화가 나타난다. 조직학적으로 종양세포는 작고 둥글거나 난원형인 핵을 가졌으며 핵분열상이 많다.

(6) 신장모세포종 혹은 빌름스종양(Wilms' tumor)

소아의 신장에 생기는 악성 혼합종양으로서 소아종양의 대표적인 것의 하나이며, 종양세포는 주로 방추형인데

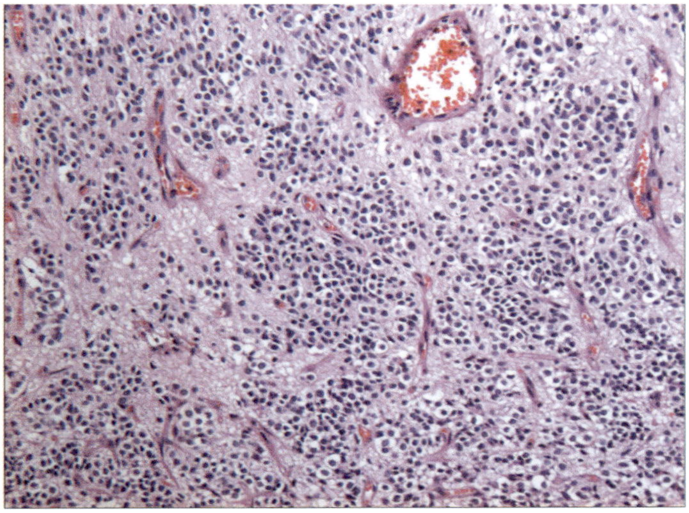

그림 8-22. **신장모세포종.** 비교적 크기가 작은 종양세포들의 증식과 신경섬유를 볼 수 있으며, 가운데와 왼쪽 윗부분에 화관 모양(rosette form)의 배열을 볼 수 있다.

화관 모양이거나 관상 혹은 토리 구조를 하고 있다.

(7) 기형종군 종양(배세포종양)

기형종과 배세포종의 조직상이 함께 나타나거나 배세포 유래의 악성종양이 단독 혹은 혼합해서 나타난다. 엉치뼈(천골)부위, 고환과 난소 등에 많으며 가슴세로칸부위와 뇌에서도 발생한다. 기형종은 외배엽성인 피부구조, 치아조직 및 신경계조직과 중배엽성인 골, 연골 및 내배엽성 소화관 점막 등 3개의 배엽성분으로 이루어진다.

(8) 횡문근육종

소아 악성종양의 대표적인 질병으로 연부육종 중에서 가장 많다. 환자의 예후는 불량하며 현재로서는 적절한 치료법이 없다. 종양세포의 세포질은 풍부하며 호산성의 과립성인 횡문근모세포가 발견되고 흔히 가로무늬 구조가 나타난다.

(9) 소아 간암

소아기 간암의 대부분은 간모세포종인데 초등학생 이상이 되면 성인형 간암이 발생한다. 소아 간암에서는 α−fetoprotein(AFT)이 성인 간암에 비해 더 많이 발생하며, 종양세포의 핵과 세포질의 관계와 배열상태에서 분화형과 미분화형으로 분류된다. 간모세포종은 수술적으로 절제가 가능하고 환자의 예후도 기대할 수 있게 한다.

(10) 골육종

골육종은 골의 악성종양 중에서 가장 많은데 연골육종의 2배, 유윙육종의 약 3배이다. 젊은이에게 많고 10대에 가장 많이 발생하며, 여자보다 남자에게서 더 많다. 장관골에 많으며 거의 절반 정도가 넙다리뼈에서 발생한다. 조직상은 몇 가지 아형으로 분류되지만 유골조직의 출현이 진단에 중요하다.

(11) 유윙종양(Ewing's tumor)

16세 이하에서 많이 발생하는 골종양의 하나로서 골피질의 파괴를 동반한다. 종양조직은 미분화한 세포로 이루어지며, 당원(glycogen)이 양성인 경우가 많고, 극히 드물게는 골 이외의 부위에서 발생하는 경우도 있는데 이를 **골외성 유윙종양**이라 한다.

제 09 장

유전과 선천이상

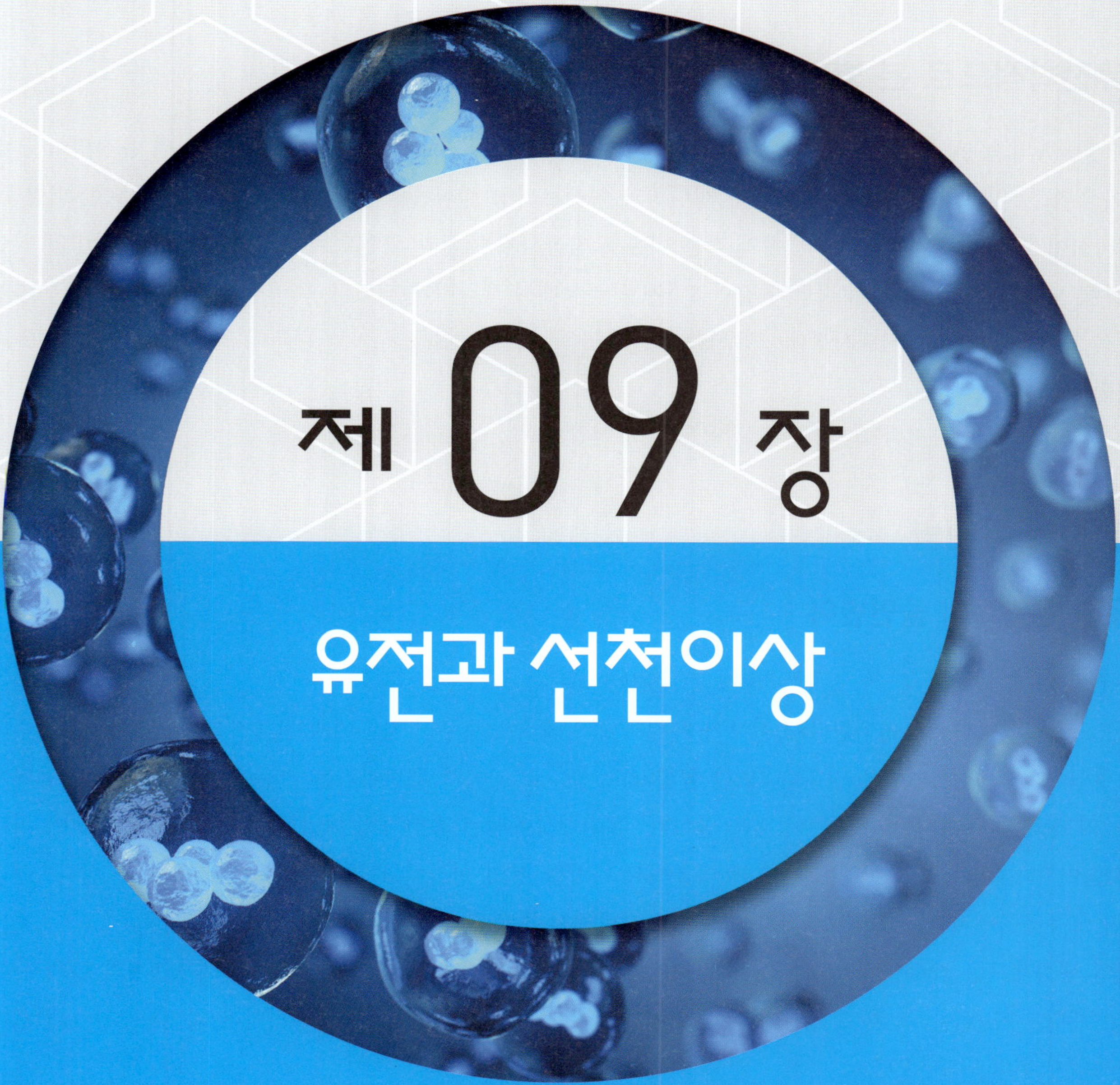

오늘날 분자생물학의 눈부신 발전에 따라 인류유전학도 많이 발전하였으며 다양한 질병이 염색체 수준에서 유전자 수준에 의해 이해되고 있다. 본 장에서는 유전학적으로 본 병인의 분류를 먼저 언급한 다음 유전과 유전병, 이어서 염색체와 염색체 이상, 그리고 선천이상에 대해 살펴보기로 한다. 우리는 여러 가지 질병이 유전적 요인과 환경적 요인 등의 복잡한 연결에 의해 성립하고 많은 종류의 유전병들이 조기발견과 조기치료에 의해 충분히 치료될 수 있으며 앞으로는 유전병의 예방도 가능하게 되리라 믿는다.

1. 유전학적으로 본 병인의 분류

분자생물학의 눈부신 발전에 의해 다양한 질병의 기전을 유전자 수준에서 해명하게 되었으며 유전병이나 많은 선천이상 또는 일부의 미숙아뿐만 아니라 성인병과 알레르기성 질환 등의 성립에서도 유전이 중요한 역할을 한다는 사실이 점차 밝혀지게 되었다. 이와 같은 이유로 지금까지 내인과 외인으로 나뉘어져 있었던 질병의 원인도 오늘날에는 유전학적 입장에서 다음과 같이 3가지로 분류해서 생각하게 되었다.

(1) 유전적 요인(예 : 선천대사장애, 혈우병)

(2) 환경적 요인(예 : 외상)

(3) 유전적 요인과 환경적 요인의 상호작용(예 : 고혈압)

2. 유전과 유전병

1) 유전, 유전자와 돌연변이

(1) 유전과 형질

유전(heredity, inheritance)이란 유전정보가 유전자에 의해 부모로부터 자손에게 전해지고 유전자의 작용에 의해 어느 형질이 나타나는 현상을 말한다. 또한 **형질**(trait, character)이란 유전이라는 기전에 의해 형태와 기능면에서 우리들의 신체에 표현되는 다양한 성질을 말한다. 유전현상에서는 유전자의 다양한 형의 조합이 있으며, 이것을 **유전자형**이라 하고 이 다양한 유전자형에 대응해서 다양한 형의 형질이 표현되는 것을 **표현형**이라 한다. 인간을 비롯한 고등동물에서는 생식세포(난자와 정자)가 분화해서 종을 지속시킨다.

1개의 생식세포는 감수분열을 2번 거쳐 염색체의 수를 반감시킨 다음, 다른 성의 생식세포 1개와 합해져서 수정란이 된다. 수정란은 그 후 분열을 반복하고 분화해서 성세포와 다양한 체세포가 되며 최종적으로 1개의 개체가 완성되게 된다.

(2) 유전자와 유전자좌

유전자(gene)란 1개의 기능을 가진 유전정보의 단위를 말하며, 하나하나의 유전자는 염색체 중에서 각각 고유의 위치를 차지하고 있는데 이것을 **유전자좌**(gene locus)라 한다. 사람들의 모든 세포에는 같은 염색체 위에 같은 유전자가 같은 배열로 나열되어 있다. 오늘날에는 분자생물학적 방법에 의해 염색체 위의 유전자 위치도 차츰 밝혀지고 있는 중이다.

(3) 유전자의 구조

유전자의 본체는 DNA인데 핵의 염색질(혹은 염색체) 중에 존재하고 있으며, DNA는 다수의 뉴클레오티드(nucleotide) 사슬로 이루어진 2중 나선형을 하고 있다.

사슬의 가쪽면에서는 디옥시리보오스(deoxyribose)와 인산이 서로 연락하고 사슬의 안쪽에서는 염기쌍이 돌출한 모양으로 불균일한 순서로 되어 있다. 1개의 사슬 위의 4종류 염기는 다양한 순서로 배열, 임의적으로 3개 염기의 중합체 1조를 1단위로 하여 모두 64종의 **유전암호**(codon; 코돈)가 만들어진다.

뉴클레오티드를 구성하는 염기에는 **아데닌**(adenine; A), **구아닌**(guanine; G), **티민**(thymine; T), **시토신**(cytosine; C)의 4종류가 있는데, 흥미로운 것은 그 조합이 언제나 A와 T, G와 C의 쌍으로 한정된다는 것이다. 이 조합과 그에 작용하는 효소의 정확한 기능이 있기 때문에 세포가 분열할 때 DNA의 1분자는 원래와 같은 구조인 DNA 2분자가 되며(**DNA 복제**; 그림 9-1) 또한 마찬가지로 염색체 자기복제를 통하여 1개의 염색체도 원래와 같은 구조인 2개의 염색체가 된다.

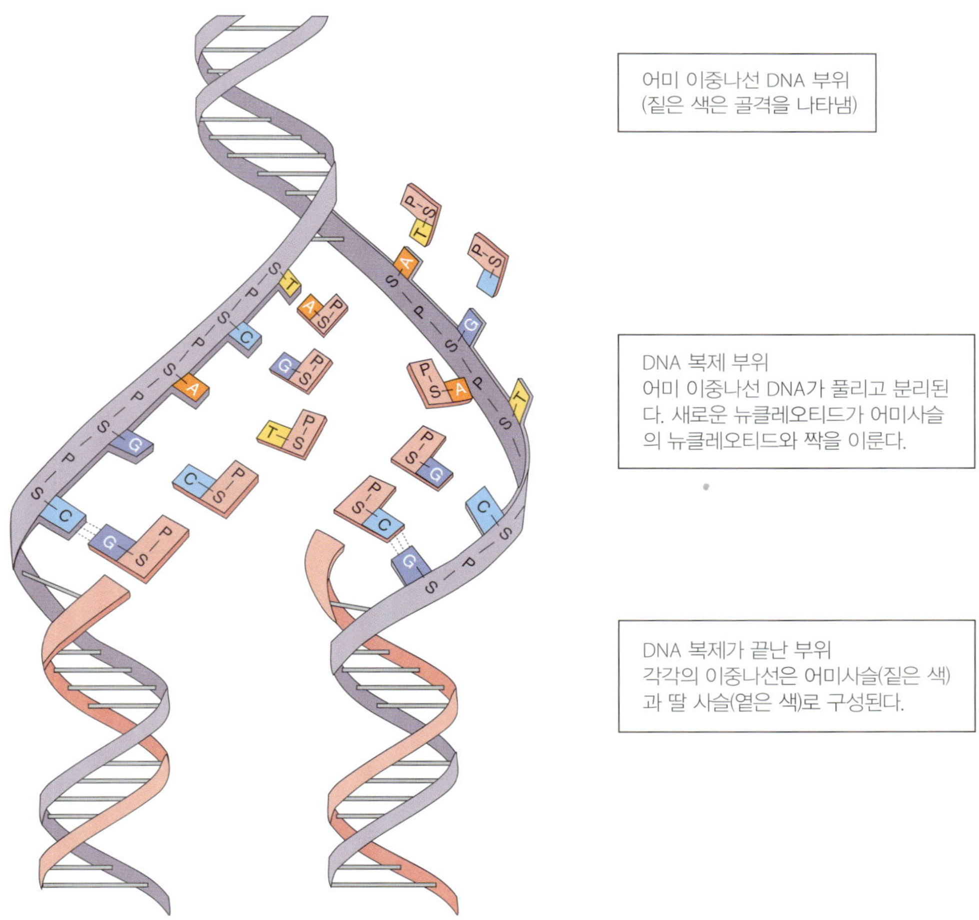

그림 9-1. **DNA 복제.** DNA 복제로 2개의 DNA 이중나선이 생성된다. DNA 복제는 반보전적으로 일어나며, 이는 새로 생성되는 이중나선의 각각의 사슬이 기존의 어미사슬과 새로 생성되는 딸 사슬로 이루어지기 때문이다.

(4) 유전의 기전

핵 내에서 유전자의 활성화가 일어나면 먼저 2중 사슬 DNA 중 한편의 사슬을 주형으로 하여 유전암호가 **전령 RNA**(messenger RNA; mRNA)로 전사되고 뒤이어 마치 영화의 필름을 편집할 때와 같이 새로 생긴 사슬 중에서 형질의 발현과 관계가 없는 몇 개의 부분(intron; 인트론)이 제거되는데 이 작업을 **스플라이싱**(splicing)이라 한다. 이렇게 해서 일련의 형질발현 기능을 가진 유전자(exon; 엑손)만으로 이루어진 mRNA가 완성된다.

완성된 mRNA는 핵에서 세포질로 이동한다. 이 mRNA의 유전정보를 받아 **전이 RNA**(transfer RNA; tRNA)가 염기의 배열을 하나하나 조합하면서 연이어 일정한 아미노산 배열로 바꾸어 간다. 이 작업을 번역이라고 하는데, 이 **번역**이 시행되는 장소는 세포질 내에 무수히 존재하고 있는 리보솜(ribosome)이다. 이렇게 해서 아미노산이 연결된 폴리펩티드 사슬로 이루어진 단백질의 합성이 끝난다(그림 9−2).

완성된 단백질은 그 후 자연히 입체적으로 겹쳐져 안정된 구조물이 되고, 세포 내 효소와 콜라겐(collagen) 또는 호르몬, 항체, 기타의 기능물질로서 신체 각 부위에서 각각 고유의 기능을 영위하게 된다.

(5) 유전병의 본태(유전자의 돌연변이와 그 유전)

유전자는 본래 매우 안정된 구조를 가지고 있는데 앞서 말한 DNA의 복제와 일련의 단백질 합성 과정에서 돌연히 유전자 중의 염기 1개(때로는 다수의 염기 또는 DNA)가 다른 염기(또는 DNA)로 치환되거나(전좌) 없어지거나(결손) 또는 다른 염기가 들어오는(중복) 경우가 있다. 방사선, 화학약품, 바이러스 등에 의해 손상을 받은 유전자의 수복과정에서는 더욱 높은 빈도로 치환, 결손, 중복이 일어난다. 이런 경우, 그 후 복제되는 DNA와 합성된 단백질이 원래와는 다른 구조인 DNA와 단백질이 된다는 것은 쉽게 이해할 수 있을 것이다. 일반적으로 치환, 결손, 중복 등에 의해 염기의 배열과 수가 변화한 유전자를 변이 유전자, 변이 유전자에 의해 전해지는 형질변화를 돌연변이, 돌연변이를 유발시키는 X−선, 자외선, 알킬화제, 바이러스 등의 외적 인자를 돌연변이원, 그리고 돌연변이 결과로 나타나게 되는 원래의 것과 상이한 형질을 **변이체**라고 한다. 여기에서 중요한 것은 변이 유전자

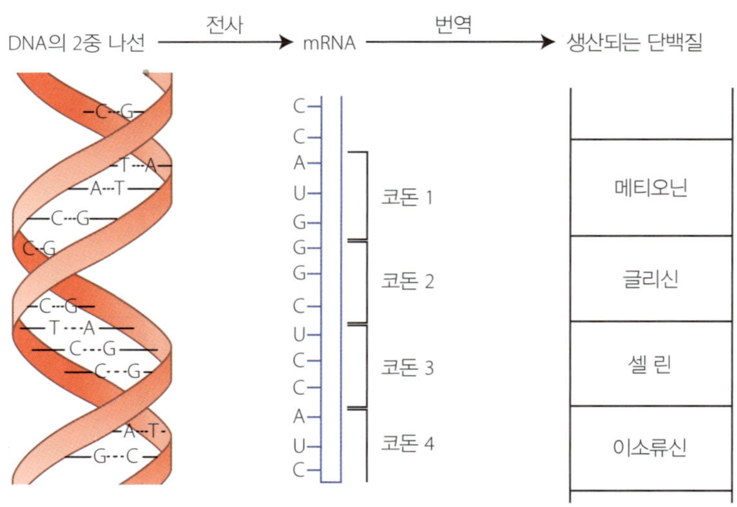

그림 9−2. **유전의 기전.** 2중 사슬 DNA의 한쪽을 주형으로 하여 유전정보 코돈은 mRNA로 전사되고 다시 mRNA의 암호를 단백질로 번역해서 단백질이 만들어진다. 3개의 염기배열이 1개의 아미노산과 대응한다.

도 매우 안정된 구조를 가지고 있기 때문에 그대로의 형으로 다음 세대에 전달되고 이상형질로서 표현된다는 점이다. 즉, 유전병의 본태는 1개 또는 여러 개의 유전자 돌연변이에 의해 기인되는 유전이다.

2) 유전병

유전병(유전성 질환; hereditary disease)이란 양친으로부터 이어받은 유전자의 이상에 의해 일어나는 질병 또는 병적 상태를 말한다. 이 유전병이 같은 가계의 여러 대에 걸쳐 나타나는 경우를 **가족성 질환**(familial disease)이라 하고, 출생시 이미 나타나는 질병 또는 병적 상태를 **선천성 질환**(congenital disease)이라 한다. 유전에 의하지 않는 선천성 질환(예 : 선천매독)과 선천성 질환의 형을 취하지 않는 유전병(예 : 헌팅톤무도병은 20~30세에서 발병)도 있다. 유전병은 일반적으로 단인자 유전병과 다인자 유전병으로 대별되며 여기에 다양한 전달양식에 의한 질병이 첨가되기도 한다.

(1) 단인자 유전병(monomeric disorder)

양친에게서 이어받은 1개의 유전자가 쌍이 되어 나타나는 경우를 **단인자 유전**이라 하며, 단인자 유전병은 일반적으로 다음의 3가지로 분류된다.

① 상염색체성 우성 유전병(autosomal dominant disorder)

상염색체성 우성 유전병의 주요 특징은 다음과 같다.

- 이형접합체(heterozygote)일 때 발현하며 동형접합체(homozygote)의 대부분은 사산하든가 조기 사망한다.
- 누대발현으로 발현율은 각 세대 모두 50%이다.
- 가계도상에서는 단발성, 격세의 형으로 나타난다.
- 열성 유전병에 비해 증상의 발현이 늦다.

상염색체성 우성 유전병은 운동기계와 신경계에 나타나는 경우가 많다(표 9-1).

표 9-1. **상염색체성 우성 유전에 의한 주요 질병**

선천성 근긴장증	결절성 경화증
이영양증성 근긴장증	와덴버그증후군
안견상완형 근이영양증	가족성 샘종폴립증(다발성 대장 용종증)
골형성부전증, 연골 무형성증	다발성 낭포신
다발성 외골종증	다발성 내분비샘종증(MEA)
열수, 열족, 어떤 종의 짧은가락증(단지증)	출혈성 모세혈관 확장증
마르팡증후군(대부분)	낫적혈구빈혈*
헌팅톤무도병*	탈라세미아(지중해 빈혈; 5β탈라세미아*)
야맹증	유전성 구상 적혈구증(대부분)
망막아세포종	가족성 고콜레스테롤혈증
신경섬유종증(레클링하우젠병)	α_1 안티트립신 결손증*

*: 유전자 결함에 의한 10대 난병을 표시

② **상염색체성 열성 유전병**(autosomal recessive disorder)

상염색체성 열성 유전병은 가계도에서 결정한다는 것은 곤란하며, 다음과 같은 경우에는 열성 유전으로 생각한다.

- 양친이 근친결혼을 한 경우
- 대다수의 양친은 정상
- 이형 접합체끼리의 양친에게서 태어난 자녀에서는 동형접합체인 경우 이상형질이 나타나기 때문에 발현율은 25%이다.
- 양친이 모두 환자인 경우에는 모든 자녀에게 발현한다.
- 부모의 한쪽이 환자이고 다른 한쪽이 정상 동형접합체라면 자녀는 정상이고 이형접합체라면 발현율은 50%이다.

대부분의 선천대사장애가 이 군에 속한다(표 9–2).

③ **반성 열성 유전병**(X–linked recessive disorder)

반성 유전자의 대부분은 X 염색체 상에 있기 때문에 **X 연쇄 유전병**이라 하며 단순히 **반성 유전병**이라고도 한다. 주요 특징으로는 다음과 같다.

- 환자는 남성에게 많다(적록색맹의 발현율은 남자 : 여자 = 11 : 1 이상).
- 형질의 유전방식은 불연속이다.
- 남성 환자의 모친은 보인자로서 정상으로 나타난다(이 모친에게서 태어나는 여자 아이는 정상이나 50%는 보인자이고, 남자 아이의 경우 발현율은 50%이다).

반성 열성 유전병의 예를 표 9–3에 제시하였다.

(2) 다인자 유전병(multifactorial polygenic disorder)

키나 몸무게와 같이 측정할 수 있는 연속된 양적인 형질의 유전에는 형질발현 효과가 극히 작고 또한 서로 다른

표 9–2. 상염색체성 열성 유전에 의한 주요 질병

선천대사장애
• 지질대사이상 : 각종의 지질증(테이–삭스병*, 고셰병, 니만–피크병, 클라베병, GM$_1$강글리오시도시 스를 포함), 가족성 고지질혈증, 가족성 고콜레스테롤혈증 등
• 당질대사이상 : 당원병, 갈락토오스혈증, 유전성 점액다당증(후를러병을 포함한 가르이리즘, 헌터병은 제외), 유전성 점액지질증(I–cell 병을 포함)
• 단백, 아미노산성 대사이상 : 페닐케톤뇨증*, 단풍나무당뇨병(메이플시럽뇨증), 호모시스틴뇨증, 히스티딘혈증, 티토진혈증, 백피증
선천성 리소좀병
• 구리 대사이상 : 윌슨증
• 기타 : 저인산효소증
프리드라이히 운동실조증
소아 척수성 근위축증(베르드니히–호프만병)
선천성 및 지대형 근이영양증
소두증, 농아
색소성 망막증, 색소성 견피증
부신성기증후군
낭포성 췌섬유증*

*: 유전자 결함에 의한 10대 난병을 표시

표 9-3. 반성 열성 유전에 의한 주요 질병

혈우병*	뒤센형 근이영양증*
적록색맹	선천대사장애(일부)
소안증	레슈-나이한 증후군(고요산혈증)
무감마 글로불린혈증	당뇨병 VIIIa형
신성 요붕증	헌타병(유전성 점액다당증 II 형)
취약성 X 염색체*	G6PD 결핍증

*: 유전자 결함에 의한 10대 난병을 표시

표 9-4. 다인자 유전에 의한 주요 질환

고혈압	위궤양(일부)
I형 당뇨병	선천성 날문협착증
통풍, 신장결석	선천성 엉덩관절 탈구
분열증, 조울증	선천기형(대부분)
십이지장궤양	악성종양(대부분)

여러 개의 유전자가 관련되어 있으며 더욱이 이 경우에는 유전자의 작용만이 아니라 환경적 요인의 영향도 크다. 즉, 다인자 유전병에서는 다수의 유전적 요인과 환경적 요인의 상호작용의 총화가 어느 역치를 넘었을 때 비로소 이상형질이 나타난다. 다인자 유전병은 생활습관을 규제함으로써 예방할 수 있으며, 표 9-4는 다인자 유전병의 예를 나타낸 것이다.

(3) 다양한 전달양식에 의한 질병

같은 종류의 질병이 다양한 유전양식과 염색체 이상에 의해 일어나는 경우가 있는데 선천기형의 대부분은 원인 불명 또는 다인자 유전병이지만 다인자 유전과 염색체 이상에서 일어나는 경우도 있다. 또한 암의 일부분은 다인자 유전에 의한 것으로 생각되고 있으나 소아의 망막아종이 고빈도로 발생하는 가계에서는 원래 특정 염색체의 한정된 영역에 결손(암 억제 유전자의 상실)이 있는데, 이것과 대응하는 염색체에도 결손(결실)이 일어나 악성종양이 발생한다.

3. 염색체와 염색체 이상

1) 염색체와 핵형

세포분열의 중기가 되면 그때까지 길다란 실과 같은 형을 하고 있던 DNA는 히스톤 단백질을 중심으로 균일상으로 접혀지고 염기성 색소에 짙게 염색되며, 일정한 수의 굵은 끈과 같은 형을 취하게 되는데 이것이 **염색체**(chromosome)이다. 염색체는 DNA와 구조 단백질로 이루어지고 정상인의 염색체 수는 46개(23쌍), 그 중의 44개(22쌍)를 **상염색체**라 하고, 나머지 2개(1쌍)를 **성염색체**라 한다. 쌍이 되어 있는 염색체는 각각 아버지, 어머니에게서 온 것이다. 정상인의 염색체는 남성은 44 + XY, 여성은 44 + XX이다. **핵형**(karyotype)이란 개체의 세포계 염색체가 가진 특성을 말하는데 1개 세포분열 중기(metaphase)의 광학현미경 사진에서 염색체를 1쌍(2개)씩 크

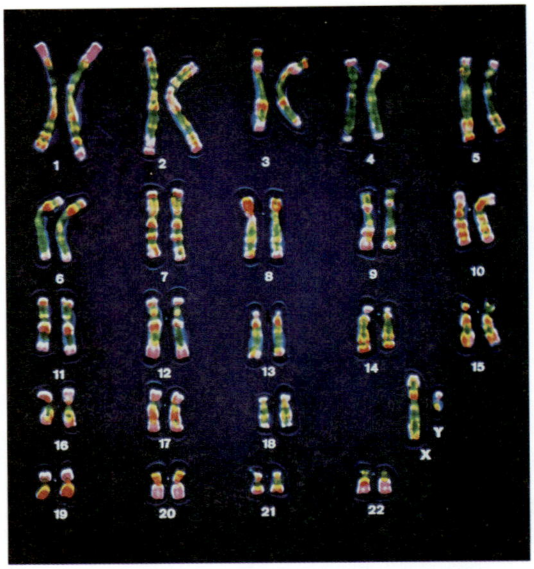

그림 9-3. 정상 남자의 핵형(46,XY)

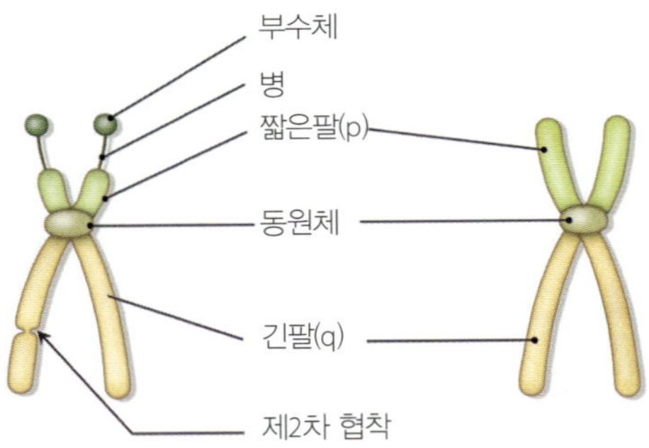

그림 9-4. 염색체 각 부분의 명칭

기의 순으로 동원체의 위치에 따라 배열한 것이다. 큰 쪽에서부터 No. 1～3을 A군, 4～5를 B군, 6～12를 C군, 13～15를 D군, 16～18을 E군, 19～20을 F군, 21～22를 G군으로 해서 구별하고 있다. 핵형 및 염색체 각 부위의 명칭을 그림 9-3, 4에 표시하였다.

2) 염색체 이상

염색체 이상(chromosomal aberration)을 유전자 돌연변이에 대해 **염색체 돌연변이**라고도 하는데, 자연환경 하에서나 동물실험에서도 일어난다. 자연유산이 된 태아의 경우 염색체 이상이 매우 많은데, 임신 90일 이내의 유산에서는 약 50%라고 한다. 염색체 이상은 일반적으로 수의 이상, 구조의 이상 및 모자이크로 대별된다.

(1) 염색체 수의 이상

염색체 수의 이상에는 이수성과 배수성이 있다.

① 이수성(aneuploidy)

염색체의 수가 정상보다 많거나 적은 경우를 **이수성**이라고 한다. 유사분열 시 정상이라면 2개(1쌍)이어야 할 염색체(상동 염색체)가 3개 있는 경우를 **세염색체성**(trisomy)이라 하고, 1개인 경우를 **일체성**(monosomy)이라 한다. 두 경우 모두 유사분열 때 염색체가 분리되지 않으므로 발생한다.

- 상염색체 수의 이상 : 일체성이 아닌 세염색체성의 대표적인 질병을 표 10-5에 표시하였다.
- 성염색체 수의 이상 : 성염색체 수의 이상에 의한 대표적인 질병도 표 10-5에 표시하였다.

② 배수성(polyploidy)

정상인의 체세포는 모두 2배체(diploid : 2n = 46)이다. 3배체(3n), 4배체(4n), 다배체 등의 수적 이상은 암세포 등에서 흔히 볼 수 있으며, 정상에서도 골수와 간세포에서 볼 수 있으나 드물다.

▣ 염색체 수의 이상 표시법(국제규약)

표시는 총 염색체 수, 콤마(,), 성염색체 구성의 순으로 기술하며 상염색체에 이상이 있을 때에는 상염색체의 번호 앞에 +(과잉) 또는 −(결손), 이상 염색체의 순으로 기입한다. 가령, 인체의 정상 핵형은 46, XY(정상 남자), 46, XX(정상 여자)로 나타낸다. 46, XY, +18, −21은 총 염색체 수 46, 성염색체 구성 XY, 18번 염색체의 과잉과 21번 염색체의 결손을 나타낸다.

(2) 염색체 구조의 이상

염색체 구조 이상은 염색체의 절단, 재결합, 융합 등에 의해 일어나며 돌연변이 원으로서 유명한 방사선, 화학약품, 바이러스 등은 일반적으로 염색체의 절단을 일으킨다. 염색체의 구조 이상에는 다음 6가지가 알려져 있다(그림 9−5).

① 결손(결실, deletion)

절단 결과 염색체 일부가 상실된 상태.

② 자리옮김(전좌, translocation)

염색체 1개 또는 일부가 절단되고 상동염색체 또는 다른 비상동염색체와 재결합한 상태.

③ 중복(duplication)

염색체의 일부가 상동염색체 또는 다른 비상동염색체의 어느 부위에 삽입되고 2중으로 된 상태.

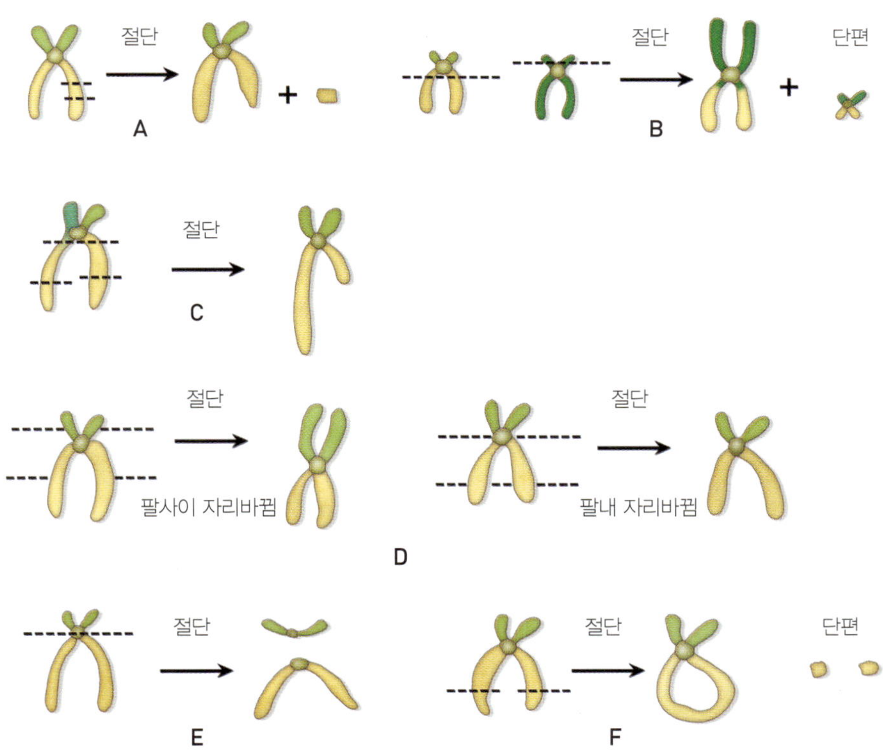

그림 9−5. 염색체 구조의 이상. (A) 결손, (B) 비상동염색체 간의 자리옮김, (C) 중복, (D) 자리바뀜, (E) 같은팔염 색체, (F) 고리염색체.

④ **자리바뀜(역위, inversion)**

염색체의 일부가 종축에 관해 180° 회전한 상태. 자리옮김(역위)을 일으킨 부위에서는 유전자 배열은 역으로 된다. 팔사이 자리바뀜(완간역위), 팔내 자리바뀜(완내역위)의 2종이 있다.

⑤ **같은팔염색체(등완염색체, isochromosome)**

동원체를 중심으로 염색체의 양팔이 같은 길이, 같은 유전자좌를 가진 상태.

⑥ **고리염색체(환상염색체, ring chromosome)**

염색체의 양단에서 동시에 절단이 일어나고 2개의 끝부분들이 서로 융합한 상태.

〓염색체의 구조 이상 표시법(국제규격)

짧은팔(단완)은 p, 긴팔(장완)은 q, 동원체는 cen, 제2차 협착은 h, 자리옮김은 t, 자리바뀜은 inv, 같은팔염색체는 I, 고리염색체는 r로 나타낸다. 염색체가 정상에 비해 긴 경우에는'+', 짧은 경우에는'−'를 염색체(p 또는 q)의 다음에 붙인다. 가령 46,XX,−14,+t(14q 21q) 등의 표시는 염색체 수 46개, 여성, 14번의 염색체 1개에 결손이 있고, 14번의 염색체 긴팔과 21번 염색체의 긴팔이 결합하고 있음을 나타낸다. 따라서 21번 염색체가 전좌형의 세염색체성(trisomy)으로 되어 있으며, 이는 여성의 전좌형 다운증후군을 나타낸다. / 표는 모자이크를 나타내며 46/47의 표시는 세포의 염색체 구성에 46개인 것과 47개인 것의 2종류가 있다는 뜻이다.

(3) 모자이크(mosaic)

같은 사람의 체내에 유전형질 또는 염색체 수와 구조가 상이한 2종류의 이상 세포가 존재하는 것을 **모자이크**(mosaic)라 하며, 이는 수정란의 난할 초기에 염색체의 불분리에 의한 것이다.

(4) 상염색체(autosome) 이상

상염색체는 사람이 생존하기 위하여 필수적인 유전자를 담고 있으므로 염색체 수가 전체 염색체 수보다 1개 부족한 경우 **단체성**(monosomy)이라 하며 거의 살아남기 어렵다. 염색체가 전체 수보다 1개 많은 경우를 **세염색체성**(trisomy)이라 하며 이 경우도 복잡하고 심각한 기형을 유발하기 때문에 거의 다 모체 내에서 사산하게 되지만 21번 염색체는 기형이 그리 심하지 않아 다운증후군이라 한다.

① **다운증후군(Down syndrome)**

21번 염색체가 3개 존재하는 것으로 **trisomy 21** 또는 **"mongolism"**이라 불리는 장애로 염색체 수는 47개가 된다 핵형은 여자인 경우 47,XX,+21로 표시한다. 다운증후군의 95% 정도는 감수분열시 모체측 염색체의 비분리로 발생하는 것으로 알려져 있으며, 모성의 연령이 발생빈도에 밀접한 영향을 미치는데 모성의 연령이 35세 이내의 산모에서는 1,000~2,000명 중 한 명, 35세 이후에는 300명 중 한 명, 45세 이후에서는 30~50명 중 한 명꼴로 자주 나타난다. 특이한 납작한 얼굴모양, 눈꼬리가 위로 올라감, 납작코, 작은 귀, 짧은가락증(단지증), 지능의 발육지연이 있고 온순하고 얌전하며 심장기형이 있다. 수명은 대체로 짧은편이다(그림 9−6).

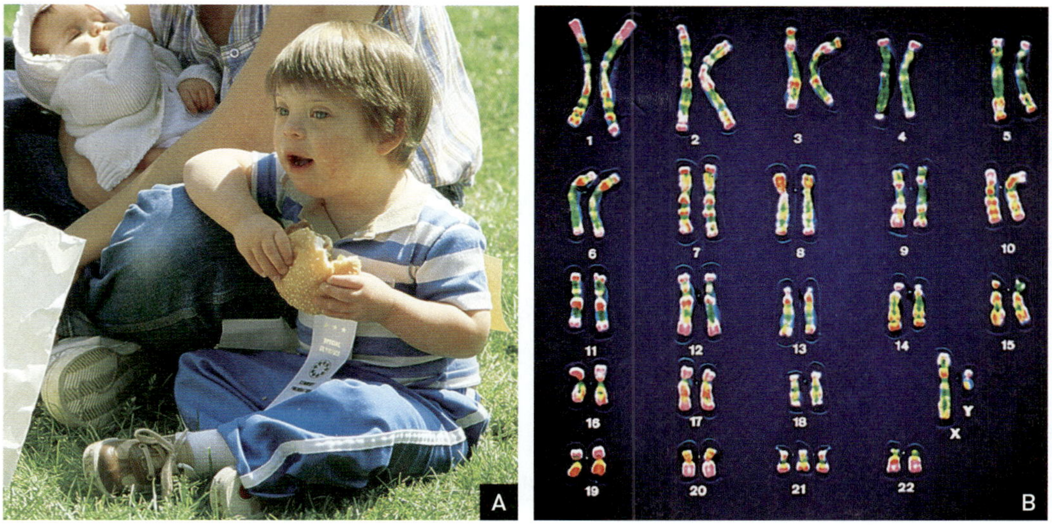

그림 9-6. **다운증후군 아동(A)과 핵형(B).** 21번 염색체가 3개임을 알 수 있다.

② 에드워드증후군(Edward syndrome)

18번 염색체가 3개 존재하는 것으로 trisomy 18이라고 하며 핵형은 남자인 경우 47,XY, +18로 표시한다. 발생빈도는 5,000명당 한 명꼴로 나타난다. 소안증, 소하악증, 다모, 손가락 기형, 귀바퀴의 변형 및 하위 등이 있고, 예후가 나빠서 신생아기나 유아기에 초기에 사망하는 경우가 많다.

③ 파토우증후군(Patau syndrome)

13번 염색체가 3개 존재하는 것으로 trisomy 13이라고 하며 핵형은 여자인 경우 47,XX, +13로 표시한다. 발생빈도는 15,000명당 한 명꼴로 나타난다. 입술갈림증(구순열) 및 입천장갈림증(구개열)이 나타나고 가락과다증(다지증), 눈의 기형, 조기 사망 등이 나타난다.

④ 고양이울음증후군(cat crying syndrome)

5번 염색체 짧은팔이 부분 소실되어 나타나는 장애로 핵형은 여자인 경우 46,XX,5P-로 표시한다. 발생빈도는 50,000~100,000명당 한 명꼴로 나타난다. 머리가 작고 양안격리증, 후두의 비정상적 형성으로 울 때 고양이 울음소리를 내는 것이 특징이다.

(5) 성염색체 이상

성염색체(sex chromosome)의 종류는 X와 Y가 있으며, 정상 여자는 XX, 정상 남자는 XY를 갖고 있고, 여자는 X를 두개 갖고 있으나 각 세포에서는 한 개만 활성화되고 나머지는 비활성화 된다. 비활성화된 염색체는 핵막에 붙어 바소체 또는 성염색소를 형성한다. 성염색체는 여러 개가 있어도 심각한 이상을 나타내지 않기 때문에 성염색체의 이상은 상염색체의 이상보다 많이 나타나고 종류도 다양하다. Y 염색체의 유무가 남성과 여성의 표현형과 연관되어 있다.

① 터너증후군(Turner syndrome)

터너증후군은 X 염색체의 완전 혹은 불완전 결손으로, 사춘기가 되어 이차성징 발달에 장애가 나타나며 주요 특징으로 작은 키, 성발육 부진, 무월경이다. 여성에서 가장 흔한 성염색체 질환이며, 여아 2,500명당 한 명꼴로 발생하며 핵형은 45,X로 외관상 여성이다.

② 클라인펠터증후군(Klinefelter syndrome)

클라인펠터증후군은 핵형이 47,XXY(93%)으로 X 염색체가 하나 더 많은 성염색체 이상으로 남성 생식샘저하증 중 가장 흔한 원인이다. 빈도는 출생 남아 약 1,000명에 한 명꼴로 발생하며, 고환이 작고, 어깨 폭이 좁은 특유의 체형과 여성형 유방이 특징이며 남성 850명당 한 명꼴로 나타난다. X 염색체 수가 많을수록 정신지체와 신체상의 증상 발현이 심하다.

③ 트리플증후군(triple X, superfemale)

핵형이 47,XXX, 48,XXXX, 49,XXXXX 등이며, 표현형은 여성이다. 정상적인 여성의 발달을 보이며 일부 지능장애를 보이고 임신이 가능하다.

4. 선천이상

선천이상(congenital anomaly)은 기능 이상인 선천대사장애와 형태 이상인 선천기형으로 대별된다.

1) 선천대사장애

선천대사장애(inborn error of metabolism)란 어느 특정 효소가 유전적으로 결손되어 일어나는 질병을 말하며 대부분 열성 유전자에 의해 지배된다. 현재 약 4,000종의 선천대사장애가 밝혀져 있으며 그 중 약 2,000 종류에서는 효소의 결손부위가 밝혀져 있다. 생체에서 중요한 효소가 결손되면 태생 초기에 태아가 사망하여 유산되는 경우가 많으며 출생하더라도 일반적으로 중증으로 치사성이 된다. 그러나 오늘날 출생 후 조기에 치료하면 정상적으로 발육하는 것을 기대할 수 있는 경우도 적지 않으며 신생아를 대상으로 페닐케톤뇨증, 당뇨병, 호모시스틴뇨증, 히스티딘혈증, 갈락토오스혈증 등에 대한 집단검진이 시행되어 조기에 치료되고 있으며, 그 밖에도 비타민 의존증 등이 이에 해당한다.

선천대사장애의 임상증상은 다양하지만 발육장애, 뇌증상, 정신운동 기능 이상, 뼈 · 관절 · 외형 이상, 간비종 등이 나타난 경우 한 번은 선천대사장애를 의심하고 전문의의 진단을 받을 필요가 있다.

2) 선천기형

출생 시부터 맨눈으로 확인할 수 있는 형태의 이상을 **선천기형**(congenital malformation or congenital anomaly)이라 한다(표 9-5).

(1) 선천기형의 빈도

선천기형은 오늘날 약간 증가하는 경향이 있으며 빈도는 출생 직후의 임상진단에서 약 3～5%이고, 부검에서의 빈도는 20～30%로 높다. 기관계통별로 보아 더욱 빈도가 높은 것은 심 · 혈관계통이며 중추신경계통, 골 · 근육계통, 비뇨 · 생식계통, 소화계통 등에도 높다. 또한 같은 기관계통 내에서의 빈도로서는 심 · 대혈관계통에서는 대동맥협착증, 심실중격결손증, 대동맥분기이상, 중추신경계통에서는 뇌없음증(무뇌증), 척추분열, 근육뼈대계통에서는 팔다리의 기형, 가로막탈장, 입술갈림증(구순열, 토순), 입천장갈림증(구개열), 비뇨 · 생식계통에서는 물콩팥증(수신증), 자궁 · 질의 기형, 소화계통에서는 이동맹장, 장관주행 이상, 메켈게실 등이 많다. 연락 이중체와 분리 이중체는 매우 드물다.

(2) 선천기형의 성립시기

선천기형의 성립시기
- 생식세포기: 생식세포 형성에서 수정까지
- 출생전기
  - 포배기: 수정에서 12주까지
  - 배아기: 3주에서 10주까지
  - 태아기: 11주 이상 출생까지

특히 배아기는 3배엽으로부터 각 장기의 원형이 형성되는 장기 형성기이므로 이때 환경인자의 장애가 작용하여 기형이 생기며 이 배아기에 기형 발생빈도가 가장 높다. 또한 이들 각 시기에 성립된 기형들을 각각 생식세포병, 포배병, 배아병 및 태아병이라 한다.

(3) 선천기형의 원인

선천기형의 주된 원인은 다음과 같다.

선천기형의 원인
- ① 단인자 유전 : 5∼10 %
- ② 염색체 이상 : 10∼15%
- ③ 다인자 유전 : 20∼25%
- ④ 환경요인 : 5∼10%
- ⑤ 원인불명 : 40∼60%

① 단인자 유전에 의한 선천기형

단인자 유전에 의한 선천기형은 1개의 장기에서 나타나는 경우가 많으며 예로서 열수 및 열족(상염색체성 우성유전), 물뇌증(수두증; 상염색체성 열성유전), 작은안구증(소안증; 반성유전) 등을 들 수 있다.

② 염색체 이상에 의한 선천기형

염색체 이상에 의한 선천기형에는 상염색체 이상에 의한 선천기형과 성염색체 이상에 의한 선천기형이 있으며 대표적인 것들을 표 9-5에 표시하였다. 염색체 이상 유발인자에는 유전적 요인과 환경적 요인이 있으며 주된 환경요인은 방사선, 화학약품, 바이러스, 모체의 연령이다.

③ 다인자 유전에 의한 선천기형

다인자 유전에 의한 선천기형이란 유전적 요인과 환경적 요인이 함께 관여하는 경우를 말한다. 대표적인 질병으로는 유전성 입술갈림증, 선천성 날문협착증, 일부의 선천성 심장기형, 뇌없음증(무뇌증), 척추분열, 선천성 엉덩

표 9-5. **염색체 이상에 의한 선천기형**

	증후군 (이상 염색체 소견)	핵형	빈도	임산부의 나이와의 관계	주된 소견 및 증상	동일 증후군의 소수의 예에서 나타나는 핵형
상염색체의 이상	다운증후군 (21번 염색체의 세염색체성)	47,XX,+21 47,XY,+21	1/1,000	나이가 많을수록 증가함	지능장애, 발육지연, 납작한 얼굴 모양(내안각 췌피, 눈꼬리가 위로 올라감, 낮고 펑퍼짐한 코), 심장기형, 짧은가락증, 귓바퀴가 작거나 기형	전좌형 46,XX,−14,+t(14q21q) 46,XX,−22,+t(21q22q) 모자이크형 46,XX / 47,XX,+21
	에드워드증후군 (18번 염색체의 세염색체성)	47,XX,+18 47,XY,+18	1/5,000	증가	작은머리증, 작은안구증, 작은코증, 손가락의 굴곡구축, 심장기형, 근긴장, 항진, 귓바퀴의 변형 및 하위, 작은턱증	전좌형 46,XX,−D,+t(Dq18q) 모자이크형 46,XX / 47,XX,+18
	파토우증후군 (13번 염색체의 세염색체성)	47,XX,+13 47,XY,+13	1/5,000	증가	입술갈림증, 입천장갈림증, 가락과다증, 손발가락붙음 증, 작은안구증, 무안증, 심한 난청, 심장기형, 정신지체	전좌형 46,XX,−13,+t(Dq13q) 모자이크형 46,XX / 47,XX,+13
	고양이울음증후군 (5번 염색체 짧은팔의 부분결손)	46,XX,5P- 46,XY,5P-	1/20,000	불변	고양이같은 울음 소리, 넓은 눈사이거리, 지능장애, 양안격리, 성장장애	
성염색체의 이상	터너증후군 (X)	45,X	1/2,000~ 1/2,500 (여자 아이 출생당)	불변	외음부는 여성이며 키가 매우 작다. 이차성징 결여, 무월경, 익상경, 정부두발선저위, 작은턱증, 제4단지, 심장기형	제2 X 염색체 이상 46,XXP− 46,XXq− 46,X,r(X) 46,X,i(Xq) 모자이크형 46,XX / 45,X
	클라인펠터증후군 (XXY)	47,XXY	1/500~ 1/1,000 (남자 아이 출생당)	다소 증가	외음부는 남성, 왜소고환(남성 불임증의 원인이 됨), 여성화 유방, 여성 모양으로 분포된 모발, 지능장애(일부) 어깨 폭이 좁은 특유한 체형	모자이크형 46,XY / 47,XXY
	트리플증후군 (XXX)	47,XXX	1/1,000 (여자 아이 출생함)	증가	외음부는 여성, 지능 장애(일부), 때로는 2차적 무월경	변형 48, XXXX
	참남녀한몸증	46,XX (약 5%) 46,XY (약 20%)	희소	불변	고환과 난소가 함께 존재, 다양한 성기 이상	모자이크형(약 30%) 45,X / 46,XY 46,XX / 47,XXY 중복수정(희소) 46,XX / 46,XY

관절 탈구 등을 들 수 있다. 동일 가계에서 많이 발생하며 근친혼에 의한 위험률이 높다. 입술갈림증(구순열)이 많이 발생하는 다발 가계에서의 발현율은 정상 가계에 비해 1등친에서 35~40배, 2등친에서 약 7배, 3등친에서 약 3배라고 한다. 환경적 요인으로서는 선천성 엉덩관절 탈구에서 방사선 조사 시의 중량부하와 외력이 문제가 된다.

④ 환경적 요인에 의한 선천기형

선천기형을 일으키는 환경요인으로는 크게 생물학적 요인, 물리적 요인, 화학적 요인, 태아환경을 들 수 있다.

ㄱ. 생물학적 요인에 의한 선천기형

특히 바이러스가 중요하다.

가. 선천성 풍진증후군(congenital rubella syndrome)

풍진 바이러스에 의한 선천기형의 특징은 감염과 백신접종 등에 의한 면역이 아직 성립되기 전에 감염한 임부(처녀 감염임신부)의 자녀에게만 선천기형이 발생한다는 점이다. 선천기형의 발생빈도는 감염시기가 빠를수록 높은데, 처녀 감염이 된 임부의 임신 개월 수와 기형 발생빈도의 관계를 보면 임신 1개월에서 54.8%, 2개월에서 31.4%, 3개월에서 7.1%, 4개월에서 5.7%, 5개월에서 0.6%로 되어 있다.

일반적으로 선천기형의 성립에 환경요인이 관여하는 경우에는 작용하는 기형 요인의 종류에 따라(작용 특이성), 또한 요인은 같더라도 작용하는 시기, 즉 기관형성 시기에 의해(발생단계 특이성) 발생하는 기형의 종류가 결정되게 마련이다. 풍진 바이러스 처녀 감염인 경우 임신 6주에서 백내장, 9주에서 내이성 귀머거리증, 5~10주에서 심장기형의 발생을 볼 수 있으며 이들 3가지는 흔히 합병하기 때문에 선천성 풍진증후군이라고 한다. 또한 6~9주에서 치아의 발육지연이, 그리고 4~6개월에서는 정신 · 신체의 발육지연이 나타난다.

나. 기타

사이토메갈로 바이러스(cytomegalovirus)에 의한 **선천성 거대세포 봉입체증**(작은머리증, 맥락망막염으로 인한 맹인증), 톡소플라스마(toxoplasma) 원충에 의한 **선천성 톡소플라스마증**(맥락망막염으로 인한 맹인증, 물뇌증), 트리프네마(treponema; 나선균)에 의한 **선천매독** 등이 유명한 것이다.

ㄴ. 물리적 요인에 의한 선천기형

가. 방사선

X선, β 선, γ 선, 중성자선, 적외선 등의 고에너지 방사선은 생식세포의 돌연변이를 일으키기도 하고 태아에게 직접 작용해서 기형을 일으키게도 한다. 조사선량과 조사시간, 기형의 발생과 종류는 서로 관련이 있으며 대표적인 기형으로서는 중추신경장애, 척추갈림증(척추열), 맹인증, 입천장갈림증(구개열) 등을 들 수 있다. 유아를 포함한 여성에게 방사선을 조사할 경우 세심한 주의가 필요하며 원폭피폭에 의한 기형아 출생도 잘 알려져 있다. 임신 3개월 이내의 피폭 모체에서는 25%가 유산, 출생아의 25%에서 무뇌아, 작은머리증(소두증), 척추분열, 전신발육의 지연, 입술갈림증(구순열), 입천장갈림증(구개열), 가락과다증(다지증) 등이 발생한다고 한다.

나. 산소결핍

실험동물에서는 산소결핍에 의해 중추신경계, 심장, 팔다리 등에 기형이 발생한다. 사람에게서는 아직 확실치 않으나 임신한 모체에 저산소혈증과 혈액순환 장애를 초래할 우려가 있는 경우에는 세심한 주의가 필요하다.

ㄷ. 화학적 요인에 의한 선천기형

타리도마이드(thalidomide)에 의한 가락뼈없음증(무지증, aphalangia)과 바다표범손발증(해표지증, phocomelia), 유기수은(메틸수은)에 의한 지능장애, 소뇌실조, 베트남 전쟁 시 고엽 작전에서 사용된 제초제 2, 4, 5-T(트리클로로페녹시초산) 제제 중의 불순물인 테트라클로로디벤조 · 디옥신에 의한 다양한 기형, 유산예방에 사용되는 합성 황체 호르몬에 의한 여성 태아성기의 남성화, 안드로겐 과잉에 의한 부신성기증후군과 여성거짓남녀한몸증(여성위성반음양) 등이 유명하다.

ㄹ. 태아 환경에 의한 선천기형

가. 모체연령 및 분만횟수

일반적으로 선천기형의 발생빈도는 모체의 연령이 35~40세를 넘으면 갑자기 높아진다. 고령분만과 기형발생 빈도의 관계는 특히 다운증후군에서 유명하고(표 9-6), 분만횟수가 많을수록 기형발생의 빈도는 높아진다고 한다. 나이가 들수록 염색체 이상 분만이 많아지는 이유로는 여자의 출생에서 성숙기까지인 제1기 성숙분열 초기까지의 기간이 긴 것, 지연수정에 따른 난자의 과잉성숙, 배란의 지연 등을 들 수 있다.

나. 모체의 질병

당뇨병인 모친에서의 거대아 출생이 잘 알려져 있으며 정상 모체에서 출생되는 아기의 약 3배라고 한다. 또한 갑상샘저하증과 항갑상샘 호르몬 투여도 태아의 기형발생에 영향을 끼친다.

(4) 선천기형의 종류

선천기형은 일정한 각도에서 분류하면 이해하기가 쉽다(표 9-7). 먼저 동일 개체에서 나타나는 기형을 **단체기형**이라 하고(그림 9-7), 두 개체가 되어야 할 일란성쌍둥이에서 드물게 볼 수 있는 기형을 **중복기형**이라고 한다(그림 9-8).

표 9-6. **다운증후군 아기의 발생빈도와 어머니의 연령과의 관계**

어머니의 연령	발생빈도 (출생수당)	어머니의 연령	발생빈도 (출생수당)
20세 이하	1/2,300	35~39세	1/300
20~24세	1/1,600	40~44세	1/100
25~29세	1/1,200	45세 이상	1/45
30~34세	1/870		

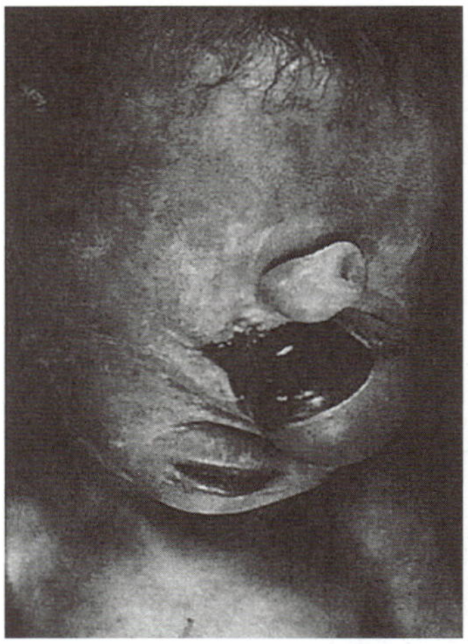

그림 9-7. **단체기형-외포기형의 한 예(단안증).** 돌출된 눈이 1개, 그 위에 코의 원기, 콧구멍은 1개

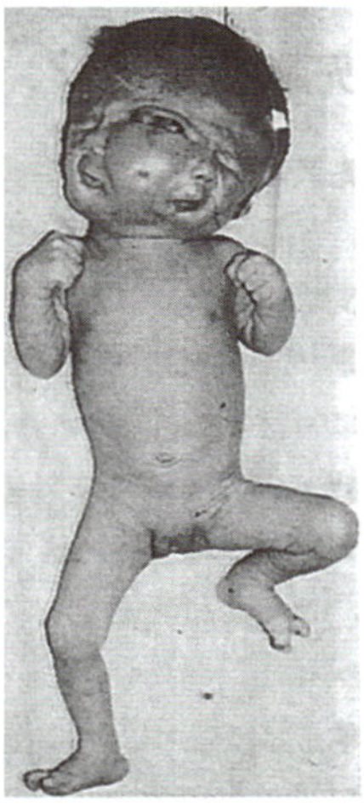

그림 9-8. **중복기형.** 대칭성 유합 2중체의 한 예(2두체)

표 9-7. 선천기형의 종류

단체기형	외표기형	온몸(전신)	거인증, 난쟁이증
		머리	뇌없음증(무뇌증), 작은머리증, 물뇌증(수두증), 외눈증, 작은안구증, 입술갈림증(토순), 입천장갈림증, 순악구개열(낭인), 작은턱증(피에르-로빈증후군)
		목	측방 · 정중경루~낭포
		몸통(체간)	심장탈출, 배꼽탈장, 샅굴탈장, 척추분열(2분척추)
		비뇨생식계통	요도위열림 · 요도밑열림, 참 · 거짓남녀한몸, 정류정소, 질폐쇄
		팔다리(사지)	바다표범손발증, 합각증(인어증), 가락과다증 · 가락붙음증 · 마디뼈과다증, 열수 · 족
	내장기형	내장	내장자리바뀜
		중추신경계통	뇌(전체~부분)결손, 수막류
		순환계통	심실사이막결손, 심내막상결손(심방사이막결손), 폐동맥판폐쇄, 온동맥관잔류, 동맥관열림, 대혈관자리바뀜, 대동맥협착, 대동맥분기이상, 온폐정맥환류이상, 관동맥이는곳이상 팔로네증후
		호흡계통	식도기관(지)루, 폐무형성
		소화계통	식도 · 장 · 담도폐쇄, 직장항문기형(쇄항), 식도 · 날문(유문) · 십이지장협착, 메켈게실, 이소성췌, 가로막탈장, 장관주행 · 회전이상, 온장간막증, 이동맹장, 히르시스프룽병
		비뇨생식계통	말굽콩팥(마제신), 다낭포신, 물콩팥증(수신증), 신우 · 요관협착(폐쇄), 중복자궁(질), 두뿔자궁
		조혈계통	부비
중복기형	융합이중체 결합체	대칭성	머리뼈(가슴 · 엉덩 · 볼기)붙음증, 불완전(측면) 이중체, 상부 이중체(2두체, 2안체, 2~4완2두체), 하부 이중체(4각2둔체)
		비대칭성	기생적 머리(가슴 · 엉덩이)결합체, 태아봉입
	분리이중체 중복체	대칭성	일란성쌍둥이
		비대칭성	무두무심체, 반(무)심체

파란 글씨 : 종종 볼 수 있는 기형
――― : 긴급히 적절한 외과적 처치를 행하지 않으면 생명에 위험을 미치는 기형
――― : 생명유지가 곤란~불가능한 기형

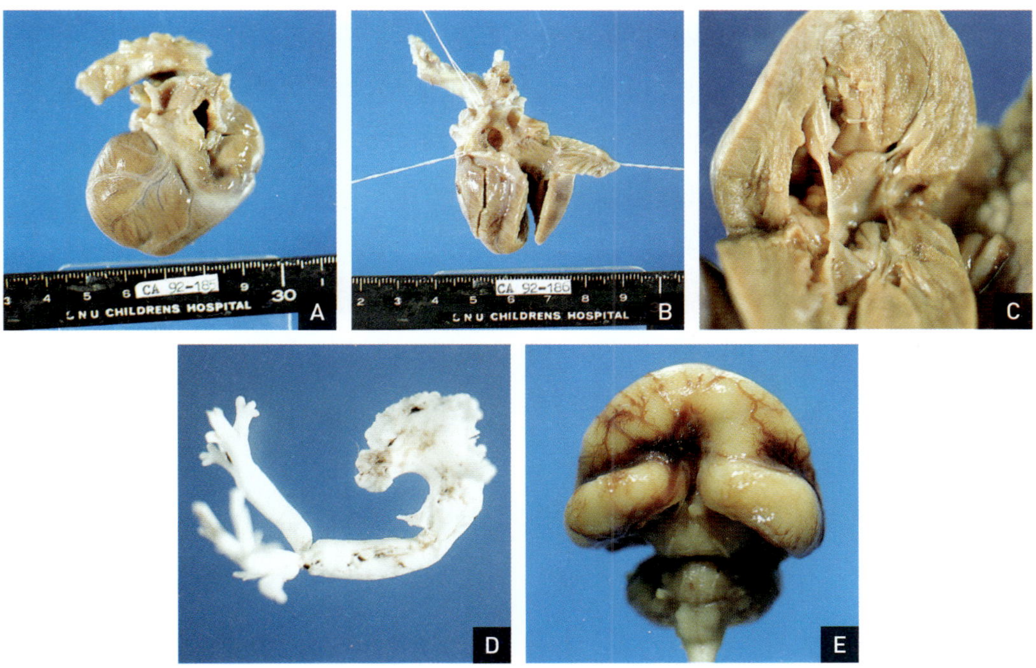

그림 9-9. 선천심장기형(A~D)과 선천뇌기형(E)의 맨눈 소견

단체기형은 외관상으로 볼 수 있는 외표기형과 내장에서 볼 수 있는 내장기형으로 분류된다. 그리고 또한 동일 개체에서 1개만 나타나는 경우를 단독기형, 여러 개가 나타나는 경우를 합병기형, 또한 맨눈으로 당장 알 수 있는 기형을 대기형, 신중히 관찰한 다음 비로소 알 수 있는 정도의 기형을 소기형으로 분류하는데, 일반적으로 3개 이상의 기형을 가진 개체에서는 대기형이 합병하고 있는 경우가 많다(그림 9-9).

5. 유전병 · 선천이상의 진단 및 치료, 예방

자기 자신은 정상 혹은 거의 정상인데도 변이 유전자를 가지고 있어 이것을 자녀에게 전할 능력을 가진 사람을 **보인자**라 한다. 구체적으로는 유전병 중 상염색체성 열성 유전병에서는 이형 접합체인 사람(100%가 보인자), 반성 열성 유전병에서는 남성 환자의 어머니 또는 자매(50%), 발병이 늦은 유전병에서는 우성 · 열성을 불문하고 변이 유전자를 가진 발병 전의 어린이 등을 들 수 있다. 또한, 염색체 이상에서는 균형형 전좌염색체 이상, 염색체 이상을 가진 아기를 분만한 적이 있는 부부 등이다(그림 9-10).

1) 발병 전 보인자의 진단

발병이 늦은 유전병에서는 치료 시기를 놓치지 않기 위해 발병 전에 보인자를 찾아 낼 필요가 있으며, **집단검진**(mass screening)에 의한 선천대사장애의 조기발견은 그런 뜻에서 중요하다. 진단상 필요하면 DNA 분석에 의한 변이 유전자를 동정한다.

2) 태아진단

선천기형의 유무를 조사하기 위해 다음과 같은 태아진단법을 실시한다.

(1) 단순 X-선 촬영법(골격의 조영으로서, 적응은 임신 30주 이후)

(2) 양수촬영법(양수 중에 주입한 수용성 조영제를 태아가 삼키면 소화기와 연부조직이 조영된다.)

(3) 태아조영법(양수 중에 지용성 조영제를 주입, 외표를 조영한다.)

(4) 태아경(태낭 내에 태아경을 삽입하고 태아를 직접 관찰한다.)

(5) 초음파진단법을 포함한 ME 진단법(특히 태아의 심장, 신장, 요로, 중추신경계 기능 등의 검색에 유력하다.)

(6) 컴퓨터단층촬영법(CT; 태아의 가로단면을 자른 형의 영상에서 외표, 골격, 내장을 본다.)

(7) 자기공명영상촬영법(MRI; 뇌 · 척수와 심장의 선천기형 발견에 유력하다.)

(8) 양수진단법

(9) 융모진단법

최근에는 선천기형만이 아니고 유전병의 진단도 가능하게 되었다.

3) 치 료

선천대사장애는 일반적으로 중증 내지 치사성이나 현시점에서는 조기진단이나 조기치료에 의해 정상적인 발육

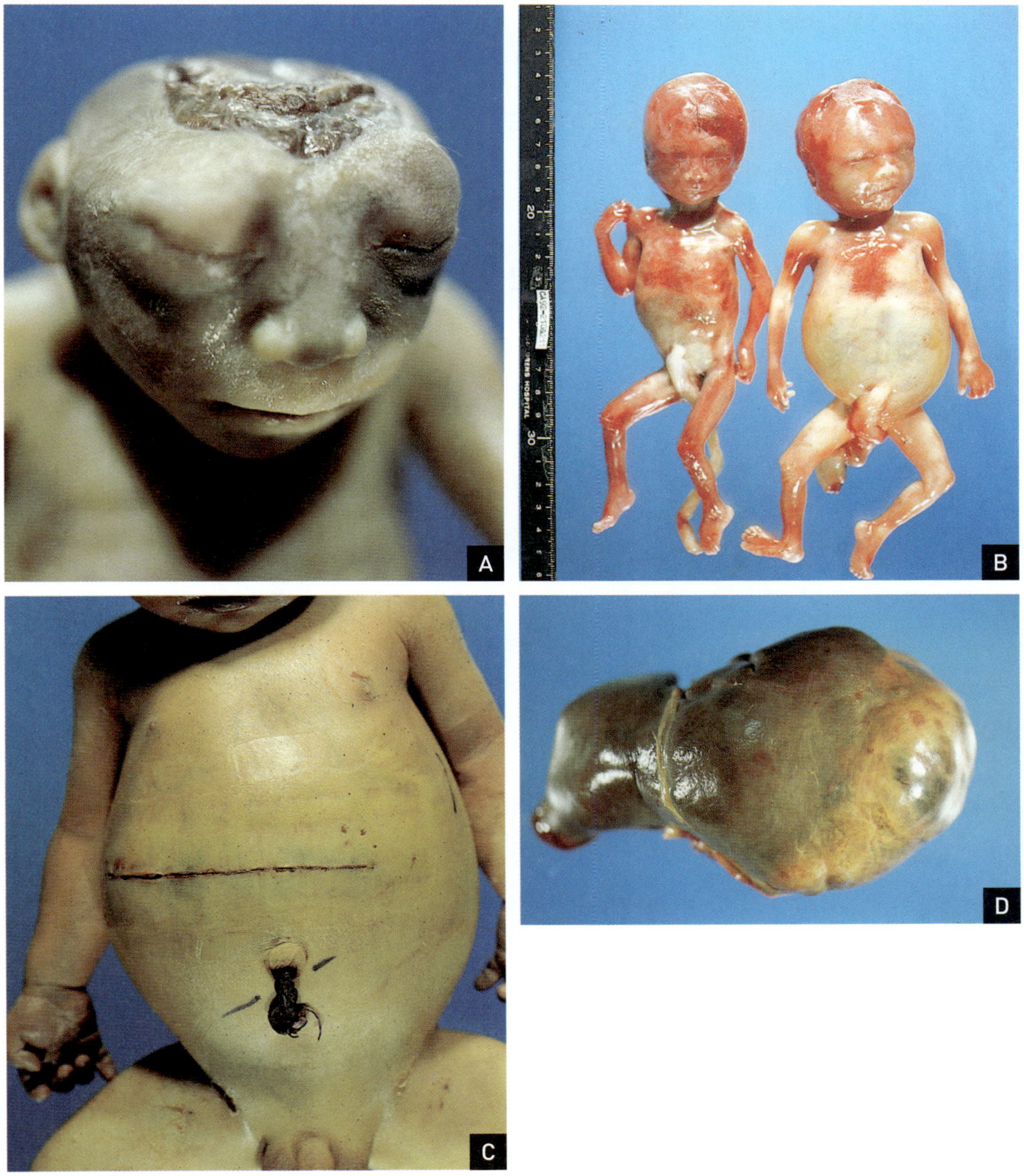

그림 9-10. **선천이상 태아(기형).** (A) 무뇌증. (B) 영양불균형성 쌍둥이. (C, D) 선천성 복부종괴를 가진 태아와 태아의 간종양 사진.

이 기대되는 질병도 적지 않다. 그러나 식사요법은 선천대사장애를 갖고 태어난 아기와 가족의 부담이 크고 근본적인 치료법이 될 수는 없으며 근본적 치료법으로는 변이 유전자 교환요법의 개발이 기대된다. 선천기형의 치료는 질병의 종류와 정도에 따라 다르지만 적당한 시기에 적당한 외과적 수술을 행함으로써 중증인 내장기형일지라도 성공적인 결과를 거둘 수 있으며 최근에는 태아외과학도 발전하고 있기 때문에 앞으로의 전망은 더욱 밝다.

4) 예 방

유전병의 예방은 둘로 나누어 생각할 필요가 있는데 하나는 보인자의 조기발견 및 조기치료에 의한 발병저지이며, 또 하나는 진정한 예방, 즉 유전병을 없애는 것을 목적으로 하는 것으로 발견빈도가 높은 열성 유전병의 보인자를 조기에 발견하고, 보인자끼리의 결혼을 피하며, 유전병을 갖는 애기가 태어나지 않도록 하는 방향에서의 우생학적 지도이다. 선천기형의 예방으로는 많은 선천기형이 다인자 유전에 의한다는 점에서 현실적으로는 특히 기형을 유발하는 환경요인을 멀리하는 것이 중요하며, 또한 동시에 전문의나 임상 유전학자팀에 의한 유전상담 및 카운셀링의 조직화 등 사회의학적 대응도 급히 마련되어야 한다.

6. 선천이상아의 부모 및 환자 본인과의 대응

1) 선천이상아의 부모와의 대응

건전한 아기의 탄생을 기대하고 있던 양친에게 있어서 선천이상을 가진 아기의 출생은 상상 이상의 정신적 충격을 겪게 된다. 따라서 종사하는 사람들은 양친의 다양한 정신적 충격(쇼크, 아기 및 자기의 부정, 비관, 분노, 불안 등)을 자기 자신의 이 분야의 문제로 받아들이고, 그 심정과 입장에 다소라도 근접하도록 노력하지 않으면 안 된다. 그렇게 함으로써 그 양친이 정신적으로 다시 일어서고, 또한 건강한 다음 아이를 기대하는 용기를 가지도록 구체적인 산아계획의 검토를 포함해서 성의껏 봉사하는 노력을 바쳐야 하겠다.

2) 선천이상아의 대응

의료 종사자 개인으로서는 헌신적으로 의료에 노력함과 동시에 환자의 인권을 존중하고, 그 후의 성장 및 취학과 취직을 포함한 장래의 사회적 적응이 가능하도록 최대한의 배려와 협력을 아끼지 않도록 노력해야 한다. 한편, 사회적으로는 양친의 마음을 존중한 선천이상아 보육시설의 증설, 또한 사회적 수용체제의 확립이 절실히 요망된다. 즉, 선천이상아 본인 또는 양친과의 대응에서 기본적으로 가장 중요한 것은 환자 및 가족에 대한 인간다운 대응과 그 사회화이다.

제 10 장

순환계통

혈액과 체액의 수송에 기여하는 장기를 **순환계통**(cardiovascular system)이라 하는데, 순환계통에는 심장과 혈관이 포함된다. 심장은 순환계통의 중심으로 심장에서 강한 힘으로 분출된 혈액은 동맥, 정맥을 따라 다시 심장으로 돌아오게 된다. 따라서 심장은 강력한 수축과 이완운동에 필요한 근육으로 구성되어 있다. 심장은 복장뼈(흉골) 아래에 있는 가슴세로칸(종격동)의 심장막(심낭) 내에 위치하고, 심방과 심실로 이루어져 있으며, 판막으로 서로 나뉘어져 있다. 우리나라 성인의 심장 무게는 남자 250~300g, 여자 200~250g 정도로 보고되어 있다.

혈관은 심장에서 박출된 혈액을 전신의 말단조직으로 운반하는 동맥과 산소, 영양소, 노폐물과 탄산가스의 교환을 하는 모세혈관 그리고 말초에서 심장으로 다시 돌아오는 정맥으로 구별된다. 혈관은 전신의 장기와 조직의 구석구석까지 존재해 있는데, 성인의 경우에는 약 1,000m2의 유단면적과 20L의 용량을 가진다. 따라서 전신의 다양한 장기와 조직에서 나타나는 각종 장애가 순환기의 질병을 기초로 하고 있는 경우가 매우 많다.

순환계통 질환은 사인의 높은 비율을 차지하고 있으며, 일상적으로 흔히 경험할 수 있는 질환이므로 충분히 이해해 두는 것이 중요하다(그림 10-1).

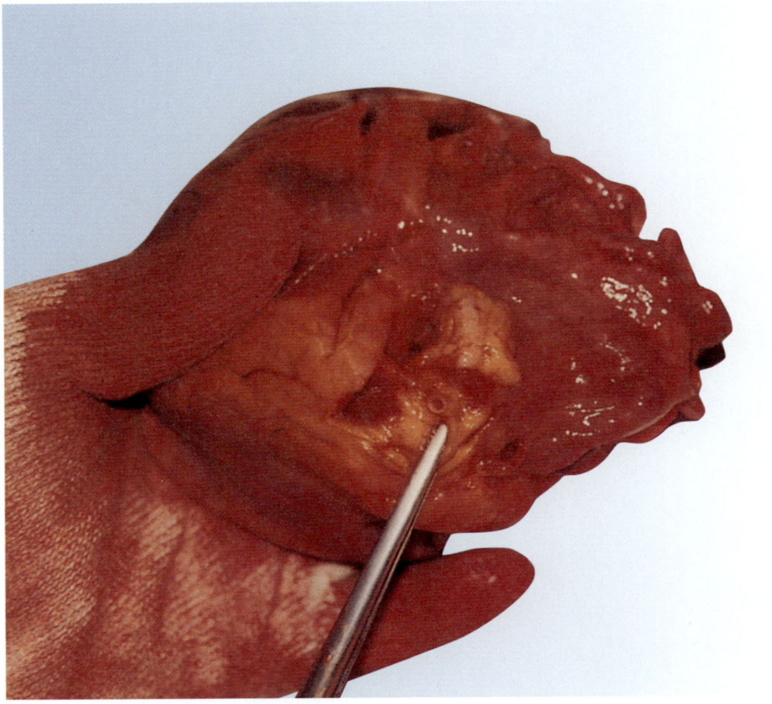

그림 10-1. 정상적인 심장동맥의 소견

제 1 절 혈관의 질환

1. 동맥경화증

나이가 증가함에 따라 동맥도 노화하며, 혈관벽 내에 변화가 일어나고 탄력을 상실하면서 혈관이 확장한다. 그 대표적인 변화가 **동맥경화증**(arteriosclerosis)이다. 동맥경화는 동맥이 경화하고 있는 상태를 뜻하는 것으로, 죽상동맥경화증, Möckeberg 동맥경화증(중막 석회성 경화증), 그리고 세동맥경화증으로 구분되나 거의 모든 경우 죽상경화와 같은 뜻으로 사용된다.

1) 죽상동맥경화증

죽상동맥경화증(atherosclerosis)은 비교적 굵은 동맥, 특히 대동맥과 여기에서 분지하는 제1, 2분지 동맥에서 호발한다. 동맥의 내막면은 정상상태에서는 거울과 같이 매끄럽지만, 경화되면 반상의 융기가 이곳저곳에서 나타나게 된다. 또한 내막의 표면이 붕괴해서 궤양이 형성되거나, 혈전의 부착과 석회침착을 수반하는 경우도 있다. 비교적 초기에 나타나는 내막의 융기를 **죽종**(atheroma)이라고 하는데, 섬유성 피막이 포말세포와 괴사산물, 중성지방, 콜레스테롤 등의 축적물을 감싸고 있다(그림 10-2).

이러한 상태는 다시 변화되면서 중심부의 괴사 또는 어떤 원인에 의한 탈락현상이 일어나기도 하고 혈전 및 색전이 형성되기도 하며, 혈관벽에 손상을 일으키기도 한다.

동맥경화가 심장동맥과 뇌동맥에서 발생하면 내강이 폐색되고 혈류가 두절되기 때문에 심장근육경색(심근경색, myocardial infarction), 뇌경색(cerebral infarction)을 일으키게 된다. 대동맥은 내강의 직경이 크기 때문에 폐색하는 경우는 드물다. 그러나 이 부위에서는 벽의 파괴가 진행되며, **대동맥류**(aortic aneurysm)라 일컫는 질환으로 진전되는 경우가 많은데, 출혈을 수반하면 치명적인 질환이 될 수 있다.

죽상동맥경화증을 유발시키는 위험인자로는 고혈압, 당뇨병, 고지질혈증 등이 있으며, 이 밖에도 비만, 고연령, 동물성 지방의 다량 섭취 등이 발생을 촉진하는 것으로 알려져 있다.

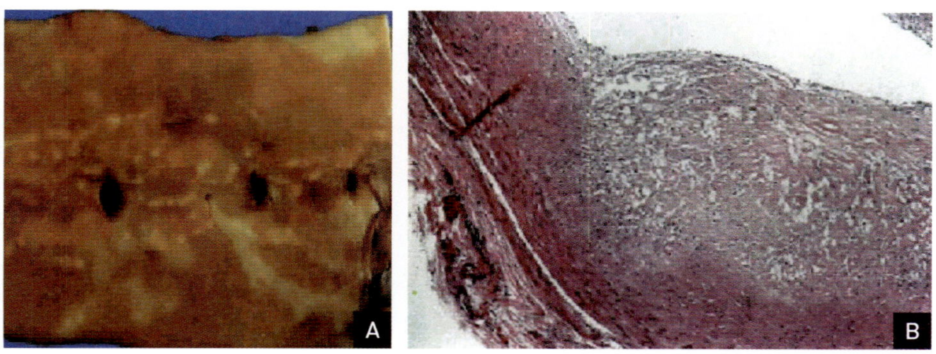

그림 10-2. **심장동맥의 죽상경화증.** (A) 죽상경화증의 초기단계로 대동맥 내벽에서 여러 개의 황색의 작은 지방성 선조가 관찰됨. (B) 동맥벽의 내막이 지방성 변화와 콜라겐 섬유의 침착으로 인해 비후됨.

2) Möckeberg 동맥경화증(중막 석회성 경화증)

중등도 크기의 동맥이나 소동맥의 중막에 끊어진 고리 모양의 석회화를 초래하는 질환으로 팔 · 다리동맥인 넙다리동맥, 정강동맥, 노동맥, 자동맥 등에서 호발한다. 주로 50세 이상에서 발생하며, 내강에는 영향을 주지 않으므로 장기의 허혈현상은 볼 수 없다.

3) 세동맥경화증

세동맥경화증(arteriolosclerosis)은 주로 고혈압과 관련이 있으며, 미만성 세동맥벽의 비후와 내강의 협소로 인한 조직의 허혈이 관찰된다.

2. 혈관염

혈관염은 국소적인 염증 또는 외상 등에 의한 직접적 손상이나 전신적인 원인에 의해 혈관에 다발성 괴사나 혈전증을 일으키는 질환이다. 발생기전에 따라 감염성 병원균에 의한 것과 면역질환에 의한 혈관염으로 나눈다.

3. 동맥류

동맥류(aneurysm)는 동맥벽의 약한 부위에 혈압이 가해져 동맥의 국소적 확장을 초래하는 질환으로 신체의 동맥 어디에서나 발생할 수 있으나 흔히 대동맥에서 발생한다. 원인으로는 동맥경화증과 낭성 중막변성에 의한 동맥류가 많으며 매독과 외상, 결절다발동맥염 등에 의해서도 발생할 수 있다. 혈관이 확장되는 형태에 따라 방추형(fusiform), 낭상(saccular), 분리형(dissecting)으로 유형을 구분하는데, 방추형 동맥류가 가장 흔하다(그림 10-3).

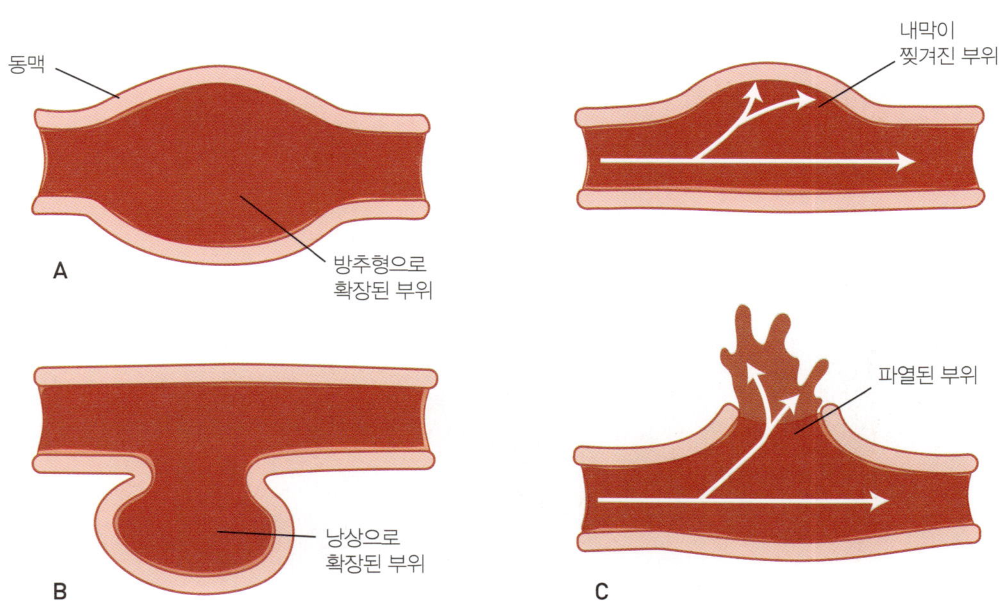

그림 10-3. **동맥류의 유형 및 파열.** (A) 방추형. (B) 낭상. (C) 동맥내막의 손상 및 파열.

4. 정맥질환

정맥은 동맥에 비하여 질환의 종류가 적은 편인데, 대표적인 **정맥질환**에는 정맥류와 정맥혈전증이 있다.

1) 정맥류

정맥류(varicose vein)는 장기간에 걸친 정맥 내압의 증가로 인해 정맥이 뱀 모양으로 확장된 것이다. 주로 다리의 표재성 정맥에 호발하고, 비만증이 있는 사람이나 임신한 여성에서 흔히 관찰된다. 임상적으로는 동통과 다리 부종, 피부의 울혈성 피부염 및 궤양이 생길 수 있다. 다른 형태의 정맥류로는 간경변증 환자의 식도정맥류나 치질 등이 있다.

2) 정맥혈전증 또는 혈전성정맥염

정맥혈전증(phlebothrombosis; 혈전성정맥염, thrombophlebitis)이 생기고, 이어서 염증이 발생하는 것을 말하며 주로 심장기능상실(심부전), 종양, 임신, 수술 그리고 장기간 침상에 누워있는 사람에서 잘 생긴다. 혈전성 정맥염의 90%가 다리 심부정맥에 생기며 이는 정맥류성 정맥과 달리 색전을 잘 일으키므로 주의를 요할 필요가 있다.

3) 심부정맥혈전증

심부정맥혈전증(deep vein thrombosis; DVT)은 정맥울혈, 혈관벽 손상, 혈액응고 항진 등으로 약화된 밸브나 근육의 탄력감소로 발생하는 혈전으로, 임상증상은 침범된 정맥의 위치, 혈전의 크기, 측부순환의 존재에 따라 좌우된다. 장딴지나 오금정맥혈전증에서는 장딴지 통증, 부종, 장딴지 둘레의 증가 등이 나타나는데, DVT 환자 중 50% 이상은 증상이 없다. 적혈구, 혈소판, 섬유소로 이루어진 혈전은 한쪽 정맥벽면에 부착되어 축적되며, 혈전 몸쪽부위 말단은 내강에서 쉽게 떨어져 나가 색전증을 일으킬 수 있다(그림 10-4).

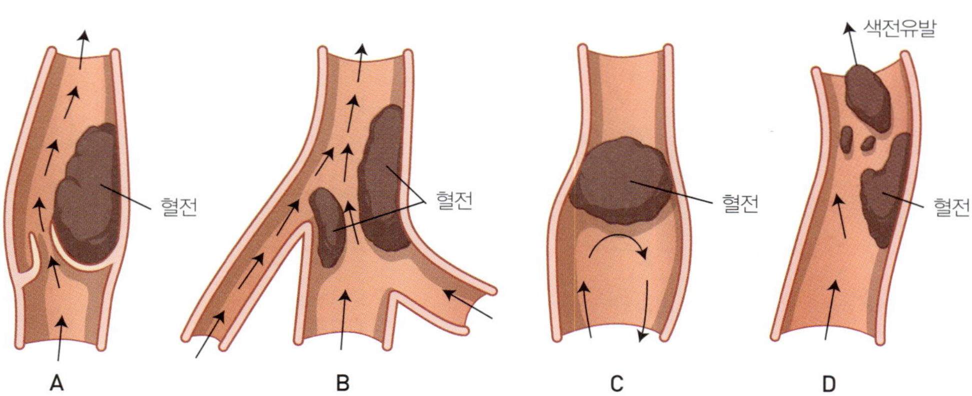

그림 10-4. **혈류감소를 초래하는 심부정맥혈전증의 진행과정.** (A) 심부정맥의 판막에 혈전이 형성되어, 혈액은 혈전 주위로 흐르고 있다. (B) 혈류가 느려지는 심부정맥 분지점에 형성된 혈전. (C) 혈전에 의해 정맥이 완전 폐쇄됨. (D) 혈전으로부터 떨어져 나온 색전.

제 2 절 심장의 질환

1. 울혈심장기능상실

울혈심장기능상실(울혈성심부전, congestive heart failure)은 심장기능의 저하로 조직이나 장기에 필요한 만큼의 혈액을 공급하지 못하는 상태를 말하며, 병변의 발생장소에 따라 **왼쪽 울혈심장기능상실**과 **오른쪽 울혈심장기능상실**로 나눌 수 있다. 울혈심장기능상실은 모든 심장질환의 말기현상으로 심장근육경색증, 고혈압, 판막질환 및 선천성 심장질환 환자들이 결국에는 울혈심장기능상실로 사망하는 경우가 많다. 심장기능상실에서는 심장의 펌프기능이 저하되기 때문에 동맥쪽에 혈류의 부족(허혈)이 일어나고, 정맥쪽에서는 혈류의 저류(울혈)가 일어난다. 또한 정맥압의 상승으로 조직에서의 수분이동 불균형을 야기하여, 피부밑조직과 몸공간(가슴안과 배안)에 많은 수분 저류를 초래하게 된다. 이것이 **심장성 부종**(cardiac edema)이다. 심장기능상실에서는 신장에서도 울혈이 일어나고 그 결과 핍뇨가 되기 때문에 수분과 나트륨이 체외로 배설되지 않아 부종이 더욱 악화될 수 있다(그림 10-5). 따라서 심장기능상실환자에게는 강심제뿐 아니라 이뇨제를 함께 투여하게 된다.

1) 왼쪽 울혈심장기능상실

허혈심장기능상실, 고혈압, 심장판막질환, 그리고 심장근육질환 등이 주요 원인이다. 왼심실에 병변이 있을 때는 왼심방 → 폐정맥 → 폐내 모세혈관으로 이어지는 혈관계에 울혈이 일어나고 그 결과 폐의 모세혈관 내압이 높아지며, 혈액성분이 폐포강 내로 누출되면서 **폐수종**(pulmonary edema)이 유발된다. 폐수종이 생기면 폐포 내의 환기가 방해받기 때문에 환자들은 호흡곤란을 호소하게 된다.

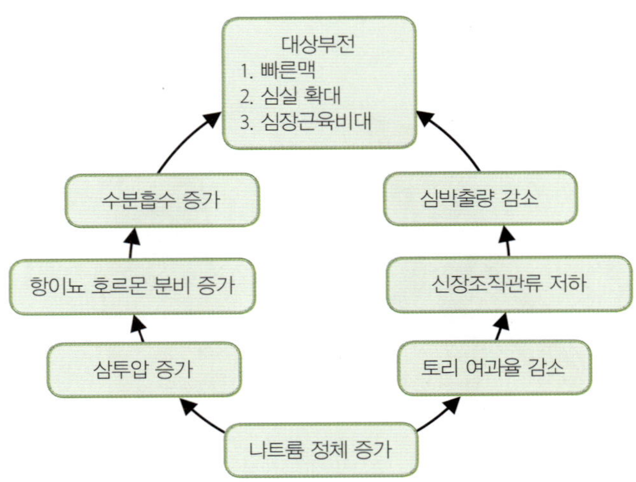

그림 10-5. 울혈심장기능상실에서의 대상부전

2) 오른쪽 울혈심장기능상실

왼쪽 심장기능상실이 진행되면서 폐에 심한 울혈로 인한 폐고혈압 때문에 오른심실에 혈액이 저류하면서 생기는 경우가 가장 많다. 오른쪽 심장기능상실의 영향을 받는 장기로는 간, 지라(비장), 신장 등이 있다.

2. 허혈심장병

허혈심장병(ischemic heart disease)은 심장이 필요로 하는 산소의 공급과 수요의 불균형으로 인해 생기는 질환으로, 선진국에서 가장 흔한 심장질환이다. 원인으로는 심장동맥경화증(관상동맥경화증)에 의한 혈류량 감소, 심장근육비대로 인한 산소 요구량의 증가 및 심한 빈혈이나 기타 원인 등에 의한 혈액 내 산소량 감소 등이 있다. 그러나 허혈성 심장질환의 대부분은 심장동맥경화증에 의한다. 심장동맥경화증으로 인한 죽종에 의해 혈관내강이 75% 이상 좁아지면 허혈성 심장질환이 발생할 수 있다.

1) 협심증

협심증(angina pectoris)은 심한 운동이나 흥분 등으로 심장근육에 필요한 산소 요구량이 증가하였으나 산소 공급이 충분치 않아 가슴통증(흉통)이 발생하는 질환이다. 심장근육괴사가 일어나지 않을 정도의 심장근육 허혈로 환자들은 일시적으로 짧은 시간(1～15분) 동안의 가슴통증을 호소하게 되며 주로 심장근육경색증의 전단계로 나타난다.

2) 심장근육경색증

심장근육경색증(심근경색증, myocardial infarction)은 혈액공급의 차단 또는 감소로 인한 심장근육의 괴사를 의미하며, 주로 심장동맥경화증에 의하지만 심장동맥의 동맥염이나 혈전증에 의하기도 한다. 심장동맥의 호발부위는 좌전 하행 심장동맥(left anterior descending coronary artery)으로 왼심실이 오른심실보다 흔히 침범받으며, 왼

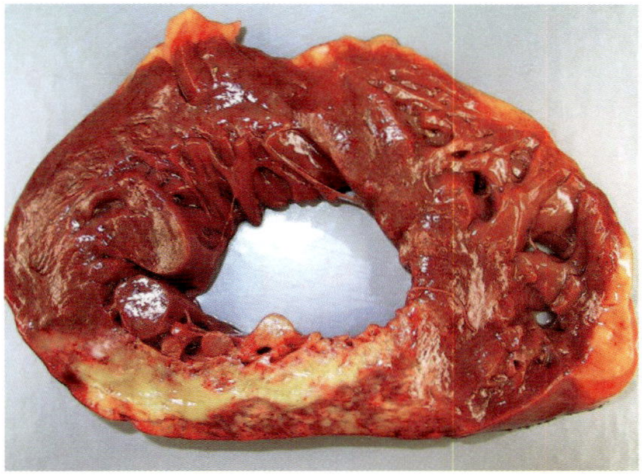

그림 10–6. 심장근육경색

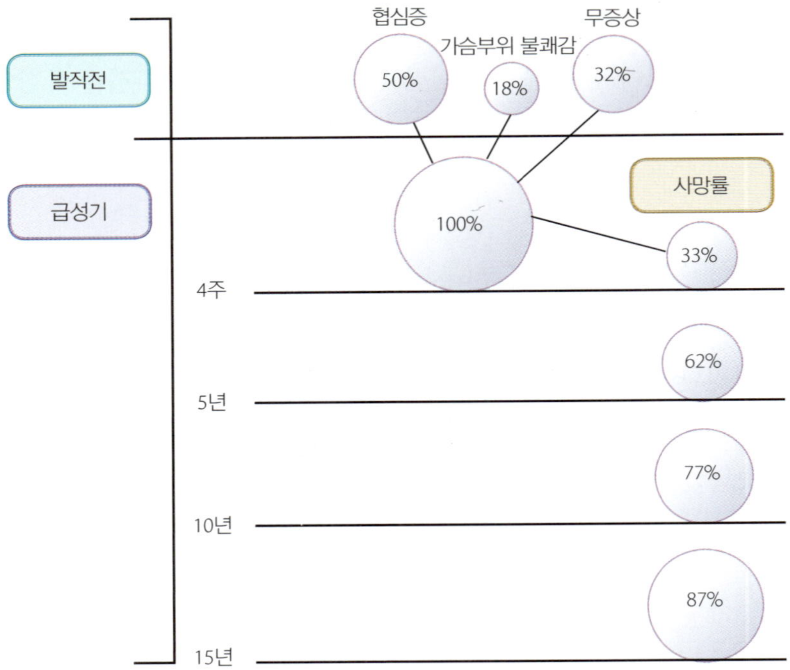

그림 10-7. **심장근육경색의 예후.** 최초의 발작에서 1/3의 사람이 사망하고 있다. 70%가 증상발현 이전에 협심증의 증상을 경험하고 있다.

심방보다 왼심실에 더욱 흔하다. 전형적인 증상은 왼쪽 가슴부위의 심장 위에서 시작되는 심한 통증이 왼쪽 팔이나 옆구리로 뻗치는 것으로 이런 통증은 5~15분 동안 지속된다.

맨눈 관찰 시 6~12시간 이내에는 병변부위가 창백하고, 18~24시간 정도가 지나면 괴사부위가 암적색으로 보이다가 3~5일이 지나면 경색부위가 붉은색으로 변하고 경계가 분명해지고, 2~3주 후에는 경색부위가 함몰되며, 7주가 되면 경색부위가 섬유화된다(그림 10-6). 급성기를 지나도 괴사된 심장근육이 원상태로 되돌아오는 일은 없기 때문에 **심전도**(ECG)에 이상이 나타나며, 심장의 펌프기능이 저하되어 울혈심장기능상실의 원인이 되기도 한다. 또한 경색의 원인이 된 심장동맥경화는 대개의 경우 개선되지 않아 경색이 재발되는 경우도 많다(그림 10-7). 합병증으로는 부정맥이 가장 흔하며, 이 밖에 울혈심장기능상실, 심인성 쇼크, 심실의 파열 및 혈전증 등이 있다.

3. 고혈압성 심장질환

장기간의 고혈압에 의하여 심장의 기능이 약화되는 질환으로 **고혈압성 심장질환**으로 진단하려면 심장의 비대(cardiac hypertrophy)가 있어야 하고, 고혈압 외에 심장의 비대를 초래할 수 있는 다른 질환은 없어야 한다.

고혈압(hypertension)이란 동맥혈압이 병적으로 높은 상태로 성인인 경우 수축기 혈압이 140mmHg, 이완기 혈압이 90mmHg 이상인 경우로 정하고 있다(American Joint National Committee, JNC-6, 1997). 지속적인 고혈압이 있으면 혈관의 저항을 극복하고 혈액을 박출해야 하며, 심장, 특히 왼심실에는 그만큼 큰 부담이 가해지게 되는데, 이를 **압부하**(workload)라 한다. 부하가 가해진 심장에서는 심장근육섬유의 하나하나가 굵어지고(그림 10-8),

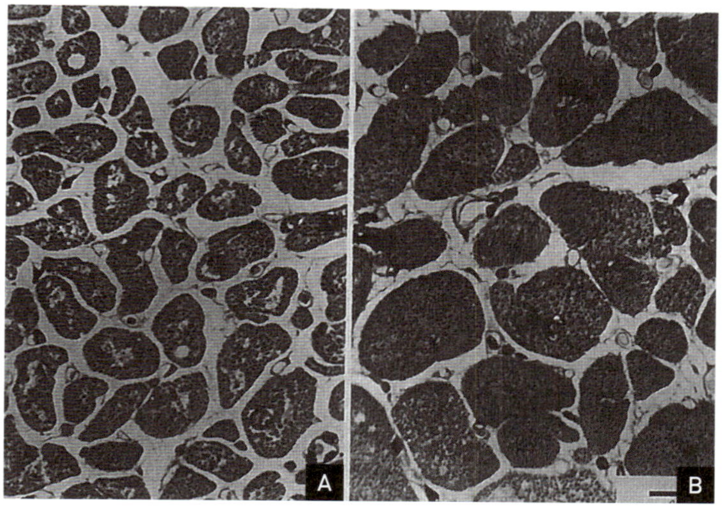

그림 10–8. **심장비대의 심장근육세포.** (A) 정상 심장. (B) 비대심장(정상 심장에 비해 개개의 심장근육세포는 훨씬 굵어져 있다.

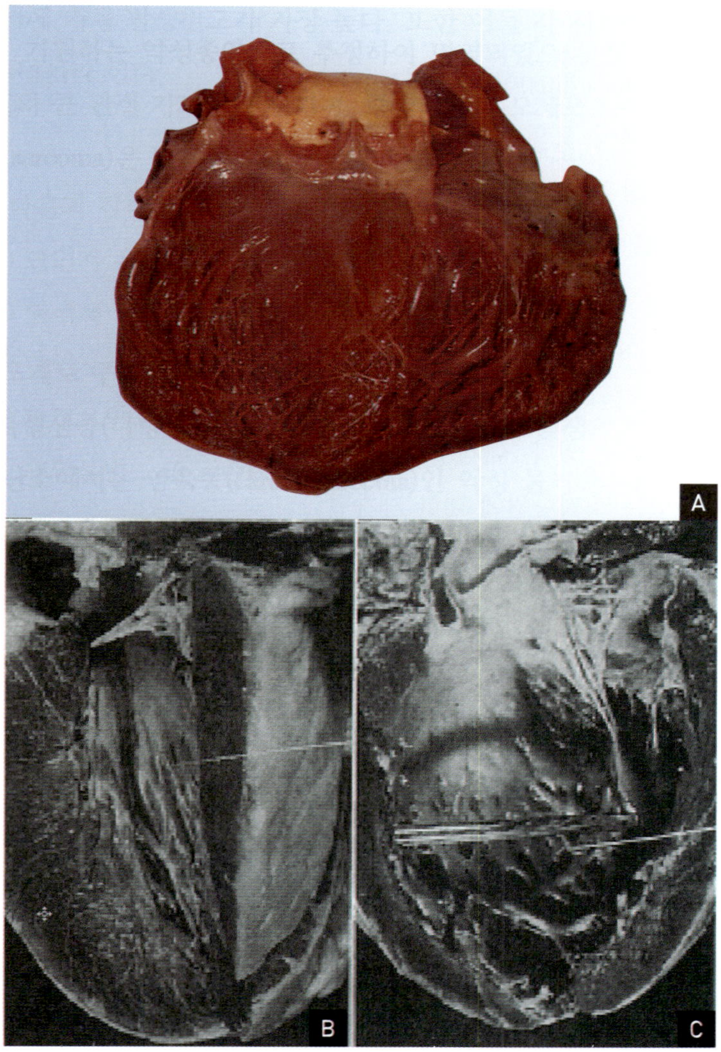

그림 10–9. **심장비대의 두 가지 형.** (A) 정상 심장 안쪽 사진. (B) 구심성 심장비대－심실벽의 비후가 현저하다. (C) 확장성 심장비대－심실 내강이 현저히 확장되어 있다.

또한 섬유의 배열이 변하며 그런 결과 벽이 두꺼워지고 중량이 증가하게 된다. 이와 같이 심장의 중량이 증가하고 있는 상태를 **심장비대**라고 하는데(그림 10-9), 심장비대는 심장이 부하의 증대에 대해 적응하려고 하는 일련의 과정으로 볼 수 있다. 그러나 그 적응에는 한계가 있어 비대한 심장일수록 심장기능상실에 빠지기 쉽다. 고혈압에서 나타나는 심장비대는 **구심성 비대**라고도 하는데, 왼심실벽이 현저하게 두껍고 그에 비해서는 내강이 커져 있지 않기 때문이다(그림 10-9B). 이것은 스트레스를 가급적 작게 하려는 적응현상이라고 볼 수 있다. 그러나 심장근육이 늘어난 상태에서 수축을 시작하게 되면 수축력이 증가하기 때문에 스트레스가 커짐에 따라 큰 수축력을 내기 위하여 심실 내강이 조금씩 확장하게 된다. 심장에 큰 부담이 가해지면 언젠가는 악순환에 빠지고 심장기능상실이 된다. 심실이 현저하게 확장한 심장비대는 **확장성 비대**라고 하며(그림 10-9C), 심장기능상실을 일으키는 주요 요인이 된다.

4. 심내막염과 심장판막질환

1) 심내막염

건강한 사람에게서 **심내막염**(endocarditis)이 발생하는 경우는 거의 없으며, 대부분 어떤 기초질환이 있는 경우에 발생한다. 기초질환에는 악성종양 등의 소모성 질환, 심한 감염증, 류마티스열과 전신홍반루푸스 등의 교원질환이 포함된다. 심장내막은 심장의 내면을 덮고 있는 넓은 면적을 가진 막조직이지만 어느 부위에서나 심내막염이 발생하는 것은 아니며, 높은 혈류압이 작용하는 부위에서 일어나기 쉬운데, 특히 이첨판과 동맥판에서 호발한다.

심내막염의 종류로는 류마티스성 심내막염, 감염성 심내막염 등이 있다. **류마티스성 심내막염**(rheumatic endocarditis)은 류마티스열에 의해 판막이 손상되어 발생한다. 류마티스열은 급성 재발성 염증질환이며 주로 어린이에서 발생하나 성인에서도 발생할 수 있다. 대개 group A-용혈사슬알균에 의한 인두 감염 후에 발생한다. 이 질환은 사슬알균 항원과 심장에 있는 조직항원에 대한 자가면역 반응의 결과로 생기는 것으로 알려져 있다. 류마티스열은 전신성 질환으로 급성 발작인 경우는 관절염이나 심장근육염(심근염)을 일으킬 수 있는데, 둘 다 회복 가

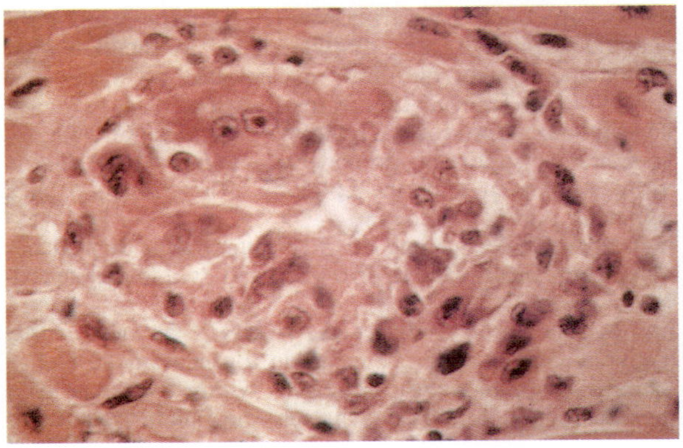

그림 10-10. **Aschoff 소체.** 다핵을 갖고 있는 거대세포, 호염기세포 등을 함유하고 있는 원형·방추형의 결절로 류마티스열 환자의 관절, 힘줄, 가슴막과 순환계통에서 발견된다.

능하다. 그러나 심장판막을 침범한 경우에는 만성 후유증을 남긴다. 만성 또는 치유된 류마티스성 심장질환은 주로 염증 후에 석회화에 의한 판막 변형을 일으킴으로써 영구적인 기능상실과 심한 경우 수십 년 후에 치명적인 심장기능상실을 일으키키도 한다. 특징적인 조직학적 소견은 Aschoff 소체(그림 10-10)로 림프구와 거대세포로 이루어진 일종의 육아종이다.

감염성 심내막염(infective endocarditis)은 미생물 병원체에 의해 판막이나 심장내막에 집락이 형성되어 부서지기 쉬우며 병원체를 가진 식균(vegetation)을 형성한다. 정상 심장을 침범하기도 하지만 후천성 판막질환이나 선천성 심장질환 등이 있을 때 더욱 빈발한다. 대개 특정 세균에 의해 생기지만 모든 형태의 미생물 병원체에 의해 발생할 수 있다. 임상적으로 급성과 아급성으로 분류되는데 이러한 분류는 질병의 중한 정도와 진행 속도, 미생물의 독성, 환자의 심장상태 등에 의해 좌우된다. 급성은 포도알균(포도상구균) 등의 독성이 강한 균이 정상 판막을 침범하여 괴사성, 궤양성, 침습성 염증을 일으킨다. 아급성은 사슬알균(연쇄상구균) 같은 비교적 독성이 약한 균에 의해 발생하고, 비정상적인 판막을 침범하며 염증반응이 급성보다 심하지 않다.

2) 심장판막질환

판막의 기능은 심장에서 혈액의 역류를 차단하는 것이다. 따라서 판막에 이상이 생기면 혈액이 역류하거나 차단되어 심한 울혈심장기능상실을 초래하게 된다. 판막에는 삼첨판막, 폐동맥판막, 이첨판막 및 대동맥판막이 있으며, 어느 판막에나 질환이 생길 수 있으나 주로 이첨판막과 대동맥판막에 많이 생긴다. **심장판막질환**은 협착과 폐쇄부전으로 나뉘는데, **협착**(stenosis)이란 판막이 완전히 열리지 않는 것이고, **폐쇄부전**(insufficiency)이란 판막이 완전히 닫히지 않아 생기는 질환이다(그림 10-11). 따라서 협착이 있는 경우 혈액의 전방으로의 흐름이 차단

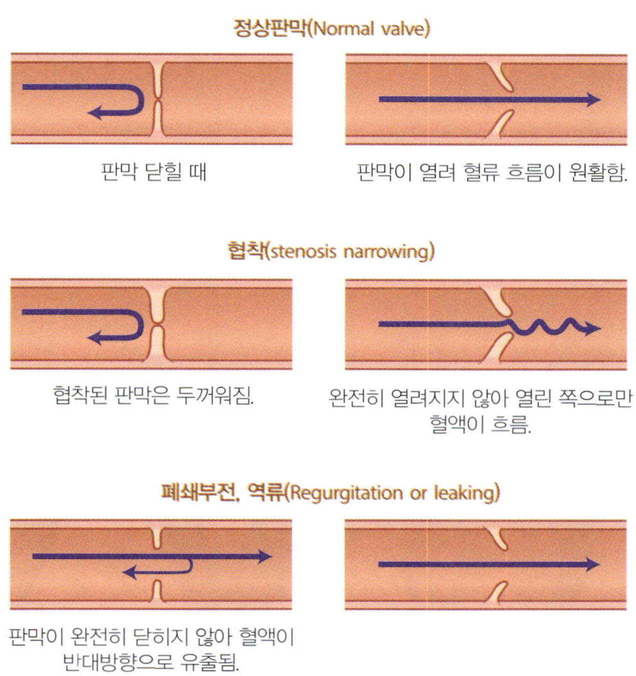

그림 10-11. **정상판막**, 판막의 협착과 폐쇄부전

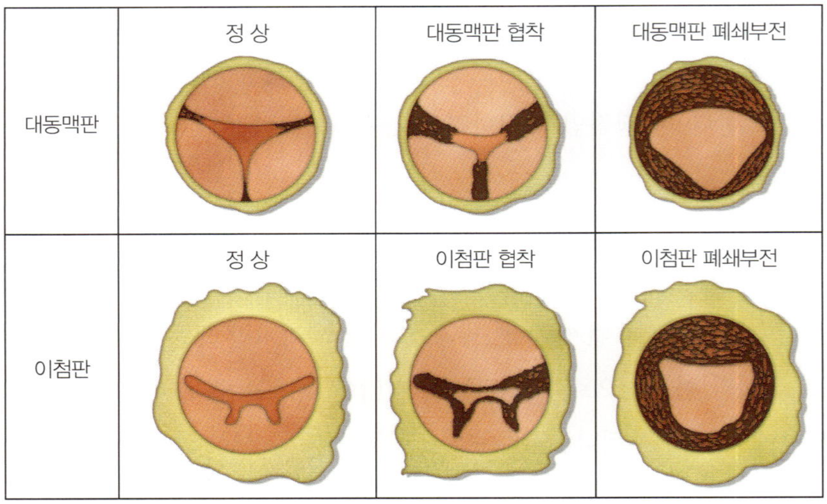

그림 10-12. **심장판막질환에서의 협착과 폐쇄부전**

되고, 폐쇄부전의 경우는 혈액의 역류가 나타나게 된다(그림 10-12). 판막질환은 선천적 또는 후천적 원인에 의해 발생한다.

5. 심장근육병증

어떤 원인에 의한 심장근육질환으로 진행성 심장기능상실에 빠지기도 하고, 또한 돌연사에 빠지기도 하는데 이를 **심장근육병증**(심근병증, cardiomyopathy)이라 한다. 단, 허혈성 심장질환, 심장근육염, 판막증, 고혈압, 선천성 심장질환이 증명된 경우에는 이 질환에서 제외하게 된다. 대부분 원인불명이기 때문에 **특발성 심장근육증**이라고도 하는데, 비후성 심장근육병증, 확장성 심장근육병증, 제한성/침윤성 심장근육병증 등이 포함된다(그림 10-13).

1) 비후성 심장근육병증

비후성 심장근육병증(hypertrophic cardiomyopathy)은 심장근육의 유연성이 감소하여 심실이 잘 확장하지 않으

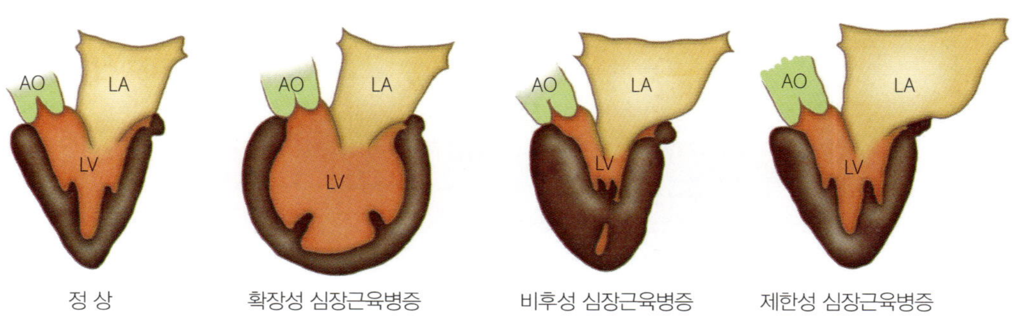

그림 10-13. **여러 유형의 심장근육병증**

며, 심실의 내강이 좁고 벽이 균일하지 않게 비후되어 있어 확장기에 심장의 확장이 잘 되지 않아 혈액이 심장 내로 진입되지 않고 급격한 혈액의 유출이 일어난다. 흔히 돌연사와 관계가 있으며, 젊은 사람에게 주로 발생하고 호흡곤란과 협심증의 증상이 동반되기도 한다.

2) 확장성 심장근육병증

확장성 심장근육병증(dilated cardiomyopathy)은 점진적인 4개 방의 확장을 특징으로 하며, 어느 연령에서나 발생할 수 있다. 심장근육의 수축력이 저하되어 있기 때문에 심실이 확장하고 서서히 진행하여 울혈심장기능상실로 진행된다. 이 경우 심장기능상실 증상이 나타난 후에야 비로소 깨닫는 경우가 많은데, 예후가 불량하며 증상 발현 후 5년 내 사망률이 약 40%에 달하고 있다. 조직학적으로는 심장근육층에 미만성인 섬유화가 있는 경우와 그렇지 않은 경우로 구별된다. 전자의 경우, 소아기에 자각되지 않았던 심장근육염의 기왕력이 있고, 성장에 따라 심장의 부담이 증가하여 증상이 발현하게 된 것으로 생각되는 경우가 많다. 후자의 경우에는 심장근육섬유 자체에 결함이 내재하고 있는 것으로 추측되지만 확실한 원인은 밝혀지지 않았다.

3) 제한성/침윤성 심장근육병증

제한성/침윤성 심장근육병증(restrictive cardiomyopathy)은 여러 원인에 의해 심실에 혈액이 잘 들어오지 않아서 심장박출량이 감소되는 질환이다. 주요 원인에는 심장 아밀로이드증, 심내막섬유증 등이 있다.

6. 선천성 심장질환

신생아의 약 1%에서 심장 또는 대혈관의 **선천성 심장질환**(congenital heart disease; 심장기형)이 발생하고 있다. 선천성 심장질환의 원인은 정확히 밝혀지지는 않았지만 유전적 요인과 환경적 요인 등 여러 인자가 관여하는 것으로 알려져 있다. 심장은 임신 5주부터 형성되는데 이 시기에 각종 약물이나 바이러스 감염 등이 심장형성에 이상을 줄 경우 선천성 심장질환이 발생하게 된다. 선천성 심장질환은 혈액의 산소포화도에 따라 청색성 심장질환과 비청색성 심장질환으로 구분된다.

1) 청색증을 동반하지 않는 선천성 심장질환

(1) 심실사이막결손(ventricular septal defect; VSD)

가장 흔한 선천성 심장질환으로 좌우의 심실을 경계하는 심실사이막(심실중격) 일부에 결손된 구멍이 있다(그림 10-14, 15). 결손된 구멍의 크기는 직경 1㎝ 이하인 아주 작은 것으로부터 사이막(중격)의 대부분을 함유하고 있을 정도로 큰 것까지 다양하다. 결손된 구멍을 통해 처음에는 오른·왼심실에 압력차(왼심실 130㎜Hg, 오른심실 20㎜Hg)가 있기 때문에 왼심실의 혈액이 오른심실로 흐른다(왼 → 오른 단락). 그리고 오른심실에서 폐동맥으로 많은 혈액이 유입되어 폐고혈압이 된다. 폐동맥 분지에는 고혈압성 병변이 발생하고, 내강이 좁아지며 혈류저항이 상승하여 폐고혈압은 더욱 악화된다. 이렇게 되면 오른심실의 압력이 높아져서 이번에는 반대로 오른심실에서 왼심실로 혈액이 흐른다(오른 → 왼 단락). 이 상태를 **Eisenmenger 증후군**이라 한다. 오른심실의 정맥혈이 폐에서 가스교환을 받지 않은 채 온몸순환으로 유입되면, 청색증(cyanosis)이 발생할 수도 있다. 결손구멍이 작은 경우에는 큰 문제가 되지 않지만 왼 → 오른 단락 50% 이상의 결손구멍이 큰 경우에는 조기에 결손구멍의 폐쇄수술이 필요하다.

(2) 심방사이막결손(심방중격결손, atrial septal defect; ASD)

심방사이막결손은 심방사이막에 결손된 구멍이 있는 것을 말한다(그림 10-15). 이 경우 결손된 구멍을 통해서 심방간에 왼 → 오른 단락이 있다. 폐에서 왼심방으로 흘러 온 동맥혈의 일부는 오른심방으로 들어가고, 오른심실을 거쳐 다시 폐로 보내지면서 무의미하게 폐를 재순환하게 된다. 결손된 구멍이 커다란 경우에서는 폐고혈압이 발생해서 오른 → 왼 단락이 일어난다. 일반적으로 청년기까지 자각증상이 없는 경우가 많은데, 나이가 들면 폐울혈을 수반한 심장기능상실 증상이 나타나게 된다.

(3) 동맥관열림증(동맥관개존증, patent ductus arteriosus; PDA)

원래 태아순환에서는 폐동맥과 대동맥을 연결하는 동맥관이 있는데, 생후 폐호흡의 시작과 함께 폐혈관 저항이 저하되고, 많은 혈액이 폐를 흐르게 되면 동맥관은 폐쇄된다. **동맥관열림증**은 동맥관이 생후에도 폐쇄되지 않는 일종의 기형상태이다(그림 10-14). 이 경우 대동맥에서 폐동맥으로 향하는 혈류의 왼 → 오른 단락이 일어나고, 점차 폐고혈압이 되며 결국에는 오른 → 왼 단락이 일어나게 된다. 이렇게 되면 예후가 불량하다. 따라서 가능하면 조기 수술에 의한 폐쇄가 바람직하다.

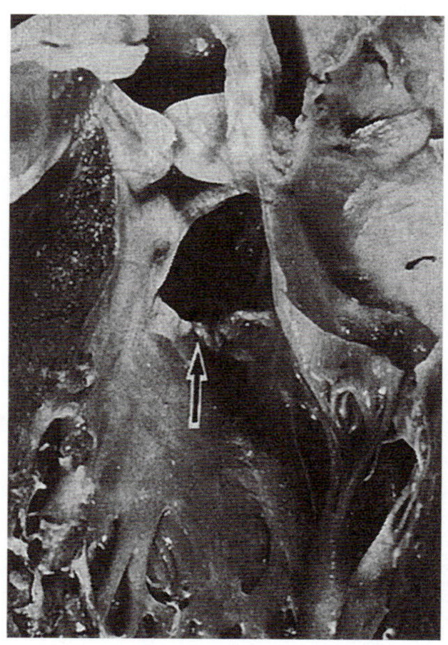

그림 10-14. **심실사이막결손.** 심실사이막의 상부에 커다란 구멍이 뚫려 있다(화살표).

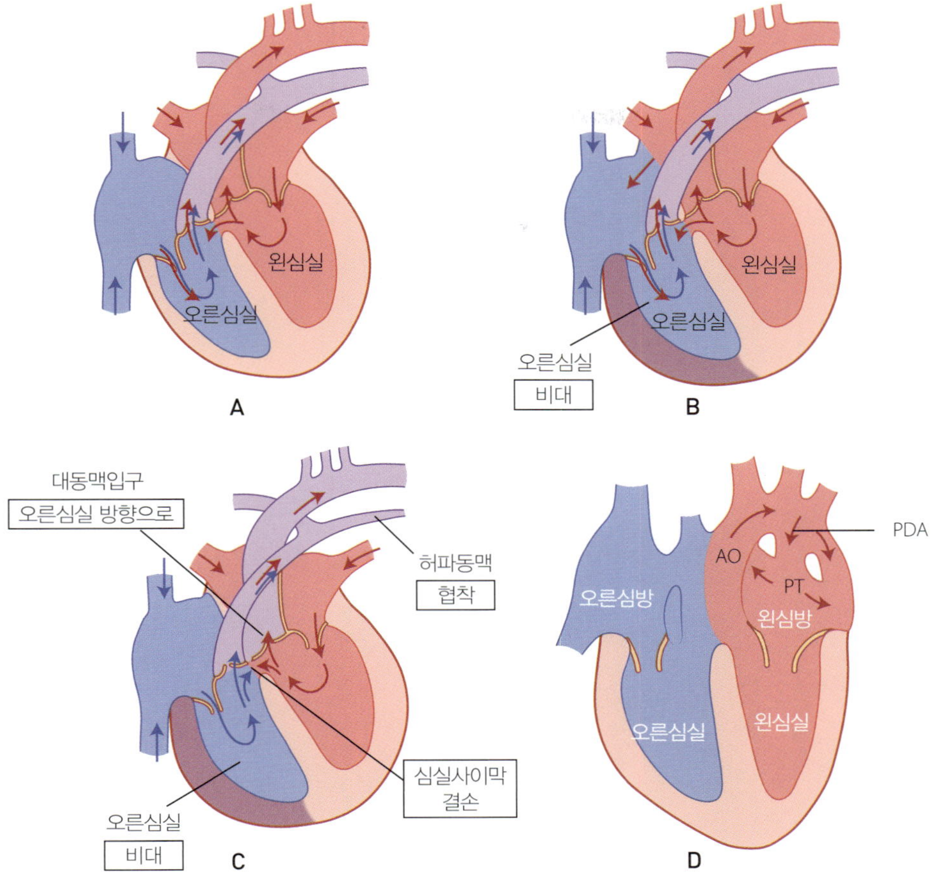

그림 10-15. **선천성 심장질환.** (A) 심실사이막결손증(VSD). 심실사이막의 결손이 있을 경우 혈액이 왼심실에서 오른심실로 흐른다. (B) 심방사이막결손증(ASD). 심방사이막에 결손이 있을 경우 혈액이 왼심방으로부터 오른심방으로 흐른다. 이로 인하여 오른심실이 비대하여 폐동맥의 혈류량이 증가하게 된다. (C) 팔로네증후. 대동맥 입구가 오른심실 방향으로 이동하여 심실사이막결손, 폐동맥협착, 오른심실비대가 나타난다. (D) 동객관열림증(PDA).

2) 청색증을 동반하는 선천성 심장질환

(1) 팔로네증후(팔로사징후, tetralogy of Fallot; TOF)

팔로네증후란 폐동맥협착, 심실사이막결손, 오른심실비대, 대동맥우방전위의 4병변의 조합을 말한다(그림 10-14). 원래 폐동맥협착이 있기 때문에 폐혈류량은 적으며, 오른심실의 정맥혈이 심실사이막결손을 통해서 왼심실로부터 온몸순환으로 흐르게 된다. 따라서 조기에 저산소혈증이 되고 청색증(cyanosis)이 나타난다. 수술에 의한 교정이 필요하다.

(2) 대혈관전위(transposition of the great arteries; TGA)

대혈관전위는 대동맥과 폐동맥의 위치 및 심실과의 관계에 이상이 있는 것으로, 정상 심장에서는 폐동맥이 대동맥 전방에 있으나, 이 기형에서는 대동맥이 폐동맥 앞에 위치하고 있다.

오른심실과 대동맥이 연결되고, 왼심실과 폐동맥이 연결되는 질환이다. 따라서 어딘가에 좌우의 혈류 단락이 존재하지 않는 한 생존할 수 없다. 대개의 경우 심실사이막결손, 심방사이막결손, 동맥관열림 등이 단락로의 역할을 하고 있다.

제 11 장

호흡계통

호흡계통(respiratory system)은 공기의 통로인 기도와 가스교환이 이루어지는 폐포조직으로 구성되어 있다. 기도 중 코안(비강)에서 후두까지를 상기도, 기관 아래를 하기도라고 한다. 기관은 좌우의 주기관지로 갈라지고 폐문을 지나 폐로 들어간다. 기관지는 이후 15회 정도 분지를 반복, 호흡성 세기관지(respiratory bronchiole)라고 하는 아주 작은 가지가 되어 폐포관(alveolar duct), 폐포(alveolar)로 이행한다(그림 11-1).

또한 폐의 표면과 가슴우리(흉곽) 내면은 **가슴막**(흉막, pleura)이라는 얇은 막으로 덮여 있는데, 그 사이의 공간을 **가슴안**(흉강)이라고 한다. 가슴안은 언제나 음압상태를 유지하고 있으며 극소량의 림프액에 의해 습윤되어 있다.

폐의 기능은 대기 중의 산소를 혈액으로 옮기고, 이산화탄소를 혈액에서 대기로 배출하는 것이다. 공기가 기도, 기관지, 세기관지와 폐포까지 들어가고 다시 나올 때 환기가 이루어진다. 공기를 들이쉬고 내쉬게 하는 압력은 밀폐된 가슴안에서 일어난다. 이 가슴안의 벽은 흉벽과 가로막(횡격막)의 근육운동에 의해서 확장되고 수축된다.

호흡은 뇌에서 나오는 수의 및 불수의신경 자극에 의해 조절된다. 호흡조절 중추는 뇌줄기의 다리뇌와 숨뇌에 있으며 가스교환의 적절여부를 감지, 조절한다. 특히 혈중 이산화탄소의 농도가 증가하면 호흡중추는 이를 감지한 후 호흡수를 증가시킨다.

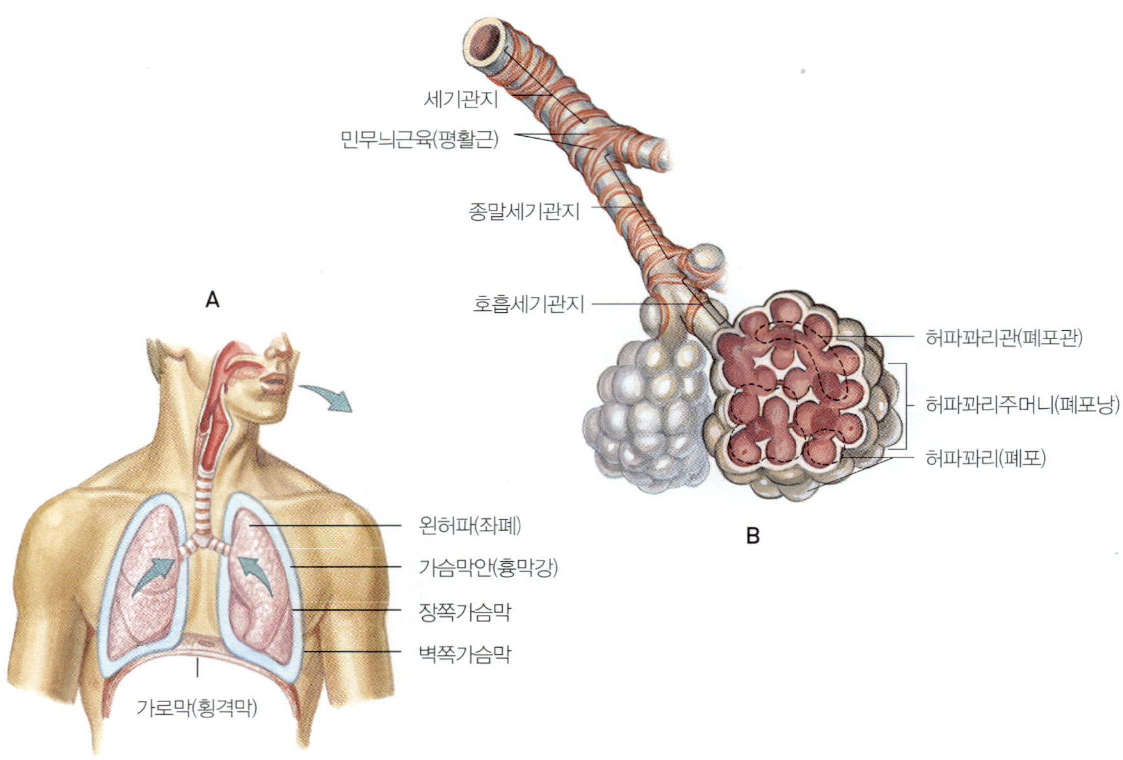

그림 11-1. 가슴안 내 호흡기계의 구조(A; 날숨)와 폐의 말초조직(B)

제 1 절 무기폐

정상인의 경우 폐는 공기를 많이 함유하고 있지만, 폐의 일부 또는 전체에 공기가 함유되지 않는 경우가 생길 수 있다(그림 11-2). 이것을 무기폐라고 한다. **무기폐**(atelectasis) 부분은 허탈되고 단단해지며, 폐의 혈류도 불량하진다.

무기폐는 다음과 같이 분류된다.

1. 태아성 무기폐

태아의 폐는 태생 후기에 활발하게 발육하는데, 출생이 임박하면 폐포의 구조도 잘 발달되어 있다. 그러나 태아 폐에서의 폐포는 아직 허탈되어 있는 상태이고 폐포벽도 접혀져 있다. 어떤 원인에 의해 태내에서 사망한 태아를 부검해 보면, 폐는 전혀 공기를 함유하고 있지 않다. 이것을 **태아성 무기폐**(fetal atelectasis)라고 한다.

2. 후천성 무기폐

생후 공기를 흡입해서 팽창해진 폐의 일부 또는 전체가 여러 가지 원인에 의해 폐포에 공기를 함유하지 못하는(허탈된) 경우를 **후천성 무기폐**(acquired atelectasis)라 하는데, 원인에 따라 두 가지 형으로 분류된다.

1) 압박성 무기폐

압박성 무기폐(compressive atelectasis)는 폐가 외부의 압박에 의해 팽창될 수 없는 상태로서(그림 11-3A), 주된 원인으로는 가슴안 내에 누출액 및 삼출액이 저류한 경우, 공기가슴증(기흉, pneumothorax)을 일으킨 경우 또는 대량의 복수와 커다란 배안(복강) 종양에 의해 가로막이 심하게 위로 밀려 올라간 경우 등을 들 수 있다.

2) 폐색성(흡수성) 무기폐

기관지의 내강이 폐색되면, 그 말초의 폐포강 내에 함유되어 있던 공기가 서서히 흡수되기 때문에 폐포가 허탈

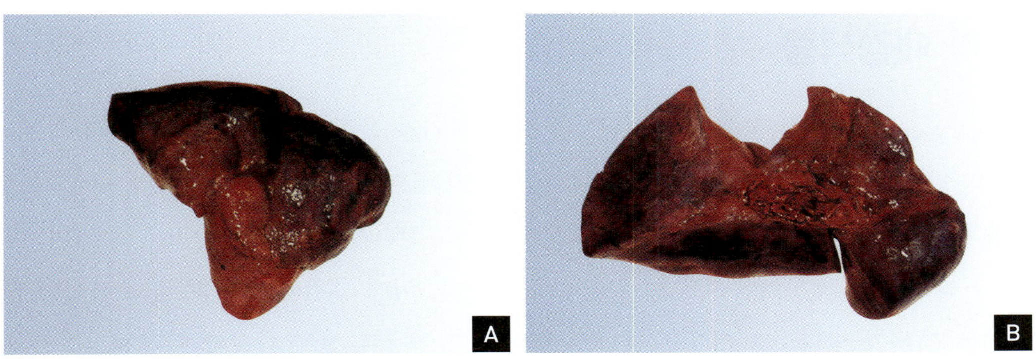

그림 11-2. 폐와 심장의 절개사진(A)과 폐문부위가 폐의 중앙에 있는 소견

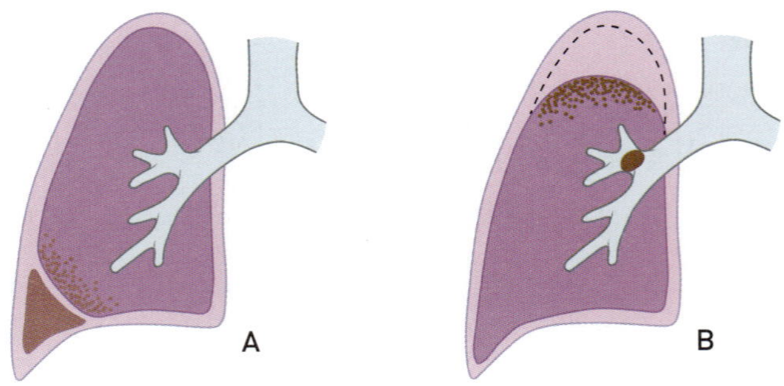

그림 11-3. **후천성 무기폐의 두 가지 형.** (A) 압박성 무기폐. (B) 폐색성(흡수성) 무기폐.

된다(그림 11-3B). 기관지 폐색의 원인에는 잘못 들이 마신 이물질, 폐암, 기관지염 때의 점액 분비물이나 삼출물 등을 들 수 있다.

무기폐가 폐의 넓은 범위에 발생되면 그것만으로도 호흡장애를 일으킬 수 있다. 또한 무기폐가 장기간 지속되면 그 원인이 제거되더라도 폐는 원래와 같이 팽창하지 못한다.

제 2 절 폐의 순환장애

1. 폐수종과 폐울혈

왼심장기능상실(좌심부전)에 빠진 환자는 **폐수종**(pulmonary edema)이 동반되기 쉽다. 그 이유는 좌심계의 기능저하로 정맥압과 모세혈관압이 높아지고, 혈장성분이 혈관 외로 누출되기 때문인 것으로 생각되고 있다. 이와 같은 폐는 폐포벽 및 폐포강 내에 다량의 부종액이 충만하고, 폐포강에 공기가 들어갈 여지가 거의 없는 상태가 된다.

또한, 장기간에 걸쳐 왼심장기능상실을 반복하고 있는 환자에서는 폐수종에 이어서 폐에서 출혈이 일어나기도 한다. 출혈소에서는 시간이 경과하면서 헤모글로빈(hemoglobin)이 갈색의 혈철소(hemosiderin)라는 색소로 변화하기 때문에 갈색반이 생긴다. 이때 폐포벽에서 섬유화도 일어나기 때문에 폐는 약간 경화된다. 이와 같은 폐를 **만성 울혈폐**, 또는 그 육안상에 따라 폐의 **갈색경화**(brown induration)라고 한다.

2. 폐색전증과 폐경색증

폐색전증(pulmonary embolism)은 주로 심장질환, 암 또는 장기간 움직이지 못하는 만성질환자에서 합병증으로 발생한다. 즉, 다리정맥 등에 생긴 혈전이 떨어져서 혈류를 따라 아래대정맥 → 오른심방 → 오른심실로 운반되고 폐동맥을 막아버리는 경우가 있는데, 이것을 폐색전증이라고 한다.

커다란 혈전 덩어리가 굵은 폐동맥을 막으면 환자는 급사한다. 이때 부검에 의해 폐를 조사하면 폐 자체에는 이렇다할 병변이 없는 경우가 많다. 그 이유는 폐에서 병변이 일어나기 전에 환자가 사망해버렸기 때문인 것으로 생각된다.

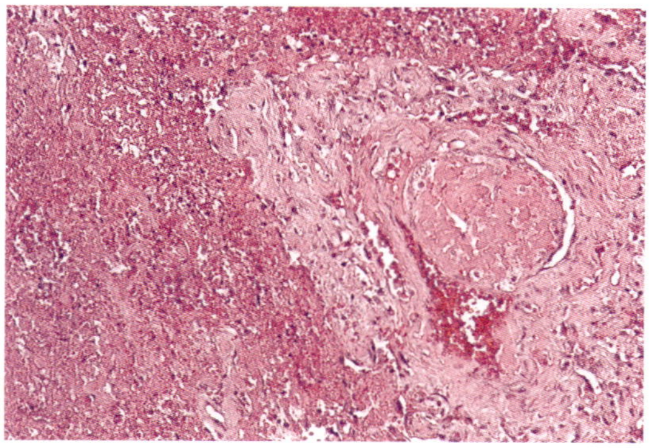

그림 11-4. **폐색전증.** 색전에 의한 폐동맥폐쇄와 인근 폐실질의 허혈성 괴사 소견을 볼 수 있다.

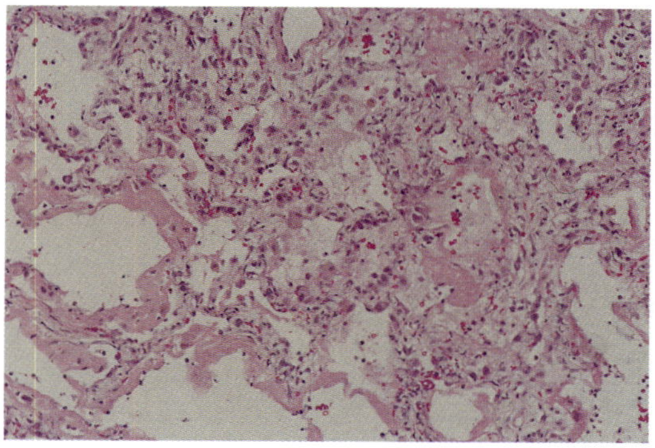

그림 11-5. **급성 호흡곤란증후군.** 폐조직의 광학현미경 관찰에서 현저한 유리질막 소견을 볼 수 있다.

작은 혈전 조각이 미세한 폐동맥가지를 막은 경우, 환자는 무증상인 경우도 있으나 흔히 가슴통증(흉통), 기침, 혈담, 호흡곤란 등의 증상을 호소한다. 이 경우에는 폐색한 폐동맥가지의 지배영역에서 폐경색증이 일어난다. 폐경색은 출혈성 경색의 형을 취하는 경우가 많다(그림 11-4).

3. 급성 호흡곤란증후군

급성 호흡곤란증후군(acute respiratory distress syndrome; ARDS)은 성인 호흡곤란증후군, 성인 호흡부전, 미만성 폐포손상 등의 다양한 이름으로 불리며 폐포모세혈관이 손상을 입어 발생하고, 임상적으로 급격한 호흡곤란, 빠른맥(빈맥), 청색증과 산소요법에 반응하지 않는 동맥저산소증(arterial hypoxia) 등을 특징으로 한다. 병리조직학적으로 유리질막(hyaline membrane)이 특징적으로 관찰된다(그림 11-5).

제 3 절 폐의 염증

1. 폐 렴

폐렴(pneumonia)의 원인균에 따라 폐렴알균성, 포도알균성 등으로 나누고, 병변의 해부학적 범위와 형태학적 특징에 따라 소엽성(기관지성), 대엽성, 간질성 폐렴 등으로 구분할 수 있다.

1) 대엽성 폐렴

대엽성 폐렴(lobar pneumonia)은 한 엽의 거의 전부 또는 여러 개의 폐엽이 동시에 급성 세균성 감염을 받은 상태인데, 요즘은 항생제 투여로 대엽성 폐렴으로 진행되기 전에 치료가 가능하여 매우 드물다. 대엽성 폐렴은 진행시기에 따라 폐포벽의 울혈과 폐포강으로의 염증성 부종(울혈기), 폐포강외로의 섬유소 석출(적색 간변기), 호중구의 침윤(회백색 간변기), 섬유소 기타 삼출물의 융해흡수(융해기)로 구분된다. 대엽성 폐렴은 폐렴쌍알균 감염에 의하는 경우가 많은데, Klebsiella 등에 의해서도 일어난다.

2) 기관지폐렴

기관지폐렴(bronchopneumonia)은 소엽성 폐렴이라고 하며 상기도의 감염이 폐까지 진행되어 일어나는 경우가 많다. 주된 병원균은 포도알균, 사슬알균 등이다. 폐는 삼출이 일어나고 있기 때문에 무거워진다. 절단면을 보면 폐의 함기량은 현저히 감소되고, 모양이 불규칙한 작은 백반이 많이 나타난다. 이 백반부분을 조직표본에 의해 관찰하면, 호흡세기관지와 주위의 폐포강 내에 섬유소, 호중구 등이 많이 침윤되어 있다는 것을 알 수 있다(그림 11-6). 기관지폐렴도 폐의 넓은 범위에 미치는 경우가 있는데, 염증성 삼출이 호흡세기관지를 중심으로 하여 적게 분포되어 있는 점에서 대엽성 폐렴과는 구별할 수 있다(그림 11-7).

혼수상태에 있는 환자 또는 수술을 위해 전신마취 하에 있는 환자에서는 기도의 반사작용이 상실된다. 이와 같은 때 구토 등이 일어나면 토물이 기도 내에 흡입된다. 그리고 토물과 함께 위산과 상기도의 세균이 폐 내에 들어가기 때문에 폐렴이 발생된다. 이것을 **연하성(흡인성) 폐렴**이라고 하는데 기관지 폐렴 중에 포함시킨다.

기관지폐렴을 일으켜 폐포강 내로 나온 삼출물은 결국 융해 및 흡수되지만 때로는 폐고름집(폐농양), 또는 기질적 폐렴 등의 합병증을 수반하는 경우가 있다. 폐고름집은 삼출한 호중구에 의해 원래의 폐포벽 조직이 융해괴

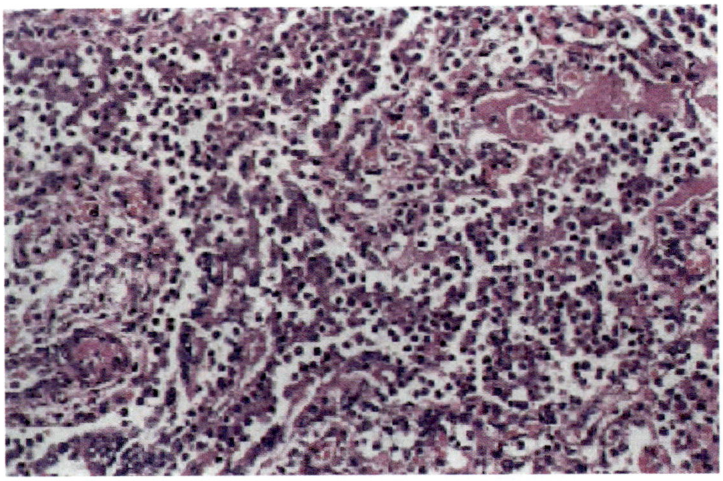

그림 11-6. **기관지폐렴.** 기관지 중심으로 폐렴이 발생하여 호중구의 침윤으로 정상적인 폐 구조물을 관찰할 수 없음.

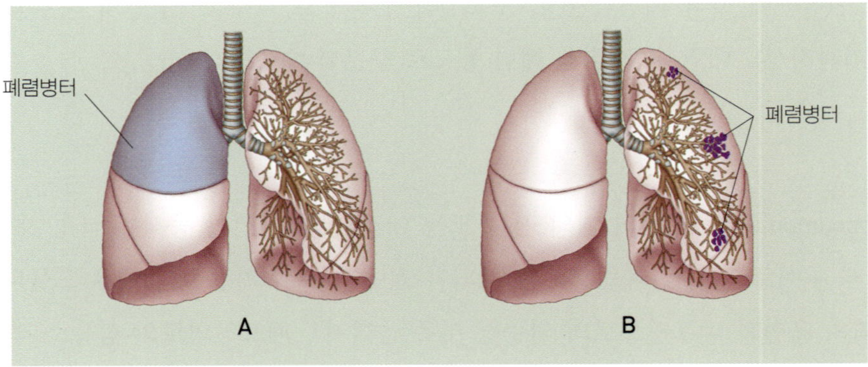

그림 11-7. **대엽성 폐렴(A)과 기관지폐렴(B).** 대엽성 폐렴은 폐엽에 일치한 병변이다(왼쪽 그림은 우상엽의 대엽성 폐렴). 기관지폐렴에서는 병터가 작고 산재성이다.

사에 빠진 것이다. 육질화 폐렴은 폐포강 내로 삼출한 섬유소가 융해 및 흡수되지 않고 잔존하게 된 경우에 발생된다. 이때 주위의 폐포벽에서 잔존한 섬유소를 향해 조직구, 섬유모세포, 모세혈관 등이 들어오게 되어 섬유소를 육아조직으로 치환시켜 버린다(기질화). 시간이 경과함에 따라 육아조직은 단단한 결합조직의 덩어리로 변한다. 이와 같은 폐에서는 정상적인 폐포구조가 상실되어, 맨눈으로 보더라도 살과 같은 조직으로 변해버린다.

3) 간질성 폐렴

대엽성 폐렴, 기관지폐렴에서는 주로 폐포강 내에서 삼출현상이 일어나는데, **간질성 폐렴**(interstitial pneumonia)에서는 폐포벽의 삼출이 두드러진다. 원래 폐포벽은 모세혈관과 약간의 결합섬유를 폐포상피가 덮은 엷은 벽이지만, 이곳에서 부종과 림프구, 대식구 등의 염증세포 침윤이 일어나기 때문에 폐포벽은 현저히 두꺼워진다.

원인으로는 미코플라스마, 바이러스의 감염을 들 수 있는데, 임상적으로는 **원발성 비정형 폐렴**이라는 병명으로 호칭되는 경우도 있다. 미코플라스마의 감염은 소아 및 어린이에게 호발하고, 환자 혈청 중의 한냉 응집소가 상승하는 경우가 많다. 바이러스 감염은 인플루엔자 바이러스, 파라 인플루엔자 바이러스, 아데노 바이러스 등으로 구분되는데, 확정 진단을 위해서는 환자의 발병기와 회복기의 혈청을 채취해서 특정 바이러스 항체가의 상승을 확인할 필요가 있다. 바이러스 감염은 2차적 세균감염을 예방하는 것이 중요하다.

2. 폐고름집

폐고름집(폐농양, lung abscess)은 조직의 융해괴사를 수반한 화농성 병변이다. 기관지 폐렴의 합병증으로 발생하는 경우도 있으나, 세균에 오염된 이물을 잘못 흡입했을 때에도 발생하기 쉽다. 또한 종양에 의해 기관지가 폐색되면 폐색된 기관지 내에 분비물이 고여 세균에 쉽게 감염되므로 그 말초부분에서 폐고름집이 발생하기 쉽다.

3. 폐의 기회감염

백혈병, 악성 림프종 등의 혈액 · 조혈기계의 질환이나 후천면역결핍증후군(AIDS) 등에 의해 감염 방어기전이 손상된 경우와 악성종양의 말기, 장기 이식 후의 면역억제요법, 항생물질의 대량투여 등으로 발생하는 경우가 많다. 이와 같이 병원체가 우리들 주위에 생존하면서 건강한 때에는 발병하지 않고, 일단 개체의 저항력이 떨어지면 일제히 증식하여 여러 장기에 병터를 만드는데, 이것을 **기회감염**이라고 한다.

폐는 기회감염이 가장 일어나기 쉬운 장기이다. 대부분의 경우 복합감염의 형태을 취하며, 주된 원인균은 세균으로서는 그람음성 막대균, 진균에서는 칸디다(Candida), 아스페르길루스(Aspergillus), 원충에서는 Pneumocystis carnii, 톡소플라스마(Toxoplasma), 바이러스에서는 Cytomegalo virus, Herpes virus 등이 있다. 폐의 병변에는 폐포강으로의 삼출을 주로 하는 폐렴의 형을 취하는 경우(그림 11-8)와 괴사성, 소결절성인 병터가 다발하는 경우가 있다.

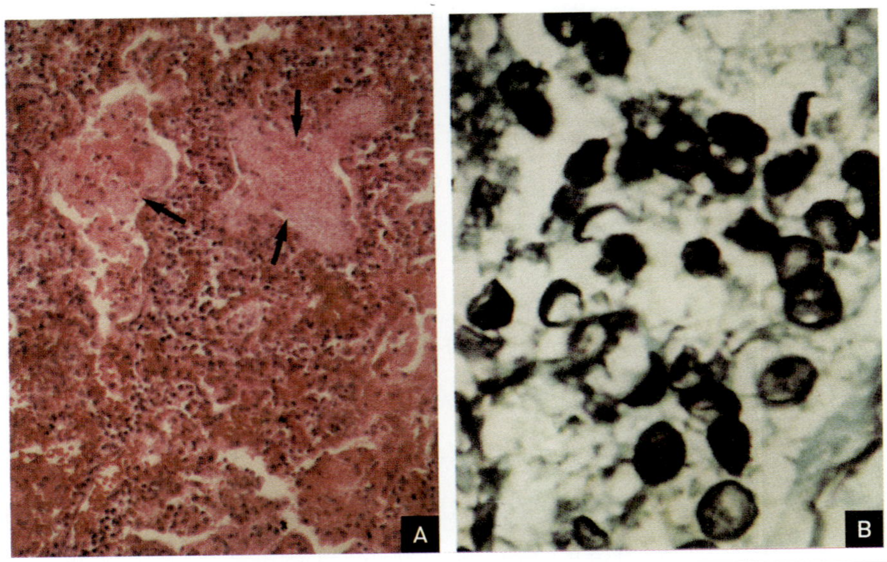

그림 11-8. **뉴모시스티스 카리니 폐렴.** (A) 폐포내 호산성 거품양 삼출물(화살표)과 간질성 폐렴. (B) GMS 염색에서 뉴모시스티스 카리니의 둥근 모양, 반달형 등 다양한 형태를 가진 포낭.

4. 폐결핵

결핵증에 의한 사망률은 최근 BCG의 접종, 항결핵제의 보급, 생활 수준의 향상 등에 의해 현저히 감소하였다. 우리나라에서는 결핵의 유병률이 점차 감소하는 추세에 있으나, 아직도 높은 유병률을 보이고 있는 실정이다. 이전에는 결핵에 의한 사망자가 주로 청장년층이었으나, 최근에는 고령층에서 결핵환자가 많아지고 있다. 이와 같이 결핵환자의 고령화 추세는 젊었을 때 걸린 결핵이 나이가 많아진 다음 재발하는 경우가 대부분인 것으로 임상적으로 폐암과의 감별진단이 어려운 증례도 적지 않다. 결핵박멸 대책이 국가적인 차원에서 정책적으로 계속 유지되고 있지만 지금도 중대한 질환임에는 변함이 없다(제5장 염증 및 수복의 결핵 부분 참조).

제 4 절 폐먼지증과 규폐증

부검 시에 성인의 폐를 관찰하면 폐에는 검은 탄분이 침착하고 있다(탄분증, anthracosis). 이것은 들숨(흡기) 중 먼지 속에서 미세한 입자가 호흡세기관지의 위치까지 들어가고, 그 벽 속에 있는 큰포식세포에 의해 탐식되었기 때문이다. 이와 같이 탄분침착이 강하게 일어나고 있는 폐를 **폐먼지증**(진폐증, pneumoconiosis)이라고 하는데, 탄분의 침착은 가슴막 바로 아래와 폐포벽 등에서 일어나기 쉽다. 폐먼지증은 탄광 노동자와 도시 거주자, 흡연자 등에 많다.

들숨 중 먼지 속에 규산(SiO_2)이 함유되어 있으면 폐에 더욱 심한 조직파괴가 일어난다. **규폐증**(silicosis)은 실리카 분진에 장기간 노출될 경우 만성적으로 결절성 섬유증이 폐에 나타나는 폐먼지증으로 전에는 광부나 돌을 자르는 석공 등에서 많이 발생한 직업병이다. 규산도 탄분과 함께 큰포식세포에 탐식되고, 주로 호흡세기관지의 벽

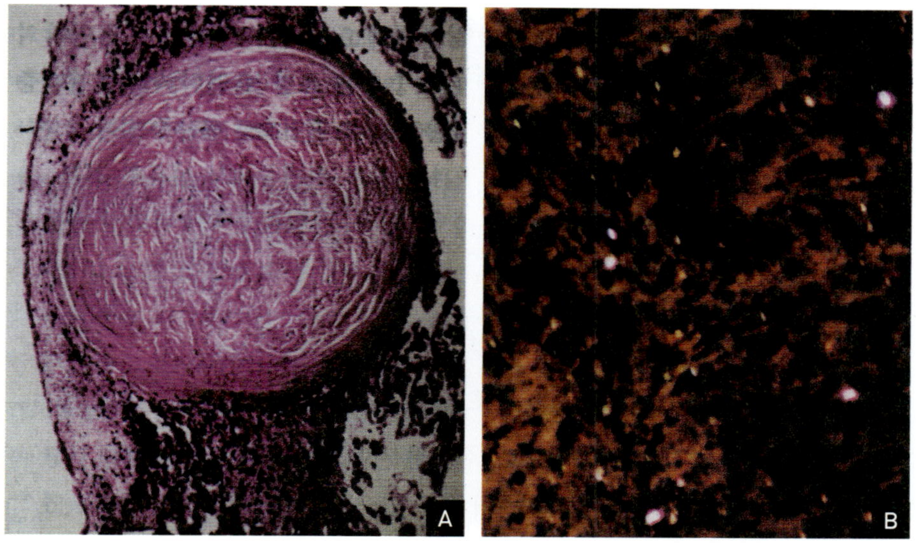

그림 11-9. **규폐결절.** (A) 둥근 실리카 결절로 동심원적 배열을 한 유리모양 섬유조직으로 구성됨. (B) 편광 현미 경상 결절 및 폐실질 조직에서 반짝이는 실리카 입자가 관찰됨.

에 침착하지만 규산은 섬유결합조직의 증가를 촉진하기 때문에 시간이 경과함에 따라 단단한 결절이 형성된다. 이것을 **규폐결절**이라고 한다(그림 11-9).

제 5 절 만성 폐색성 폐질환과 억제성 폐질환

폐질환 중에는 폐에서의 가스교환에 만성적인 장애를 유발하는 질환이 있는데, 특히 고령자에서는 폐암과 함께 호흡계통의 주요 질환으로 다루어지고 있다. 만성 폐색성 폐질환과 억제성 폐질환이 이러한 질환에 포함되는데 모두 질환의 진행에 따라 동맥혈액 중의 산소 농도가 낮아지며, 환자는 질식감을 호소하게 된다. 동시에 폐에서의 탄산가스 배출 장애도 생겨서 호흡성 산증을 일으키는 경우도 있다.

1. 만성 폐색성 폐질환

만성적으로 기도가 좁아지고 공기의 통과가 불량해지는 질환을 총칭해서 **만성 폐색성 폐질환**(chronic obstructive pulmonary disease; COPD)이라고 한다. 이때 기도의 폐색은 들숨 시보다 날숨 시에 강하게 일어나기 때문에 환자는 가까스로 공기를 흡입할 수 있지만 신속히 밖으로 배출할 수 없게 된다.

1) 만성 기관지염

임상적으로 가래를 동반한 지속성 기침이 최소한 3개월 이상 2년 연속 유지되는 경우를 **만성 기관지염**(chronic bronchitis)이라 하며, 상습적인 흡연자나 스모그에 찌든 도시에 사는 사람들에게 매우 흔하고, 수년 간 지속이 되면 만성 폐색성 기도질환, 폐심장(폐성심), 심장기능상실(심부전) 등을 유발시키기도 한다.

만성 기관지염의 발생에는 흡연이 가장 중요한 영향을 미친다. 나이, 성별, 직업, 거주지에 관계없이 흡연을 많이 하는 사람에서는 4~10배나 발생률이 높다. 초기에는 과도한 점액 분비를 하며, 기관 및 기관지 점막밑샘의 비대를 동반한다. 만성 기관지염이 지속되면 소기관지 및 세기관지 술잔세포가 현저하게 증가하며, 점액 분비로 기도가 폐쇄된다.

2) 폐공기증

폐공기증(폐기종, emphysema)은 종말세기관지 먼쪽부위의 공기강이 영구적, 비정상적으로 확장된 상태로 폐포벽의 파괴와 폐의 과팽창이 나타나는 질병이다. 폐포벽의 파괴가 진행되면 폐의 탄력성(불룩한 폐가 수축하려고 하는 힘)이 저하되기 때문에 폐는 과도하게 불룩해진 상태가 된다. 호흡기능 검사를 시행해 보면 1초율이 저하하고, 잔기량(최대 날숨 시에 폐 내에 남는 공기량)이 증가한다. 또한 폐의 과팽창에 수반해서 흉강내압이 높아지고, 중심 정맥압이 상승하기 때문에 오른심장기능상실(우심부전)이 없더라도 정맥환류량이 감소될 수 있다. 가슴 X 선 사진에서는 폐의 X 선 투과성이 증가하고 가로막의 높이는 저하된다. 중증인 폐공기증으로 사망한 환자를 부검하면 개흉 후에도 폐는 수축되지 않고, 완전히 팽창한 폐가 전방에서 심장을 덮고 있다. 폐의 절단면에서는 낭포상으로 확장한 이상한 강이 다발하고 있으며, 정상적인 폐포구조는 상실되고 있다(그림 11-10A). 폐공기증에는 **샘꽈리중앙폐공기증**(중심선방성폐기종, centriacinar emphysema), **범세엽성 폐공기증**(방선방성 폐기종, panacinar emphysema), **사이막옆폐공기증**(방격막성 폐기종, paraseptal emphysema), **불규칙성 폐공기증**(irregular emphysema) 등이 있는데, 샘꽈리중앙폐공기증이 가장 많다(그림 11-10B, 그림 11-11).

(1) 샘꽈리중앙폐공기증(centriacinar emphysema)

폐세엽의 호흡 세기관지 부분에 확장성 병변을 가지며, 먼쪽부위의 폐포에는 병변이 없다. 병변은 상엽, 특히 폐꼭대기 분절에서 흔히 나타나고, 심하면 먼쪽부위 폐포까지 침범되어 범세엽성 폐공기증과의 구별이 어렵다. 주로 흡연하는 남자에서 만성 기관지염과 함께 발생하는 경우가 많다.

(2) 범세엽성 폐공기증(panacinar emphysema)

호흡세기관지로부터 폐포에 이르기까지 폐세엽 전체가 균일하게 확장된다. 샘꽈리중앙폐공기증과는 달리 폐 바닥부위에서 현저하다.

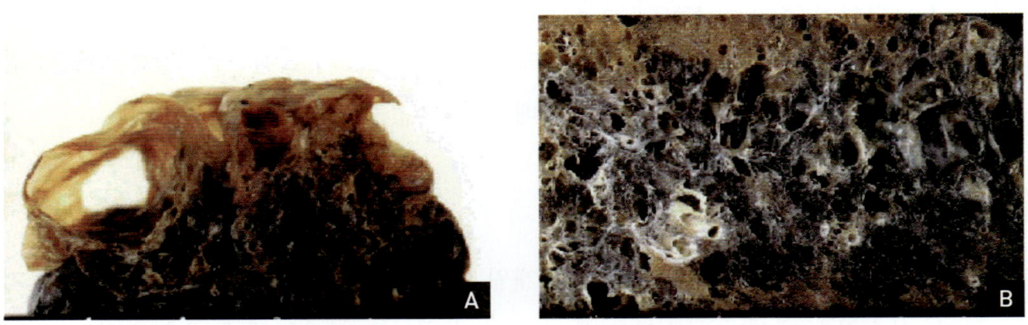

그림 11-10. **폐공기증.** (A) 폐의 절단면으로, 폐공기증으로 형성된 낭포가 텅 빈 공기 주머니 모양으로 관찰됨. (B) 진행된 샘꽈리중앙폐공기증으로 크고 작은 주머니들이 관찰됨.

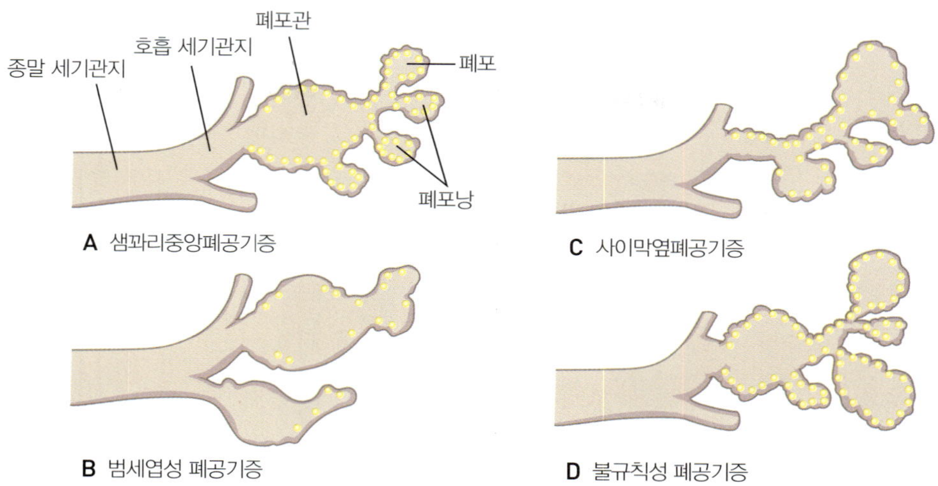

그림 11-11. **폐공기증의 종류**

(3) 사이막옆폐공기증(paraseptal emphysema)

선방의 몸쪽부위는 정상이며 먼쪽부위가 주로 침범된다. 가슴막 부근, 폐소엽 사이의 결합조직 격막부, 소엽의 가장자리에서 현저하다. 젊은 성인에서 자발성 기흉의 원인이 될 수 있다.

(4) 불규칙성 폐공기증(irregular emphysema)

폐세엽 침범의 양상이 불규칙하고 대부분 반흔 형성과 연관되어 있다. 대개 반흔 주변부세엽을 불규칙하게 침범한다.

3) 기관지천식

기관지천식(bronchial asthma)이란 기관지의 발작성 수축으로 인한 발작성 호흡곤란과 천명을 주요 증상으로 하는 폐질환이지만 그 증상의 발현에는 몇 가지 서로 다른 기전이 있다.

알레르기성 기관지천식은 소아나 어린이에게 많으며, I형 알레르기 반응에 의해 일어난다. 화분, 집 먼지 등에 의해 감작된 사람이 다시 흡입했을 때 증상이 나타나는데, 이때 기관지벽 내의 으뜸세포의 세포막에서는 항원항체반응이 일어나며, 이 세포에서 히스타민 등이 방출된다. 그렇게 되면 기관지점막에서의 점액분비가 항진되고, 기관지벽의 민무늬근육도 강하게 수축한다. 따라서 기관지 내강은 현저히 좁아지고 호흡장애, 특히 호기장애가 일어난다(그림 11-12). 환자의 객담 중에는 호산구가 많이 나타난다. 또한 말초혈액 내에서도 호산구가 증가하며 혈청 IgE도 증가한다. 발작 중인 환자는 꽤 고통스럽지만 치료에 의해 증상이 해소되는 경우가 많다. 드물게 반복되는 발작에 의해 사망하는 예도 있으며, 이와 같은 폐에서는 기관지 내강에 점액 덩어리가 충만해 있다. 폐에는 과팽창을 나타내는 부분과 공기를 함유하지 않은 부분이 혼합되어 있다. 단, 폐공기증(폐기종)과는 달리 과팽창 부분에서도 폐포벽의 파괴는 눈에 띄지 않는다.

이 밖에도 아스피린 과민반응과 관련된 약물 원인성 천식, 바이러스로 인한 호흡기 감염에 의해 유발되는 비아토피성 천식, 그리고 직업성 천식 등이 있다.

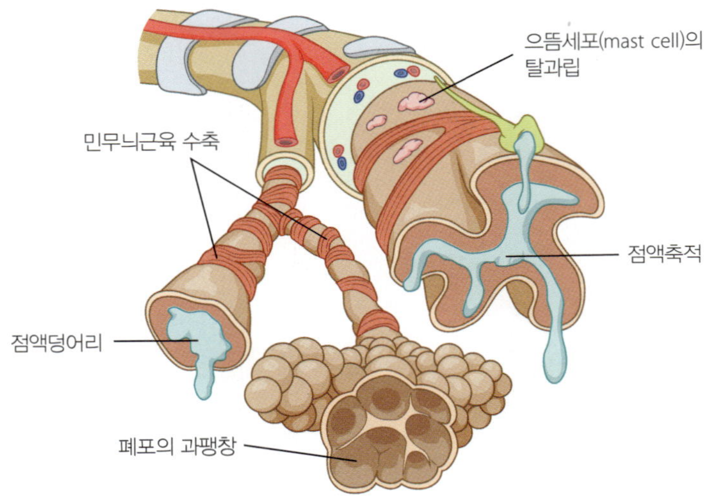

그림 11–12. **기관지천식.** 점액이 두터워지고, 점막부종, 민무늬근육 수축, 경련으로 기도가 폐쇄되어 호흡이 힘 들어지는데, 특히 날숨(호기)이 어렵다.

4) 기관지확장증

기관지확장증(bronchiectasis)은 기관지나 세기관지의 만성 괴사성 감염에 의해 만성적인 기침, 악취가 나는 다량의 객담, 발열 등을 주증상으로 하는 질병이다. 어느 연령층에서나 발생할 수 있으며 소아에서도 적지 않다. 폐의 아래엽, 특히 왼아래엽에서 호발하고 기관지가 낭상 또는 원주상으로 확장되며, 내강에 황록색의 고름 분비물이 정체하고 있다. 확장한 기관지벽 및 주위의 폐포에 반복해서 세균감염이 일어나며 그때마다 증상이 악화된다.

2. 억제성 폐질환

억제성 폐질환(restrictive lung disease)은 폐 전체에서 강한 섬유화가 일어나고, 들숨 시 폐가 충분히 확장할 수 없기 때문에 호흡장애를 일으키는 질병이다. 호흡기능 검사에서 1초율은 정상치와 비슷하지만 폐활량은 현저하게 감소된다. 가슴 X선 사진에서는 폐에서 망상음영이 나타나며 가로막의 높이는 상승하고 있다. 폐에서 섬유화가 일어나는 것을 **폐섬유증**이라고 하는데, 이것은 앞에서 설명한 육질화 폐렴, 또는 간질성 폐렴 말기에 일어나는 경우가 많다. 이와 같은 폐에는 폐포벽의 비후, 폐포강의 파괴와 함께 세기관지의 확장과 변형도 일어나며, 절단면이 벌집과 같이 보이는 경우도 있다(그림 11–13).

3. 폐심장

만성 기관지염, 미만성(diffuse) 세기관지염, 폐공기증, 폐섬유증 환자에서는 기도와 폐포조직뿐 아니라, 폐의 순환장애도 생기는데, 이로써 오른심실에 지속적인 부하가 걸리게 된다. 그런 결과 오른심실은 비대해지며(그림 11–14), 결과적으로 오른심장기능상실에 빠지게 된다. 폐결핵에 의한 반흔이 폐의 넓은 범위에 미친 경우와 규폐증에서도 같은 현상이 일어난다. 이와 같이 만성 폐질환이 원인이 되어 오른심실 비대를 일으킨 경우를 **폐심장**

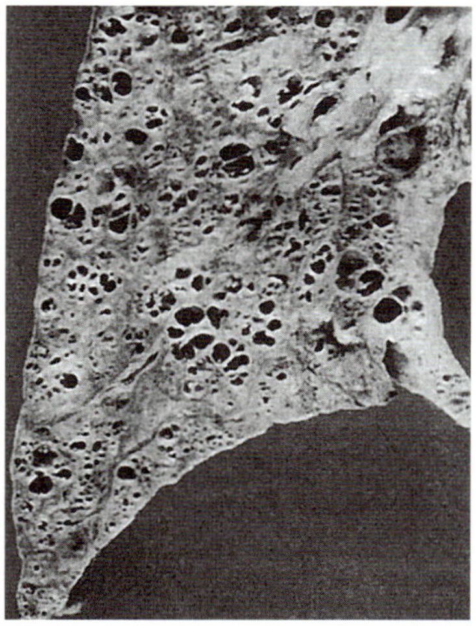

그림 11-13. **폐섬유증.** 사진은 왼허파아래엽으로, 폐 전체가 작고 단단하다. 절단면에서는 확장 및 변형된 세기관지강이 현저하며, 벌집과 유사한 상태를 나타내고 있다.

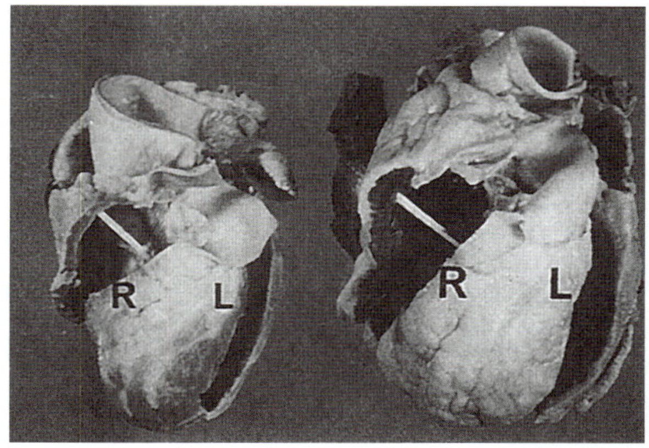

그림 11-14. **정상 심장(290g)(왼쪽)과 폐심장(495g)(오른쪽).** 폐심장에서는 오른심실의 벽이 두껍고 내강도 확장해 있다. R : 오른심실, L: 왼심실, 화살표 : 오른심실과 왼심실의 경계.

(폐성심, cor pulmonale)이라고 한다.

폐심장은 폐병변이 진행되면서 폐동맥가지와 폐의 모세혈관이 파괴되고, 폐순환의 저항이 커지면서 발생한다. 또한 이들 폐질환에서는 폐포강의 공기 중 산소농도가 낮기 때문에 폐동맥의 민무늬근육이 강하게 수축하고, 폐의 순환저항이 증가한다. 여러 임상 사례들에서는 이들 원인이 다양하게 복합되면서 오른심실 비대가 일어나기도 한다.

제 6 절 폐 암

1. 원발성 폐암

최근 **폐암**(lung cancer)에 의한 사망률이 급격히 증가하고 있다. 남녀 모두 증가하고 있는데, 특히 남자에게 많으며 그 중 55세 전후에서 많이 발생하고 자체 암 발생 중 1/4이 폐암인 것으로 알려지고 있다. 폐암 발생의 환경인자로서는 대기오염이 지적되고 있는데, 공기중에 배출되는 발암물질의 증가가 대표적 이유이다. 또한 흡연과의 관련도 매우 깊어 장기간에 걸쳐 흡연을 지속한 사람은 폐암에 걸릴 확률이 훨씬 높다.

지금까지 폐암은 상당히 진행된 후에야 발견되는 경우가 많았다. 이와 같이 진행된 폐암에서는 설사 수술을 해도 예후가 불량하며, 방사선 조사와 항암제에 의한 화학요법의 효과에도 한계가 있었다. 이러한 점에서 최근 폐암에 대해서도 건강진단 등의 집단검진을 통해서 조기에 발견하려는 노력이 경주되고 있다.

폐암의 진단에는 가슴 X선 촬영과 기관지경검사, 또한 기관지경 폐생검, 기관지경 세침흡인 세포진, 기관지 세척 세포진 등과 함께 객담 세포진이 커다란 역할을 담당하고 있다. 객담 세포진은 객담을 슬라이드에 도말하여 염색한 다음 현미경에 의해 관찰, 이형세포의 유무를 조사하는 방법이다.

거의 모든 폐암은 기관지 점막의 상피세포에서 발생되는 **기관지 암종**(bronchogenic carcinoma)인데, 암이 기관지의 어느 부위에서 발생되었는가에 따라 폐문형 폐암과 말초형 폐암으로 분류한다. 즉, **폐문형 폐암**은 암이 폐문 가까이의 굵은 기관지에서 발생된 것이고(그림 11-15A), **말초형 폐암**은 기관지의 말초에서 나와 가슴막 가까이에서 발생된 것이다(그림 11-15B). 폐문형 폐암의 조직상을 현미경으로 검사해 보면 편평세포암종(squamous cell carcinoma)의 형태를 나타내는 경우가 많다. 편평세포암종에서는 암세포의 일부에 각화가 일어나며 암진주가 나타나는 경우가 많다. 한편, 말초형 폐암에서는 샘암종(선암, adenocarcinoma)인 경우가 많으며 암세포가 유두 모양 또는 관 모양으로 배열하고 있다.

폐암 중에는 편평세포암종, 샘암종 외에도 작은세포암종(small cell carcinoma), 큰세포암종(large cell carcinoma)이라 일컫는 조직상을 나타내는 미분화암도 포함된다. 이들 미분화암은 모두 편평세포암종으로 샘암종보다 빈도는 낮으나 암세포의 증식이 빠르고, 또한 조기에 전이되기 쉽기 때문에 예후가 불량하다. 폐암은 진행됨에 따라 림프절과 간, 부신, 뇌, 뼈 등의 장기로 전이한다.

2. 전이성 폐종양

폐는 모세혈관 분포가 풍부하기 때문에 대정맥계에 들어간 종양세포는 폐에 전이되기 쉽다. 실제로 폐는 폐 이외의 장기에서 발생한 악성종양으로부터 전이되기 쉬워 **전이성 폐종양**(metastatic lung tumor)이 폐 자체에서 발생하는 원발성 폐암보다 훨씬 많다.

전이성 폐종양의 종류를 보면 유방암, 위암, 자궁암, 대장암, 융모암 등으로부터의 전이가 많으나 그 밖에도 다양한 암이 폐에서 전이를 일으킨다. 또한 골육종 등 비상피성 악성종양도 폐 전이를 일으키는 경우가 있다.

전이성 폐종양에서는 폐 내에서 결절이 생기는 경우가 많다(결절형). 결절은 한 개인 경우도 있고, 폐 내에 다수 살포되어 있는 경우도 있다(그림 11-15C). 때로는 암세포가 폐 내 및 가슴막의 림프관에 가득히 침입하고 림프관을 따라 증식하여 암성 림프관염을 일으키기도 한다.

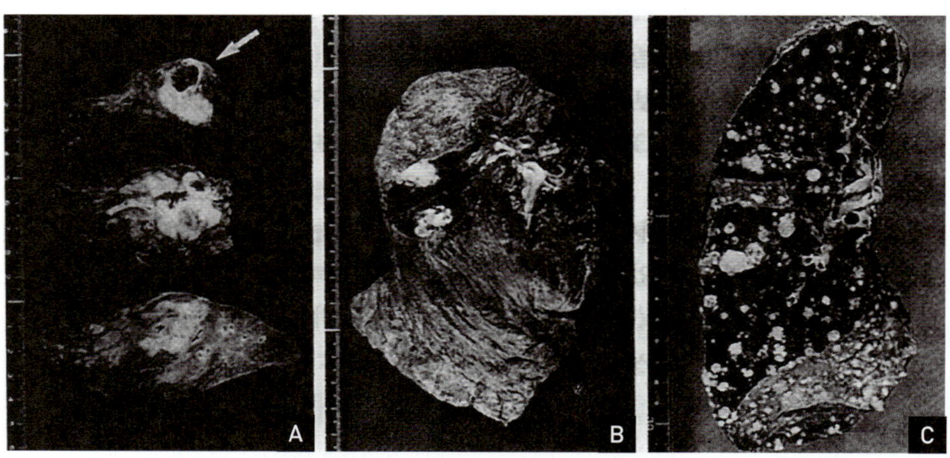

그림 11-15. **폐암.** (A) 원발성 폐암(폐문형) : 수술에 의해 절제된 오른폐아래엽을 수평으로 병렬하고 있다. 암은 오른아래엽의 굵은 기관지벽(화살표)에서 발생하고 벽을 파괴해서 주위의 폐조직에 침윤하고 있다. 가장 아래의 조직편에서는 기관지의 내강에 분비물(담)이 정체하고, 폐조직도 전체적으로 수축하고 있다(폐색성 무기폐). (B) 원발성 폐암(말초형) : 수술에 의해 절제된 오른폐아래엽으로 암 병터의 중심부를 절개해서 나타냈다. 암은 폐의 말초부분(폐가슴막에 가까운 부분)에서 발생하고 있다. (C) 전이성 폐암(자궁체암의 폐전이) : 부검폐(우폐)의 절단면을 표시한다. 절단면 전체에 크고 작은 암결절이 넓게 산재되어 있다. 폐가슴막(사진 아래쪽. 가로막에 접한 부분)에도 다수의 암결절(화살표)이 나타난다(암성 흉막염을 합병).

제 7 절 가슴막의 질환

가슴막(흉막, pleura)에서 발생하는 일차성 병변으로는 세균감염과 종양이 있다. 이차성 병변의 경우에는 대개 폐에 일차적 병변이 있다. 정상 성인의 가슴막안(흉막강)에는 약 15mL의 액체가 있어서 가슴안 내 장기의 유착을 방지하는 역할을 한다. 가슴막삼출(흉막삼출, pleural effusion)은 일차성 혹은 이차성 가슴막 질환의 흔한 소견이다.

1. 물가슴증

가슴안(흉강)은 폐의 표면과 가슴우리(흉곽)의 내면 사이에 있는 좁은 공간이다. 좌우의 가슴안은 가슴세로칸을 끼고 각각 독립해 있는데, 내면은 중피세포라 일컫는 단층의 편평 내지는 입방 형태인 세포에 의해 덮여 있다. 가슴안 내에는 언제나 소량의 림프액이 있지만, 울혈심장기능상실과 고도의 저단백혈증인 환자에서는 가슴안 내에 과잉으로 수분이 저류하게 되는데 이것을 **물가슴증**(흉수증, hydrothorax)이라 하고, 저류한 액을 **여출액**이라고 한다. 여출액은 무색투명하며, 비중이 낮고(1.015 이하), 단백량도 적다(2.5% 이하). 세포성분으로는 소수의 조직구와 박리된 중피세포를 함유하고 있다.

2. 가슴막염

가슴막(흉막)의 염증을 **가슴막염**(흉막염, pleuritis)이라고 하는데, 이때 가슴안에는 삼출액이 저류하고 있다. 삼출액은 무색투명한 경우도 있으나 호중구 및 림프구와 섬유소가 섞여 혼탁하기도 하고 혈성인 경우도 있다. 비중도 여출액에 비해 무겁고(1.018 이상), 단백량도 많다(4% 이상).

가슴막염은 폐렴과 폐결핵이 가슴막으로 파급되었을 때 일어난다. 또한 전신홍반루푸스와 만성 류마티스관절염 등 아교질병(교원병)의 합병증으로도 발생한다. 고령 환자인 경우에는 암성 가슴막염에 의하는 예도 많다. 이것은 폐암 또는 다른 장기에서 발생한 암이 가슴안(흉강) 내로 전이된 경우이다. 이런 경우에 흉강천자를 시행하면 흔히 혈성 삼출액을 얻게 된다. 이것을 원심분리하여 침전된 세포를 슬라이드글라스에 도말해서 관찰하면 적혈구, 호중구, 림프구, 큰포식세포, 중피 등과 함께 이형의 암세포가 발견된다. 이러한 경우 세포진의 검사는 질환을 진단하는 데 중요한 역할을 하고 있다.

3. 고름가슴증

가슴막에 화농성 염증이 일어나고 가슴안(흉강)에 다량의 고름이 저류한 상태를 **고름가슴증**(농흉, pyothorax)이라 한다.

4. 공기가슴증

정상인 경우 가슴안 내는 외부의 압력보다 낮은 음압(−5～−8cmH_2O) 상태이기 때문에 어떤 원인에 의해 가슴안과 외부의 공기가 소통하면 가슴안 내에 대량의 공기가 들어가는데, 이것이 **공기가슴증**(기흉, pneumothorax)이다(그림 11−16). 이때 폐는 가슴안 내에 들어온 공기에 의해 압박되고 무기폐가 되어 버린다(압박성 무기폐). 원인으로는 갈비뼈의 골절을 동반한 흉부외상, 폐공기증(폐기종), 폐결핵, 폐고름집(폐농양) 등의 병터파열을 들 수 있다.

때로는 건강한 젊은 남성에서 돌연 공기가슴증이 일어나는 경우가 있다. 이것을 **특발성 공기가슴증**이라고 한다. 반복성인 경우가 많고 흔히 개흉수술을 필요로 하지만 폐위엽의 가슴막밑에서 국소적인 낭포가 발견되는데, 이것이 터져 공기가슴증을 일으킨 것으로 생각되는 경우가 많다.

5. 가슴막중피종

가슴막의 종양은 일차성보다 이차성이 흔하며, 이차성 종양에는 폐암, 유방암으로부터의 전이가 가장 많다.

가슴막의 종양에도 양성과 악성인 것이 있다. 양성종양은 폐가슴막에서 밖을 향해 혹과 같이 돌출하고 있다. 이것을 양성 중피종이라 하지만 엄밀하게는 중피세포에서 유래하는 것이 아니라 중피세포 밑의 결합조직세포에서 유래하는 비상피성 종양(섬유종 등)이다.

이에 비해 악성 중피종은 중피세포에서 유래하는 것인데 가슴막 전면을 덮는 것처럼 미만성으로 증식한다. 폐는 종양 속에 묻혀 쭈그러든 것처럼 되어 있다. 종양세포는 폐 내에서도 연속성 또는 림프행성으로 침윤된다. 또한 외부를 향해 갈비뼈 및 갈비사이근 등을 파괴하면서 증식해 나가기도 한다. 악성 중피종의 발생에 대해서는 석면(asbestos) 분진 흡입과의 관련성이 주목되고 있으나 양자의 관계는 아직 명확하지 않다.

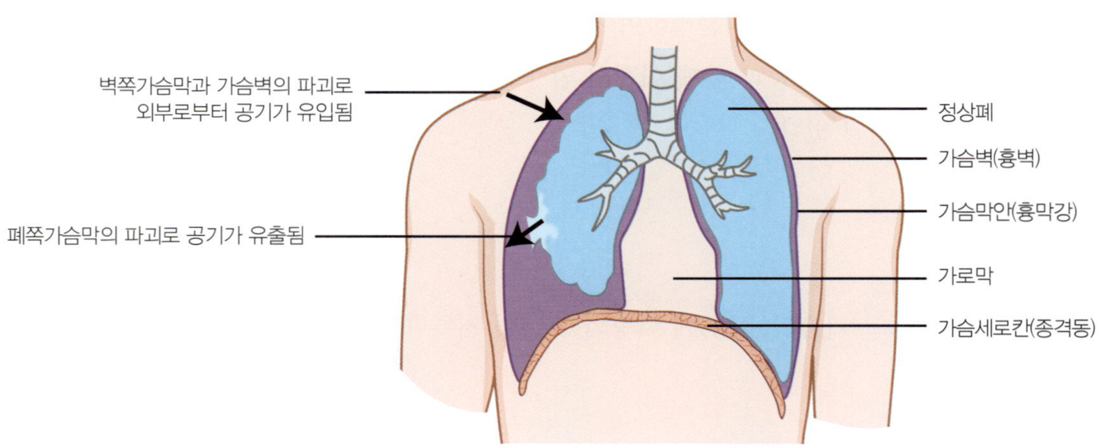

그림 11−16. 공기가슴증

제 8 절 가슴세로칸

가슴세로칸(종격동, mediastinum)은 좌우의 폐에 끼어 있는 가슴안 중앙부분을 말하는데 가슴의 중앙부위에 해당한다. 가슴세로칸에는 심장, 대혈관, 가슴샘(흉선), 기관, 좌우의 주기관지, 식도, 신경, 림프절 등이 포함된다. 가슴세로칸은 해부학적으로 앞 · 중간 · 뒤가슴세로칸으로 분류된다. 가슴세로칸에서는 다양한 종류의 종양이 발생하는데, 해부학적 부위별로 보면 종양의 종류는 좁혀지며 진단상 도움이 된다. **가슴세로칸 종양**(종격동 종양, mediastinal tumors) 환자의 절반 정도는 증상이 없이 가슴 X선상에서 우연히 종괴가 발견되는 경우이다. 종양이 주위조직을 압박하거나 침습할 때 가슴통증, 기침 혹은 호흡곤란 등의 증상이 발생한다.

대표적 가슴세로칸 종양에 대하여 간단히 살펴보면, 첫째, 가슴샘종(흉선종)으로 이것은 앞가슴세로칸에서 발생한다. 앞가슴세로칸에서 발생하는 또 하나의 종양으로 기형종(양성인 경우가 많다)을 들 수 있다. 드물게는 배세포종, 난황낭종양, 태아성 암, 융모암 등이 발생하는 경우도 있다.

뒤가슴세로칸에서 발생하는 종양에는 **신경성 종양**(neurogenic tumors)이 있다. 이 종양은 말초신경다발(특히 갈비사이신경)에서 발생하는데 수술 시에 종양의 일부가 신경 속에 부착되어 있는 것을 확인하는 경우가 많다. 또한 드물게는 소아에서 뒤가슴세로칸에 신경아종이 발생하는 경우가 있다. 이것은 척추의 양쪽에 있는 교감신경절에서 유래한다. 단, 신경아종은 부신속질에서 발생하는 경우가 많다.

한편, 가슴세로칸에도 전이성 종양이 발생하는 경우가 있는데, 폐암, 유방암에서의 전이가 많다.

제 12 장

소화계통

소화기는 음식물을 분해하여 음식물 중에 함유된 필요한 영양소를 흡수하고 불필요한 것을 배출하는 기능을 담당한다. 또한 체내에 흡수된 영양소를 에너지로 변환시켜, 합성 · 분해하는 기능이 있어 우리들이 살아가는 데 있어서 없어서는 안 될 중요한 장기이다. 이 소화기는 입에서 항문까지의 소화관과 그에 부속한 샘(침샘, 간, 담도, 췌장 등)이 포함된다(그림 12-1).

소화기는 병변이 가장 잘 일어나기 쉬운 장기 중의 하나이며 질환의 종류도 매우 다양하다.

I. 소화기관

소화기관의 전체 모양은 그림 12-1과 같이 약 9m나 되는 하나의 긴 관이다. 입구에 해당하는 구강, 인두 및 식도는 점막으로 되어 있고, 출구가 되는 항문은 중층편평상피이며, 위, 소장, 대장은 단층원주상피로 덮여 있다. 또한 구강에는 귀밑샘(이하선), 턱밑샘(악하선), 혀밑샘(설하선) 등의 침샘이 위치해 있다. 이 장에서는 구강에서 음식물이 통과하는 순서에 따라 각 질환을 다루기로 한다.

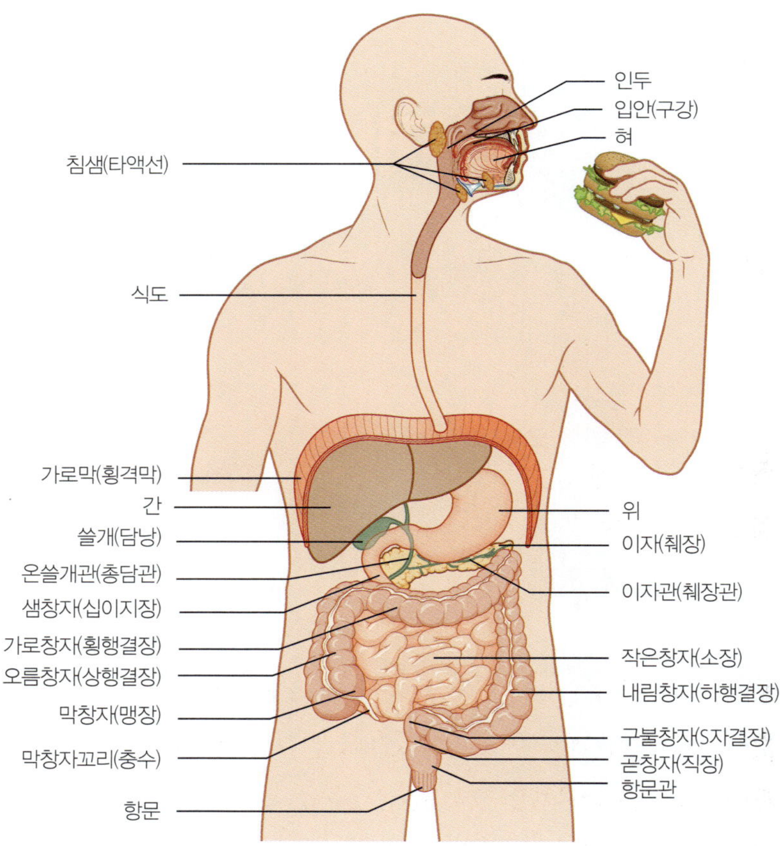

그림 12-1. **소화계통의 각 부위별 명칭**

제 1 절 구 강

1. 구강질환

1) 구내염

구강(oral cavity) 내의 염증을 **구내염**(stomatitis)이라고 하지만 부위에 따라 구강염, 구순염, 설염 등으로 구분해서 일컫는 경우가 있다. 구내염에도 다른 장기와 마찬가지로 특수성 염증(매독 등)과 비특수성 염증이 있다. 구내염의 대부분은 구강 내에 국한되지만, 홍역(measles)의 경우처럼 전신발진이 일어나기 전 초기증상으로 입안에 코플릭(koplik)반이 나타날 수 있으며, 진단상 중요한 소견이다.

2) 백반증

백반증(leukoplakia)이란 점막에 평편하거나 까실까실한 백색반상의 비후를 일으키는 질환인데 자각증상은 거의 없다. 조직학적으로는 편평상피의 다층화가 진행되면서 각화의 항진(과각화증, hyperkeratosis)이 나타나며, 이는 국소의 만성적인 자극과 비타민 A의 결핍에 의한 것으로 생각된다. 오랜 경과를 취하는 백반증의 일부에는 편평상피암으로 이행하는 경우가 있기 때문에 전암 병변의 하나로 생각되고 있다.

2. 구강의 종양

구강의 종양은 치원성 종양과 비치원성 종양으로 분류된다.

치원성 종양(odontogenic tumor)이란 종양의 실질이 치배의 상피성분(에나멜기)과 유사한 에나멜상피층으로 대표되듯, 치아를 만드는 원래의 조직과 유사한 형을 만드는 종양의 총칭인데 턱뼈에서 발생한다. 치원성 종양의 대부분은 양성종양이다.

비치원성 종양(nonodontogenic tumor)에서 중요한 것은 암종으로, 편평상피암이 가장 많다. 다른 부위의 암보다 일반적으로 전이가 적고 예후도 양호한 증례가 많다.

3. 침샘의 질환

침샘(타액선)은 **큰침샘**이라 일컫는 귀밑샘(이하선), 턱밑샘(악하선), 혀밑샘(설하선) 외에도 구강과 인두에 개구하는 다수의 **작은침샘**이 있다. 이들 큰침샘과 작은침샘에서 침은 하루 1L 이상이나 분비되는데, 삼킴작용과 소화작용에 기여할 뿐만 아니라 일상적인 언어생활에도 중요한 역할을 하고 있다.

1) 쇠그렌증후군

쇠그렌증후군(Sjören syndrome)은 구강내 건조 증상과 건성 각막결막염 및 코인두후두염을 주증상으로 하는 증후군이다. 조직학적으로는 도관상피 부위를 포함한 침샘에 나타나는 림프구 침윤과 그에 수반하는 침샘 조직의 위축이 나타난다. 그리고 아교질병(교원병), 즉 만성류마티스관절염과 전신홍반루프스(SLE)를 동반하는 경우가 있다. 자가면역질환으로서 항원은 도관상피, 미토콘드리아, 핵 등이며 항체는 항침샘 도관항체, 항 RANA 항체, SSA[Sjo] 항체, SSB[Ha] 항체가 알려져 있다.

그 밖에도 침샘의 염증으로서는 항아리손님으로서 유명한 볼거리 바이러스에 의한 **유행귀밑샘염**(유행성 이하선염, mumps) 두꺼비종이라 일컫는 **침돌증**(타석증, sialolithiasis) 또는 **만성 침샘염**이 있다.

2) 침샘의 종양

여러형태샘종(다형샘종, pleomorphic adenoma)이 가장 흔하다. 다형샘종은 조직학적으로 상피성분과 연골형태 내지는 점액형태인 간엽성 성분이 혼합해 있으며 **혼합종양**이라고도 한다. 이 종양은 양성이지만 종양의 일부(낭결절)가 잔존한다든가, 귀밑샘인 경우에는 얼굴신경과 접하고 있기 때문에 제거할 수 없는 경우가 있는 관계로 흔히 재발을 반복하는 경우가 있다. 침샘은 샘암도 매우 드물게 나타난다.

제 2 절 식 도

식도(esophagus)는 구강에서 저작된 음식물을 위로 운반하는 기능을 가지고 있다. 식도는 발생학상 기관과 밀접한 관계가 있는데, 선천기형으로서 식도폐쇄(esophageal atresia)와 식도기관루(esphagostracheal fistula)를 형성한다. 이들은 소아외과의 대상이 되는 질환이다. 식도에서 중요한 질환은 식도암(esphageal cancer)과 식도정맥류(esophageal varix)로서 모두 사망에 이르는 질환이다.

1. 식도암

일반적으로 **식도암**(esophageal carcinoma)은 고령층에 많으며, 50세 이하에서는 드물다. 성별로 볼 때 여성보다는 남성에게서 많이 발생한다. 가장 발생하기 쉬운 부위가 생리적 협착부이다. 또한 크게 위 · 중간 · 아래부분으로 나누면 중간 1/3이 가장 많고, 다음이 아래 1/3이며, 위 1/3에서 발생하는 경우는 매우 적다. 암은 상피내암(CIS)의 형으로 시작한다고 생각되지만 진행이 잠재성이며, 무증상으로 경과하기 때문에 조기증례는 우연히 발견하게 되는 경우가 많은데, 대개는 진행해서 크게 융기한 것과 궤양형성에 수반한 삼킴곤란의 발병 이후 병원을 찾는다. 이와 같은 경우의 암은 기관 주위에 연속성으로 침윤하고 있는 경우가 많으며 절제도 불가능하다.

발견이 늦고, 식도의 위 및 중간부분을 외과적으로 절제하는 것이 기술적으로 어렵기 때문에 식도암의 예후는 위암에 비해 현저하게 불량하다. 따라서 조기 식도암의 정의도 암이 점막밑층까지이며, 또한 림프절 전이가 없는 것으로 알려져 있으며, 다음에 설명하게 되는 조기위암보다 심하다.

식도의 점막은 중층 편평상피가 덮고 있기 때문에 암의 조직학적 형태의 대부분은 편평상피암(squamous cell carcinoma)이며 샘암종(adenocarcinoma)은 드물다.

2. 식도정맥류

간경변증과 문맥혈전증 등에 의한 문맥고혈압(portal hypertension)에서는 문맥압을 낮추기 위해서 혈류의 측부 혈행로가 발달한다. 이 측부순환의 하나가 하부식도점막밑의 정맥얼기를 지나 위대정맥(상대정맥)으로 빠지는 것이다. 따라서 문맥압 항진 시 하부식도점막밑의 정맥은 확장되어 구불구불한 형태가 마치 혹처럼 보이는데 이를 **식도정맥류**(esophageal varix)라고 한다.

이 식도정맥류는 본래 세혈관이 확장한 것이라는 점과 그 위를 엷은 점막만이 덮고 있기 때문에 음식물 삼킴 등에 의한 손상으로 파열하여 대출혈을 일으킨다. 지혈법으로서는 풍선에 의한 방법과 내시경에 의한 방법 및 수술이 있으나 모두 용이한 것이 아니며, 간경변증 환자의 절반은 이로 인해 사망한다.

제 3 절 위

위(stomach)는 염산(HCl)과 단백질을 분해하는 효소인 펩신(pepsin) 등을 함유한 위액을 분비하고, 이 위액과 위의 꿈틀운동에 의해 음식물을 충분히 혼합, 소화를 진행하는 장기이다(그림 12-2). 위는 대장과 함께 소화기 질환이 다발하는 부위이다. 여기에서는 위암을 중심으로 몇 가지 살펴보기로 한다.

1. 위 염

위는 다른 장기와 마찬가지로 다양한 원인에 의해 염증을 일으킨다. 일상생활에서는 상복부 불쾌감과 구토 등의 비특이적 증상이 있는 경우, 다른 질환을 특정할 수 없으면 **위염**(gastritis)이라는 말을 간단히 사용하게 된다. 그러나 위염의 진단은 내시경과 생검을 가해서 검사한 다음 비로소 확진할 수 있는 질환이다. 위염에는 원인이 확실한 급성 위염과 원인을 특정지을 수 없는 만성 위염이 있다.

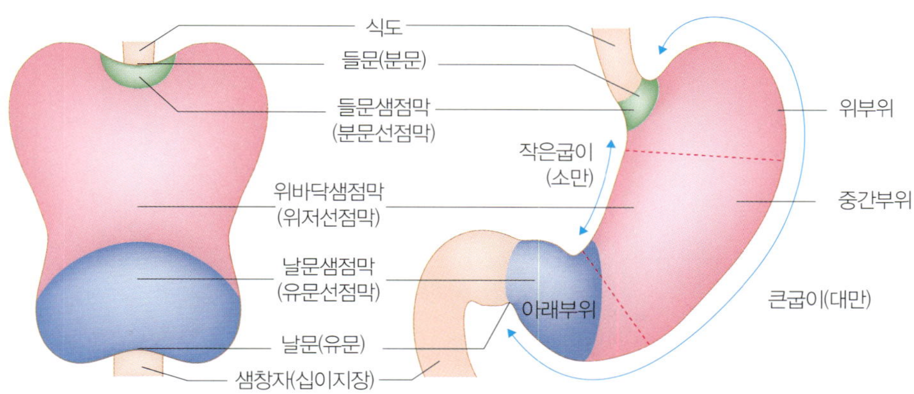

그림 12-2. 위의 각 부위별 명칭

1) 급성 위염

급성 위염(acute gastritis)은 대개 일과성이다. 원인으로는 감염성(포도알균, Anisakis 등)의 경우와 비감염성(폭음, 폭식, 알코올, 흡연, 약물, 스트레스 등)인 것 등이 있는데, 주로 식습관에 의한 것으로 여겨지고 있지만 그 인과관계는 명확하게 밝혀지지 않았다.

조직학적으로는 염증성 변화가 약하고 점막의 파괴도 확실치 않은 것으로부터, 염증과 더불어 점막에서 출혈을 수반한다든가, 또한 점막미란(erosion; 점막상피가 박리되고 결손된 상태)이 현저한 증례까지 있는데 각각 **급성 위염**, **급성 출혈성 위염**, **급성 미란성 위염**이라고 한다. 단, 이들 세 가지 사이에 명확한 경계가 있는 것은 아니며, 원인의 강도와 지속시간에 의한 일련의 변화과정으로 볼 수 있다. 예를 들면, 알코올에 의한 위염인 경우(소위, 숙취에 있어서) 단순한 식욕부진, 오심, 구토에서 복통까지 나타나는데 증상에 의해서도 병변의 정도를 알 수가 있다.

2) 만성 위염

만성 위염(chronic gastritis)은 위점막의 만성적인 염증 변화로서 원인은 특정지을 수 없고 여러 가지 인자가 얽혀 있는 것으로 생각되지만, 그 인자 중의 하나에는 자가면역이상도 지적되고 있다. 또한 20세 이하에서는 거의 볼 수 없기 때문에 나이가 많아지는 것도 그 인자의 하나인 것으로 생각된다. 더욱이 위액이라는 강산을 지닌 부위인데다 각종의 자극이 가해지고, 염증 또는 파괴와 재생, 수복과정이 반복되는 결과가 만성 위염으로 나타난다고 볼 수 있다. 최근 연구결과에 의하면 세균인 **헬리코박터 필로리**(Helicobacter pylori) 감염이 주원인인 것으로 여겨지고 있다.

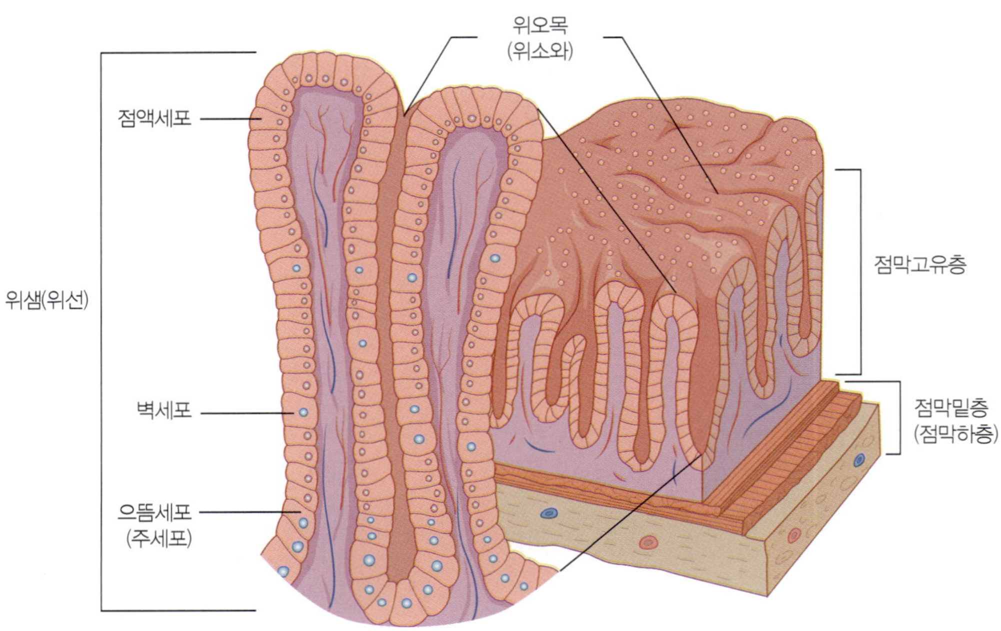

그림 12-3. 위바닥샘

조직학적으로는 주로 점막고유층 표층부에서 형질세포를 주로 하는 만성 염증성 세포침윤을 보일 뿐, 다른 소견이 없는 표층성 위염과 또한 병변이 진행하여 점막고유층 전층에 걸친 만성 염증성 세포침윤에다 위바닥선(그림 12-3)과 날문선의 감소, 또한 선체부 높이의 감소를 나타내는 위축성 위염이 있다.

위축성 위염(atrophic gastritis)에서는 위바닥선(위저선)의 감소에 따라 위 날문선(유문선)이 출현한다든가(위 날문화생), 점막상피가 장상피와 유사해지는 장상피화생을 수반하는 경우가 많다. 이에 의해 위축성 위염이 진행된 환자의 위액은 저산 내지는 무산상태가 된다. 위축성 위염 중에는 표층상피의 과형성을 수반하고, 위축성과 과형성성 위염의 형을 취하는 경우도 있다. 또한 장상피화생에 따라 그 상피에서 이형성을 나타내는 것이 출현하는 경우도 있다.

조직학적으로는 매우 많은 변화가 있더라도 만성 위염의 대부분은 거의 무증상으로 경과한다. 이와 같이 중대한 증상을 나타내지 않는 만성 위염을 중대한 질환으로 다루게 되는 이유는 위암의 발생원인 내지는 배경 병변으로 생각되기 때문이다. 이것은 이미 살펴본 바와 같이 위축성 위염으로서 상피에 다양한 이형성이 나타난다는 것, 그리고 위암이 많은 우리나라의 경우에는 위축성 위염, 장상피화생도 흔히 나타나며, 위암이 적은 미국인의 경우에는 그 빈도가 낮고 정도도 가볍다는 사실에 의한 것이다.

2. 위궤양

궤양이란 점막과 피부의 일부가 결손되고 그들에게 덮여 있던 조직이 노출된 상태를 지칭한다. 따라서 **위궤양**(gastric ulcer)이란 위점막조직의 부분적 결손상태를 말하며, 일반적으로 위통증을 동반한다. 그 크기는 직경 수 mm에서 수 cm 정도까지 있으며, 궤양의 깊이에 의해 U1-I~IV(그림 12-4)로 분류된다. 궤양이 치유되면 점막은 완전히 재생되지만 점막근육판 이하의 조직층에서는 반흔을 남긴다. 따라서 완전치유되는 것은 미란성인 U1-I 뿐이다. 궤양에도 급성 궤양과 만성 궤양이 있다.

1) 급성 궤양

급성 궤양(acute ulcer)은 강한 스트레스나 쇼크(중증화상과 외상) 등과 두부외상과 두개내 수술 후에 위 또는 십이지장 때로는 그 모두에서 일어난다. 병리학적으로 발생은 확실치 않은 것이나 국소의 허혈이 관여하는 것 같다. 급성 궤양은 완전치유되는 것과 만성화하는 것이 있다.

궤양의 연구와 치료법 개발에는 흔히 쥐가 사용되고 있다. 실험적으로 쥐를 바구니에 넣고 물에서 계속 헤엄치게 하면 스트레스를 받아 2시간 정도에서 급성 스트레스 궤양을 만든다. 이렇게 해서 궤양연구가 진행되며 치료법을 개발하고 있다.

2) 만성 궤양

일상적으로 단순히 위궤양이라고 하는 질환은 만성 위궤양이다. 임상적으로 급성 궤양으로 생각되더라도 실제는 만성 궤양의 급성 악화인 경우가 많다. **만성 궤양**(chronic ulcer)은 급성 스트레스 궤양과 같은 조건이 특별히

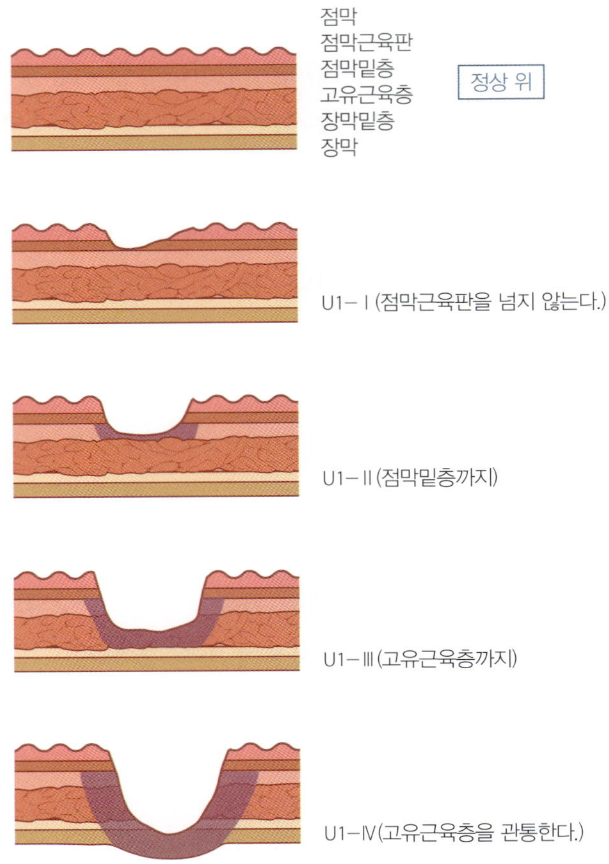

그림 12–4. **위궤양의 깊이에 의한 분류**

없더라도 발생한다. 궤양은 본래 소화되지 않는 위벽 자체가 소화를 받는 결과인데, 별명으로서 **만성 소화성 궤양**(chronic peptic ulcer)이라고 하는 것도 이 때문이다. 따라서 위액(산 · 펩신 분비액)에 노출되는 장소라면 궤양은 소화관의 어디에서나 일어날 수 있는데, 가장 많은 것은 십이지장과 위이다. 십이지장에서는 위의 날문(유문)에 가까운 곳, 위에서는 날문안뜰부분(유문전정부)의 작은굽이(소만부)에서 많이 발생한다.

그 병인으로는 ① 소화작용설, ② 내분비설, ③ 신경설, ④ 혈관설, ⑤ 염증설, ⑥ 균형장애설 [방어인자(점액과 혈류 등)와 공격인자(산성 소화액 등)와의 불균형] 등이 있다. ⑥의 균형장애설은 ①~⑤를 간추린 형에 의해 이해하기 쉬우나 각각의 증례에서 그 인자를 특정짓는 것은 어렵다.

만성 궤양의 조직상은 궤양의 활동성, 만성도 및 치유의 정도에 따라 다양하지만 활동기에는 궤양 하부에 특징적인 4층 구조가 나타난다(그림 12–5). 그러나 치유기로 향하면 삼출층, 괴사층은 불명료해지고 궤양 가장자리에서 재생상피가 뻗기 시작한다. 치유되면 섬유조직(반흔층)이 증가하고, 그 위를 재생선관이 완전히 덮어 **궤양반흔**이라 일컫는 상태가 된다.

합병증으로서는 대출혈, 천공(내지는 천통), 협착이 있다. 대출혈은 궤양이 급속히 진행될 때 발생되기 쉽다. 궤양 아래부위에는 동맥이 노출되어 있는데 이것이 파열되면 대량의 토혈, 하혈을 수반하며, 응급수술 등이 불가능한 경우에는 사망하게 된다.

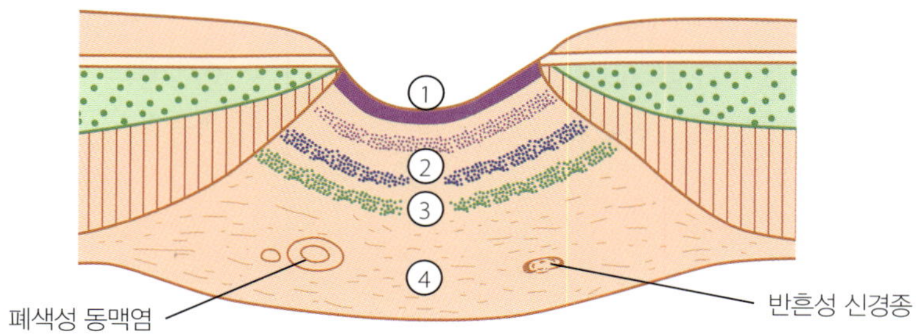

그림 12-5. **만성 궤양.** ① 삼출층. ② 괴사층. ③ 육아층. ④ 반흔층.

천공(perforans)이란 위와 같이 내강을 가진 장기에 구멍이 뚫리는 것인데, 궤양인 경우 궤양 아래부위의 육아조직층 내지는 반흔층이 충분히 형성되고 있지 않은 때 일어난다. 천공이 일어나면 위 내용물(음식물 등)이 배안(복강)으로 나오고 복막염이라는 중대한 질환을 일으킨다. 천통이란 궤양이 진행하고 다른 장기와 통하게 된 상태인데, 위궤양에서는 해부학적 위치관계에서 췌장에 천통하는 경우가 많으며, 이런 경우에는 췌장염을 일으킨다.

협착은 궤양이 날문 가까이에 발생했을 때 육아조직의 발달에 의해 날문협착의 형으로 나타난다. 발생빈도는 대체로 낮다.

최후에 위궤양의 합병증으로서 궤양에서 암으로 진행된다는 문제가 있다. 궤양의 가장자리에 암을 볼 수 있지만, 그 대부분은 원래 있었던 암의 중심부가 궤양화한 것이 많으며, 내시경에 의한 양성 궤양의 장기적인 관찰의 경험에서 현재 궤양에서의 암화는 매우 드물다.

3. 위폴립

폴립(용종, polyp)이라는 용어는 주위의 점막보다 높이 돌출한 국소성 융기를 말한다. 따라서 위폴립(gastric polyp)은 점막상피의 병변에 의한 상피성 폴립과 그 외의 병변에 의한 비상피성 폴립(예를 들면 평활근종, 신경집종 등)으로 분류되는데, 최근에는 상피성인 경우에 한해 사용하게 되었다.

이 상피성 폴립은 학자들에 따라 그 정의도 매우 다를 뿐 아니라 분류법도 매우 다양하다. 여기서는 증식성 폴립과 샘종(샘종성 폴립)의 두 개로 나누어 설명하기로 한다.

1) 증식성 폴립

위폴립의 70~80%는 **증식성 폴립**(과형성성 폴립, hyperplastic polyp)이다. 이 폴립은 충분히 분화한 위점막조직으로 이루어져 있고, 재생성 변화가 과잉으로 일어난 결과, 즉 과형성에 의하기 때문에 이 명칭이 붙어 있다. 따라서 종양성 병변이 아니며 악성화하는 것도 거의 없다. 임상적으로는 경과관찰이나 내시경에 의한 절제술이 시행되며(polypectomy), 개복수술이 시행되는 경우는 거의 없다.

2) 샘종 또는 샘종성 폴립

이 폴립은 **샘종**(선종, adenoma; 샘종성 폴립, adenomatous polyp)이라는 명칭이 말하듯 종양 성격을 가진 것인데, 조직학적으로는 다양한 정도의 이형성을 나타내는 샘관이 주로 표층부에 나타난다. 이 폴립은 악성화 또는 암의 합병이 많은 것으로 알려져 있다. 특히 직경이 2cm 이상으로 큰 경우에는 악성인 것이 많기 때문에 주의하지 않으면 안 된다.

4. 위 암

위암(gastric carcinoma)은 우리나라에서도 가장 발생빈도가 높은 암으로 악성종양에 의한 사망률 중에서도 남녀 모두 제 1 위를 차지하고 있다. 따라서 위암의 연구가 일찍부터 시작되었고 그 결과 사망률은 서서히 감소되고 있다. 그 이유는 여러 가지가 있으나 특히 내시경의 발달로 인해 암이 작은 병변 중에서 생검으로 확인할 수 있게 됨으로써 조기 발견, 조기 치료가 가능하게 되었기 때문이다. 그러나 위암에 걸리는 사람과 위암으로 사망하는 사람이 아직은 많으며, 결코 소홀히 할 수 없는 중요한 질환이다. 연령적으로 50~70세에 호발하고 남녀비는 거의 3 : 2로 남성에게 많다. 그러나 30세 정도까지의 젊은층에서는 여성 쪽에 많이 발생한다.

위암은 위의 어느 부위에서나 발생하고 특히 많은 것은 날문안뜰부분(유문전정부)이며, 특히 작은굽이부분(소만부)에 많다(그림 12-2 참조).

1) 조기위암과 진행위암

위암은 점막샘상피에서 발생하고 주위로 진전, 증식한다. 이 진전방향으로서는 점막연을 확장하는 수평방향과 내강 또는 근육층으로 향하는 수직방향 등이 있다. 많은 암은 두 방향으로 진전되지만, 특히 점막에서 근육층 방향(점막→점막근육판→점막밑층→고유근육층→장막밑층→장막→장막바깥)으로의 진전비율이 위암환자의 예후와 밀접한 관계가 있다는 것을 알게 되었다. 이 근육층 방향으로의 진전비율에 따라 위암은 예후가 양호한 조기암과 그다지 좋지 않은 진행암으로 분류되며, 조기암은 림프절의 전이유무와는 관계없이 암이 점막 내지는 점막밑층에 머물러 있다.

(1) 조기위암(early gastric carcinoma)

조기위암은 전술한 바와 같이 예후가 양호한 군으로 5년 생존율은 90% 이상이며, 완전치유를 충분히 기대할 수도 있다. 이 조기암은 I형인 융기형, II형인 표면형, III형인 오목형의 3형으로 분류되며, II형은 또한 IIa, IIb, IIc의 3형으로 분류된다(그림 12-6). 그러나 실제의 암은 다양한 형이 있기 때문에 그림에서도 나타낸 IIc + III 등과 같이 면적이 넓은 것에서 순차적으로 기재한다.

(2) 진행위암(advanced gastric carcinoma)

진행위암의 맨눈 분류는 1926년 보르만(Borrmann)이 제창한 분류법에 따라 다음과 같이 분류한다(그림 12-7).

① **Borrmann I형(국소융기형)** : 폴립상으로 내강에 돌출한다.

② **Borrmann II형(국소궤양형)** : 중심에 대형 궤양을 형성하는데(즉 커다란 오목형), 가장자리부위에서 제방을 쌓은 듯한 융기가 나타나며 국소성 발육을 나타낸다.

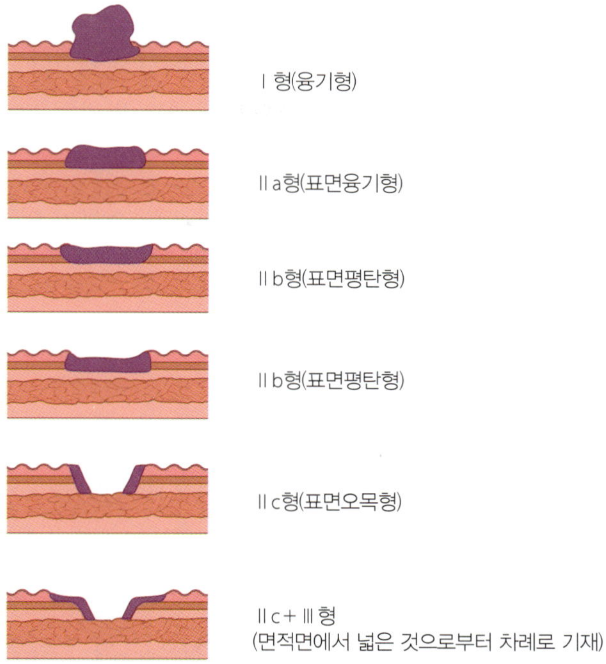

그림 12-6. 조기위암의 육안적 분류

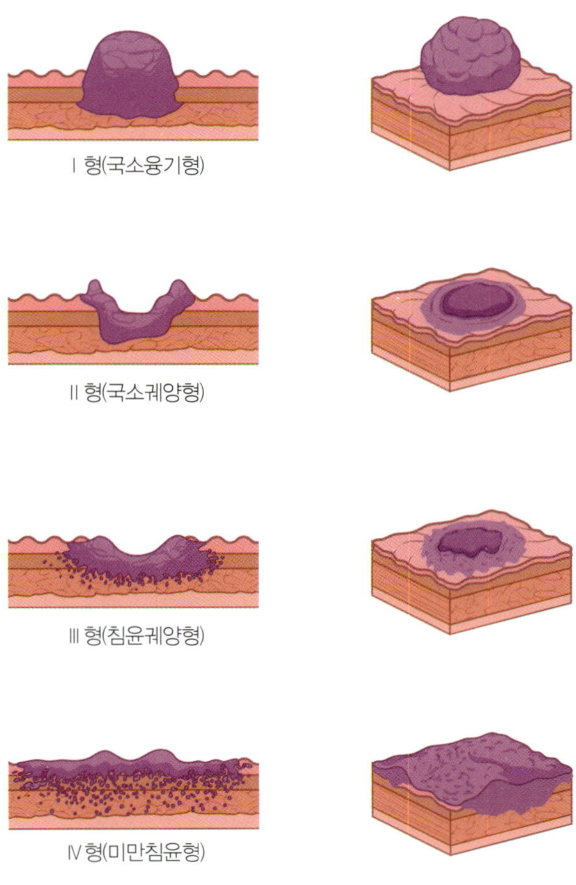

그림 12-7. 진행성 위암의 육안적 분류

③ **Borrmann III형(침윤궤양형)** : II형과 같이 궤양을 형성한다. 그러나 가장자리에서의 침윤이 강하며, 그에 의해 가장자리의 융기는 눈에 띄지 않고 형태도 불규칙해진다.

④ **Borrmann IV형(미만침윤형)** : 융기나 궤양형성도 뚜렷한 것이 아니며 위벽 전체에 미만성(널리 퍼져)으로 확장하고 있다. 경성암이라 한다.

⑤ **Borrmann V형(분류불능형)** : 이상의 어느 것에도 속하지 않는 형.

또한, 조기암은 0형으로 한다.

2) 조직 분류

위암의 거의 모두는 샘암(선암)이지만 그 조직은 여러 가지 형으로 나타나며, 한 개의 위암 중에서도 다양한 형을 취하고 따라서 조직분류도 다양하다. 일반적으로 샘암을 유두샘암, 관상샘암(고분화형, 중분화형으로 세분류), 저분화형 샘암, 점액세포암, 인환세포암의 5형으로 분류하며, 특수형으로서 샘편평상피암, 편평상피암, 유암종, 미분화암, 기타의 5형으로 분류하고 있다. 이 조직형은 예후와도 관련이 있는데 젊은 사람의 위암은 저분화형 샘암과 인환세포암이 많고, 보르만 4형(경암)으로 되기 쉬우며 예후가 매우 나쁘다.

3) 위암의 전이

지금까지 살펴 본 바와 같이 위암은 점막상피에서 발생하고, 조기암에서 진행암으로 계속 진전하며 또한 림프행성, 혈행성 또는 파종에 의해 원격전이를 한다. 림프행성 및 혈행성 전이의 빈도는 암이 점막 내에 머물고 있는 경우는 드물다. 그러나 혈관, 림프관이 발달하고 있는 점막밑층에 암이 침윤되면 전이의 위험성은 현저히 증가하고, 암이 고유근육층에서 장막에 도달할 무렵에는 대부분이 전이를 일으킨다.

림프행성 전이는 발생부위에 가까운 위의 림프절(소속 림프절)에서 순차적으로 원격의 림프절로 확장해 가며, Virchow 전이라 일컫는 왼빗장뼈위오목(좌쇄골상와) 림프절 전이를 일으킨다.

혈행성 전이의 경우에는 위의 정맥혈은 문맥을 통해서 간에 들어가기 때문에 간 전이가 많으며, 또한 간정맥에 들어가고 폐에 도달한 다음 전신전이로 확장하는 경우도 있다. 그 밖에도 일단 림프관에 들어가 가슴관(흉관)을 지나 정맥에 들어가며 전신전이를 일으키는 경우도 있다.

파종은 암이 장막을 뚫고 진전하는 것에 의해 일어나며 복막에 무수한 소형의 종양결절을 만든다. 이것이 암성 복막염상태인데 다량의 복수출혈이 나타나고, 결국 악액질이 되어 사망하게 된다. 위암에 대해서는 적절한 화학요법제도 없고 방사선요법도 큰 효과가 없다. 또한 원격전이를 일으켰을 경우에는 완전치유는 바랄 수 없다. 따라서 조기 발견과 더불어 조기 치료(수술)가 중요하다고 할 수 있다.

4) 위암의 진단

위암은 상당히 진행될 때까지 무증상인 경우가 많다. 위궤양과 같이 종양에서의 출혈이 있고 빈혈이 나타나는 경우도 있으나 토혈, 하혈(탈변)은 많이 진행되지 않으면 나타나지 않는다. 식욕부진, 체중감소 등이 나타난 경우에는 때늦은 경우가 많다. 위암은 조기에 발견, 외과적 절제를 시행하면 완전치유가 기대되는 질환이다. 그래서 지역과 직장 단위 등에서 집단검진이 시행되고 있다. 이것은 바륨을 사용한 X 선 투시를 시행해서 병변의 유무를 확인하고, 의심되는 사람에 대해서는 내시경을 사용해서 검사한다. 진행암은 이 단계에서 거의 진단이 가능하다.

그러나 조기암에서는 내시경 하에서 채취된 **생검재료**에 의한 조직 또는 세포진에 의해 비로소 병리학적으로 확정 진단된다. 이 경우 생검재료에 암조직이 없다고 해서 안심해서는 안 된다. 왜냐하면 채취재료는 광범위한 위 조직의 극히 일부분이며, 또한 정확한 조직채취가 어렵기 때문이다. 임상소견과 병리진단이 일치하지 않은 경우에는 반복해서 생검을 시행하는 것도 중요하다.

5) 위암의 원인과 조직발생

위암의 원인은 잘 알려져 있지 않다. 그러나 유전적 소인과 환경인자가 작용하고 있으며, 특히 환경인자가 커다란 역할을 하고 있는 것으로 생각되고 있다. 이 환경인자 중에는 특히 식사의 영향을 생각할 수 있다. 구체적으로는 식염의 섭취량과 단백질에서 유도되는 니트로 화합물 등 이른바 발암물질 등이다.

이 환경인자와 유전적 소인에 첨가해서 위 자체의 배경 병변도 문제가 된다. 만성 위염과 장상피화생이 위암의 배경 병변으로서 중요한 역할을 가지고 있는 것으로 생각되고 있다. 또한 샘종도 암의 발생원인의 하나로 생각되고 있으며 증식성 폴립과 위궤양에서의 발생은 드문 것으로 생각된다.

5. 기타의 위종양

암종 이외의 위의 악성종양 빈도는 낮으나 그 중에서 중요한 것은 악성 림프종과 평활근육종이다. 악성 림프종은 B세포성 미만성 림프종이 많으며 T 세포성은 적다. 악성 림프종의 증식장소는 점막 깊은부위 내지는 점막밑층이다. 일반적으로 다른 부위에서 생긴 악성 림프종보다 예후는 양호하다.

위의 양성종양으로서는 평활근종(leiomyoma), 신경집종(schwannoma), 지방종(lipoma) 등이 점막밑 종양의 형으로 나타나는 경우가 많다.

제 4 절 장

장(장관, intestine)은 영양분의 흡수를 담당하는 소장(십이지장, 공장, 회장)[작은창자(샘창자, 빈창자, 돌창자)]과 수분의 흡수를 주로 담당하는 대장(맹장, 결장, 직장)[큰창자(막창자, 잘록창자, 곧창자)]으로 구분한다. 결장은 또한 상행결장[오름창자], 횡행결장[가로창자], 하행결장[내림창자] 및 S상결장[구불창자]으로 분류할 수 있다. 장질환에서는 어떤 경우에서나 흡수불량 내지는 통과장애의 형으로 증상이 나타나는 경우가 많다. 이하 대표적인 장질환을 간단히 설명하기로 한다.

1. 장폐색증

일반적으로 장의 내용물이 소화과정을 통해 항문쪽으로 이동해가는데 어떠한 원인에 의하여 이동이 일어나지 않게 되어 복통, 구토, 가스나 대변의 배출정지 등의 증상을 동반하는 병태를 **장폐색증**(ileus)이라고 한다. 장관강의 완전폐색을 장폐색이라 하고 불완전한 폐색, 즉 다소의 물질이 통과하는 상태를 **장협착[증]**(enterostenosis)이라고 한다. 그러나 통상 양자를 구별하지 않고 장폐색증이라 하고 있다. 장폐색증은 원인의 종류에 따라 기계적 장폐색증과 기능적 장폐색증으로 분류된다.

1) 기계적 장폐색증

가장 많은 것은 탈장인데, 그 밖에도 장중첩, 장염전, 장벽의 병변에 의한 경우 등이 있다(그림 12-8).

(1) 탈장(hernia)

탈장(hernia)이란 체강벽에 부분적으로 결손부와 저항이 약한 곳이 있고, 체강내압의 상승 등에 의해 그 부분에서 장 등의 내장이 탈출한 상태를 말한다. 복강 내에서의 이와 같은 저항이 약한 장소로서는 샅굴부위(서혜부) 및 넙다리관(대퇴관), 배꼽 및 복벽수술 반흔 등을 들 수 있다. 탈장의 입구가 넓고, 장이 출입하고 있는 동안에는 좋으나 나갈 수 없는 경우도 있다(탈장 감돈, hernia incarceration). 이 경우 혈관도 조여들고 장관은 괴사를 일으킨다(교액성 장폐색증).

(2) 창자겹침증(intussusception; invagination)

창자겹침증(장중첩)이란 장관의 일부가 장관에 들어간 상태를 말한다(그림 12-8). 이것은 소아에게 많으며 성인에서는 드물다. 소아에서는 이렇다 할 이상이 없더라도 일어나는 경우가 있다. 이 경우 초기라면 고압관장과 용수에 의해 치료할 수 있다. 그러나 시간이 경과하면 **교액성 장폐색**이 되며, 개복수술이 필요하게 된다.

(3) 창자꼬임

창자꼬임(장염전, volvulus)이란 가느다란 고무풍선을 비틀어 바퀴를 만드는 것과 같은 형으로 장관이 꼬인 상태를 말한다. 장은 정상상태에서도 많이 굴곡하고 있지만 원인이 없고서는 결코 창자꼬임은 일어나지 않는다. 유

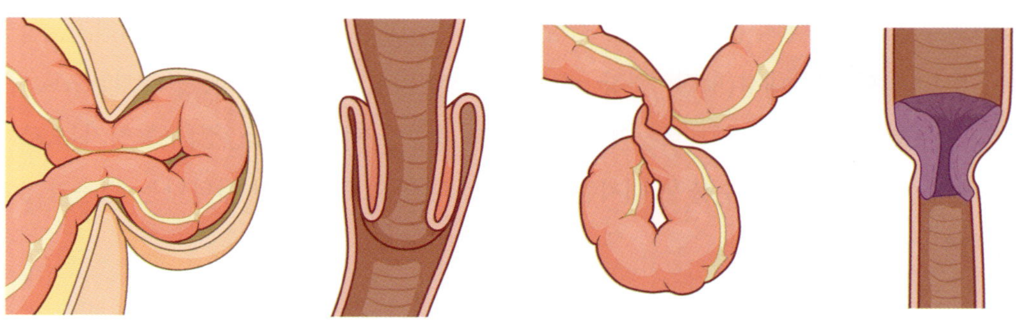

그림 12-8. 다양한 기계적 장폐색증

착 등 꿈틀운동 장애가 있는 경우에 일어나기 쉽다. 호발부위는 S상결장[구불창자], 소장, 회맹부이다.

(4) 장벽의 병변에 의한 것

암 등의 종양이 대표적이며 그 밖에도 결핵, 크론병(Crohn's disease)이 있다.

2) 기능적 장폐색증

(1) 마비성 장폐색증

마비성 장폐색증(마비창자막힘증, paralytic ileus) 자율신경의 작용이 약하고 장운동이 장애된 상태인데, 개복수술 후와 급성 복막염인 경우에 나타난다.

(2) 히르슈슈프룽병

히르슈슈프룽병(Hirschsprung's disease)은 일명 **거대결장증**이라 하며, 직장 및 결장벽의 선천적 신경얼기 결손에 의해 꿈틀운동을 할 수 없고, 그 결과 변이 배출되지 않으며 결장이 럭비볼과 같이 확장하는 질환이다.

2. 허혈성 병변

전술한 탈장 감돈 이외에도 장에 허혈성 변화를 일으키는 것은 다수가 있다.

(1) **동맥성** : 색전, 혈전, 다양한 혈관염(다발동맥염, SLE 등)

(2) **정맥성** : 혈전, 혈관외 압박(탈장, 종양 등)

(3) **혈압강하** : 쇼크, 심장기능상실(심부전) 등

3. 장의 염증

장의 **염증성 질환**은 감소되고 있다. 가령, 수양변과 구토를 주증상으로 하는 콜레라, 궤양을 형성하는 세균이질(세균성 이질) · 장티푸스 · 결핵 등은 예방의학의 발달에 의해 격감하고 있다. 그러나 병인이 충분히 해명되지 않은 크론병과 궤양성 대장염은 증가되고 있다.

1) 충수염

충수염(막창자꼬리염, appendicitis)은 급성복증의 대표적 질환으로 20세 이하인 젊은이에게 많이 발생되며, 원인으로서는 내강폐색과 세균 감염이 생각되고 있으나 상세한 것은 불명이다. 특징적 복부통증(복통)과 백혈구(호중구) 증가가 나타나면 진단은 어렵지 않으나, 유아와 노인의 경우 증상이 강하지 않은 경우가 있다. 처치가 늦으면 화농성 또는 괴저성 충수염에서 천공으로 진행되며 보다 위험한 복막염(peritonitis)이 된다.

2) 크론병

크론병(Crohn's disease)은 원인불명인 염증성 질환이다. 장벽 앞층에 육아종 형성이 나타나고 또한 종주궤양을 형성한다. 병변은 급성기에서 만성기로 이행되며, 만성기에는 장관벽의 섬유화가 현저한데, 이에 의해 장관은 단단한 고무호스와 같이 되고 협착증상이 나타난다. 병변은 회장 말단에서 발생하는 경우가 많은데 대장과 위에 발생되는 경우도 있다(그림 12-9). 합병증으로서는 흡수불량, 누공형성, 암발생 등이 있다.

3) 궤양성 대장염

궤양성 대장염(ulcerative colitis)이란 그 이름과 같이 궤양형성을 수반한 염증이다. 염증은 보통 점막밑조직까지이지만 치료가 어렵고 또한 재발을 반복한다. 병변은 직장에서 시작하여 점차 대장 입구쪽으로 향해 퍼진다. 또한 외국에서는 암이 합병한 경우도 적지 않다고 하지만 우리나라에서는 드물다(그림 12-10).

4) 기 타

그 밖에도 장의 염증성 질환으로는 아메바이질(아메바성 이질, amebic dysentery), 베첸병(Behcet's disease), 예르시니아증(yersiniosis), 허혈(성)장염(ischemic bowel disease) 등이 있다.

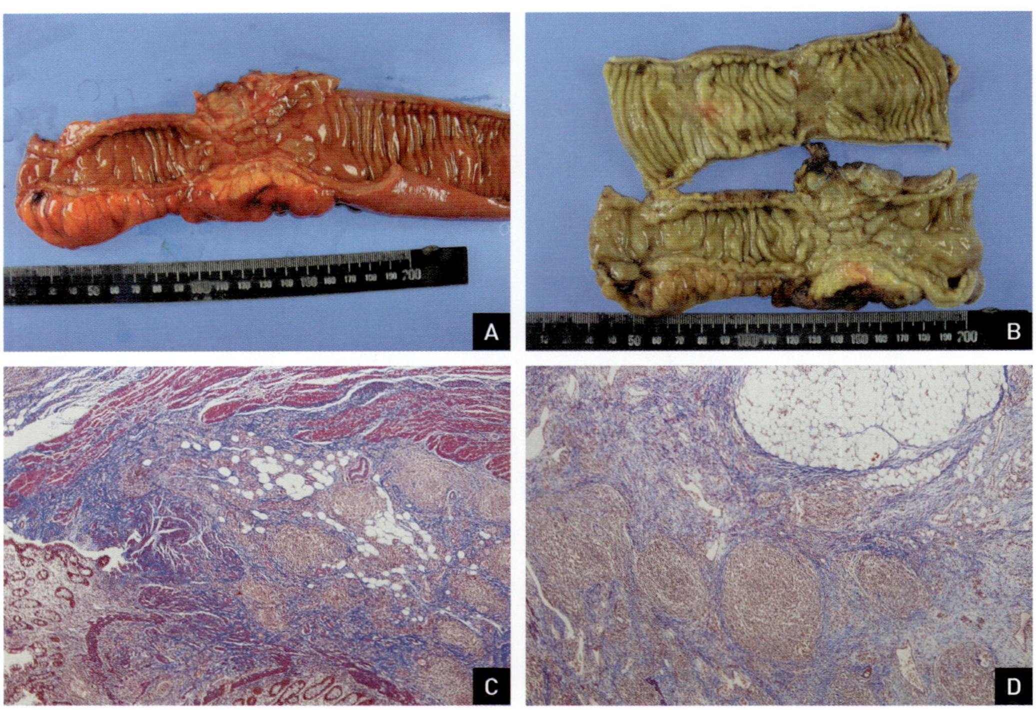

그림 12-9. 크론병의 맨눈(A, B) 및 현미경 소견(C, D)

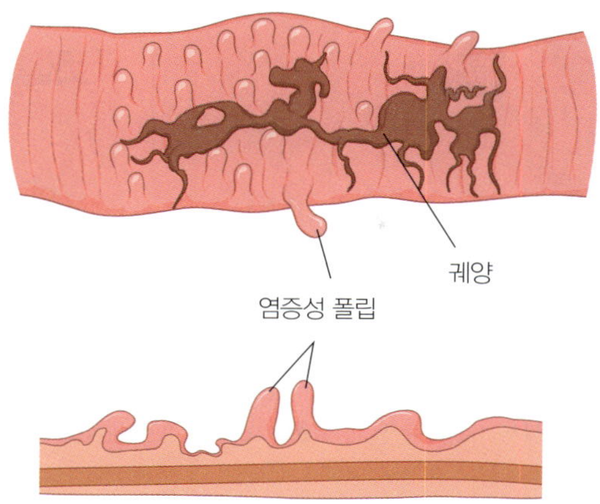

그림 12-10. 궤양성 대장염의 맨눈상(상)과 조직상(하)

4. 장의 종양

소장에서 발생하는 종양은 적으나 그 중에서는 십이지장 유두부암이 많다. 대장에서는 샘종(adenoma), 암(cancer) 모두 높은 빈도로 나타난다. 특히 대장암은 위암과는 반대로 증가경향이 있다.

1) 종양형태의 병변

(1) 화생성 폴립(metaplastic polyp)

화생성 폴립은 위의 증식성 폴립과 마찬가지로 이형성이 없는 상피의 국소성 증식성에 의해 일어나는데, **증식성 폴립**(과형성성 용종, hyperplastic polyp)이라고도 한다.

(2) 유년성 폴립 및 폴립증(juvenile polyp and polyposis)

유년성 폴립(폴립증)은 주로 소아에서 발생하지만 때로는 성인에서도 발생한다. 출혈과 미란을 수반하기 쉬우나 샘관에서 이형성은 전혀 나타나지 않는 비종양성 병변이다.

2) 샘 종

샘종(선종, adenoma)은 종양의 특성을 가진 이형상피세포로 이루어진 국소성 양성병변인데, 유경성인 경우와 무경성인 경우가 있다(그림 12-11).

위와는 달리 대장폴립의 대부분은 샘종이다. 또한 암 합병의 빈도가 높으며 직경 2cm 이상인 증례에서는 그 반수 이상에서 암 합병을 볼 수 있다(**샘종내암**이라고 한다). 대장의 샘종은 전암성 병변의 하나로 생각되고 있으며, 특히 **대장샘종증**이라 일컫는 샘종이 다발하는(100개 이상) 질환에서는 많은 증례에서 암의 발생을 볼 수 있다. 샘종은 조직학적 발육형태에 의해 샘관샘종, 샘관융모샘종, 융모샘종의 세 형으로 분류된다.

빈도에 있어서는 샘관샘종이 가장 많으며, 융모샘종은 적다. 그러나 융모샘종은 암의 합병률 내지는 암화율이 높다.

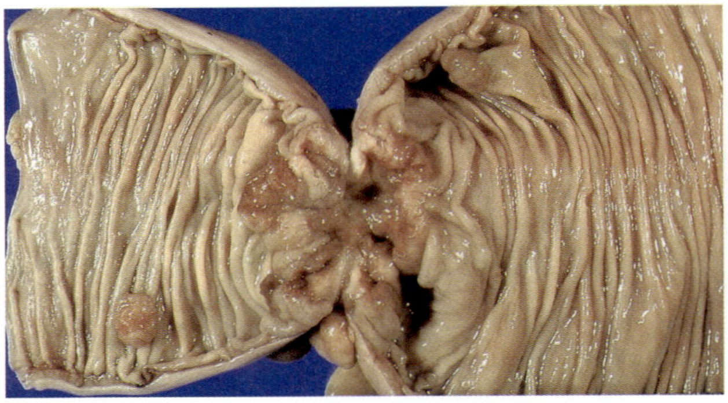

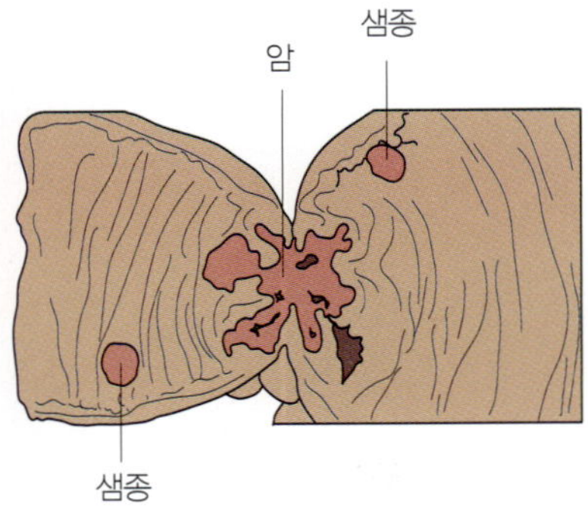

그림 12-11. **대장암과 샘종.** 장의 전체 둘레에 걸쳐서 나타나는 암과 국한적으로 융기한 샘종(2개)이 보인다. 이러한 샘종은 폴립이라고도 부른다.

치료는 내시경적 폴립절제술이 사용된다. 그러나 직경이 2cm 이상인 증례에서는 암종과 마찬가지로 외과적 절제가 필요하다.

3) 대장암

장관에서 발생하는 원발성 암은 그 대부분이 대장에서 발생한다.

대장암(carcinoma of colon)은 유럽과 미국에서 많이 발생하는데 우리나라에서도 식생활이 서구화됨에 따라 최근 증가 추세에 있다.

대장암은 직장암과 결장암으로 분류된다. 대장암의 반수 이상은 직장암인데, 직장은 골반안(골반강)에 있기 때문에 수술하기가 어렵고 또한 절제할 수 없는 경우도 있으며, 결장암에 비해 예후가 불량하다. 또한 인공항문을 설치하지 않으면 안 되는 불리한 점도 있다. 결장암은 S상결장 등 왼쪽 결장에 많고 오른쪽 결장에는 적다.

(1) 육안적 분류

대장암도 위암과 마찬가지로 조기 대장암(점막밑층까지의 암 침윤상태)과 진행암으로 분류되며 암 맨눈분류에 준해서 분류한다. 단 조기암의 융기형인 I형은 다시 유경형(Ip)과 광기형(Is)으로 분류된다.

(2) 조직학적 분류

대장암도 위암과 마찬가지로 거의 모두가 샘암이다. 샘암은 샘관형성의 명료도에 의해 고분화, 중분화, 저분화의 세 형으로 분류한다. 그 밖에도 점액암, 인환세포암, 편평상피암, 샘편평상피암, 미분화암으로 분류하며, 위암과는 달리 유암종(carcinoid)은 종양으로서 따로 취급한다.

(3) 대장암의 진행과 전이

대장암도 위암과 같이 점막상피에서 발생하고 수평 및 수직으로 진행하는데, 특히 수직방향으로의 진행이 강하다는 것이 특징이다. 또한 직장암인 경우 골반 내 장기에의 직접 침윤이 있으면서 수술을 어렵게 하고 있으며 예후를 나쁘게 한다. 진행의 정도에 의해 전술한 바와 같이 조기암과 진행암으로 분류되지만, 진행암은 그림 12-13에서 도시한 **Dukes 분류**에 의해 A, B, C의 세 형으로 분류된다. 이 진행도의 예후는 밀접한 관계가 있는데, 조기암이 가장 양호하고 림프절 전이가 있는 Dukes C가 가장 불량하다.

전이는 림프행성, 혈행성, 파종성의 어느 것이든 볼 수 있지만, 특히 혈행성 전이가 대장암 재발 사망의 대부분을 차지하고 있다. 혈행성 전이는 간에서 가장 많고 그 밖에도 폐, 뼈, 뇌에서도 볼 수 있다.

(4) 대장암의 임상증상과 진단

임상증상에서는 진행암이 된 후 통과장애에 의한 설사, 변비와 출혈(혈변) 등이 나타나며 이때에 비로소 의사를 찾는 경우가 많다. 이와 같은 경우 당연히 예후는 불량하다. 따라서 대장암도 위암의 경우와 마찬가지로 조기발견과 더불어 조기치료가 중요하다.

그러나 위암과는 달리 대장의 X 선 진단과 내시경검사는 관장 등의 전처치가 필요하며, 위장과 같이 간단히 집

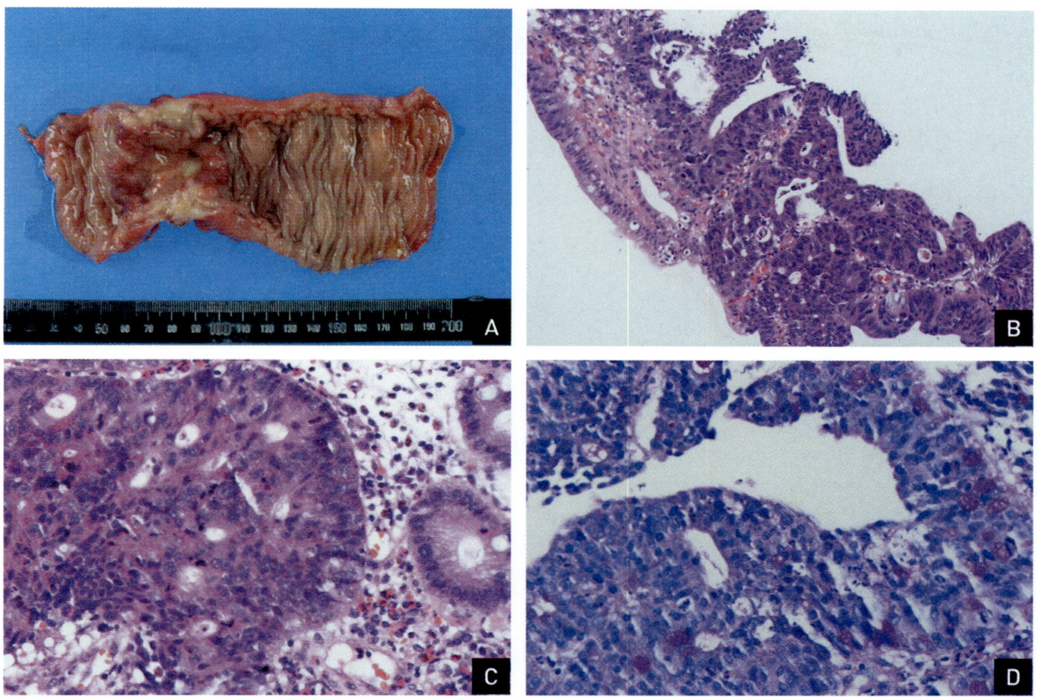

그림 12–12. 대장암의 맨눈(A) 및 현미경 소견(B~D)

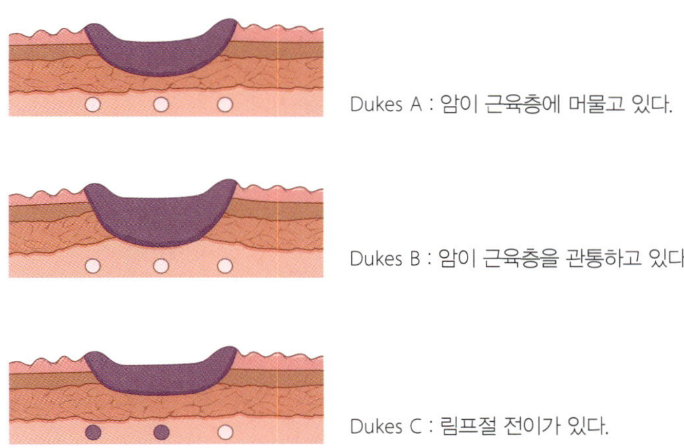

그림 12–13. 대장암 Dukes 분류

단검진을 시행할 수는 없다. 그러나 대장암은 조기부터 출혈을 수반하는 경우가 많다는 것에 착안하여 변의 잠혈 반응에 의한 스크리닝을 시행, 잠혈반응 양성자에 대해 정밀검사를 시행함으로써 조기발견이 시행되고 있다.

이 방법은 과거부터 계속 시행하던 검사법이지만 음식물과 어떤 종류의 약물에 대해서는 **대변잠혈검사**(stool guaiac test)에서 양성으로 판정되는 경우가 있기 때문에, 올바른 검사결과를 얻기 위해서는 2~3일의 식사제한이 필요하므로 간단히 시행할 수 없었다. 그러나 최근에는 면역학적 방법에 의해 사람의 혈액과 음식물 내에 있는 동물의 혈액의 구별이 가능해졌기 때문에 정밀하고 유효한 진단이 될 수 있다. 또한 대장암 중에서도 많은 것은 직장암이므로 직장수지검사(**직장손가락검사**, digital rectal examination)에 의한 대장암 진단은 중요한 부분이다.

제 5 절 복막과 후복막의 질환

이상에서 살펴본 소화기의 대부분은 복강 내에 위치하고 있지만 이 복강을 구성하는 것이 복막과 후복막이며, 그 표면(복강면)은 중피에 의해 덮여 있다. 후복막의 후방은 배부위의 근육으로 이행하는 결합조직, 지방조직으로 이루어져 있는데, 그 중에는 후술하는 췌장, 부신, 신장, 요관이 있다. 복막과 후복막에는 소화기와 신장, 부신 등의 병변이 흔히 전파되는데 그 중에서 중요한 질환에 대해 간단히 살펴보기로 한다.

1. 복막염

복막염(peritonitis)은 세균감염과 화학적 자극에 의해 일어나는데, 가장 많은 것은 소화관의 염증 파급과 천공에 의한 **지속성 복막염**이다. 급성 충수염과 위궤양의 천공을 예로 들 수 있는데, 이 경우에는 **화농성 복막염**이 되고, 때로는 고름집(농양)을 형성하는 등 치유가 장기화 되는 경우가 많으며, 염증을 억제할 수 있더라도 장관과 복벽의 유착이 잔존, 기능장애가 일어나는 경우가 많다. 한편, 암이 복막에 파종된 경우에는 **암성 복막염**이라고 한다.

2. 복막 중피종

복막 중피종(peritoneal mesothelioma)은 복막 표면을 덮는 중피유래의 드문 종양이다. 가슴막(흉막)에도 있는 것과 같이 양성인 것과 악성인 것이 있다.

3. 복강거짓점액종

복강거짓점액종(복막위점액종, pseudomyxoma peritonei)은 충수의 점액낭포가 파열해서 복강 내로 점액형태의 물질이 대량으로 저류한 상태를 말한다. 장막 표면에 산재하는 점액분비 기능을 가진 상피세포가 증식하기 때문에 복강거짓점액종은 지속되는 경우가 많은데, 장관의 유착에서 장폐색을 일으키는 경우도 있다. 한편, 이 질환은 난소에서 발생하는 점액성 종양인 경우에서도 나타난다.

4. 후복부의 종양

후복부에서는 그 배부에 있는 연부조직에서 다양한 양성 및 악성종양이 발생하는데 그 빈도는 낮다. 병명을 기억해 둘 것으로서, 교감신경절에서 발생하는 **신경모세포종**(신경아종, neuroblastoma)이 있다. 이 종양은 소아 악성종양의 대표적인 질환의 하나인데 부신속질(부신수질)에서도 발생한다.

Ⅱ. 간, 담관, 췌장

중 · 노년으로서 간에 만성질환을 가진 사람은 많다. 원인으로서는 간염 바이러스와 알코올이 중요한데, 진행되면 간경변과 같은 중대한 병변을 일으키게 된다. 이들은 현대의학으로도 완전히 치료할 수 없고, 병변은 간 전체를 침해하기 때문에 외과적으로 대체할 수도 없다. 치료가 곤란한 만성 간질환에 대해 최근 장기이식을 고려하고 있는 것도 그와 같은 배경이 있기 때문이다. 여기에서는 간염, 간경변, 그리고 간암을 중심으로 간의 병리에 대해 살펴 보기로 한다(그림 12-14).

췌장은 질병의 성립상 간과 밀접한 관계가 있다. 즉, 췌관이 담도와 연결되고, 또한 췌장혈관이 문맥을 통해서 간과 결합하고 있기 때문이다. 담도, 담낭, 췌장의 암 등이 진행하면 공통의 결과를 일으키고, 진단 및 치료에 공통적인 면이 많다는 것도 그 때문이다.

제 1 절 간의 순환과 그 장애

간(liver)이라는 장기는 순환이라는 면에서 볼 때 매우 특징적이다. 그것은 간에는 **문맥**(portal vein)이라는 특별한 혈관이 들어가기 때문이다. 문맥은 위장관, 췌장, 비장[지라] 등에서의 정맥을 모은 혈관인데, 간에 들어가 다시 모세혈관으로 갈라진다(그림 12-15). 이렇게 해서 위와 장에서의 혈액이 간의 조직을 지나가게 하는 것에는

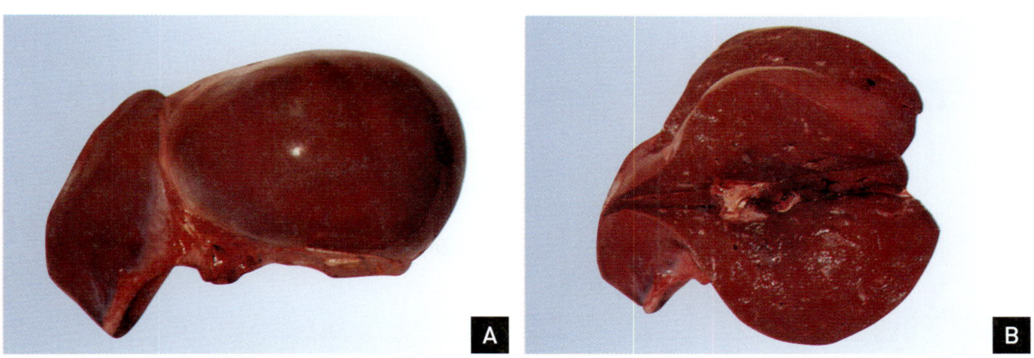

그림 12-14. 정상 간(A)과 그 절단면(B)

특별한 의미가 있다. 왜냐 하면, 이 관계가 있기 때문에 음식물에서 흡수된 영양분은 먼저 간으로 수송되고, 거기서 간세포와 접촉함으로써 필요한 대사를 받거나 흡수되어 간세포 내에 저장되기 때문이다. 음식물 중의 탄수화물은 포도당(glucose) 등으로 분해되고 장에서 흡수되어 간으로 수송되는데, 간세포는 포도당을 흡수하여 당원을 합성하고 세포 내에 저장한다. 그리고 당원을 필요에 따라 포도당으로 분해해서 혈액에 돌려줌으로써 혈당을 조절한다. 마찬가지로 단백과 지질도 간에서 다양한 대사를 받는데, 그에 의해 전신적인 물질의 출입이 조절된다.

한편, 간이 시행하는 대사에서 잊어서는 안 될 것은 해독기능이다. 간세포에는 다양한 독물과 알코올 등을 대사해서 무독물질로 바꾸는 기능이 있는데, 이 중에서도 중요한 것은 장에서 흡수되는 단백분해산물(암모니아와 아민류)의 해독이며, 이들은 신장에서 배설 가능한 요소(urea)로 변화시킨다. 간에 중대한 장애가 발생하여 간세포에 의한 해독이 충분히 이루어지지 않게 된 경우에는 단백분해산물이 해독되지 않은 채 뇌에 도달하여 **간성혼수**(hapatic coma)라는 극히 위험한 뇌장애를 일으킨다. 간성혼수의 진단에서 혈청 중의 암모니아 정량을 시행하는 것은 그 때문이다. 간성혼수는 간 자체는 충분히 기능을 유지하고 있더라도 간경변증 등에 의해 혈관에 이상(측부순환)이 발생, 문맥에서 다량의 혈액이 간을 경유하지 않고 직접 대정맥에 유입하는 경우에도 발생한다. 간성혼수를 포함해서 간의 해독이 불완전하기 때문에 일어나는 장애를 **간기능상실**(간부전)이라고 한다. 이와 같이 간의 기능은 순환과 불가분의 관계가 있는데, 그것을 조직의 구조에서 살펴보기로 한다.

간의 조직은 간소엽이라는 직경 1mm 정도의 소단위 집합으로 구성된다. 한 개의 간소엽은 그림 12-15와 같이 중심정맥이라는 정맥을 중심에 가지고 있으며 몇 개의 문맥가지로 감싸여 있다. 이 문맥가지는 Glisson 초(소엽간결합조직) 내를 담관과 간동맥을 함께 주행, 여기에서 다수의 모세혈관이 갈라지고(이 모세혈관그물을 유동이라고 한다), 간소엽을 관통해서 중심정맥에 모인다. 모세혈관과 모세혈관 사이에는 간세포가 끈과 같은 형으로(실은 판으로서) 이어지고 이곳에서 혈액과의 사이에 물질교환을 시행한다. 중심정맥이 모여 간정맥이 되며 아래대정맥으로 열린다. 이 간소엽의 구조에 의해 문맥에서의 혈액은 반드시 간세포와 충분한 접촉을 하는데, 위와 장에서의 단백분해산물이 해독을 받지 않고 대정맥을 빠져나가는 일은 일어나지 않는다(그림 12-16).

문맥의 혈류는 위와 장 등 모세혈관을 일단 통과한 다음이기 때문에 혈압은 낮아 8~10mmHg 정도가 정상이다. 그러나 간경변증인 상태에서는 문맥의 혈압은 다양한 정도로 상승하게 된다. 이것은 간 내의 문맥과 간정맥가지가 폐쇄되고, 혈액이 간을 통과하는 것이 곤란해지는 결과인데, 이런 상태를 **문맥압항진증**(문맥고혈압)이라고 한다. 문맥압항진증은 흔히 환자의 생명을 위협하는 위험상태이지만 그것은 식도정맥류라는 병변을 일으키는 것에

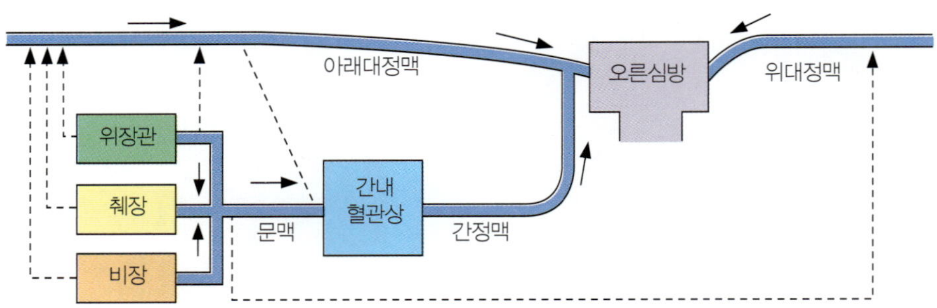

그림 12-15. **문맥과 대정맥계의 관계**

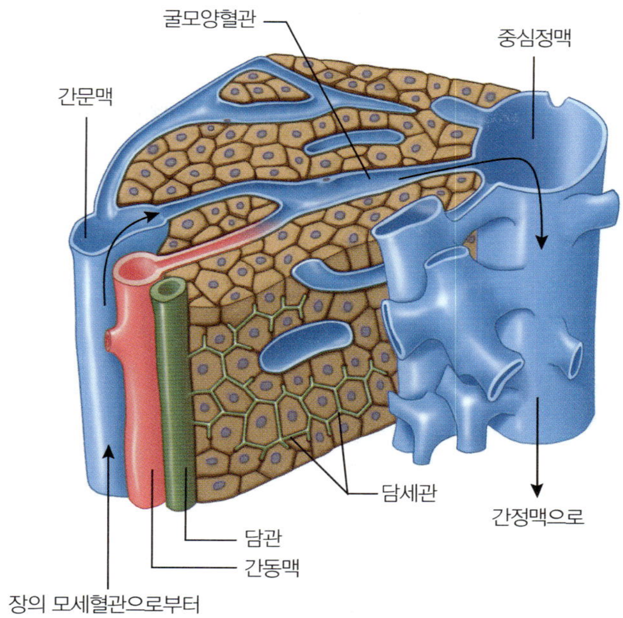

그림 12-16. **간소엽.** 간에는 10만 개 이상의 소엽이 있다. 각 소엽은 간의 다양한 기능을 수행하는 많은 세포들로 구성되어 있다.

의한다. 순환장애에서 배운 바와 같이 문맥계에서는 간을 지나지 않고 대정맥으로 빠지는 측부 순환경로(측부 혈행로)가 여러 곳에 존재해 있고(그림 12-15 참조), 이들은 본래는 극히 작은 혈관이지만 문맥압항진증에서는 일제히 확장해서 다량의 혈액을 흐르게 한다. 특히 식도하부에서 위의 들문(분문)에 걸쳐서는 점막밑조직에 존재하는 정맥얼기가 확장하여 식도의 내면에 돌출, 식도정맥류라는 상태를 조성한다. 이것은 음식물의 통과 등 작은 힘으로도 쉽게 터지며 대출혈을 일으킨다. 이것이 간경변증 환자의 사인으로서 가장 중요한 것의 하나이다.

그 밖에도 문맥압항진증은 몇 가지 현상을 수반한다. 복강 내의 림프액 생성 및 흡수장애에 의한 복수, 비장이 정상의 다섯 배 가량 종대되는 비장비대(비종대, splenomegaly), 문맥계의 정맥경화증, 문맥혈전의 형성 등이 있다.

제 2 절 알코올에 의한 간장애

인체에는 독물을 섭취했을 때 그것을 처리하는 기전이 있다. 독물처리의 방식은 신장에서 배설하든가, 간에서 대사를 받아 무해한 물질로 변화시키든가 하는 것이다. 간에서 독물의 대사를 시행하는 것은 주로 간세포인데, 이런 관계로 간세포는 독물의 표적이 되고 흔히 강한 상해를 받는다.

중독에 의한 간세포상해로서 가장 많은 것은 알코올(에탄올)에 의한 것이다. 술은 백약의 장이라고 하지만, 알코올은 그 자체가 독물이라는 것이 지배적인 생각이다. 사실, 장기간 다량의 음주를 지속한 사람의 간에서는 다양한 변화가 나타난다. 알코올에 의한 간의 장애는 일반적으로 알코올성 지방간, 알코올성 간염, 알코올성 간경변증의 세 종류로 분류된다.

1. 알코올성 지방간

알코올성 지방간(alcoholic fatty liver)이란 간세포의 세포질에 지방이 과립상으로 나타난 상태이다. 지방의 양이 많은 경우에는 세포의 대부분이 지방의 덩이로 점유되어 있다(그림 12-17). 간은 전체적으로 커지며, 정상 1,500g에서 2,000g 이상으로 증가하고, 단면은 맨눈으로도 하얗게 기름져 보인다. 심장기능상실(심부전)에 의한 만성울혈 등에서도 간세포에서 지방을 볼 수 있지만, 알코올인 경우의 특징은 장기간 지속되면 간에 교원섬유가 증가, (알코올성) **간섬유증**이 되기도 한다. 섬유가 증가하는 것은 주로 Glisson 집(초)의 주위인데, 그것만으로는 간기능에 중대한 장애는 일어나지 않는다.

2. 알코올성 간염

알코올성 간염(alcoholic hepatitis)은 황달을 일으키고 혈청 중의 아미노전달효소(transaminase) 치가 상승하는 등 급성 바이러스 간염과 유사한 증상을 나타내는 질환인데, 단기간에 다량의 음주를 한 후 일어난다. 이 경우에는 지방간 등에 비해 한층 심한 간세포의 상해가 나타나며 간세포의 대부분이 괴사에 빠진다. 괴사는 소엽의 중심부를 차지하고 상해를 받은 세포에서는 세포질에 **맬로리 유리질**(맬로리 초자체, Mallory's hyaline)이라 일컫는 일종의 봉입체가 출현하는 것이 특징이다(본체는 세섬유의 덩이). 간세포의 괴사가 광범위하게 퍼지고 간성혼수가 발생하는 경우도 있다.

3. 알코올성 간경변증

장기간에 걸쳐 다량 음주를 지속한 사람에서는 최후에 **알코올성 간경변증**(alcoholic liver cirrhosis)의 상태가 되는데, 그것은 상기한 두 종류의 병변이 다양한 규모로 반복된 결과인 것으로 생각된다. 간경변증은 후술하는 바와 같이 원상으로 회복할 수 없는 불가역적인, 그리고 환자의 생명을 위협하는 위험한 병변이다. 그런 뜻에서 알

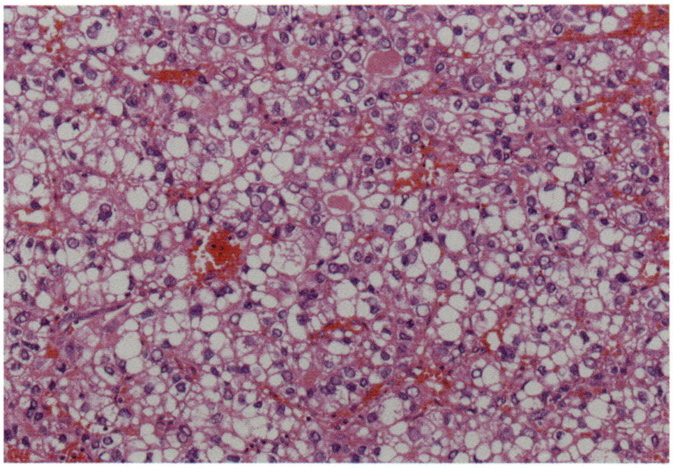

그림 12-17. **지방변성.** 커다란 지방방울을 함유한 간세포가 거품처럼 밝고 투명하다.

코올에 의한 간장애의 위험성이란 간경변증을 일으키는 것으로 끝나는 셈이다. 일반적으로 만성 간장애가 발생하는 것은 1일 600mL 이상의 청주를 계속 음주한 경우라고 한다.

제 3 절 바이러스성 간염과 중독성 간염

1. 바이러스성 간염

바이러스 간염(viral hepatitis)은 원인이 되는 바이러스에 의해 크게 **A형 간염**(hepatitis A), **B형 간염**(hepatitis B), **비A 비B형 간염**(hepatitis non-A non-B) 및 **C형 간염**(hepatitis C)의 4종류로 분류된다.

A형, B형에 대해서는 각각 바이러스의 성질, 감염양식 등이 밝혀져 있으며, 비A 비B형 바이러스도 최근에 와서 2~3종이 동정되고 있는 중이다. 이들 중 A형은 거의 모든 경우 적정한 치료에 의해 순조로운 경과를 취해 치유된다. 다른 세 형은 주로 수혈에 의해 감염되는 것인데, 대개의 경우 치유되나 때로는 중대한 만성 간질환으로 이행한다.

바이러스 간염에 의해 발생하는 간의 병변은 한마디로 말해서 간세포의 상해와 괴사이다. 그러나 이 상해는 바이러스 자신이 직접 일으키는 것은 아니며, 바이러스에 감염된 간세포가 숙주의 면역감시기구의 망에 걸리고, 세포면역을 주로 하는 숙주반응에 의해 파괴되는 것으로 생각된다. 간세포에 괴사가 일어나게 되면 간세포에 함유되어 있던 다양한 효소가 혈중으로 이행한다. 특히 GOT, GPT 같은 아미노전달효소(transaminase)가 간세포에 비교적 특이하기 때문에 그 혈청 중의 활성을 검사함으로써 간세포 괴사의 원인을 알 수 있다.

바이러스 간염에서는 발생하는 괴사의 규모와 확산에 몇 가지 형이 있는데 그에 의해 환자의 경과도 다르게 나타나므로 그에 따라 병형 구분이 가능하다.

1) 경증간염

경증간염(non-fatal hepatitis)은 강한 황달 증상이 나타나고 1~2개월의 치료에 의해 치유되는 것인데, 일반적으로 급성 간염이라고 하는 병형이다. 이 경우에는 간세포의 수로 계산할 때 1개에서 수 개의 소단위 괴사, 즉 점상괴사가 간소엽 내에 다수 흩어져 발생한다. 괴사에 빠진 간세포는 산성 색소의 일종인 에오신(eosin)에 의해 붉게 물들기 때문에 호산성이라고 한다. 괴사는 소단위로 발생하기 때문에 남은 간세포로부터의 재생에 의해 쉽게 수복되며 이 경우는 일반적으로 흔적을 남기지 않고 치유된다.

2) 전격성 간염

전격성 간염(fulminant hepatitis)은 발병 후 환자는 급속히 간성혼수에 빠지고, 대개는 1개월 이내에 사망하게 되는 급성 바이러스 간염의 중증형이다. 이 경우에는 한 개 간소엽의 대부분, 흔히 다수의 소엽에 걸친 넓은 영역이 전체적으로 괴사에 빠지는 경우가 있는데, 이 병변을 **광범위성 괴사**라고 한다(그림 12-18). 괴사되지 않은 소수의 간세포만으로는 충분한 해독을 할 수 없고, 암모니아를 비롯해서 단백분해산물이 혈액 중에 저류, 농도가 증

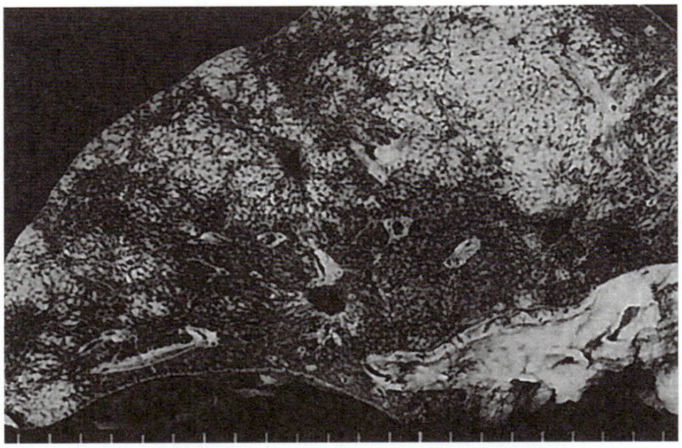

그림 12-18. **중증간염.** 발병 후 1주일경 간은 아직 작아져 있지 않다. 하얗게 보이는 영역에서는 간조직이 어느 정도 생존하고 있으나, 어두운 부분은 광범위한 괴사상태로 되어 있다.

가하게 되면 간성혼수로 발전한다. 한편, 괴사에 빠진 간세포는 발병 수일 후에 손상이 출현하며 그와 함께 간은 정상보다 1/2~1/3까지 축소되는데, 이 상태를 **급성 황색간 위축**이라고 한다. 광범위성 괴사에서는 점상괴사와는 달리 재생에 의한 원상회복은 일반적으로 기대할 수 없으며, 다행히 사망하는 것을 모면하더라도 간경변으로 이행하는 경우가 많다.

3) 만성 간염

만성 간염(chronic hepatitis)은 수 년에서 수십 년이라는 만성적인 경과를 거치는데 일부 증례는 마지막에 간경변으로 이행한다. 어떤 이유에 의해 간세포 내의 바이러스가 언제까지고 제거되지 않은 채 숙주의 면역반응이 몇 년이고 지속되는 상태를 보인다. 반응은 특히 Glisson 집 주위에서 강하게 일어나는데, 마치 림프구가 간세포를 표적으로 하고 있는 것처럼 다수 침윤하는 것이 특징적이다. 이 변화가 서서히 일어나는 것을 **단편적 괴사**(piecemeal necrosis)라고 하는데, 그 정도가 심할수록 간염은 활동성이 높고 간경변으로 이행하기 쉬운 것으로 생각된다. 만성 간염의 환자에 따라서는 장기간 관찰하더라도 간경변으로 이행하지 않는 경우도 있다. 이러한 차이의 원인은 아직 밝혀져 있지 않다.

2. 중독성 간염

바이러스 간염과는 달리 다양한 독물(특히 약제)에 의해 발생하는 간염이 있는데, 이것을 **중독성 간염**(toxic hepatitis)이라고 한다. 여기에는 발생원인에 따라 간독성을 가진 물질, 과민증에 의한 간세포상해의 두 종류로 분류한다.

1) 간독성을 가진 물질에 의한 중독성 간염

가장 중요한 것은 간세포상해가 독물의 양에 관계하고 일정량 이상을 섭취하면 누구나 간세포의 괴사가 발생한다. 과거 소화제로서 사용된 사염화탄소가 대표적인 예이다. 넓은 의미에서는 알코올 등도 여기에 포함된다.

2) 과민증에 의한 중독성 간염

과민증에 의한 간세포의 상해는 한정된 소수인에게서만 발생하는 것인데, 간세포에 부착한 독물에 대해 숙주반응이 가해지는 경우이지만 이 질환에서 일어나는 간의 병변은 바이러스 간염과 전혀 구별할 수 없다.

이상 두 종류의 중독성 간염을 일으키는 약제에는 많은 종류가 있는데, 어떤 것이 어떤 형의 장애를 일으키는가에 대해 많은 연구가 진행되고 있다.

제 4 절 간경변증

바이러스성 간염과 알코올성 간장애 등 만성 간병변이 치유되지 않고 진행된 경우, 최후에는 **간경변증**(liver cirrhosis)이라는 종말상태에 도달한다. 이 경우 간은 작고 둥근 구조의 집합으로 되어 있는데, 이들을 **결절**(또는 **재생결절**)이라고 한다(그림 12-19).

결절과 결절 사이는 사이질(또는 결합조직사이막)이라고 하며, 사이질(간질)이란 간세포 괴사 후에 남겨진 결합조직성 반흔이다. 한편, 괴사되지 않은 간세포가 재생을 계속하고, 팽대해서 구상인 덩어리를 만든 것이 결절에 해당한 둥근 융기이며, 특유한 표면상을 나타낸다. 복강경(복강 내부를 관찰하기 위한 내시경) 등으로 이상을 포착함으로써 간경변증의 진단이 확정된다.

간경변증은 증례에 따라 다양한 형을 나타내는데, 이전부터 다양한 분류가 있었지만 여기에서는 **Gall의 분류**를 참고로 해서 괴사후성 간경변증, 알코올성 간경변증, 간염후성 간경변증의 3가지 형으로 분류한다(그림 12-20).

1) 괴사후성 간경변증

괴사후성 간경변증(postnecrotic cirrhosis)은 전격성 간염에 가까운 것 같은 광범위성 괴사 후에 발생한다. 사이질의 폭이 넓고 간소엽이 한 개 이상의 범위에 걸쳐 있다는 점에 특징이 있는데, 결절의 형은 일반적으로 불규칙하다. 간은 위축성 간경변증을 보이면서 크기가 점차적으로 작아진다.

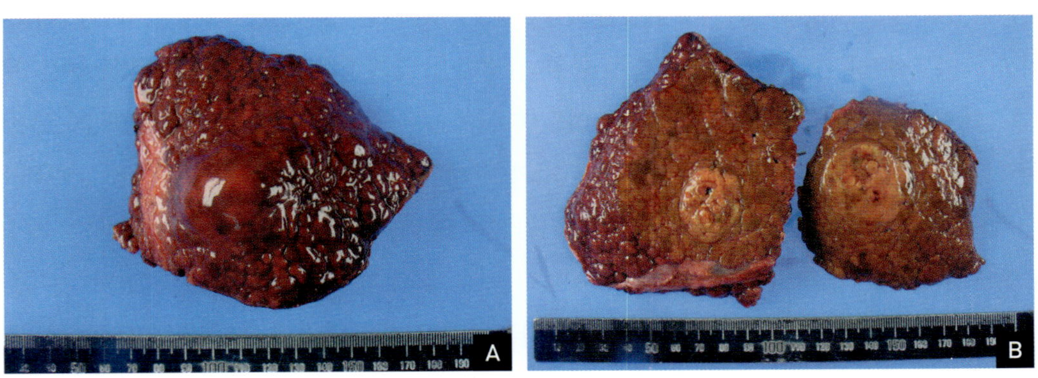

그림 12-19. **간경변증과 연관된 간암.** 중앙부에 간암이 있고 간 표면은 다수의 둥근 융기에 의해 독특한 형을 나타내고 있으며, 단면에서도 간실질이 마찬가지로 결절의 집합으로 이루어져 있다는 것을 알 수 있다.

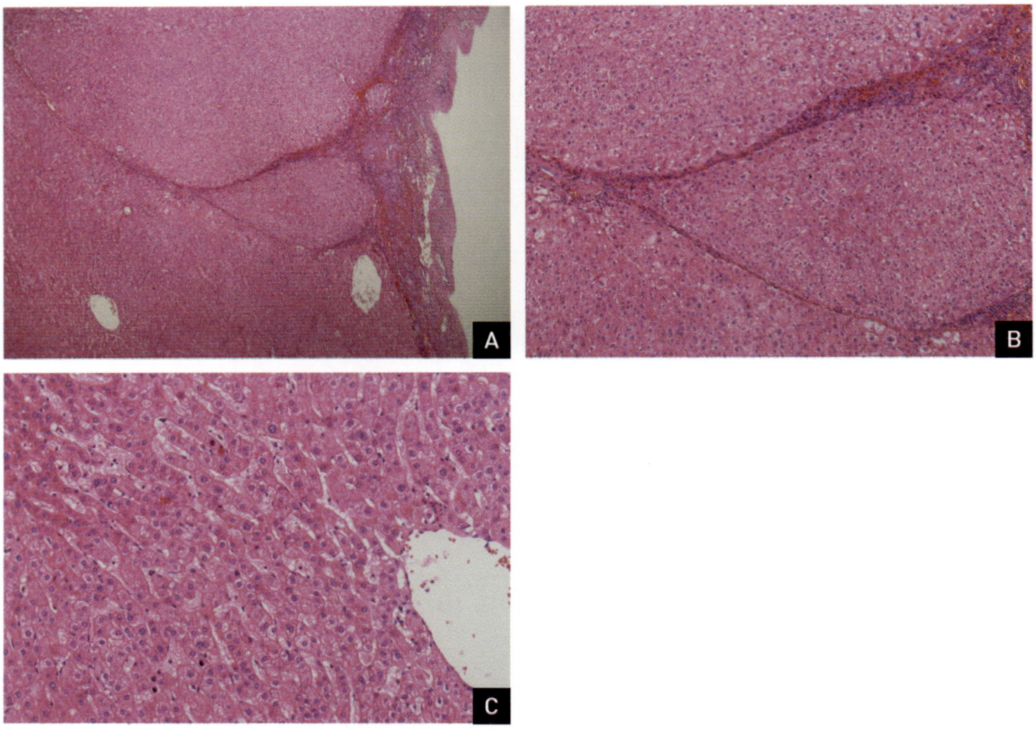

그림 12-20. 간경변증의 현미경 소견

2) 알코올성 간경변증

알코올성 간경변증(alcoholic cirrhosis)에서는 반대로 사이질이 막처럼 얇고, 결절은 직경 1~2mm로 소형이면서 모양이 같다는 것이 특징이다. 간은 크고, 체적이 정상의 두 배 가까이에 달하는 비대성 간경변증을 취하며, 일반적으로 강한 지방간을 수반한다.

3) 간염후성 간경변증

간염후성 간경변증(posthepatitis cirrhosis)도 얇은 사이질을 가졌는데, 이 경우에는 결절이 대형이면서 둥글고 아름다운 기하학적인 형을 나타내며, 만성 간염에서 이행하는 것이 많은 것으로 생각되고 있다.

일반적으로 간경변증이란 치유가 매우 힘든 질환이다. 간경변증이 된 후에 남은 수명은 수 개월에서 수십 년으로 개인차가 크지만, 늦든 빠르든 간경변증의 존재가 환자의 생명을 위협한다. 그러나 현실적으로 간경변증이라는 질환을 가지고 있으면서 살아 있는 사람이 많이 있는데도 한편에서는 그 질환이 사망을 초래하는 것이다. 그것은 간경변증이 아니고, 항상 진행을 지속하는 병변이라는 것과 관계가 있다. 간경변증 진행의 결과로서 간기능상실(간부전)의 발생, 식도정맥류의 파열, 간암 발생 등이 일어나고 이것이 환자를 사망에 이르게 하는 것이다. 이 중에서 간기능상실과 식도정맥류는 간의 순환이상과 관계가 있기 때문에 이 점에 대해 간단히 설명해 두기로 한다.

그림 12-21의 왼쪽은 넓은 사이질을 가진 괴사후성 간경변증을 나타내는데, 이 형에서 사이질(간질)은 원래 여러 개의 간소엽에 걸쳐 있기 때문에 문맥과 간정맥가지가 사이질에 함유되어 있다. 사이질이 만들어질 때 간세포는 괴사에 의해 모두 소멸하지만, 이들의 혈관과 간세포 사이에 있던 모세혈관 등은 파괴되지 않고 남아 있으며,

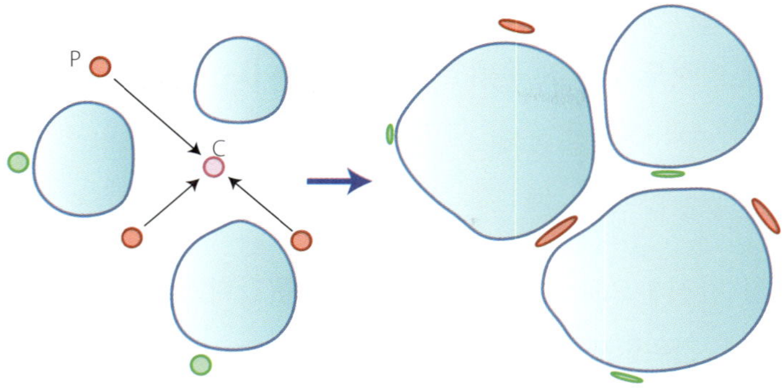

그림 12-21. **간경변에 있어서의 간의 순환.** P: 문맥, C: 중심정맥.

그에 의해 사이질 내부에서는 문맥에서 중심정맥을 향해 무시할 수 없는 양의 혈류가 흐르게 된다. 이 혈류는 간세포와 접촉하지 않고 대정맥으로 빠지기 때문에 그 양이 많은 때에는 앞에서 설명한 이유에 의해 장에서 흡수된 독성물질이 필요한 해독을 받지 않고 뇌에도 달하여 간기능상실을 일으키게 한다.

이 상태에서 간세포가 재생을 지속하고, 그림 12-21의 오른쪽과 같은 결절이 커다란 형으로 변모했다고 가정하면(이것은 간염후성 간경변증의 형이지만 최근에는 알코올성을 제외한 여러 가지의 간경변증에 공통된 종말상으로 생각하게 되었다) 사이질은 대형화한 결절과 결절 사이에서 압박을 받아 얇아지고, 동시에 사이질 내를 주행하고 있던 문맥과 간정맥가지는 폐쇄될 것이다. 이에 의해 문맥에서 간정맥에 걸쳐서의 순환저항이 상승하고 혈액은 간 내를 통과할 수 없게 된다. 간경변증에서는 이와 같은 혈관의 폐쇄에 의해 **문맥압항진증**이 발생한다.

제 5 절 바이러스 간염 이외의 간 감염증

1. 간고름집

원인불명인 발열이 지속할 때 CT에 의한 검사에 의해 **간고름집**(간농양, liver abscess)을 발견하는 경우가 있다. 발생방식에서 보아 중요한 것에는 담관염성 간고름집, 문맥염성 간고름집의 두 종류가 있다.

1) 담관염성 간고름집

담관염성 간고름집은 상행감염, 즉 염증이 십이지장에서 담관을 따라 간으로 진행된 결과 고름집이 발생하는 것이며, 거의 예외없이 담관에 통과장애가 있고 담즙의 정체가 있을 때 일어난다. 통과장애의 구체적인 경우에 대해서는 담도의 항에서 설명하기로 한다.

2) 문맥염성 간고름집

문맥염성 간고름집은 문맥을 따라 감염이 혈행성으로 간에 달하는 경우인데, 중증 충수염과 췌장염 등 복강의 장기 염증에 이어 발생한다. 이질아메바에 의한 대장염이 있을 때, 흔히 아메바가 혈행성으로 간에 도달하고 아메바성 간고름집을 일으키는데 이것도 일종의 문맥염성 간고름집이다.

2. 기생충증

우리나라에서 기생충에 의한 간질환으로 중요한 것은 **간흡충증**(간디스토마증, Clonorchiasis hepatis), **일본주혈흡충증**(Schistosomiasis japonica), **간위립포충증**(간포충증, Echinococcosis hepatis)의 세 종류이다.

간디스토마(간흡충; Clonorchis sinensis)는 담관 중에 기생하며 담관의 폐색과 만성 염증을 일으킨다. 일본주혈흡충(Schistosoma japonicum)은 문맥계의 혈관 내에 기생하기 때문에 다수의 충란이 혈행성으로 간에 도달, 간 내의 작은 문맥가지에 색전함으로써 문맥압항진증을 일으킨다. 또한 이 경우, 이유는 불명하지만 진행과 함께 간경변증을 일으키게 된다. 위립포충(단포포충, Echinococcus granulosus)도 문맥가지 또는 림프관 속에 기생하는데, 간만이 아니고 주위의 조직을 파괴하면서 증식한다.

3. 기타 감염증

그 밖에도 간에 염증을 일으키는 감염증에는 **결핵, 매독, 장티푸스** 등이 있다. 속립결핵증의 부분현상으로서 간에 속립결핵결절을 나타내는 경우가 있는데, 이것을 제외하면 오늘날에는 증례도 적고 임상적으로 중대한 문제가 되지 않는다.

제 6 절 간 종양

1. 간 암

간의 상피성 종양으로서 중요한 것은 **간암**(liver carcinoma)이다. 간암에는 간세포암(hepatocellula carcinoma; hepatoma), 담관세포암(cholangiocarcinoma), 간모세포종의 세 종류가 있다.

1) 간세포암

간세포암(hepatocellular carcinoma; hepatoma)은 암에 의한 사망률의 2~3위를 차지하는 중요한 악성종양이다(그림 12-22). 여러 가지 의문점 중에서도 간세포의 성질을 보존하고 있는 것으로 볼 때 간세포에서 유래하는 것으로 생각되는 암이다. 그 대다수(90%)는 이미 간경변증을 가진 간에서 발생하는 것이 하나의 특징이다. 그러므로 간경변증 자체가 일종의 전암성 병변으로 생각되고 있지만, 특히 B형 간염 또는 C형 간염에 의한 간경변증에서 간암이 발생하는 경우가 최근 주목되고 있다.

조직학적으로 암세포는 풍부한 세포질과 둥근 핵을 가진 형이 간세포와 유사하며, 간세포와 유사하게 판 모양

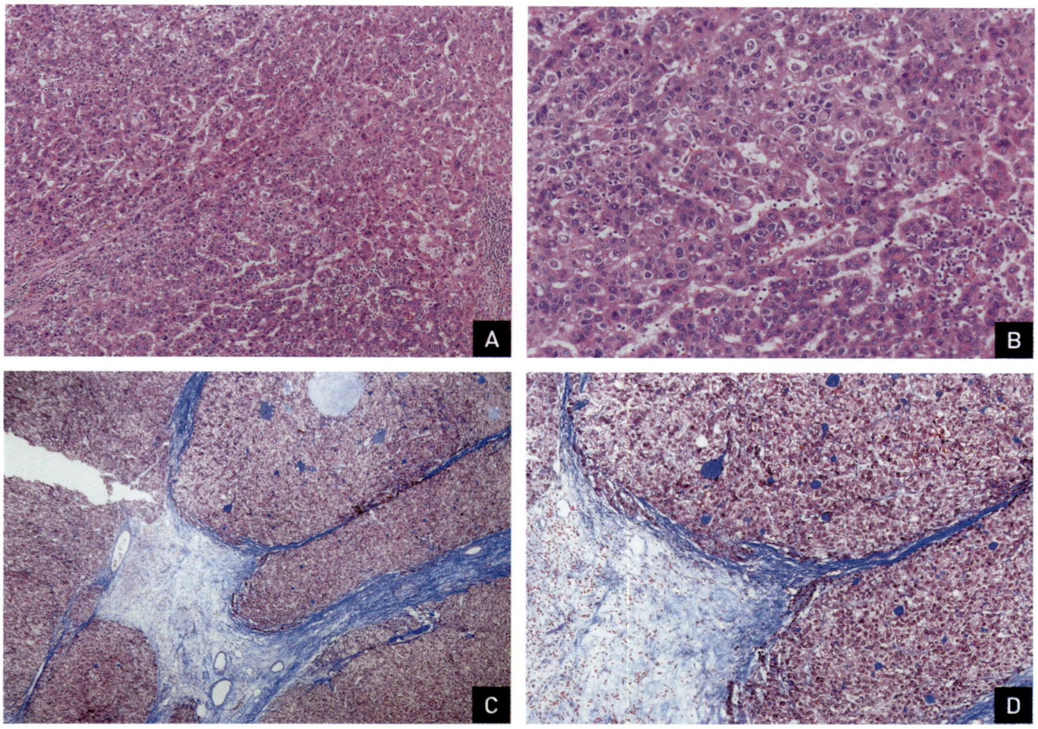

그림 12-22. **간세포암.** 이형성이 있는 종양세포가 간세포와 유사한 형태로 충실성 배열을 나타내고 있다.

또는 끈 모양의 세포집단을 구성한다. 흔히 태생기의 혈장단백인 α -fetoprotein(AFP)을 생산하는 것도 간세포로서의 성질의 잔재이다. 혈청의 생화학적 검사에 의해 이 단백의 증가가 확인되는 경우에는 간세포암(또는 간아종)의 존재를 의심하게 된다. 한편, 간암의 세포는 흔히 담즙을 생산한다. 그런 경우에는 종양은 육안으로 갈색을 나타낸다. 단, 포르말린으로 고정하면 빌리루빈(bilirubin)이 산화되어 빌리베르딘(biliverdin)이 되기 때문에 초록색을 나타낸다.

2) 담관세포암

담관세포암(cholangiocellular carcinoma; 간내담관암, carcinoma of intrahepatic bile duct)은 간 내부의 담관상피에서 유래하는 암이다. 간경변증과 같이 존재하는 경우는 적다. 또한 조직학적으로는 간외 담관상피 유래의 암과 같이 샘암이며, 간세포암과는 달리 간의 암으로서 특성은 없으며, 조직을 보는 것만으로는 위암 등이 간으로 전이된 것과의 감별이 어렵다.

3) 간모세포종

간모세포종(간아종, hepatoblastoma)은 영아기 및 소아기에 발생하는 일종의 간세포암인데 소아암으로서 중요하다. 성인 간세포암과는 달리 간경변증 없이 발생하며 수술결과도 비교적 양호하다.

2. 비상피성 종양

간에서도 다양한 종양이 발견되고 있으나 혈관에서 유래하는 혈관종에 대해서만 살펴보기로 한다.

해면상혈관종에서는 간 표면의 바로 밑에 해면과 같은 형으로 혈관이 집합해 있다. 표면에서 자색반점으로 보이는데, 대개의 경우 아무런 증상도 없으며 수술과 부검에 의해 우연히 발견된다. 악성종양으로서는 혈관내피육종이 있는데, 어떤 발암성을 가진 물질이 내피세포(쿠퍼세포, Kupffer's cell) 내에 장기간 축적되고 있는 사이에 암을 일으키는 것으로 생각된다. 이와 같은 물질로서는 트로트라스트, 염화 비닐모노마 등을 들 수 있다. 트로트라스트는 트륨을 가진 방사성 물질인데 제2차 세계대전 중에 혈관조영제로 사용되었다. 염화 비닐모노마도 그것을 다루는 미국의 공장 근로자에게 이 종양이 다발했던 데서 발암성이 있는 것으로 확인되었다.

제 7 절 황 달

황달(jaundice)이란 혈청 중의 빌리루빈(bilirubin; 담즙색소) 농도가 상승한 상태로서 일반적으로 용혈황달, 간세포성 황달, 폐쇄황달의 세 가지로 분류된다.

이것은 발생기전에 의한 분류이기 때문에 다시 한 번 여기에서 빌리루빈의 대사에 대해 상기해 볼 필요가 있다. 수명을 다한 적혈구가 비장에서 파괴되면, 혈중으로 방출된 헤모글로빈은 전신에 산재한 단핵식세포계(MPS)의 세포(간의 쿠퍼세포와 비장의 큰포식세포 등)에 흡수된다. 이들 세포 내에서 헤모글로빈은 분해되어 빌리루빈이 되고, 이것이 다시 혈액중으로 이행하는데, 이 단계의 빌리루빈은 간접(반응)형이라 일컫는 것으로 담즙 내의 것과는 성질이 다르다. 간접형이라고 하는 이유는 빌리루빈의 증명법인 Van den Bergh 반응이 단백 제거 후에 비로소 양성이 되기 때문이다. 간접형 빌리루빈은 간에 달하면 간세포에 흡수되고, 세포 내에서 글루크론산 포합을 받아 직접(반응)형 빌리루빈이 되며 담모세관에 분비된다. 이와 같은 이유에서 황달 환자에서 혈청 중에 증가하고 있는 빌리루빈은 그 총량(총빌리루빈치)만이 아니고, 직접 · 간접형 빌리루빈의 비율도 또한 황달의 성질을 알아보는 데 불가결한 정보이며, 모두 중요한 임상검사의 항목으로 되어 있다.

1. 용혈황달

용혈황달(용혈성 황달, hemolytic jaundice)은 적혈구가 대량으로 파괴되고 그에 의해 혈중에 간접형 빌리루빈(indirect bilirubin)이 증가되어 간에 의한 처리가 이를 따라가지 못하기 때문에 발생하는 황달이다. 따라서 이것은 간에 원인이 있는 황달이 아니며, 원래 혈액학적인 이상에 의한 용혈로 발생하는 황달이 이에 해당한다.

2. 간세포성 황달

간세포성 황달(hepatocellular jaundice)은 간세포의 상해에 수반한 황달의 총칭이다. 급성 바이러스 간염에서의 황달이 그 대표이다. 그 성립은 복잡하며 다양한 인자가 관여하고 있다. 첫째 간세포 상해에 의해 세포의 총량이 감소되고 간접형 빌리루빈의 처리능력이 저하한다는 것이(글루크론산 포합의 장애) 고려된다. 그렇게 되면 당연히 간접형 빌리루빈이 혈중에 증가하게 된다. 그러나 그림 12-23에 나타낸 바와 같이 급성 바이러스 간염 때에는 간세포가 간소엽의 이곳저곳에서 괴사에 빠지는 결과, 그 곳에서는 담모세관의 연결도 끊어지는 셈인데, 이것도 제2의 인자로서 황달의 성립에 관여한다. 즉, 주위에 살아남은 간세포가 담즙을 만들어 담모세관에 분비하더라도 괴사부위에서 담즙은 혈액으로 역류해 버린다. 그리고 이에 의해 혈중에는 직접형 빌리루빈도 증가하게 된다. 그래서 간세포성 황달에서는 직접 · 간접형의 비율보다는 오히려 간세포 괴사의 지표인 혈청 transaminase(GOT, GPT)치가 진단상 중요하다.

3. 폐쇄황달

간세포에서 담모세관에 분비된 담즙은 담관을 거쳐 십이지장으로 배출되는데, **폐쇄황달**(폐색성 황달, obstructive jaundice)은 이 경로(담도)가 어딘가에서 폐색된 경우에 발생하는 황달이다. 폐쇄부위에서 상류는 갈 곳이 없는 담즙이 저류하고, 담관은 강하게 확장해서 담즙 정체상태가 된다. 이에 의해 담관 내압이 전반적으로 높아지고, 간세포(담모세관)와 접속하는 최말단의 가지에서 담즙이 Glisson의 결합조직으로 삼출해 나간다. 담즙은 림프관에 유입되며 결국에는 가슴관(흉관)에서 혈액으로 들어가기 때문에 황달이 발생하는 것이다. 따라서 이 경우에는 당연히 혈액 중에는 간세포 안에서 글루크론산 포합을 받은 직접형 빌리루빈이 증가하게 된다. 또한 담즙의 다양한 성분, 특히 알칼리 인산분해효소(alkaline phosphatase) 활성의 상승도 특징이다. 그로 인해 직접형 빌리루빈치(direct bilirubin)의 측정과 알칼리 인산분해효소 활성의 검사도 임상적으로 매우 중요하게 된다.

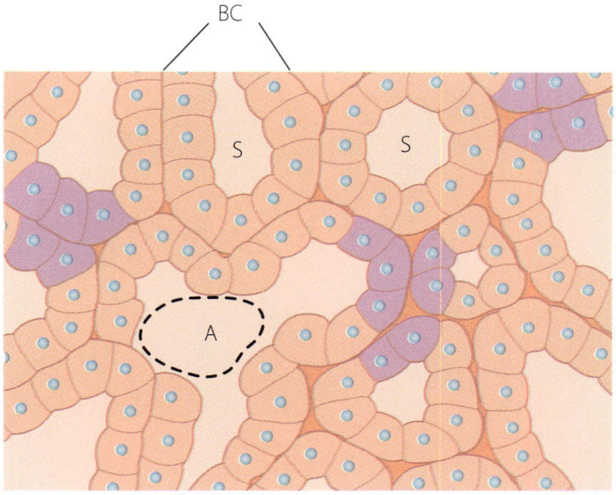

그림 12-23. **바이러스 간염에서의 황달 발생을 설명하기 위한 간조직의 모식도.** 세포는 변성 · 괴사에 빠진 간세포. BC: 담모세관, S: 모세혈관(유동). 점상괴사가 발생하고 괴사에 빠진 간세포가 붕괴하면(A), 그곳에서는 담모세관의 연결이 상실되고 담즙은 유동의 혈액에 유입해 버린다.

제 8 절 담관의 질환

담관(쓸개관, bile duct)은 간세포 사이에 펼쳐 있는 세관(담모세관)에서 시작하여 최후에는 총담관이 되어 십이지장에서 끝나는 수지상 시스템(담도계)이다. 그 역할은 간세포에서 분비된 담즙을 십이지장 유두를 경유해서 장관에 운반하는 것인데, 따라서 담도의 질환에서는 통과장애(담도폐색)를 일으키는 것이 실제에 있어서 중요한 것이다. 그래서 담도폐색이 일어나는 기전에 대해 몇 가지 경우를 정리해 두기로 한다(그림 12-24).

1. 담관의 선천이상

총담관(온쓸개관, common bile duct)이 선천적으로 닫혀 있고, 이에 의해 생후 곧 폐쇄황달이 나타나며 점차 악화되어 가는 질환이다. 생후 5개월 정도까지의 단기간에 담즙성 간경변증이 만들어진다. 적절한 수술을 서둘러 시행할 필요가 있다.

2. 담석증

담관 내의 이물에 의해 발생하는 담관폐색증으로 중요한 것은 **담석**(쓸개돌, gallstones)에 의한 것이다. 담석은 담즙의 농축으로 발생하는 단단한 덩어리인데, 거의 모두 담낭에서 만들어진다(그림 12-25). 아무런 증상이 없는 채 담낭에 결석을 가지고 있는 사람도 많이 있지만, 결석이 담낭에서 유출, 총담관(특히 십이지장 유두부)에 막혀 담도폐색을 일으키는 경우가 있다. 이와 같은 때에는 황달과 함께 격렬한 복통발작을 수반한다. 그런 일이 없더라도 담낭에 담석이 있으면 담낭염을 수반하는 경우가 많으며, 염증이 악화된 경우에는 담낭의 천공으로 복막염(담즙성 복막염, 화농성 복막염 등)을 일으키게 된다.

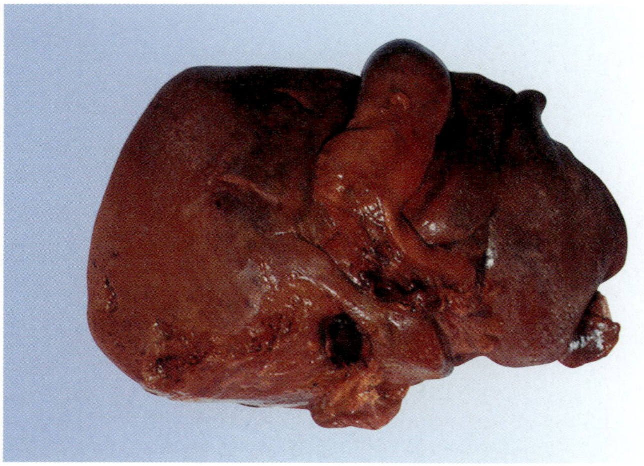

그림 12-24. 담낭의 맨눈 소견

3. 간외담관암

간외담관암(carcinoma of extrahepatic bile duct)은 담관벽 그 자체의 병변에 의해 담도폐색이 발생하는 경우이다. 앞에서 설명한 간내담관암(담관세포암)에서는 암은 말초의 세담관에서 발생하기 때문에 그것만으로 폐쇄황달은 나타나지 않으나, 담관이 한 개로 합류한 온쓸개관(총담관) 등에서는 암은 간단히 쓸개즙(담즙)의 흐름을 가로막는다. 이에 의해 암 자체는 비교적 작은 때 증상이 나타나는 셈이지만, 다양한 이유에 의해 담관암은 간 내로 신속히 진전된다. 그래서 수술에 의한 치료 역시 힘든 경우가 많다.

4. 췌두부암

췌두부암(carcinoma of pancreatic head)은 담도가 외부의 압박에 의해 폐색하는 이유이기도 하다. 총담관은 십이지장유두에 개구하기 직전에 췌장의 두부 절반을 관통하는 형태로 주행하고 있다. 췌장암의 대부분은 이 췌두부에서 발생하지만, 이 해부학적 관계에 의해 암이 어느 정도 커지면 총담관을 밖에서 압박하고 폐쇄황달을 일으키게 한다. 이 폐쇄황달이 췌두부암의 최초 증상이 되는 경우가 많다.

5. 간내성 담즙 정체

분명히 폐쇄황달증상이 있는데도 담관의 굵은 부분에는 통과장애가 없지만 말초의 세담관, 그것도 간 전체에 걸쳐 한결같이 폐색이 있는 것으로 보인다. 이 상태를 **간내성 담즙 정체**(intrahepatic cholestasis)라고 한다.

가장 많은 원인은 다양한 약물의 부작용으로 나타나는 경우이나 발생빈도는 매우 낮다. **원발성 담즙성 간경변증**(primary biliary cirrhosis; PBC)은 중년 여성에게서 나타나는 질환이며, 이 질환은 자가면역기전이 원인이 되어 선택적으로 세담관(상피)이 파괴됨으로써 담즙배설에 장애를 일으켜 결국 담즙성 간경변증이 된다.

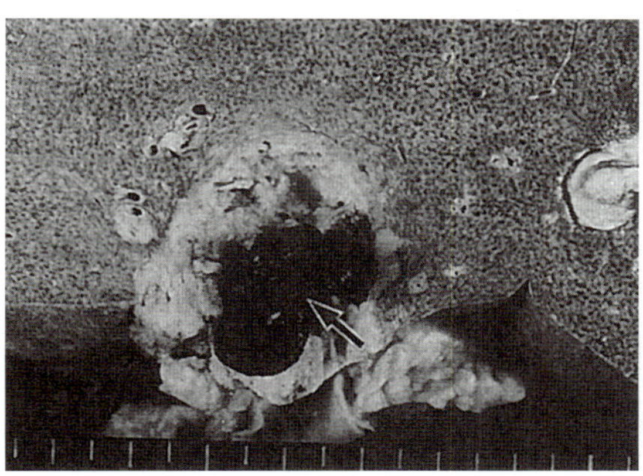

그림 12-25. **담석.** 몇 개의 검은 돌이(화살표) 담낭에 가득 차 있다. 이 증례에서는 담낭암을 일으키고 있기 때문에 담낭의 벽이 두껍게 보인다.

제 9 절 췌장의 병리

췌장(이자, pancreas)은 다양한 소화효소를 분비하는 바깥분비샘이며, 한편 샘조직 내에는 **췌도**(랑게르한스섬; islet of Langerhans)라 하는 작은 내분비샘이 산재되어 있다. 사람의 췌도는 췌장의 몸통부분과 꼬리부분에 많이 분포되어 있는데, 그 수는 췌장 전체에서 수천 만 개나 된다고 한다. 잘 알려져 있는 바와 같이 주로 인슐린(insulin), 글루카곤(glucagon) 등 당대사에 관여하는 호르몬을 생산한다. 당뇨병에 대해서는 대사이상, 내분비계에서 다루었기 때문에 여기에서는 외분비조직의 병리에 대해 중점적으로 살펴보기로 한다.

1. 급성 췌장염과 만성 췌장염

심한 복통으로 시작해서 환자가 빠르게 중환자 상태에 빠지는 경우가 있는데, 이 경우에는 신속한 처치가 요구되기 때문에 빠른 진단이 필요하다. 급성 복통의 원인이 되는 질환으로는 위궤양의 천공, 담석에 의한 총담관의 폐색, 장폐색, 급성 충수염 등이 있지만 중요한 것이 급성 췌장염(acute pancreatitis)이다.

1) 급성 췌장염

급성 췌장염(acute pancreatitis)은 췌액에 함유된 강력한 소화효소에 의해 췌장 자체의 조직이 소화되는 일종의 자기소화의 상태이다. 정상에서의 췌액은 췌장 내에서는 불활성 상태에 있고, 십이지장에 도달해서 장의 내용물과 접촉하게 됨으로써 비로소 활성화된다. 그러나 어떤 원인에 의해 췌액이 췌관 내에 있는 동안에 활성화되는 경우가 있는데, 이렇게 되면 자기소화에 의해 췌관을 파괴하고 주위에 누출해서 조직상해를 일으킨다. 이 관계를 확실히 알 수 있는 것은 담석이 십이지장 유두에 개구하기 전에 총담관과 합류하고 있는 경우가 많은데, 이와 같은 해부학적 관계로 인해 유두부에 폐색이 일어나면 담즙은 췌관 내로 역류한다(그림 12-26). 담즙에는 췌액 중

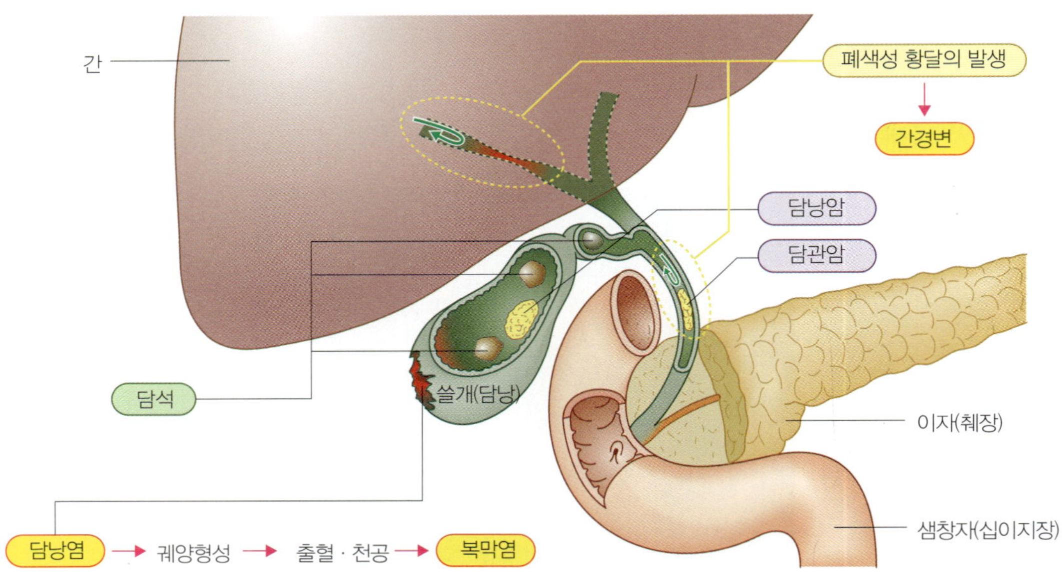

그림 12-26. 담낭염 · 담석증 · 담낭암의 병태(모식도)

의 효소를 활성화하는 기능이 있는데, 이러한 현상에 의해 급성 췌장염이 발생한다.

급성 췌장염이 있는 췌장에서는 자기소화의 결과, 췌조직의 괴사 및 혈관의 파괴에 의한 출혈을 수반하는 경우가 많으며, 또한 주위의 지방조직도 소화되어 지방괴사를 일으킨다. 췌장의 주위에서 후복막 조직을 넓게 융해시켜, 후에 커다란 공동을 남기기도 한다. 췌장염의 급성기에는 외분비조직이 대량으로 파괴되기 때문에 그 곳에 함유되어 있던 다양한 효소가 혈류로 이행하는데, 이것이 췌장염의 진단에 이용된다. 일반적으로 혈청 또는 요중의 아밀라아제(amylase)는 급성 췌장염일 때 상승한다.

2) 만성 췌장염

만성 췌장염(chronic pancreatitis)이란 이미 살펴본 바와 같이 췌장 조직의 장애가 만성적으로 지속하고, 췌장의 외분비조직은 시간에 따라 파괴되며, 점차 교원섬유를 주로 하는 단단한 반흔으로 치환되어 간다. 췌관은 확장해서 결석(췌석)을 갖고 있는 경우가 많다. 임상적으로 만성 췌장염을 특징짓는 것은 췌장 조직이 파괴되고 소멸하는 과정에서의 장애, 즉 췌장액의 분비장애 및 췌도세포의 장애로서 당뇨병이 나타난다. 외분비기능의 검사로서는 pancreozymin-selectin 시험(P.S 시험)이 널리 이용된다. 췌장의 외분비를 자극하는 호르몬으로서 이것을 투여해서 분비된 췌장액의 양과 조성을 조사한다.

2. 췌장의 종양

종양으로서 중요한 것은 외분비조직에서 발생하는 췌장암 및 내분비조직에 유래하는 섬세포종이다.

1) 췌장암

췌장암(pancreatic carcinoma)은 점차 발생빈도가 높아지며 그 대부분은 췌장의 머리부분에서 발생하는 췌두부암이다. 전술한 바와 같이 간에서의 온쓸개관(총담관)은 십이지장 유두에 개구하기 직전, 췌두부에 절반이 감싸인 형태로 주행하고 있는데, 이 관계에 의해 췌두부암이 어느 정도 커지면 온쓸개관을 압박하게 되고, 이에 따른 황달이 최초의 증상이 되는 경우가 많다. 조직학적으로 췌장암은 대부분이 샘암으로서 주로 췌관의 상피에서 발생하는 것으로 생각되고 있다. 이 경우에도 암은 조기에 담관을 따라 간 내로 진행하기 때문에 수술에 의한 치료가 곤란한 경우가 많다. 췌장 머리부분은 문맥과도 근접하고 있기 때문에 암은 쉽게 문맥으로 침입하는데, 이것도 췌장암 치료를 어렵게 하는 요인의 하나이다. 췌장암은 몸통부분과 꼬리부분에서도 발생하지만 상당히 진행할 때까지 증상이 전혀 없으며(불현성 암), 발견되었을 때에는 이미 늦은 경우가 많다. 그래서 췌장암의 조기 발견을 위한 진단기술의 확립은 현재도 큰 문제로 남아 있다.

2) 섬세포종

췌도의 내분비세포에서 발생하는 종양을 **섬세포종**(도세포종, islet cell tumor)이라고 한다. 원래 호르몬을 생산하는 세포에서 유래하기 때문에 섬세포종은 흔히 내분비기능과 관련된 증상을 나타내게 된다. 더 상세한 것은 제17장 내분비계통을 참조하기 바란다. 임상적으로 섬세포종은 양성인 것에서 악성인 것까지 증례에 따라 다양하다.

제 13 장

조혈계통

조혈계통은 혈액을 생산하는 데 관여하는 골수성 조직과 림프성 조직으로 구성된다. 골수성 조직은 골수 자체를 비롯하여 골수에서 기원한 혈구를 포함하며, 림프성 조직은 가슴샘, 림프절, 지라(비장)를 포함한다.

혈구는 **적혈구**(red blood cell; RBC), **백혈구**(white blood cell; WBC), **혈소판**(platelet)의 세 가지로 주된 기능은 다음과 같다. 적혈구는 산소의 운반, 백혈구는 탐식에 의한 식작용과 면역현상에 관여하고, 혈소판은 혈액응고를 담당하고 있다.

혈구는 태생 초기(2주에서 2개월경까지)에는 난황주머니에서, 40일경에서 7개월경까지는 간과 지라에서 만들어지며 태생 5개월이 되면 **골수**(bone marrow)에서 조혈이 시작되어 출생 후의 조혈은 오로지 골수에서만 이루어진다. 그러나 백혈구 중 림프구만은 림프절 등의 림프조직에서 만들어진다.

혈구는 모두 조혈 줄기세포에서 출발하여 적혈구계와 백혈구계 및 혈소판계로 분화한다. 이들 여러 세포의 분화에는 조혈 미세환경 및 다양한 조혈인자(예를 들어, 적모구 분화에는 erythropoietin, 림프구의 분화에는 몇 개의 interleukin 등)가 필요한 것으로 알려져 있다.

혈구의 성숙단계를 보면, 적모구계에서는 **혈액 줄기세포 → 원시적모구 → 호염기성 적모구 → 다염성 적모구 → 늦적혈구(후적혈구) → 그물적혈구**로 분화한 다음 적혈구가 되어 말초순환에 들어가는데, 적혈구의 수명은 약 120일 정도이다. 백혈구계는 과립구계와 림프구계로 분류된다. 과립구계에서는 **혈액 줄기세포 → 골수모세포(골수아구) → 풋골수세포(전골수구) → 골수세포(골수구) → 늦골수세포(후골수구)**로 분화하고, 말초혈액 중에는 성숙한 간상핵구 → 분절구로 분화한다. 과립구는 혈관 밖으로 나오면 사멸한다. 성숙호중구의 수명은 2~3일이다. 한편, 림프구계에서는 혈액 줄기세포에서 B 세포계(체액면역을 담당)와 T 세포계(세포면역을 담당)로 분류되고, 각각 **림프모구 → 풋림프구(전림프구) → 림프구**가 된다. B 세포는 항원과 만나면 다시 항체생성세포인 형질세포로 분화한다. 대부분의 림프구는 수명이 2~3주로서 끝나지만, 일부 림프구(기억세포)의 수명은 매우 길어 수년 정도이다.

거핵구계에서는 혈액 **줄기세포 → 거대핵모세포(거핵아구) → 풋거대핵세포(전거핵구) → 거대핵모세포(거핵구)**로 변화하는데, 거대핵모세포의 세포질이 떨어져 나와 혈소판이 되어 말초순환에 들어간다. 혈소판의 수명은 3~10일이다.

생리적 상태에서 성숙한 혈구는 각각의 역할을 한 다음, 주로 지라의 큰포식세포에 의해 파괴되고, 같은 수의 혈구가 끊임없이 만들어지기 때문에 전체적인 평형은 유지되고 있다. 조혈 저하, 파괴 항진, 종양 등 어떤 이유에서든지 이 평형이 파괴된 경우에는 다양한 병적 질병상태가 발생된다.

제 1 절 적혈구의 이상

적혈구의 이상은 주로 빈혈로 나타나지만 때로는 적혈구 수의 증가를 초래한다.

1. 빈 혈

혈액이 붉은 것은 적혈구(erythrocyte, red blood cell; RBC) 내의 헤모글로빈 때문이다. 말초혈액 $1mm^3$ 중의 적혈구 수(450~500만), 헤모글로빈의 양(12~16g/dL), 헤마토크리트치(40~45%) 등이 정상 이하인 경우를 **빈혈**(anemia)이라 하는데, 매우 심한 빈혈상태에서는 적혈구 수가 100만 미만인 경우도 있다. 즉, 빈혈이란 혈액의 산소운반 능력이 감소된 것으로, 빈혈환자는 창백하고 손톱의 변형이 초래되며, 순환혈액 내의 산소부족으로 인하여 빠른맥(빈맥)이 나타나고 아주 가벼운 운동에도 숨이차게 된다.

이 밖에도 어지러움증, 얼굴과 눈꺼풀(안검)결막의 창백, 두근거림(심계항진), 호흡촉박, 귀울림(이명) 등의 증상이 있지만 반드시 이 증상들이 모두 나타나는 것은 아니다.

병리학적으로는 산소의 운반기능을 가진 적혈구가 부족하여 저산소혈증이 되고, 심장의 유두근에 지방이 침착해서 황색 줄무늬 모양의 호랑이 얼룩무늬 반점을 형성함과 동시에 간에 중심성 지방화가 일어나기도 한다. 빈혈상태가 장기간 지속되면 심장에서는 왼심실비대가 일어나며, 이렇게 되면 쉽게 원상태로 회복되지 않는다.

빈혈에 대한 손쉬운 치료는 수혈이며, 수혈에 의해 골수의 조혈능력이 항진되지만 반복해서 수혈하면 다시 들어온 적혈구는 파괴되고 혈철소(hemosiderin)가 각 장기에 침착함과 동시에 이를 탐식한 큰포식세포가 나타난다. 그리고 수혈 총량이 1L를 넘으면 간과 췌장에서 벽돌색의 착색이 나타나게 되어 맨눈으로도 관찰이 가능하다. 다량의 수혈 시에는 주로 간엽계의 조직에 혈철소가 침착하는데, 이를 **혈철소증**이라고 한다.

빈혈은 발생기전에 따라 분류하는데 임상적으로는 적혈구 수, 헤모글로빈의 양, 헤마토크리트치에서 평균 적혈구 헤모글로빈 농도(MCHC), 평균 적혈구 용적(MCV)을 산출하고 그 결과에서 질환을 추정해 나가는 것이 일반적이다(표 13-1).

1) 철결핍빈혈

철결핍빈혈(iron deficiency anemia; IDA)은 발생빈도가 가장 높은 대표적인 빈혈이다. 빈혈의 일반적인 증상 외에도 심할 경우에는 손톱의 변형이 일어난다. 이 빈혈은 **저색소성 소적혈구빈혈**(hypochromic microcytic anemia)

표 13-1. **빈혈의 지표에 의한 구분**

빈혈의 종류	MCHC (%)	MCV(μm²)	대표적인 예
저색소성	< 30	< 80	철결핍빈혈
정색소성	30~36	80~94	재생불량빈혈, 용혈빈혈, 속발성 빈혈
고색소성	> 36	> 94	악성빈혈, 위 절제술 후

* MCHC: mean corpuscular hemoglobin concentration
* MCV: mean corpuscular volume

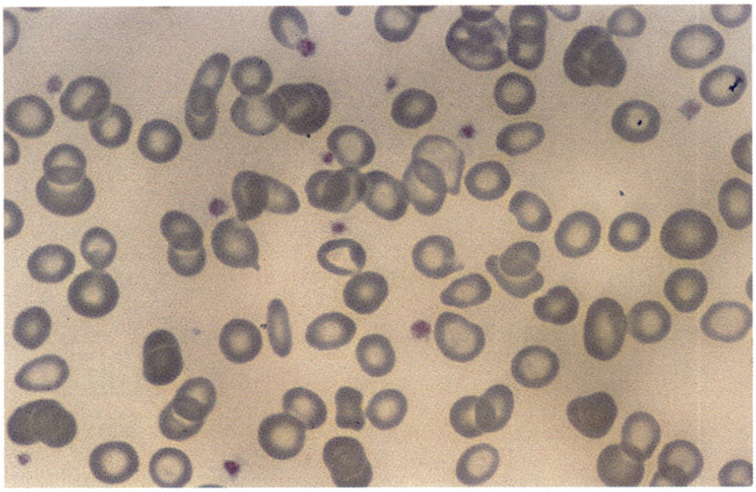

그림 13–1. **철결핍빈혈(윤상적혈구)**

로서 적혈구가 정상에 비해 엷고 중심부가 도넛츠 모양으로 변화한다. 이것을 **윤상 적혈구**(그림 13–1)라 하며, 검사소견에서는 적혈구의 감소 정도에 비해 헤모글로빈 양의 감소 정도가 강한 것이 특징이다.

철 섭취량이 적은 경우, 철의 요구량이 많은 경우, 철의 흡수장애 및 만성적인 심장혈관질환 등이 원인인데, 젊은 여성의 경우 원인불명인 경우도 많다.

2) 악성빈혈

악성빈혈(pernicious anemia; PA)은 골수에 거대적모구(megaloblast)가 나타나는 것을 특징으로 하는 대표적인 **거대적모구성 빈혈**(megaloblastic anemia)이다. 거대적모구란 세포질의 성숙에 비해 핵의 성숙이 지연된 일종의 특이한 대형의 적모구를 말하지만, 악성빈혈 외에도 엽산결핍증과 위의 절제술(수술 후 5년 이상) 등에서도 볼 수 있으며, 서양에는 많으나 우리나라에서는 적은 편이다.

악성빈혈의 주요 원인은 비타민 B_{12}의 부족이다. 즉, 핵산의 합성에 필요한 비타민 B_{12}(외인자)는 위 고유샘의 벽세포에서 분비되는 당단백의 일종인 적혈구 성숙인자(내인자)와 결합함으로써 소장에서 흡수된다. 그런데 고도의 위축성 위염 또는 자가항체(항내인자 항체와 항벽세포 항체)가 있으면 내인자가 부족해져 비타민 B_{12}는 흡수되지 않고 핵산 대사이상이 일어난다. 그 결과 골수에서는 거대적모구와 거대풋골수세포(거대전골수구)의 출현을 수반한 빈혈이 일어나고, 말초혈액에서는 빈혈 외에도 과분절호중구의 출현을 볼 수 있다. 이 과분절호중구의 출현은 골수에서의 거대적모구 출현보다 빠른 시간에 일어나기 때문에 조기진단의 지표가 된다.

일반적인 빈혈증상 외에 구강 내의 작열감과 손발의 저림 등 신경계 증상과 병변이 나타나는 것이 특징이다. 악성빈혈을 가진 환자는 위암의 발생률이 높다.

3) 재생불량빈혈

재생불량빈혈(aplastic anemia)은 골수의 줄기세포(stem cell) 장애로 골수의 혈구세포가 소실되고 지방세포로 대

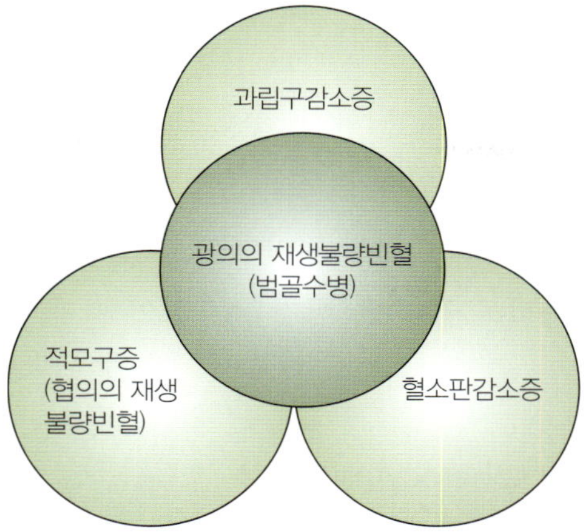

그림 13-2. 재생불량빈혈과 이와 관련이 있는 질환과의 관계

치된 것으로(그림 13-3), 원인은 특발성, 화학물질(다양한 약제), 물리적인 소인(방사선 등), 감염증 등이며 각 연령층에서 남녀 모두 나타날 수 있다. 주된 임상증상은 빈혈, 출혈성 소인 및 발열이다. 출혈성 소인은 거대핵세포(거핵구) 및 혈소판의 생성저하 때문에, 발열은 호중구의 생성저하에 수반하는 감염증에 의해 일어난다. 말초혈액에서는 광범위한 혈구감소증이 있다. 즉, 적혈구, 백혈구, 혈소판의 세포 수가 모두 현저히 감소된다. 그 결과 림프구는 비교적 많이 증가되지만 그물적혈구는 현저하게 감소되거나 전혀 볼 수가 없다. 혈청철은 정상 내지는 높은 수치를 나타낸다(그림 13-2).

골수천자액은 대부분의 경우 채취불능(dry tap)이며, 채취된 경우에는 말초혈액과 마찬가지로 범세포감소증과 림프구 증가가 나타난다.

사인은 경과가 짧은 경우에는 기회감염증에 의한 경우가 많고, 경과가 긴 경우에는 출혈사가 대부분이다. 치료는 수혈, 부신겉질 스테로이드 또는 단백동화 호르몬의 투여, 최근에는 급성 백혈병 등과 마찬가지로 골수이식이 시도되고 있다. 대량 수혈을 하면 간이나 췌장을 중심으로 혈철소증이 일어나기도 한다.

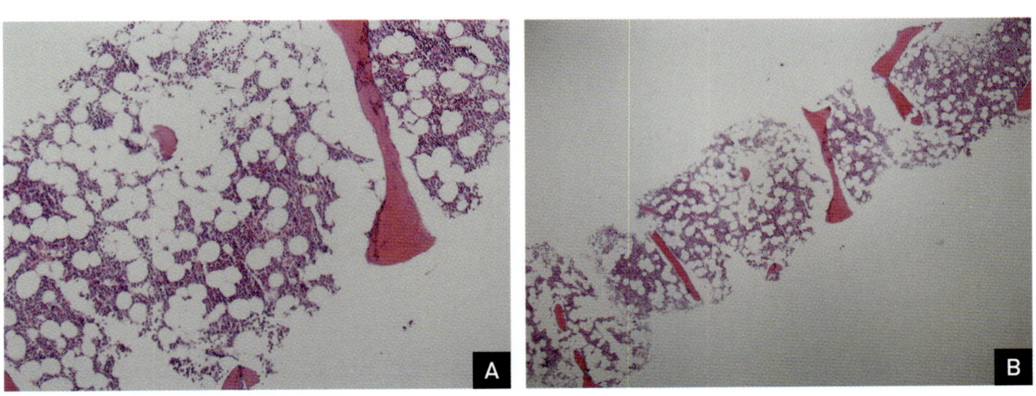

그림 13-3. 골수조직 소견

4) 용혈빈혈

용혈빈혈(hemolytic anemia)은 적혈구가 수명을 다하기 전에 파괴(용혈)되어 일어나는 빈혈을 말하는데, 선천성과 후천성이 있다. **선천용혈빈혈**이란 용혈의 원인이 적혈구 자체에 있는 유전성 질환군이며, **후천용혈빈혈**이란 발작성 야간혈색소뇨증을 제외하면 모두 적혈구 이외에 원인이 있는 질환군이다. 대개의 경우 혈색소성 빈혈, 말초혈액 중의 그물적혈구 증가와 황달이 출현하게 된다. 이것은 용혈의 결과 혈중에 간접 빌리루빈이 증가하여 간에서 모두 처리할 수 없기 때문이다.

(1) 유전성 구상적혈구증(hereditary spherocytosis; HS)

소아에서 청년기에 걸쳐 발견되는 적혈구 막의 선천이상에 의한 질환이다. 이 질환에서 나타나는 적혈구를 **구상적혈구**라고 하는데, 도말표본에 의해 쉽게 확인할 수 있으며, 지라가 증대되어 있는 것을 볼 수 있다. 적혈구는 변형되지 않지만 삼투압과 저항이 약해져 지라에서 파괴되기 쉽다. 심한 황달은 없다.

(2) 태아적모구증(erythroblastosis fetalis; 신생아용혈병, hemolytic disease of newborn)

후천용혈빈혈의 하나로서 면역기전이 관여한다. 모체와 아기의 혈액형이 다르기 때문에 태아의 혈액에 의해 모체가 감작되고 항체가 만들어지며, 이것이 태아의 적혈구에 작용해서 용혈을 일으킨다. 태아수종, 핵황달(비결합형 빌리루빈이 주로 대뇌 바닥핵의 세포에 침착하기 때문에 일어나는 신경학적 증후군을 수반하는 중증황달) 및 적모구성 빈혈(말초혈액 중에 다수의 적모구 출현을 수반하는 빈혈)이 주증상이며, 중증인 경우 태아는 사망한다. 조기에 발견해서 아기에게 교환수혈을 시행하면 생명은 구할 수가 있다.

(3) 발작성 야간혈색소뇨증(paroxysmal noctural hemoglobinuria; PNH)

후천용혈빈혈 중에서 적혈구에 원인이 있는 질병으로서 20~30대에 발생되며, 혈청 중의 보체작용에 의해 용혈이 일어난다. 재생불량빈혈에 합병하는 경우도 있으며 급성 골수세포백혈병으로 이행되는 경우도 있다. 혈청의 pH가 산성화되는 야간에 발증하기 때문에 아침이 되면 포도주 색인 혈색소뇨를 배설한다. Ham 테스트 양성, 뇌와 팔, 다리에 혈전이 일어나기 쉬워 사인이 될 수 있다. 용혈에 의해 신장의 주요 부위를 차지하는 신세뇨관 상피세포 내에 고도의 혈철소 침착이 일어나면 콩팥기능상실(신부전)이 된다.

5) 속발성 빈혈

속발성 빈혈(secondary anemia)은 빈혈 중에서 철결핍빈혈과 같은 정도의 높은 빈도로 나타난다. 백혈병, 악성종양의 광범위한 골수전이, 만성 감염증, 신장질환(특히 요독증을 일으키는 질병), 간질환, 내분비질환(특히 갑상샘저하증), 아교질병(교원병) 등인 경우에 나타나는 빈혈인데, **이차성 빈혈** 또는 **증후성 빈혈**이라고 한다. 빈혈의 주원인은 다른 세포에 의한 골수치환인 경우를 제외하면 주로 적혈구형성인자(erythropoietin)의 생산 저하에 의한 것으로 원인질환(기초질환)을 밝혀서 치료를 시행하는 것이 선결문제이다.

2. 적혈구증가증

적혈구증가증(다혈구증, polycythemia)은 적혈구의 수나 용적이 절대적으로 증가되는 경우로, 혈장 부족에 따른 혈액 농축에 의한 상대성 적혈구증가증과 순환혈액 내 적혈구의 양이 증가한 절대성 적혈구증가증이 있다. 절대성 적혈구증가증 중에서 골수증식증의 일종으로 생기는 경우를 **참적혈구증가증**(진성다혈구증, polycythemia vera)이라 하고, 산소결핍에 대한 반응으로 적혈구형성인자(erythropoietin)의 양이 증가하여 나타나는 경우는 **이차성 적혈구증가증**(secondary polycythemia)이라 한다.

제 2 절 백혈구의 이상

백혈구의 장애는 혈중 백혈구 수의 감소(leukopenia)나 백혈구 수가 반응성 또는 종양성으로 증가하는 경우이다. 말초혈액 중의 백혈구(white blood cell; WBC) 수가 감소되는 경우를 **백혈구감소증**(leukopenia)이라고 하는데, 무과립세포증과 재생불량빈혈 등의 경우에 나타난다. 이와는 반대로 화농성 질환, 예를 들면, 급성 충수염과 급성 세균성 폐렴 또는 백혈병 등에서 말초혈액 중의 백혈구 수가 증가하는 경우를 **백혈구증가증**(leukocytosis)이라 한다. 백혈구의 반응성 증식은 어떤 원인, 흔히 세균감염 등에 반응하여 발생한다. 종양성 질환은 성인기의 암으로 인한 사망률의 약 9%, 15세 미만 소아기 사망률의 약 40%를 차지한다. 일반적으로 백혈구감소증 및 백혈구증가증은 백혈구 중에서 호중구의 감소 또는 증가를 의미한다.

1. 백혈구의 비종양성 장애

1) 백혈구감소증

말초혈액에서 백혈구 감소는 일반적으로 호중구 감소를 의미하는데, 약물, 감염, 자가면역질환 그리고 재생불량빈혈 등에서 발생한다.

2) 백혈구증가증

세균 감염, 조직괴사, 급성 출혈, 골수세포백혈병에서는 호중구증가증이, 백일해, 홍역, 림프구백혈병에서는 림프구증가증이 관찰되며, 과민성 반응, 기생충 감염, 피부질환에서는 호산구증가증이 동반된다.

3) 무과립구증

무과립구증(agranulocytosis)은 말초혈액의 백혈구 중 호중구가 현저히 감소 내지는 소실되는 질환이다. 중년의 여성에서 많이 발생하며 급격한 고열로 발증되고, 흔히 구강에서 인두에 걸쳐 괴사성 염증을 일으킨다. 골수는 일반적으로 저형성이지만 과형성인 경우도 있다. 회복기에는 유약과립구가 나타나기 때문에 급성 골수세포백혈병과의 감별이 필요하게 되는 경우가 있다. 호중구의 감소는 응집소가 폐의 모세혈관에 모여 파괴되기 때문에 생긴다.

2. 백혈구의 종양성 증식

백혈구의 악성 종양성 증식이 **백혈병**(leukemia)이다. 즉, 백혈병이란 어린 백혈구(백혈병 세포)가 골수에서 종양성으로 증식해서 말초혈액 중으로 내보내지는 상태이다.

골수에서 백혈구의 과다 증식 및 성숙 이상으로 정상 조혈기능의 장애를 초래하는 백혈병은 급성과 만성으로 구분되는데, 급성은 골수에서 모세포가 30% 이상인 경우이고, 만성은 림프구 및 골수구가 과다하게 생성되나 비교적 성숙세포들이 증가하는 경우이다(제8장 신생물의 백혈병 부분 참조).

제 3 절 혈소판 이상

지혈이란 혈관의 출혈부위로부터 출혈을 방지하고, 혈관 내에서 혈액이 액체상태로 있게 해주는 생리적 과정이다. 지혈에 관여하는 3가지 요소는 혈관, 혈소판 및 응고인자들이며 지혈과정은 혈관의 수축, 일차 및 이차 응고, 그리고 섬유소 용해의 순으로 이루어진다. 한편 출혈하기 쉽고 지혈하기 어려운 상태를 출혈성 소인(출혈 경향)이라고 한다. 따라서 **출혈성 소인**은 혈소판(thrombocyte or platelet)의 이상, 혈액응고의 이상, 섬유소 용해의 항진, 혈관벽의 장애 등에 의해 일어난다.

1. 특발저혈소판자색반병

혈소판의 감소에 의해 출혈이 일어나는 질환 중에서 혈청 내에 존재하는 항혈소판 항체와의 자가면역 기전에 의한 것을 말한다. 성인 및 소아에서 혈소판 감소에 의한 자반병 중 가장 흔하며, 20~40대 연령층의 여성에게 많다. 보통 혈소판이 혈액 1mm3 중 5만 이하가 되면 출혈성 소인이 일어난다. 자반병은 진피와 피부밑에서 출혈이 일어나 자반상이 되기 때문에 붙여진 이름이다. 또한 백혈병과 악성종양의 광범위한 골수전이 등의 결과로 골수 거핵구의 생산이 감소된 경우에도 자반병이 일어나는데, 이를 **특발저혈소판자색반병**(특발성 혈소판 감소성 자반병; ITP)이라고 한다(그림 13-4). 가장 좋은 치료법은 비장절제술이다.

2. 혈전혈소판감소자색반병

혈전혈소판감소자색반병(혈전성 혈소판 감소성 자반병; TTP)은 매우 드물기는 하나 다양한 임상증상을 나타내며 예후가 불량한 질환이다. 주로 젊은 여성에게서 볼 수 있는데, 전신의 여러 장기 모세혈관 내에 유리 모양의 혈전(시간이 경과하면 기질화 혈전)을 형성함으로써 혈소판이 감소된다. 선천성 또는 후천적으로 효소 결핍으로 인한 폰 빌레브란트(von willebrand factor) 인자의 구조 변형에 의하여 비정상적인 혈소판 응괴가 일어난다. 용혈

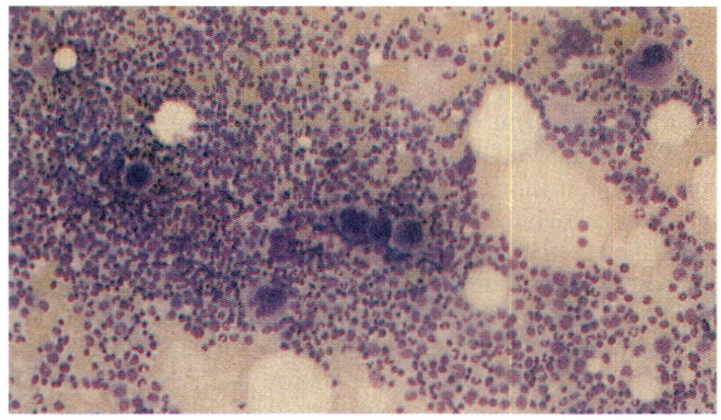

그림 13-4. **특발저혈소판자백반병.** 각 계통의 혈구가 존재하는데, 특히 거대핵모세포(거핵구)가 많이 보인다. 이것은 말초혈액 중에서 빈약한 혈소판을 보충하기 때문에 반응성으로 증식하고 있는 것으로 생각된다. 그러나 거대핵모세포에는 공포가 나타나기도 하고, 핵과 세포질의 성숙이 길치하지 않은 경우가 많다.

성 요독증후군(hemolytic uremic syndrome)도 같은 발병기전이고 신장기능상실(신부전)이 특징이다. 검사소견상 PT(prothrombin time), PTT(partial thrombo-plastin time)는 정상이다. 많은 비정상적인 혈소판의 응괴로 인하여 혈소판이 감소되며, 미세혈관의 폐색으로 미세혈관 병변성 용혈빈혈이 초래되기도 한다. 이 밖에 혈전이 생기는 부위에 따라 심장동맥에서 발생하면 심장기능상실이 일어나고, 중추신경계에서 발생하면 여러 가지의 신경증상이 일어난다. 가장 좋은 치료법은 혈장 분리반출법(plasma pheresis)이다.

3. 유전성 혈액응고 장애; 혈우병(Hemophilia)

혈우병(hemophilia)은 혈액응고인자 이상을 나타내는 반성 열성 유전병으로, 대부분 남성에서 나타난다. 내인성 트롬보플라스틴(thromboplastin) 생산기전에 원인이 있기 때문에 프로트롬빈(prothrombin)의 활성화가 일어나지 않아 지혈시간과 프로트롬빈 시간은 정상이지만 응고시간이 현저히 연장된다.

혈우병은 A, B의 두 형으로 분류된다. 혈우병 A는 제 VIII 인자(hemophilia A) 활성의 선천이상에 의해, 그리고 혈우병 B는 제 IX(hemophilia B) 인자 활성의 선천결핍에 의해 일어난다. 혈우병에서는 피부밑 출혈은 없으나 발치 후 또는 관절낭 내와 근육 내에서 출혈을 일으키는 것이 특징이다. 출혈부위가 소화관과 중추신경계인 경우에는 이것이 사인으로 이어질 수 있다

4. 파종혈관내응고증후군

파종혈관내응고증후군(disseminated intravascular coagulation syndrome; DIC)은 응고계가 활성화됨으로써 전신의 미세혈관 내에 미세혈전이 형성되는 질환으로 고령자에서 발생하면 예후가 매우 불량하다.

혈전을 만드는 데 혈소판, 섬유소 및 각종 응고인자가 소모되고, 이차적으로 섬유소 용해기전이 활성화된다. DIC는 미세혈관에 광범위한 섬유소를 축적하여 미세혈전을 일으키므로 이에 의한 침범 장기 조직의 허혈, 저산소증 및 경색증과 관련된 임상증상이 나타나고, 적혈구가 섬유소 조각 사이를 통과함에 따라 외상을 입어 용혈이 된다. 또한 지혈에 필요한 혈소판과 응고인자들이 소모되어 2차적으로 plasminogen activators를 방출한다. Plasmin은 섬유소를 용해하여 섬유소 파괴 산물을 형성하고, 혈소판의 응집을 막는다. 뿐만 아니라 항 thrombin

능력을 갖고 있어 섬유소 중합작용(polymerization)을 차단하여 지혈이 안 되게 한다. DIC 환자의 약 50%는 산과적 합병증에 의해 발생하고, 33%는 악성종양에 의해 발생하며 나머지는 감염, 중증의 조직손상 등에 의해 초래된다. 증상으로는 미세혈관성 용혈빈혈, 호흡곤란, 경련이나 혼수 등의 신경장애, 핍뇨나 급성 콩팥기능상실(신부전증)과 같은 신장장애 등이 나타날 수 있다. DIC의 혈전은 뇌 · 심장 · 폐 · 신장 · 부신 · 지라(비장) · 간 등에서 관찰되며, 예후는 DIC의 정도와 원인질환에 따라 다양하다. 검사실 소견상 PT(prothrombin time), PTT(partial thromboplastin time)는 지연소견이다

5. 쉔라인-헤노흐자색반병[증후군]

쉔라인-헤노흐자색반병[증후군][Schoenlein-Henoch's purpura(syndrome)]은 혈관 이상에 의해 일어나는 대표적인 출혈성 질환이다. 남자에게 많으며 일반적으로 상기도 감염 후 1~4주 후에 발생한다.

피부 출혈은 팔다리, 특히 다리에 나타난다. 원래는 III형 알레르기 기전에 의한 알레르기성 혈관염인데, 류마티스관절염과 유사한 증상과 소화계통 증상을 수반하는 경우도 있다.

제 4 절 림프절의 질환

림프절(lymphnode)은 정상인의 경우 쌀알 크기에서 콩알 크기까지 다양하며 각 장기와 조직의 출입구에 위치하고 있다. 림프절은 여과장치로서 작용하면서 동시에 항체생성조직으로 기능하여 생체방어에 중요한 역할을 담당하고 있다. 조직학적으로 보면, 겉질과 속질로 이루어졌고 겉질에는 림프소포가 존재한다. 감염 등의 자극이 가해지면 림프소포에 배중심이 나타난다. 한편, 림프구에는 B 세포와 T 세포가 있는데, B 림프구는 림프소포와 겉질 전층에, T 세포는 겉질 깊은부위의 영역에 존재하고 있다.

림프절이 염증과 종양에 의해 침해되면 정도의 차이는 있으나 크기가 커진다. 전신성으로 림프절이 종창한 경우에는 악성 림프종 등 매우 중요한 질병임을 의심할 수 있다.

1. 비특이성 림프샘염

급성 또는 만성 염증인 경우, 편측성 또는 한 개의 소속 림프절이 커진다. 급성 염증인 경우 말초혈액에 백혈구증가증이 있고, CRP 반응이 양성이며, 용혈사슬알균 감염에서는 ASLO치(Anti-streptolysin-O titer)가 높게 나타난다. 또한 림프절의 병변이 림프행성으로 일어나는 경우에는 변연동에서 변화가 시작되며, 혈행성인 경우에는 림프소포 주위에서 병변이 일어난다. 급성 림프샘염에서는 대개의 경우 경한 상태일 때도 변연동에서 호중구가 나타난다. 그러나 일반적으로 급성 림프샘염은 병리학적 검사의 대상에 포함되지 않는다. 비특이성인 만성 염증에서는 악성 질환과의 감별이 필요한데, 종대한 림프절을 외과적으로 절제하여 병리조직학적 검사를 해야 한다.

2. 결핵성 림프샘염

결핵성인 경우 소속 림프절에 결핵결절 병변이 발생하기 때문에 진단이 가능하다. 결핵결절은 결핵균에 의한 IV형 알레르기 반응의 결과로 일어난 응고괴사를 중심으로, 반응성으로 증식한 조직구가 균의 미콜산에 반응해서 유상피세포가 되어 치즈괴사소를 감싼다. 때로는 랑그한스 다핵거대세포도 혼재한다. 그 가쪽을 림프구, 때로는 섬유모세포가 감싸는 형을 취한다.

3. 유육종증

유육종증(sarcoidosis)은 흔히 전신성으로 유상피세포성 육아종의 다발을 일으키는 만성 질환이다. 결핵증과의 조직학적 감별이 중요하며, 감별점은 중심에 괴사병변이 없을 것, 유상피세포 결절의 크기가 비슷할 것, 결절 상호의 유합경향이 없을 것 등이다. 임상적으로는 폐, 림프절, 특히 양쪽 폐문림프절, 피부, 눈, 골수 등에서 병변이 일어난다. 사각근림프절의 생검에 의해 진단할 수 있는 경우가 많다. 또한 Kveim 반응 양성, 투베르쿨린(tuberculin) 반응 음성으로 진단하기도 한다. 치료는 스테로이드제가 약간의 효과를 나타낸다.

4. 야생토끼병

야생토끼병(야토병, tularemia)은 야생토끼병균에 감염된 토끼와 쥐, 다람쥐 등을 다룬 사람의 손가락에서 감염되며, 편측의 팔꿈치와 겨드랑이의 림프절이 엄지손가락 크기에서 계란 크기까지 종창하는 질환이다. 처음에는 고름집(농양)을 만들고, 후에 고름집을 감싸고 육아종을 형성한다.

5. 괴사성 림프샘염

괴사성 림프샘염(necrotizing lymphadenitis)은 원인불명의 괴사와 호중구 반응을 수반하지 않는 림프샘염인데, 목림프절과 겨드랑림프절이 침해되는 경우가 많으며 때로는 전신성으로 일어난다. 병변은 2~3개월이면 자연히 소실된다. 최근에는 출현빈도가 드물다.

6. 전염성 단핵구증

전염성 단핵구증(infectious mononucleosis; IM)은 소아와 젊은층의 전신성 림프절종대를 일으키는 질환으로서, EB 바이러스 감염에 의해 일어난다. 발열이 있고, 목림프절이나 항문부위의 림프절이 침해되기 쉬우며 중등도의 지라종대도 나타난다. 혈청 EB 바이러스의 항체가가 상승하고, Paul-Bunnell 시험 양성을 나타낸다. 말초혈액 중의 이형 림프구의 출현도 진단에 도움이 된다.

7. 암전이

무통증성 림프절 종창이 특징인데, 빈도가 높기 때문에 주의해야 한다. 종대한 림프절의 생검 결과 비로소 암종으로 진단되는데 종양의 원발소를 찾아야 하는 경우도 적지 않다. 단단한 것이 특징인데 단단함의 정도는 암종을 구성하는 간질의 양에 의해 결정된다. 암종의 절단면은 회백색이며, 조직표본을 보면 림프행성 전이인 경우에는 변연동에서, 혈행성 전이인 경우에는 림프소포 주위에서 암세포가 침입해서 증식을 시작한다. 그러나 림프절이 광범위하게 침해된 경우에는 림프행성인가 혈행성인가를 단정하기가 어렵다. 암종(carcinoma)은 대개 림프행성으로 전이를 일으키며, 육종(sarcoma)은 혈행성으로 질병이 진행되는 것이 일반적이다.

8. 악성 림프종

악성 림프종(malignant lymphoma)이란 림프구계 세포의 악성종양을 말한다. 즉, 림프조직에 속하는 세포인 림프구, 조직구 및 그들의 전구체나 유도체의 악성종양을 말한다. 림프절이 원발인 경우가 가장 많은데, 인두륜(Waldeyer's circle)과 소화관 등의 림프기관에서 발생하는 것도 많으며, 때로는 림프소포 종격, 중추신경계 등에서 발생하는 경우도 있다.

악성 림프종은 크게 나누어 호지킨병과 비호지킨림프종으로 구분된다(제8장 신생물 부분 참조).

제 5 절 형질세포 질환 및 관련 질환들

1. 골수종 또는 형질세포종

기능적 분화를 완료한 B 림프구, 즉 형질세포의 종양으로서 50~60세에 호발하고, 특히 남성에 많고, 비교적 드문 질환이다.

임상적으로 몇 개의 형이 있는데, 골수에서 다수의 결절을 만들어 증식하는 다발골수종(multiple myeloma)의 형(그림 13-5)을 취하는 경우가 가장 많다. 일반적으로 납작뼈(편평골)가 침해되며 긴 뼈에서는 비누거품 모양을 나타내는 경우가 많다. 검사소견에서는 혈중 칼슘 및 혈청 감마글로불린이 증가되지만, 특히 후자에서는 단일 크론성 면역글로불린(M 단백)이 나타나는 것이 특징이다. M 단백질로서 가장 흔히 나타나는 것은 IgG이며, IgA, IgD, IgE가 가끔 나타날 때도 있다. 이들 M 단백질 중 Bence Johnes 단백(BJ 단백, 면역글로불린의 경쇄인 다이머)이 환자의 요중에 나타나며, 이 BJ 단백이 나타날 경우에는 토리(사구체)를 통과한 BJ 단백이 신세뇨관 상피에 장애를 일으키고, 만성 콩팥기능상실을 일으킬 수 있다. 또한 이 단백질은 아미로이드 단백의 일종으로서 전신성 아미로이드증을 합병하는 것으로도 알려져 있다(골수종 전 증례의 약 10% 정도).

병적세포는 형질세포와 유사한 형태를 가지는 것이 특징이며, 보통에서는 말초혈액 중에서 출현하지 않으나, 때로는 50% 이상 백혈병화되기도 하는데, 이 상태를 **형질세포성 백혈병**이라고도 한다.

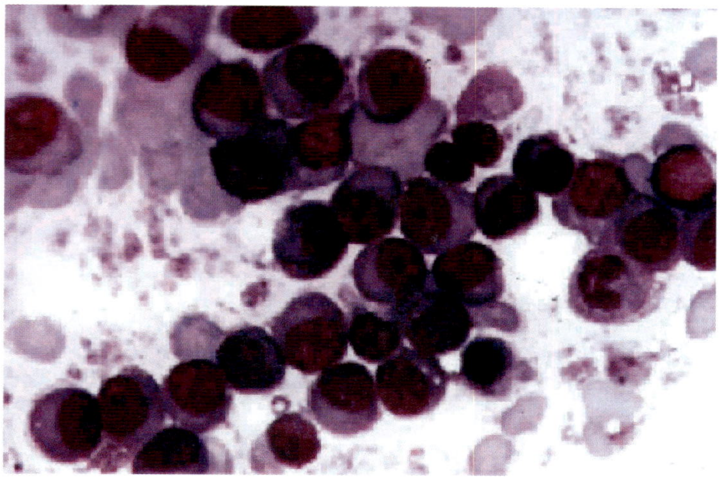

그림 13-5. **다발골수종 환자의 말초혈액.** 세포질은 염기성이고 풍부하고 핵은 세포의 한쪽으로 치우쳐 있으며 핵 주변에 달무리가 관찰됨.

2. 마크로글로불린혈증

마크로글로불린혈증(macroglobulinemia)은 골수종과 마찬가지로 기능적 분화를 끝낸 B 림프구의 종양이지만 M 단백으로서 혈청 중에 IgM이 증가하는 질환을 말한다. 30세 이상의 남성에서 나타나는데 중등도 정도의 림프절 종대와 때로는 간과 지라의 종대가 나타난다.

소형 림프구 형태의 세포와 형질 형태의 세포가 증가하며, 림프구성 백혈병으로 착각하는 경우도 있다.

제 6 절 지라의 질환

지라(비장, spleen)는 혈액으로부터 노쇠된 혈구 등 불필요한 물질을 제거하고, 혈류 내에서 포착된 항원에 대한 면역반응에 관여한다. 또한 심한 빈혈 때 태생기의 조혈기능이 활성화되어 혈구세포를 생산하기도 하며, 풍부한 혈관과 탐식작용 때문에 혈액의 저장장소 역할도 한다. 정상 성인에서 지라의 무게는 약 150g이다.

지라는 백색속질(백수)와 적색속질(적수)로 분류되는데 적색속질은 주로 지라끈(비삭), 지라굴(비동), 혈관으로 이루어지고, 지라끈에 존재하는 큰포식세포가 노화한 적혈구를 파괴함과 동시에 지라굴에 적혈구를 수용하며, 붓털동맥(필모동맥)과 같이 작용하여 전신의 혈류량을 조절하고 있다.

다양한 질병에 의해 흔히 지라종대(splenomegaly)가 일어난다. 지라종대는 경도(왼갈비아래모서리에서 배꼽의 중간점까지, 500g 이하), 중등도(배꼽까지, 1kg 이하), 고도(배꼽 위까지 1kg 이상)의 세 단계로 분류하며, 고도로 커진 지라를 **거대지라**라 한다.

1. 울혈성 지라종대(congestive splenomegaly)

지라의 울혈은 구조상 문맥혈에 의한 간전성 울혈, 간경변증 등 간 내의 문맥과 간정맥 압박에 의한 간내성 울혈, 심장기능상실(심판막증)에 의한 간후성 울혈로 분류된다. 문맥의 울혈에서는 문맥압항진증이 일어난다.

문맥압항진증인 경우에는 지라는 커지지만 800g까지이며, 1kg을 초과하는 경우는 없다. 육안적으로 울혈성 지라의 절단면은 암적색인데 적색속질의 비율은 증가되고, 백색속질은 감소되어 있다.

2. 지라기능항진증

지라가 커지면 기능이 항진되는데 이를 **지라기능항진증**(hypersplenism)이라 한다(표 13-2). 진단기준은 말초혈액에서 하나 또는 그 이상의 혈구세포가 감소하고, 골수에서 전구세포들이 증가하고, 지라를 제거하면 혈구세포의 감소가 정상으로 회복되는 것이다.

3. 선천기형

드물게 발생하나 심한 심장기형 및 다른 선천성 질환과 동반된다. 지라의 형성부전(hypoplasia), 비정상적 분엽(abnormal lobulation), 부지라(accessory spleen) 등이 관찰된다.

4. 지라파열

대부분 교통사고나 심한 구타 등에서 발생한다. 그러나 다른 원인으로 지라가 커지거나 약해진 경우 자연적으로 파열될 수도 있다. 지라파열은 심한 복강 내 출혈로 사망할 수 있다.

5. 종 양

지라의 종양은 원발성 종양(primary tumor)과 속발성 종양(secondary tumor)으로 분류되는데 전자는 드물며, 대개 흑색종, 유방암, 폐암, 난소암, 위암 등에 의한 전이가 많다.

표 13-2. **지라기능항진증의 주요 원인**

감염성 원인	장티푸스, 결핵, 말라리아
혈관성 질환	문맥압 상승
종양	림프종, 백혈병
혈액질환	용혈빈혈, 자가면역성 혈소판감소증

제 7 절 가슴샘의 질환

가슴샘(흉선, thymus)은 앞가슴세로칸(전종격)의 중앙에 위치하고 좌우 양 옆으로 구분되며 피막에 싸여 있다. 사춘기 이후에는 생리적으로 위축되며 점차 지방조직으로 치환된다.

조직학적으로 사춘기 이전의 가슴샘에서는 겉질과 수질이 분명히 구별되고, 겉질에서는 림프구가 주로 나타나며, 속질에서는 상피성인 그물세포와 핫셀소체가 주체를 이룬다. 상피성 조직과 간엽조직 사이에는 바닥막이 있고 혈관 내의 물질은 가슴샘 내에 들어갈 수 없다. 가슴샘은 T 림프구의 분화와 성숙의 장소이고, 그 기능은 평생 지속된다.

1. 가슴샘종

가슴샘종(흉선종, thymoma)은 성인 또는 고령층에서 나타난다. X 선으로 보면 앞가슴세로칸의 종류로 보이며 약 30%에서 중증근무력증을 수반한다.

조직학적으로 피막으로 덮여 있고 상피성 세포와 간엽계(림프구계) 세포로 구성된다. 크기는 밤알 정도에서 주먹 크기까지 다양하며, 대개 양성종양이지만 악성인 경우도 있다.

일반적으로 가슴샘세포에는 핵분열상이 많은데, 피막을 파괴하고 주위조직으로 침윤하고 있는 경우와 다양한 장기에 원격전이하고 있는 경우 악성이 된다. 중증근무력증 외에도 전신홍반루푸스, 적모구증 등을 합병하기도 한다.

2. 가슴샘과형성

중증근무력증의 약 80%에서 **가슴샘과형성**(thymic hyperplasia)이 나타난다(약 15%는 가슴샘종에 의한다). 종대한 가슴샘의 속질에 배중심을 가진 림프소포가 다수 나타난다. B 세포가 항아세틸콜린 수용체 IgG 항체를 만들고, 신경부 접합부에 있는 아세틸콜린의 수용체와 결합한다. 그 결과 본래의 신경종판에 있는 아세틸콜린 수용체와의 결합이 차단되고 근무력증이 일어나는 것으로 생각된다.

3. 가슴샘 형성부전, 무형성

가슴샘의 선천성 형성부전으로 면역장애를 나타내는 것이다. 대표적인 예는 **DiGeorge 증후군**이고, **가슴샘 형성부전**(thymic hypoplasia) 및 **무형성**(aplasia)과 함께 부갑상샘도 결손되어 세포면역의 결손이나 강직 발작이 나타난다.

제 14 장

비뇨계통

비뇨계통(urinary system)은 혈액 내 세포들의 대사산물을 걸러내어 체외로 배설시키는 계통으로 좌 · 우 1쌍의 신장과 요관 그리고 각 1개씩의 방광과 요도로 구성되어 있다. 이들 중 신장은 소변을 생성하는 기관이고, 방광은 일시적으로 소변을 저장하는 역할을 하며, 요관과 요도는 소변을 운반하는 관 계통이다. 따라서 우리들이 배설하는 소변을 만드는 곳이 신장이며, 혈액의 노폐물이 소변을 통해 배설되고 있다. 신장은 여과장치인 토리(사구체)가 모인 곳으로, 이곳에 면역복합체 등이 부착해서 파괴가 일어나면 체내의 독소가 배설되지 않고 축적된다. 심한 경우에는 의식장애를 일으키고 요독증(uremia)이라 일컫는 위험한 콩팥기능상실(신부전, renal failure) 상태가 되는데, 축적되는 물질과 침착하는 양식에 따라 다양한 신장질환의 이름이 붙여진다.

또한 신장에는 토리에 이어지는 세뇨관이 있어 물질의 재흡수와 재분비로 요의 농축과 혈중의 전해질 균형을 조절하고 있다. 대량출혈이나 위독한 사고 등의 경우에는 주로 세뇨관이 장애를 받아 급성 콩팥기능상실이 된다. 신장에서 더욱 중요한 것은 토리가 가득 차 모세혈관강이 협소해지고 신장을 흐르는 혈액량이 감소되는 경우이다. 이로 인해 토리 근처의 토리곁장치(방사구체장치)에서 레닌(renin)이 분비되어 혈압을 상승시키고, 나아가 전신에 고혈압에 의한 혈관장애를 일으킨다. 마찬가지로 동맥경화증에 의해 신장동맥의 내강이 좁아지는 경우에도 고혈압의 원인이 된다. 그 밖에도 방광과 전립샘의 이상으로 요의 정체와 상행성 세균감염으로 인해 신장 실질이 파괴되는 신우신염과 물콩팥증(수신증)이 있다. 이렇게 해서 손상된 신장은 기능회복이 쉽지 않기 때문에 노폐물 제거를 인공투석으로 시행하든가 신장이식 등의 수술이 필요할 때가 있다. 신장이식에 있어서 가장 중요한 것은 조직적합항원의 일치이며, 일치하지 않는 경우 이식한 신장은 거부반응이 일어나게 된다.

제 1 절 신장질환

1. 신장의 구조와 기능

신장(kidney)은 후복막 장기로 척주 양쪽 후복벽에 접촉하는 좌우 1쌍의 콩 모양의 암적색을 띤 실질장기로서 직경은 약 11cm이다. 정상 성인에서 1개의 신장은 약 110~135g이고, 신문부의 전방에서 신장정맥, 신장동맥 및 요관의 순으로 출입하고 있다. 신장은 겉질과 속질로 나누어지며, 조직학적으로 겉질부위에 존재하는 공 모양인 토리(사구체; 0.2mm 크기)와 신장의 단위인 네프론(콩팥단위, nephron)이 많이 모인 장기이며, 양쪽 신장의 네프론 수는 약 200만 개이다(그림 14-1).

토리(사구체)는 1개의 미세한 들세동맥에서 유래하는 모세혈관이 곱슬마디 모양으로 모인 것인데, 혈중의 수분, 포도당 등을 보우만(Bowman)주머니 내로 여과한다. 이때 작은 물질만 통과하고 분자량이 큰 단백질과 적혈구 등은 통과하지 않는다. 이들 원뇨에 함유된 대부분의 수분을 비롯하여 아미노산, 전해질 등 인체에 유용한 것은 모두 세뇨관을 흐르는 사이에 세뇨관과 집합관의 상피세포에 의해 재흡수되고, 나머지 불필요한 것만 세뇨관에서 재분비되어 신우로 배설된다. 그 다음 요관, 방광, 요도 등 재흡수 능력이 없는 하부요로를 거쳐 체외로 배설된다.

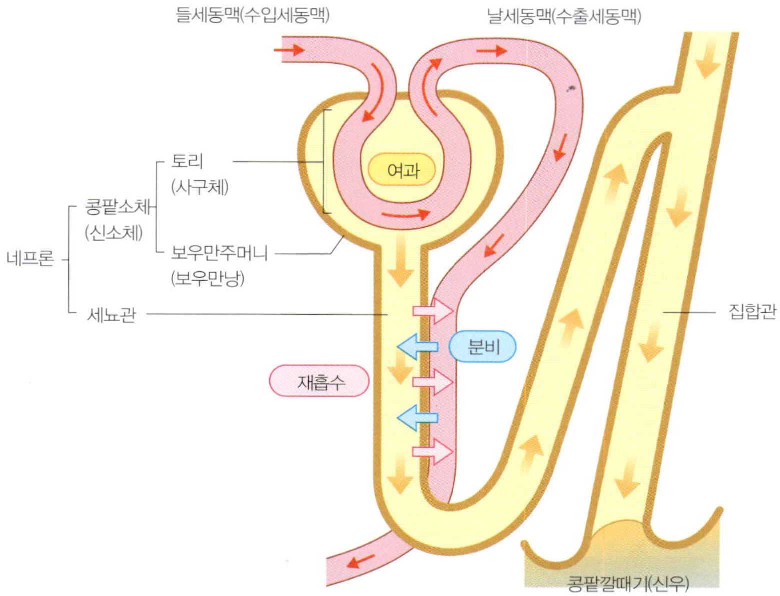

그림 14-1. **신장의 모식도.** 한쪽 신장에 약 100만 개의 네프론이 있으며, 각 네프론은 모세혈관의 뭉치인 토리와 그에 이어지는 세뇨관으로 이루어진다. 신장혈류량의 대부분은 토리의 모세혈관 속을 지나가며 토리에서 여과된 원뇨는 세뇨관에서 재흡수되고, 나머지는 신장유두에서 콩팥잔(신배)으로 배설된다.

이와 같이 신장의 중요한 기능 중 하나는 혈액이 신장(토리)을 흐르는 사이에 혈중의 노폐물을 제거하는 일이다. 따라서 신장혈류량의 감소는 신장기능 저하를 일으킨다.

신장의 기능 중 또 하나 중요한 것은 세뇨관(상피)에 의한 전해질(나트륨, 칼륨, 인산, 탄산 등)의 재흡수와 세뇨관을 거쳐 나온 요의 배설이다. 이들 작용에 의해 비로소 혈액의 pH를 7.4 전후로 유지할 수 있다(혈중 산염기 평형의 유지). 전해질 중에서 특히 나트륨 양의 조절은 혈압과 체액의 삼투압을 알맞게 유지하기 위해 중요하며, 부종과 복수저류, 탈수 등을 막고 있다. 또한 칼륨의 과잉축적은 심장기능상실(심부전)을 일으킨다.

2. 토리의 구조와 기능

토리(glomerulus)를 구성하고 있는 모세혈관벽의 구조(그림 14-2)는 안쪽에서부터 내피세포, 바닥막, 상피세포의 3가지 형태이다.

토리의 기본적 역할은 혈액의 여과작용에 있다. 따라서 토리 모세혈관의 어딘가에 폐색, 천공 등의 장애가 있으면 혈중에 노폐물이 저류된다든가 단백뇨와 혈뇨(적혈구의 누출)를 일으킨다.

약간의 이물침착은 **토리사이질세포**(mesangium; 모세혈관을 다발로 만드는 버팀세포)가 이물을 처리하기 때문에 임상증상은 나타나지 않는다. 그러나 토리사이질세포의 과잉 증식과 토리사이질 내에 무구조적인 단백질의 침착은 내피세포의 종대를 촉진하여 토리 모세혈관 내강을 좁게 하는 경우도 있다.

일반적으로 여러 종류의 많은 이물침착에 의한 필터의 막힘과 모세혈관 내강의 협착 및 폐색은 노폐물과 수분의 혈중저류를 일으킨다. 동시에 전해질의 불균형을 초래하며 요독증(혈중 노폐물 축적에 의한 폐렴, 심낭염, 뇌장애 등의 상태인데, 악화되면 혼수에 빠지고 사망한다)을 일으킨다. 혈중 요소질소(BUN, 질소 대사산물)의 축

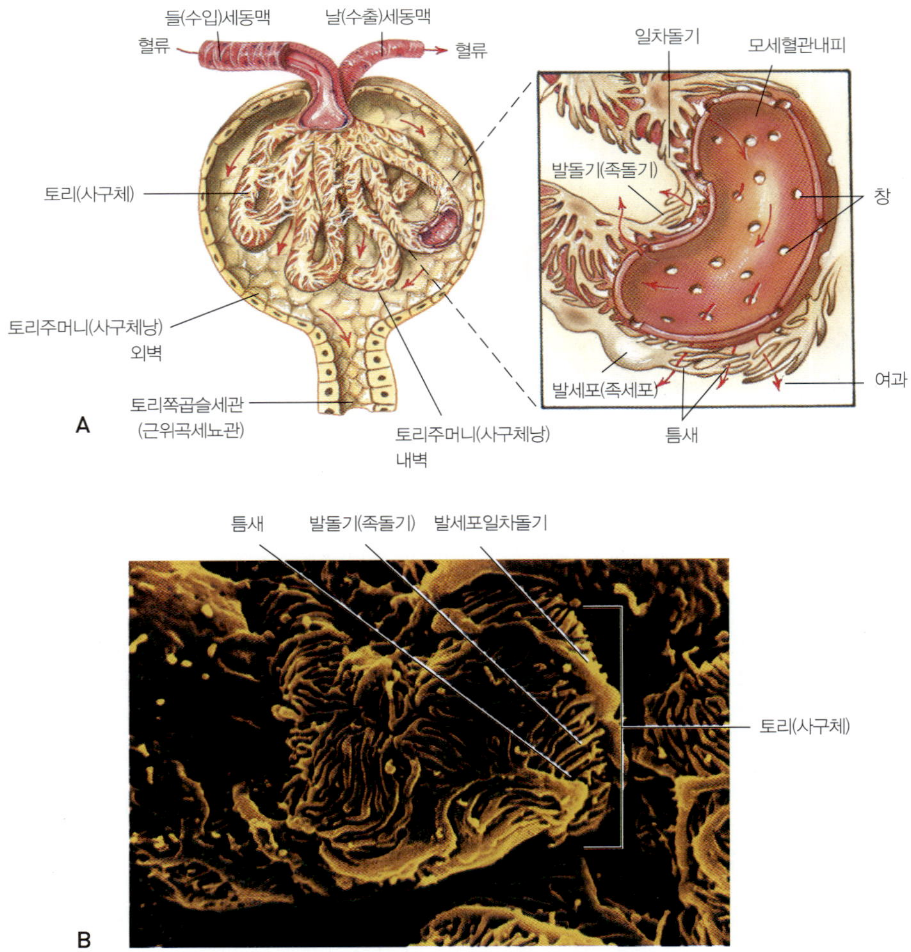

그림 14-2. **토리의 구조.** (A) 콩팥소체는 토리와 이를 감싸는 토리주머니로 구성된다. 오줌이 생산되는 첫 번째 과정은 토리막(화살표)을 통해서 토리주머니공간으로 혈액이 여과되는 것이다. (B) 토리의 주사전자현미경 사진.

적률과 **크레아티닌 청소율**(creatinine clearance ratio)을 조사하면 요독증의 정도를 알 수 있다. 이와 같이 신장이 본래의 기능을 충분히 할 수 없는 상태를 **콩팥기능상실**(신부전)이라 한다.

또한 토리 모세혈관 내강의 협착(예를 들면, 사구체신염에서 나타나는 것과 같이 면역복합체 침착에 의함)과 토리 들세동맥 내강의 협착(고혈압과 동맥경화증에 의함)은 토리의 순환혈액량을 감소시키며, 이로 인해 토리 입구 가까이의 들세동맥 주변 토리곁장치에서 혈압을 간접적으로 올리는 레닌이 방출되고, 레닌-안지오텐신계(renin-angiotensin system)를 활성화하여 고혈압(신성 고혈압)을 일으킨다.

3. 콩팥증후군

토리가 장애를 받으면 모세혈관의 투과성이 항진되고 고분자 물질이 누출된다. 그 결과 고단백뇨(hyperproteinuria), 특히 알부민뇨(albuminuria)를 일으키며 또한 혈중에서는 저알부민혈증(hypoalbuminemia)을 일으킨다. 저알부민혈증은 혈액의 삼투압 저하를 일으키기 때문에 삼투압이 높은 피부밑조직 등을 향해 혈관에서 밖으로 액체성분이 누출되어 전신의 부종을 일으킨다. 이와 같은 토리에서의 단백 누출에 기인한 특징적인 상태를 **콩팥증**

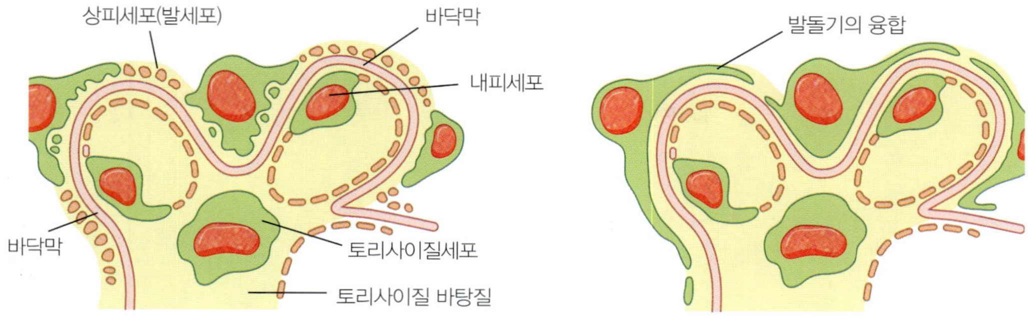

그림 14-3. **정상 토리와 미세변화군.** 모세혈관의 바깥 표면에 있는 상피세포의 발돌기, 바닥막, 다수의 작은구멍을 가진 내피 등의 단면이 보인다. 모세혈관극에 있는 토리사이질은 토리사이질세포가 바탕질로 이루어진다.

후군(신증후군, nephrotic syndrome)이라고 한다. 콩팥증후군에서는 다시 고지질혈증(고콜레스테롤혈증)을 수반하는 경우도 있는데 양쪽 신장 모두가 침해된다.

소아의 콩팥증후군의 대부분은 **미소변화질환**(minimal change disease)에 의한다(그림 14-3). 즉, 높은 함량의 단백뇨에 비해 광학현미경상에서는 토리에 아무런 이상도 나타나 있지 않으며, 전자현미경상에서는 토리 상피세포의 발돌기가 융합을 보이는 것이 특징이다.

성인의 콩팥증후군을 나타내는 질환에 소상(巢箱) 토리경화증이 있으며, 이 질환에서는 토리 총 수의 80% 이상이 정상이다. 소수의 토리만이 부분적으로 모세혈관의 파괴, 섬유화, 유리화 등을 나타낸다. 비선택적인 다량의 단백뇨를 보는 것과 스테로이드 치료에 저항성이라는 것이 특징이며, 흔히 콩팥기능상실로 이행된다.

4. IgA 콩팥증

형태학적으로 산재성의 토리 경화성 병변을 나타내는 소상 토리군음증(그림 14-4)에 속한 것으로 **IgA 콩팥증**(IgA 신증, Berger's disease)이 있다. 경도 내지 중등도의 토리사이질세포 증식 및 경화를 나타내며, 토리사이질세포 내에 면역복합체의 침착이 나타난다. 형광현미경에서는 다량의 IgA와 보체 성분(C3)이 토리사이질세포에 일치해서 나타나며, IgG의 침착을 동시에 보이는 경우도 적지 않으며, 양쪽 신장 모두 침해된다.

토리질환 중 가장 흔하며, 원인은 불분명하나 상기도 감염 등 점막의 감염증에 수반한 IgA의 반응으로 알려져 있다. 혈청 IgA치가 높고 혈뇨 및 경한 단백뇨를 수반하는 경우도 있으며, 대체로 예후는 양호한 편이지만 점차적으로 악화될 수 있다. 또한 신장 이외의 피부와 근육의 소혈관벽 등에서도 IgA 침착이 나타나는 경우가 있으며, WHO 분류에서 속발성 토리병변으로 분류되고 있다.

5. 면역기전을 통한 토리 병변

토리 모세혈관 폐색의 대표적 원인은 면역복합체(immune complex)의 침착이다. 바닥막은 보통 알부민 등 분자량 7만 이상의 분자는 통과시키지 않는다. 바닥막에 침착한 항원과 항체(면역글로불린, 분자량 16~19만)의 면역복합체는 보체와 응고계를 활성화한다. 활성화한 보체성분(주로 C5a)은 백혈구와 단핵구의 침윤을 촉진하고 바

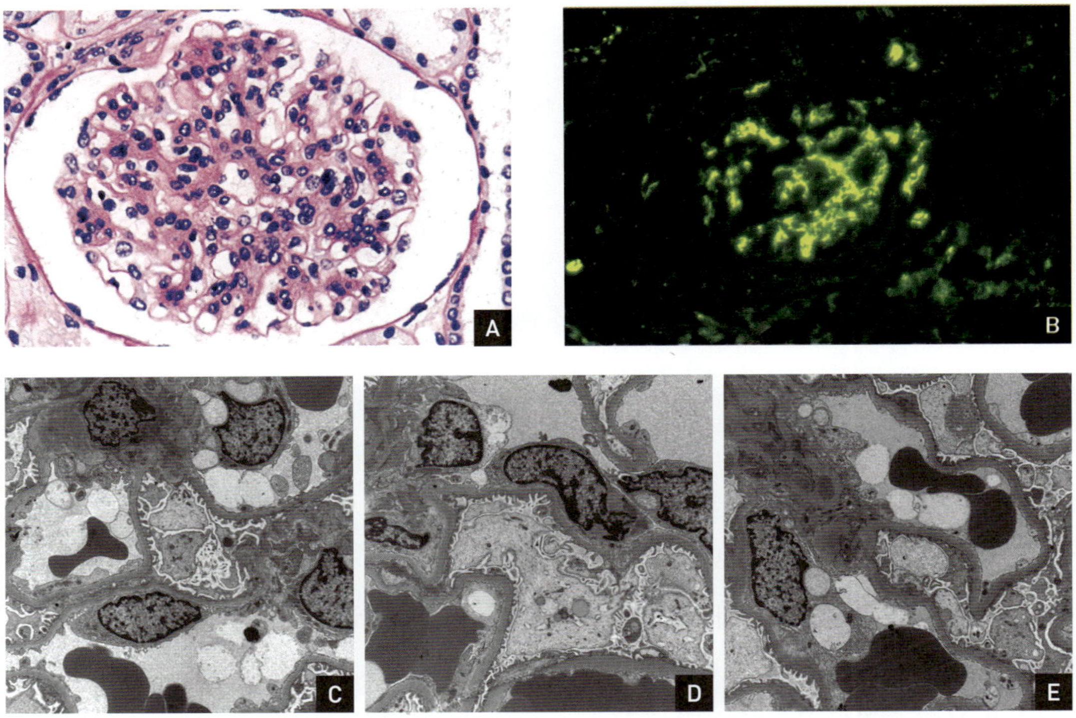

그림 14-4. **토리(A)와 면역형광 및 전자현미경(C, D, E)상.** (A) 토리세포의 경한 증식을 보이고 있다. (B) 면역글로불린 A(IgA)가 토리사이질에 침착되어 밝게 보이고 있다.

닥막을 파괴한다. 면역복합체에 의한 변화가 토리병변(토리콩팥염)의 대부분을 차지하며 면역복합체의 구성과 침착양식, 부위에 따라 다양한 병명이 주어진다. 신장은 양쪽 모두 침해된다. 한편, 병변은 모든 토리에서 나타나기 때문에 병명의 첫머리에 미만성(diffuse)을 붙이는 경우도 있다.

1) 관내 증식성 토리콩팥염

대부분 A군 용혈사슬알균에 의한 상기도 감염 후 1~4주에 균체 성분이 항원으로 작용하여 면역반응을 일으키며, 면역글로불린, 보체 성분(C3b)과 함께 면역복합체를 형성하고, 전자현미경상에서는 토리상피 하에 결절상의 흑색괴로서 나타난다. 백혈구 침윤과 내피세포, 토리사이질세포의 증가를 수반하며, 모세혈관 내강을 좁게 한다(그림 14-5). 반응한 세포의 증식이 모세혈관 안쪽에 있어 **관내 증식성 토리콩팥염**(proliferative endocapillary glomerulonephritis)이라 하며, 소아에게서 나타나는 급성 토리콩팥염이 대표적이다.

2) 막성 토리콩팥염

면역복합체가 상피 밑의 바닥막에 불명확한 덩어리로 침착되어 광범위한 비후가 나타남에도 불구하고, 백혈구 침윤이나 토리사이질세포의 반응은 나타나지 않는 콩팥염을 **막성 토리콩팥염**(막성 사구체신염, membranous glomerulonephritis; MGN) 혹은 **막성 콩팥증**(막성 신증, membranous nephropathy, 그림 14-6)이라 한다. 면역복합체의 침착이 고도화함에 따라, 그들을 둘러싼 바닥막이 가쪽을 향해 특징적인 가시돌기(spike)를 형성하며, PAM 염색(PAS-Methenamin silver에 의한 도은염색)에서 나타난다. 성인의 콩팥증후군의 약 30% 정도를 차지하며 치유

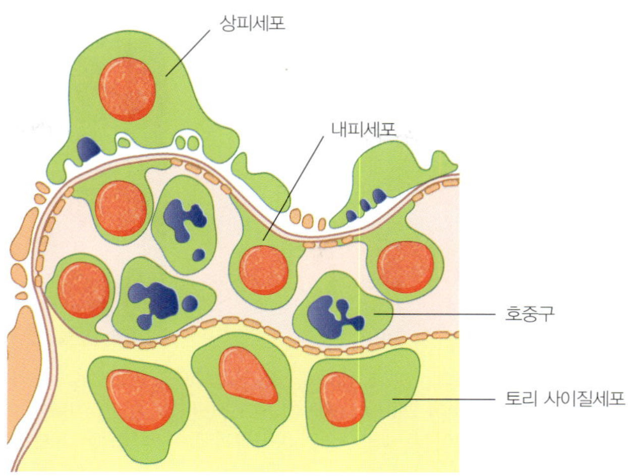

그림 14-5. 관내 증식성 토리콩팥염

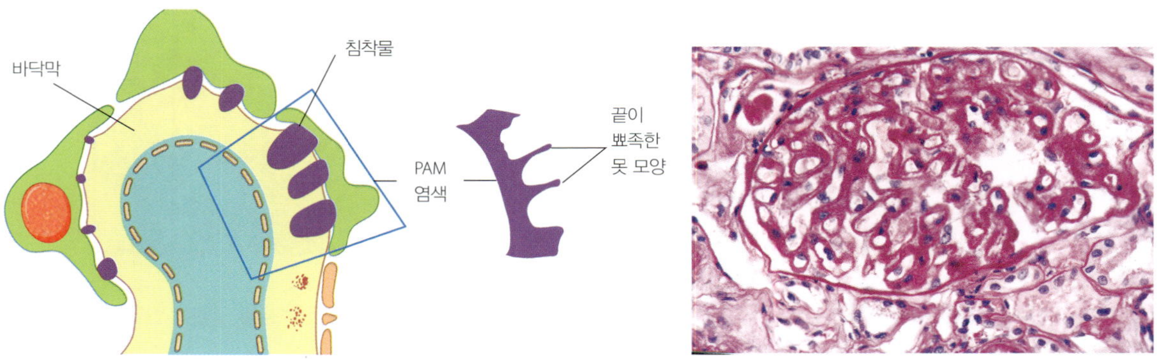

그림 14-6. **막성 토리콩팥염.** 상피 아래의 침착물은 바닥막이 감싸므로 보이지 않게 된다. 바닥막은 도은염색 관찰 시 못(또는 spike) 모양으로 보인다.

되는 경우도 있다.

3) 막성 증식성 토리콩팥염

토리 내 세포증식과 사이질의 비후가 특징이며, **막성 증식성 토리콩팥염**(membranoproliferative glomerulonephritis; MPGN) 혹은 **모세혈관성 토리콩팥염**이라 한다. 면역복합체가 토리 모세혈관 내피 아래와 토리사이질 중에 있는 경우도 있어 난치성에서 만성 콩팥기능상실로 이행되기 쉽다. 토리 모세혈관 내피 아래에 토리사이질세포가 덮어주듯 뻗고 그 속에 침착물을 함유한다. PAM 염색으로 관찰하면 반응으로서 뻗은 토리사이질세포는 신생 바닥막처럼 보여 바닥막의 구조가 2중 윤곽처럼 보인다(그림 14-7).

6. 급속 진행성 토리콩팥염

급속 진행성 토리콩팥염(rapidly progressive glomerulonephritis; RPGN)은 급속히 진행하여 수주에서 수개월 사이에 콩팥기능상실로 이행하는 예후가 불량한 성인의 신장질환이다. 토리 바닥막에는 상당히 많은 수의 균열이 있으며, 일반적으로 면역글로불린과 보체로 이루어진 면역복합체의 침착은 나타나지 않는다. 오히려 반응은 토

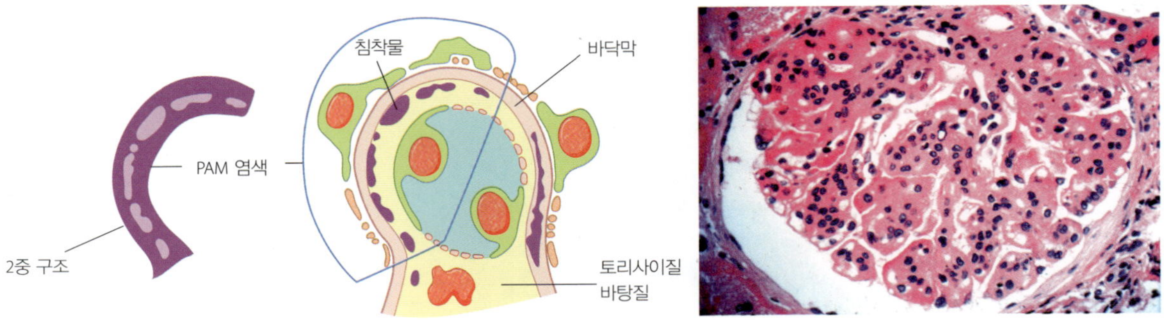

그림 14-7. **막성 증식성 토리콩팥염.** 토리 모세혈관 내피 아래에 다수의 침착물이 있고, 이들은 내피와 바닥막 사이로 뻗은 토리 사이질세포 중에 흡수되고 있다. 침착물에 수반해서 뻗어나온 토리 사이질은 새로 생긴 바닥막과 같이 염색되어 마치 2중의 바닥막같이 보인다.

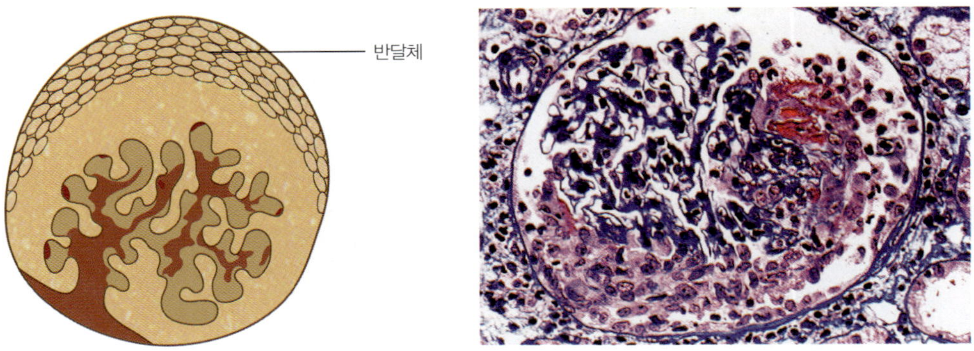

그림 14-8. **급속 진행성 토리콩팥염.** 토리에서의 여과 항진은 보우만주머니 상피의 증식을 촉진, 초승달 모양의 반달체를 형성한다.

리 모세혈관계를 감싼 보우만주머니 상피세포의 고도증식으로 나타난다. 증식부위가 반달체(초승달, crescent)를 형성하므로 **초승달 토리콩팥염** 또는 **관외 증식성 토리콩팥염**이라고도 한다(그림 14-8).

7. 전신질환에 동반되는 콩팥토리 병변

전신질환에 동반되는 콩팥토리 병변은 양쪽 신장 모두에서 일어난다.

1) 루푸스콩팥염

세포의 핵단백질에 대한 자가면역질환으로 잘 알려진 전신홍반루푸스(SLE) 환자의 약 1/3에서 나타난다. 미소변화군형 외에도 내피 아래, 바닥막, 상피 아래(이곳에 가장 많다), 토리사이질세포 등 여러 곳에서 면역복합체의 침착을 나타낸다. 토리사이질세포 증식과 모세혈관계의 비후(loop상 병변; wire loop lesion) 또는 내피 아래의 섬유소 침착 등 매우 다양한 변화를 나타내는데, 이것을 **루푸스콩팥염**(루푸스신염, lupus nephritis)이라 한다(그림 14-9). 극히 드물게는 세포핵의 변성으로서 알려진 균일한 자색의 헤마톡실린체가 모세혈관 중에 나타나는 경우도 있다.

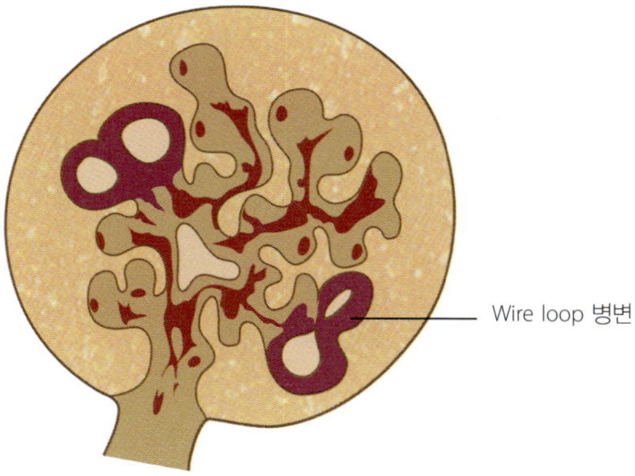

그림 14-9. **루푸스콩팥염.** 내피 아래의 침착은 모세혈관의 비후, 경화된 상태로 나타난다.

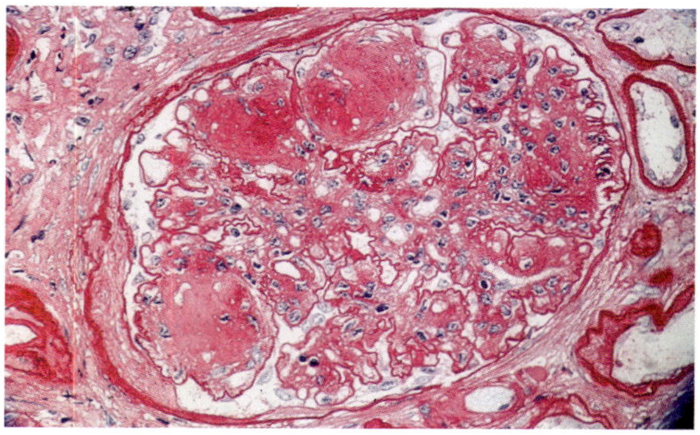

그림 14-10. **당뇨신장병증.** 세포의 증가 외에도 유리물질의 결절상 침착과 섬유소 침착이 나타난다. 들세동맥 내피 아래에 둥근 형태의 삼출물 침착도 확실히 나타난다.

2) 당뇨신장병증

당뇨병에서는 전신의 세동맥 내피 아래로 혈장성분 침입을 나타낸다. 토리 모세혈관은 그 중에서도 호발부위인데, 바닥막의 비후와 결절상 유리형태의 물질 침착을 볼 수 있다. 토리사이질세포 바탕질의 증가(토리사이질세포의 증가는 적다)도 나타나고, 특징 있는 결절성 경화상을 나타내는 질환을 **당뇨신장병증**(당뇨병성 신증, diabetic nephropathy, 그림 14-10) 또는 **Kimmelstiel-Wilson 증후군**이라고도 한다. 모세혈관의 파괴로 당뇨뿐 아니라 단백뇨도 나타난다. 토리에서 여과된 다량의 당은 세뇨관에서 재흡수되고 당원으로서 축적된다. 토리의 경화성 변화는 신장 실질의 반흔성 위축을 일으키며, 그 결과 신장은 맨눈으로 미세한 과립상 표면을 관찰할 수 있다.

3) 임신중독증

임신에 수반해서 단백뇨, 부종, 고혈압 등을 나타내는 경우를 **임신중독증**(gestational toxicosis, toxemia of pregnancy, gestosis)이라 한다. 토리모세혈관 내피와 토리사이질세포의 종대에 의한 토리 모세혈관계의 협소화가 특징이고, 내피 아래를 제외한 토리사이질세포 내에 침착물이 나타나는데 여기에 섬유소와 면역글로불린, 보체 등이 증명된다.

4) 파종성 혈관내응고증후군

파종성 혈관내응고증후군(disseminated intravascular coagulation syndrome; DIC)은 백혈병, 패혈증, 말기 암 등에서 다양한 원인에 의해 응고기전이 활성화되면서 섬유소성 혈전이 토리 모세혈관이나 폐, 기타 전신의 세동맥 내강을 폐색하며(그림 14-11), 토리 내의 순환을 정지시키는 경우가 있다. 광범위한 경우에는 신장 겉질 전체에 영향이 미치며 급성 콩팥기능상실(신부전)로 사망한다.

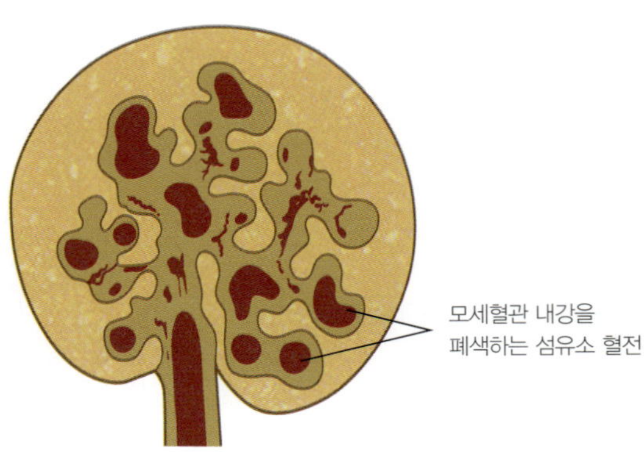

그림 14-11. DIC의 토리

8. 고혈압, 혈관상해에 의한 신장장애

1) 양성 콩팥굳음증

장기간의 고혈압은 신장동맥벽의 중간막비후와 내막상해를 나타내며, 내막에 섬유성 비후와 내막 아래에 지질 침착을 일으킨다. 이것은 마침내 중간막의 파괴를 일으키며 내강의 협소화를 일으킨다. 혈관벽의 파괴에 의해 혈관은 본래의 수축능력을 상실, 약간의 순환혈액량의 감소에도 그 말초영역에서는 혈압의 저하, 혈류량의 감소(순환기능상실)를 일으키며, 토리 모세혈관은 허혈상태로 변성 및 경화한다(그림 14-12). 또한 네프론의 세뇨관도 마침내 위축한다. 네프론 단위의 반흔수축과 남은 네프론의 대상성 과형성은 신장 표면에 미세한 과립상의 수축성 변화를 나타낸다. 질환의 본태는 세동맥성 콩팥굳음증에 의한 것으로 **양성 콩팥굳음증**(양성 신경화증, benign nephro-sclerosis)이라 한다.

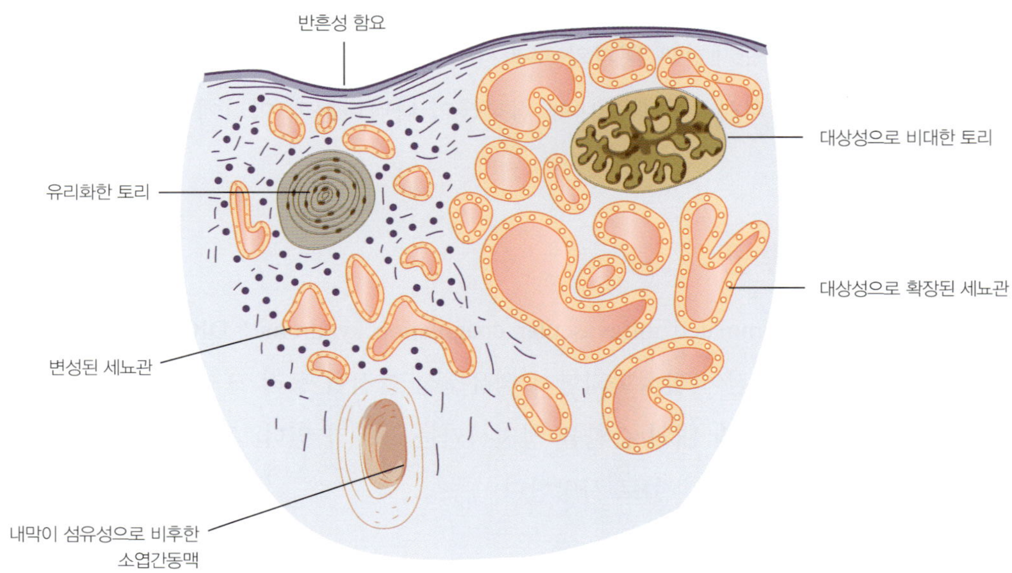

그림 14-12. 양성 콩팥굳음증

2) 악성 콩팥굳음증

악성 콩팥굳음증(악성 신경화증, malignant nephrosclerosis)은 고혈압의 악성 시기에 나타나 임상적으로 급격한 콩팥기능상실(신부전)에 빠진다. 병리학적으로는 양쪽 신장의 토리 들세동맥벽의 섬유소성 괴사 및 이에 수반한 내강의 협소화를 특징으로 한다. 그 결과 급격히 들세동맥의 혈액량이 감소되어 토리곁장치에서 레닌 분비를 촉진하고, 엔지오텐신계를 활성화해서 속발성 고알도스테론혈증이 되며 고혈압을 일으킨다. 이것은 또한 들세동맥의 상해를 조장하고 악순환을 나타낸다. 그 지배 하의 토리는 변성, 괴사, 출혈, 유리화를 일으키며 맨눈 관찰 시 점상출혈로 나타난다. 그 결과 혈뇨, 단백뇨, 요소질소의 상승을 나타낸다.

9. 깔때기콩팥염과 물콩팥증

깔때기콩팥염(신우신염, pyelonephritis)은 콩팥토리와 요관 사이에 위치하는 신우 및 신장 실질에 염증이 생겨 고름집(농양)을 만드는 질환이다. 세균 감염이 주원인이며 패혈증(다량의 세균이 혈중으로 들어가서 전신감염 증상을 나타내는 상태) 또는 원격의 염증병터에서 혈행성, 림프행성으로 포도알균(포도상구균)이 신장 사이질로 운반되는 경우가 있으나, 가장 많이 발생되는 경우는 **상행성 깔때기콩팥염**(ascending pyelonephritis)이다. 즉, 방광 등 하부요로의 감염병터에서 대장균 등이 위로 올라가 신우염(pyelitis)을 일으키며, 신장 유두부에 다발고름집(다발성 농양)을 형성하고, 더 진행되면 세뇨관 상해도 수반된다. 따라서 양측성으로 신장장애를 나타내는 신장염 등과는 달리 편측성인 경우도 있으며, 좌우 차이도 나타난다.

전립샘비대증에 의한 요도의 압박과 요로결석증(신우, 요관, 방광 등에서 주로 나타나며, 결석에 의한 점막상해로 혈뇨, 간헐성 산통을 일으킨다.)에 의한 내강폐색으로 인해 요의 통과장애를 일으킨다. 요관과 신우는 현저하게 확장되고, 신장 유두는 편평화된다. 또한 세뇨관은 요의 정체에 의해 확장, 파괴되고 **물콩팥증**(수신증, hydronephrosis)을 일으키고 영구적인 신장위축을 초래할 수도 있다.

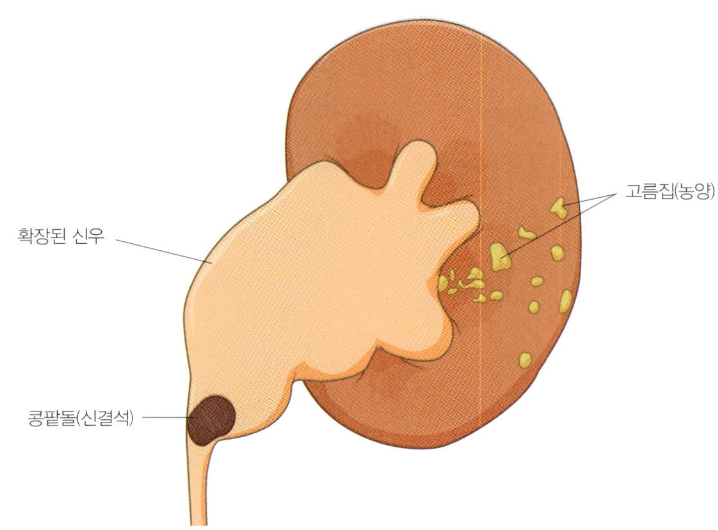

그림 14-13. **토리콩팥염.** 요관을 막고 있는 콩팥돌(신결석)에 의해 신우는 확장되고, 신장 유두는 편평해진다. 상행성 감염에 의해 신장 실질에는 쐐기형 부분에 다수의 고름집(농양)이 나타나 있다.

한편, 하부요로에서의 요의 정체가 장기간 계속되면 상행성으로 염증이 파급되기 쉽고, 합병증으로 흔히 깔때기염(신우염)과 깔때기콩팥염(신우신염)이 나타난다(그림 14-13). 척수손상 시 직장방광 반사장애에 의한 요배설장애로 요가 울체하는 경우도 같다.

10. 콩팥결핵

콩팥결핵(신결핵, renal tuberculosis)은 크게 나누어 두 가지 발생양식이 있다. 하나는 장기결핵으로서의 콩팥결핵, 또 하나는 속립결핵의 부분현상으로서의 콩팥결핵이다.

장기결핵으로서의 콩팥결핵은 신장속질 유두부를 중심으로, 커다란 치즈괴사에 의한 공동을 수반한 결핵성 육아종을 형성한다. 장기결핵에 침해된 신장은 편측이나 양쪽이 침해되더라도 좌우에 정도의 차이가 있다. 이 경우 결핵성 병변이 신우 이하의 부위에 영향을 미치기도 하고, 치즈괴사에 빠진 신장조직이 요로에 폐색되기도 해서 물콩팥증 상태도 발생하며 방광결핵증을 수반하는 경우도 많다.

한편, 속립결핵에서는 폐결핵 병터에서의 혈행성으로 이행된 결과 폐, 간, 지라(비장), 수막 등과 마찬가지로 신장에도 겉질과 속질의 구별 없이 직경 2~3mm 크기의 육아종성 병터를 다수 형성한다. 장기결핵의 경우와는 달리 신장은 좌우가 거의 균등하게 침해된다. 신장은 속립결핵의 호발부위이기도 하다.

11. 급성 콩팥기능상실

수은(Hg) 등의 중금속과 사염화탄소(CCl_4) 등에 의한 중독, 교통사고와 외상 등에 수반되는 조직손상에 의한 쇼크 또는 다량의 출혈 등에 의해 일어나는 급성 **콩팥기능상실**(acute renal failure; 급성 세뇨관괴사, acute tubular necrosis)의 경우 주된 손상부위는 세뇨관이다(토리는 유지된다).

급성 콩팥기능상실에서는 어느 경우에서나 신장동맥의 수축이 일어나고, 허혈성 변화에 약한 먼쪽세뇨관상피가 괴사에 빠진다. 그 후 신장동맥의 수축이 해제되고, 파괴된 세뇨관상피의 사이에서 원뇨가 사이질(간질)로 누출되어 모세혈관 내로 침입한다. 무뇨(anuria)의 기간이 오래 계속되면 요독증을 일으킨다. 맨눈 관찰 시 빈혈성이 고도로 증대한 신장(쇼크신장, shock kidney)의 형을 나타내는 것이 특징이다. 쇼크신장에서 조직학적으로 확장된 세뇨관, 변성 및 박리된 상피, 물콩팥증(수신증)으로 확장한 사이질 등을 볼 수 있다. 세뇨관상피는 재생이 활발하기 때문에 투석 등으로 이 시기를 넘기면 신장의 기능은 회복 가능하다.

12. 만성 콩팥기능상실

만성 콩팥염(만성 신염), 당뇨콩팥병증(당뇨병성 신증), 낭포신(신장 실질 중에 다수의 낭포가 있고, 신장기능이 불충분) 등에 의해 장기간에 걸쳐 서서히 신장기능이 저하한 상태를 **만성 콩팥기능상실**(만성 신부전, chronic renal failure)이라 한다. 급성 콩팥기능상실과는 달리 만성 콩팥기능상실인 경우 주된 손상부위는 토리(사구체)이다.

맨눈 관찰 시 신장은 위축, 경화하고 표면은 미세한 과립상을 나타낸다. 조직상에서는 거의 모든 토리가 섬유

표 14-1. 급성 콩팥기능상실과 만성 콩팥기능상실의 차이

	급성 콩팥기능상실	만성 콩팥기능상실
원 질 환	출혈, 쇼크, 중독	토리콩팥염, 신우신염, 당뇨병, 낭포신
형 태	급격한 신장혈류량의 감소에 약한 세뇨관의 괴사에 의한 요독증	토리 모세혈관강의 협착에 의한 만성적인 신장혈류량 감소에 따른 요독증
주 병 변	세뇨관의 확장 세뇨관상피의 괴사	토리의 토리사이질의 증가 바닥막의 비후, 파괴에 의한 유리반흔화
수반병변	사이질의 부종	세뇨관의 위축
맨눈소견	신종창 표면평활, 핍혈성	신장위축, 경화 미세한 과립상 표면
치 료	인공투석	인공투석, 신장이식

화 또는 유리화된다. 남아 있는 토리에서도 모세혈관 내는 점점 협소화된다. 세뇨관의 변화는 토리의 병변에 속발한 이차성이다. 세뇨관은 위축하고 사이질에는 섬유화가 진행된다. 이와 같이 황폐한 신장을 **말기콩팥**(말기신, end stage kidney)이라 한다.

한편, 만성 콩팥기능상실의 치료는 흔히 인공투석과 신장이식을 시행한다. 인공투석을 시행한 경우 흔히 결핵증이 재발되는 경우도 있기 때문에 주의하지 않으면 안 된다. 급성 콩팥기능상실은 세뇨관 상해를 주 병변으로 하고, 만성 콩팥기능상실은 토리 상해에 의한다(표 14-1).

콩팥기능상실은 원인에 따라 신전성, 신성, 신후성으로 분류된다. 신전성 콩팥기능상실이란, 출혈과 탈수에 의해 신장혈류량 자체가 감소되고, 노폐물의 배설이 감소되는 경우를 말하며, 신성 콩팥기능상실이란 콩팥염 등에 의한 토리 상해성의 기능저하가 주체이며, 그 밖에도 순환부전에 의해 세뇨관 괴사를 일으킨 쇼크신장도 포함된다. 신후성 콩팥기능상실은 요로결석과 종양에 의한 통과장애로 신장 실질이 파괴된 경우를 가리킨다.

13. 신장이식

급성 콩팥기능상실이나 만성 콩팥기능상실에 의해 인공투석요법을 시행하고 있는 환자에게 신장이식을 통해, 콩팥기능상실 상태를 개선시키는 치료방법을 말한다. 이 경우 신장 제공자(donor)와 수용자(recipient) 사이의 조직 적합성이 일치하지 않으면 이식된 신장은 이물로 간주되어 거부반응을 일으키며, 발열과 신장종대 등의 변화가 나타난다.

거부반응의 가장 초기에는 혈관의 내피세포 상해에 의해 토리 모세혈관 내와 세뇨관 주위에 있는 모세혈관 내에 백혈구 침윤과 섬유소성 혈전이 생기고, 급성 순환부전 초래, 급성 세뇨관 괴사와 출혈이 일어난다.

이식한 지 수주 후에 나타나는 급성 거부는 이식된 세뇨관상피에 대한 세포성 면역반응(지연성 과민반응)에 의해 일어난다. 즉, 신장의 소동맥, 토리 모세혈관계의 섬유소성 괴사와 섬유소성 혈전증을 일으키고, IgM과 보체 등의 침착이 나타난다.

또한, 거부반응이 수개월 내지 수년 후에 일어나는 경우도 있다(만성 거부). 병리학적으로는 신동맥 본간에서 세동맥에 걸쳐 혈전형성이 반복되고, 고도의 내막섬유성 비후와 재소통의 흔적이 나타난다.

14. 신장종양

1) 콩팥세포암종

콩팥세포암종(신세포암종, renal cell carcinoma)은 전체 신장 악성종양의 85%를 차지하고, 성인 남성에서 더 많이 발생하며, 세뇨관세포에서 유래한 것으로 알려져 있다.

맨눈 관찰 시 경계가 뚜렷한 충실성 종양인데, 황백색조의 할면을 나타내는 것이 특징이다. 조직학적 특징은 당원을 함유한 밝고 풍부한 세포질을 가진 대형 종양세포로서 미만성 배열을 나타내고, 풍부한 모세혈관의 주위에서는 방사상으로 증식한다(그림 14-14). 연속성으로 신장정맥 내에 쉽게 침입한다. 종양은 직접 촉진할 수 없고, 크기가 커져 신우를 파괴할 때까지 무증상인 경우가 많고, 세포검진에서도 발견되지 않는다. 따라서 전이소의 특징적인 밝은 종양세포에 의해 비로소 발견되는 경우가 많다. 대형인 밝은 세포가 소포상, 선관상으로 미만성 증식을 하고 있다.

2) 콩팥모세포종

콩팥모세포종(신아세포종, nephroblastoma; 윌름스종양, Wilms tumor)은 소아 신장암의 대부분을 차지하는 종양으로서 75%는 5세 이전에 발생한다. 핵에 비해 세포질이 적으며, 소형 방추형인 미성숙 종양세포가 조밀하게 증식하는 육종형태의 구조 사이에 상피형태의 세포가 화관 모양과 선관, 소포, 때로는 토리 모양의 구조를 나타내며 혼재해 있다(그림 14-15). 가로무늬근육(횡문근)과 뼈세포도 볼 수 있다. 악성도가 높은 종양으로 출혈이나 괴사를 수반하기 쉽고, 폐, 간, 뇌에 전이한다.

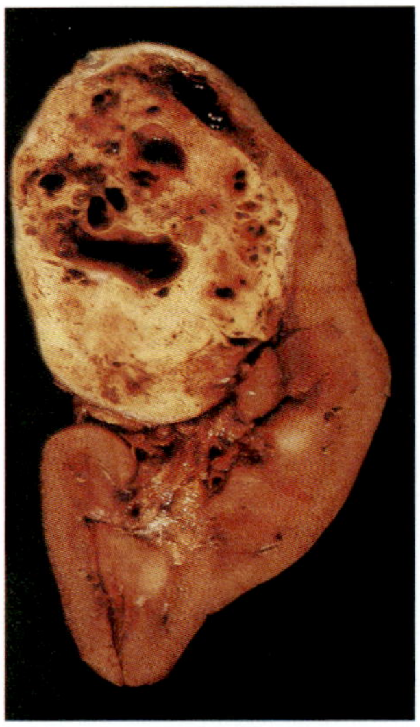

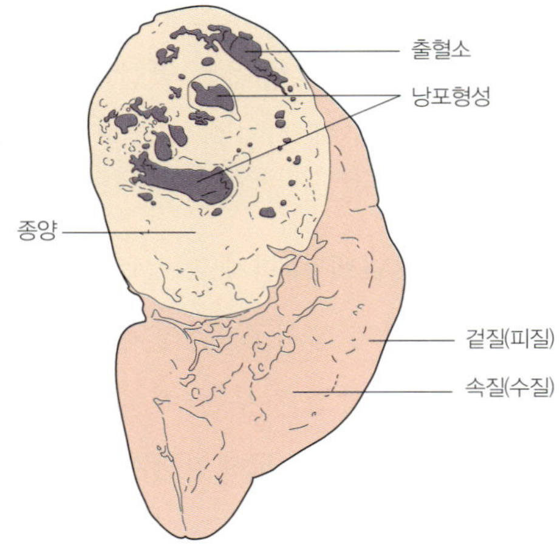

그림 14-14. **콩팥세포암종.** 50세 남성. 왼쪽 신장 원발의 콩팥세포암종이다. 종양은 출혈괴사 · 낭포형성 등 여러 가지 형태를 나타낸다.

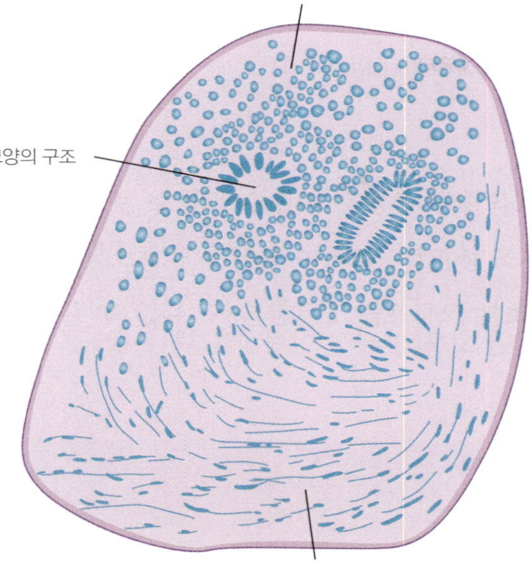

그림 14-15. **콩팥모세포종.** 소형의 방추형 세포로 이루어진 간엽계의 성분과 선관상 및 장미꽃 모양의 구조를 하고 있는 상피계 성분이 혼재되어 있다.

제 2 절 하부요로(방광의 질환)

1. 방광염과 요도염

요는 일반적으로 무균성인데 결석증 등에 의한 통과장애가 있으면 항문 · 질주위 상재균이 상행성으로 파급된다. 해부학적으로 요도가 짧은 여성, 특히 나이가 많은 여성에게 많이 나타나는 것으로 **요도염**(urethritis)과 **방광염**(cystitis)의 형태를 취한다. 동통, 발열 외에도 방광점막이 자극을 받아 독특한 잔뇨감과 빈뇨를 나타낸다. 요도염의 대부분은 임균과 클라미디아에 의해 발생한다. 특히 최근에는 남성의 요도염과 방광염이 주목되고 있는데, 그 반수는 비임균성이며, 그 가운데 절반이 클라미디아에 의한 것으로 알려져 있다(비임균성 요도염). 또한 임균성 요도염 및 방광염에서는 페니실린 분해효소를 생산하는 임균의 감염도 최근 문제가 되고 있다.

2. 이행세포유두종

이행세포유두종(이행상피유두종, transitional cell papilloma)은 방광점막의 이행상피가 내강을 향해 유두상으로 과잉증식하는 양성종양이다. 상피는 세포 이형성의 정도가 약하고, 결합조직성 사이막(중격)의 바닥부위에서 표층까지 6층 이하의 세포로 구성된다.

3. 이행세포암종

이행세포암종(이행상피암, transitional cell carcinoma; TCC)은 전체 방광암의 90%를 차지하며, 원발병터는 주로 방광이지만 신우와 요관에서도 발생한다. 아닐린 염료 등 발암물질과 관계가 깊은 직업병으로 알려져 있다. 50세 이상의 남성에 많으며 혈뇨를 주증상으로 한다. 여러 층의 현저하게 비후한 이행세포암종이 방광내강을 향해 유두상으로 증식하며, 폴립(polyp) 형태나 꽃 또는 야채 모양의 종양을 만든다(유두상암)(그림 14-16).

방광암 중에서 이형성이 강한 종양세포가 상피 내를 중심으로 미만성으로 침윤하는 비유두상암도 소수 나타난다. 유두상암에 비해 예후는 불량하지만 고도의 세포 이형성을 나타내므로 세포진단으로 쉽게 발견할 수 있다.

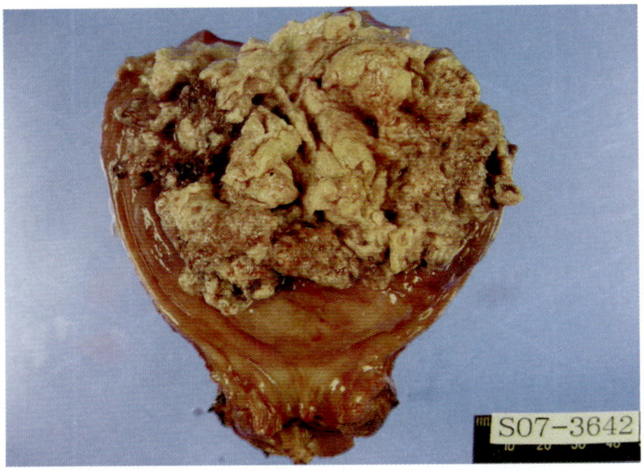

그림 14-16. **방광암**

제 15 장

생식계통

여성 생식기에는 음문(외음부), 질, 자궁, 자궁관(난관) 및 난소 등이 있다. 그 각각에 대해 염증, 종양 유사병변 및 종양 등으로 분류해서 기재하는데 그 중에서도 특히 자궁목암(자궁경부암), 자궁내막암, 난소암 및 융모암이 중요하다. 자궁목암인 경우에는 형성이상(이형성증)과 상피내암을 전암병변으로 들 수 있으며, 자궁내막의 비정형 자궁내막증식증 및 융모 영양세포의 포상기태도 전암병변이다. 난소에서는 매우 많은 종류의 종양이 발생하지만, 경계성 종양에 대해 충분히 이해해야 하며 이 밖에도 임신성 병변이 중요하다. 유방은 좁은 의미에서 생식기는 아니지만 여성에게 특유한 병변을 일으키기 때문에 이 장에서 함께 살펴보기로 한다.

남성 생식기에는 고환, 전립샘(전립선), 음경 등이 포함되며, 악성종양으로는 배세포종양에 속하는 정상피종(seminoma)과 전립샘암이 중요하다.

그 밖에도 여성 및 남성 생식기에 발생하는 염증병변으로서 성행위감염증이 중요한데, 특히 사람 유두종 바이러스(human papilloma virus; HPV)는 자궁목암의 원인으로 주목되고 있다.

I. 여성 생식기

제 1 절 음문부의 질환

1. 정상 구조

음문부(외음부)는 여성 외부생식기로서 불두덩(치구), 대음순, 소음순, 음핵, 질어귀(질전정), 바르톨린샘(바르톨린선, Bartholin's gland), 요도구멍 및 질구멍으로 이루어진다.

2. 음문염

임질(gonorrhea), 매독(syphilis), 연성하감(chancroid), 단순포진 바이러스 감염(Herpes simplex virus) 등의 성병(sexually transmitted disease; STD)에 속한 병변이 자주 발생되는데, 특히 임균감염 때는 바르톨린샘이 잘 침범되어 **바르톨린샘염**(Bartholin's adenitis)을 일으킨다.

3. 음문부위의 종양 유사병변

1) 뾰족콘딜로마

뾰족콘딜로마(첨형콘딜로마, condyloma acuminatum)는 음문부위에 양성 사마귀 같은 모양의 융기를 형성하는 질환 중 가장 흔한 것으로, 사람 유두종 바이러스에 의해 일어나는 성병의 하나이다. 편평상피가 증식하고 독

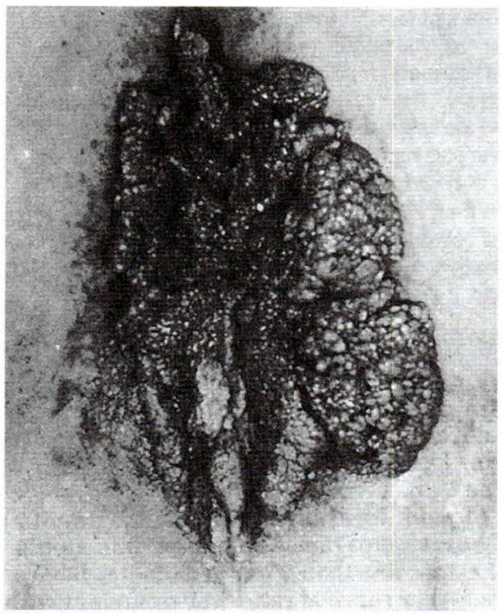

그림 15-1. **뾰족콘딜로마.** 외음부위에 사마귀 모양의 융기를 형성한 여러 개의 콘딜로마가 보인다.

특한 사마귀 모양 혹은 유두종의 소견을 나타낸다. 다발성이며 질, 자궁목과 항문 주위 등에서도 발생한다(그림 15-1).

2) 음부 퇴행위축

음부 퇴행위축(외음 이영양증; vulvar dystrophy)은 음문부위의 피부가 백색의 반점으로 나타나는 점막비후와 때로는 가려운 인설(scale)로 나타난다. 과거에는 **백색판증**(백반증, leukoplakia)이라고도 하였으며 다양한 조직학적 양상을 가진다.

4. 음문부위의 악성종양

1) 형성이상 및 상피내암

형성이상(이형성증, dysplasia)은 표피 내에 비정형이 강한 세포가 출현하는 것으로 침윤성 증식은 없다. 또한 상당한 수의 예에서 편평세포암은 음부 상피내암(CIS)이라고 부르는 음부 이상증식이 먼저 일어난 후에 생긴다.

2) 암 종

음문암종(vulvar carcinoma)은 편평세포암이 85%로 가장 많으며 바닥세포암과 샘암(선암)도 나타난다. 특수한 것으로 **유방외 파제트병**(extramammary Paget's disease)이 있다. 주로 대음순에 발생하며 맨눈으로 관찰했을 때 표피가 발적하고 습진형태를 나타내는데, 조직학적으로는 샘암세포가 표피 내로 진전한 것이다. 땀샘암(한선암)이 합병되지 않는 경우에는 예후가 양호하다.

제 2 절 질

1. 정상 구조

질(vagina)의 표면은 비각화성 중층 편평상피로 덮여 있으며, 질의 상피는 에스트로겐 및 프로게스테론의 분비상태에 의해 성숙 정도가 변화한다. 세포검사에서 성숙지수를 검사함으로써 환자의 내분비상태를 추정할 수 있다.

2. 질 염

대부분 **질염**(vaginitis)은 질트리코모나스(Trichomonas vaginalis), 칸디다(Candida albicans), 단순포진 바이러스(herpes simplex virus)와 클라미디아(Chlamydia trachomatis) 등 성병에 속한 질환으로 발생한다. 노인에서는 질점막이 위축하여 장애를 받기 쉽고, 생리적으로 염증을 합병하는 경우가 많다(**노인성 질염**, senile vaginitis).

3. 질의 악성종양

질암의 95% 이상이 편평세포암이고 잘 분화된 형이다. 원발성보다 자궁목암의 침윤에 의한 경우가 많다. 그 밖에도 형성이상, 상피내암, 샘암, 태아성 횡문근육종(포도상육종)과 악성 흑색종이 나타난다.

제 3 절 자궁목의 질환

1. 정상 구조

자궁(uterus)은 해부학적으로 자궁목(자궁경부, uterine cervix)과 자궁몸통(자궁체부, uterine corpus)으로 분류된다. 성인 여성의 경우 자궁의 중량은 90g 전후인데, 자궁몸통이 5cm이고, 그 아래로 자궁목이 2cm이다. 이들은 조직구조와 질환이 전혀 다르기 때문에 별개로 취급된다.

자궁목은 바깥자궁목(외경부)과 속자궁목(내경부)으로 분류되며 바깥자궁목은 비각화성 중층편평상피, 속자궁목은 점액분비가 뚜렷한 원주상피로 덮여 있다. 양자의 경계를 편평-원주상피 접합부(squamo-columnar junction; SCJ)라고 하는데, 보통 이 부위에는 편평상피화생세포가 존재하며 편평상피화생세포로 덮인 부분을 **변형대**(transformation area)라고 한다. 또한 자궁목 근육층의 가쪽에서 골반 위에 퍼진 결합조직을 **자궁주위조직**(parametrium)이라 한다.

2. 자궁목염

성병에 속한 감염 외에도 질내 정상 세균무리(세균총)에 의한 비특이적인 염증이 나타나며, 상피가 떨어져 나와 진성 미란이 형성되는데, 이것과 외경부에 원주상피가 나타나는 거짓미란을 혼동해서는 안 된다. 두 경우 모두 성교 후에 출혈이 나타나는 등 자궁목암과 같은 증상으로 병원을 찾는 경우가 있기 때문에 감별이 필요하다.

3. 자궁목의 종양 유사병변

1) 뾰족콘딜로마(첨형콘딜로마; condyloma acuminatum)

사람 유두종 바이러스와 자궁목암의 관계가 바이러스와 발암의 입장에서 주목되고 있으며, 세포학적으로 편평상피세포에 핵종대와 핵 주위에 나타나는 큰 투명층을 수반하는 **원반세포증**(공동세포증, koilocytosis)이라 일컫는 특징적인 소견이 나타난다(그림 15-2).

2) 편평상피화생

편평상피화생(squamous metaplasia)이란 속자궁목(자궁내 경부)의 원주상피 아래에 있는 예비 세포가 증식하면서 차츰 편평상피로 바뀌어지는 현상이다.

3) 자궁경관폴립

자궁경관폴립(endocervical polyp)은 경관점막의 융기성 병터를 말하며 해롭지 않은 염증성 종양으로서, 40~50대 여성의 2~5%에서 발생한다. 폴립의 대부분은 한 개이며, 주로 속자궁목관(자궁내경관, endocervical canal) 안에서 생긴다.

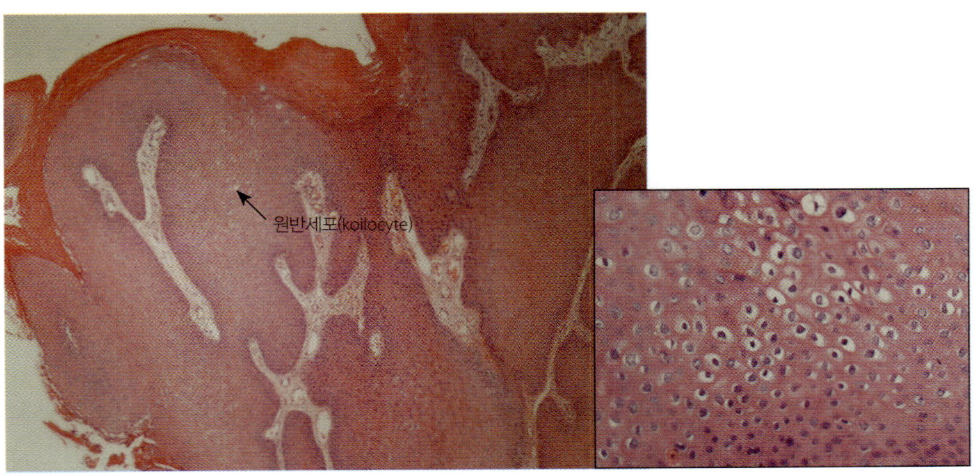

그림 15-2. **뾰족콘딜로마.** 중층편평상피세포가 유두상으로 증식하며, 상피세포의 핵 주위에 공포 형성이 보이는 원반세포증이 관찰된다.

4. 자궁목의 전암병변 및 악성종양

1) 형성이상과 상피내암(자궁목상피내종양)

(1) 형성이상(dysplasia)

편평상피의 상피 내에 비정형(핵-세포질 비율의 변화, 유사분열 증가 및 다형태성)을 나타내는 세포가 출현한 병변으로 상피내암의 정의를 충족시키지 못하는 것을 말한다. 편평상피층이 침범되는 정도에 따라 경도, 중등도 및 고도로 분류하고 편평세포암의 전암병변이다(그림 15-3).

(2) 상피내암(carcinoma in situ; CIS)

암으로 진단할 수 있는 강한 비정형을 나타내는 세포가 편평상피의 전층에 증식하고 또한 침윤성 증식이 없는 것이 특징이다.

형성이상과 상피내암은 비정형을 나타나는 점에서 편평세포암과 유사하지만, 침윤성 증식이 관찰되지 않고 있는 점에서 침윤성 편평세포암과는 구별되며 이들을 **자궁목상피내종양**(cervical intraepithelial neoplasia; CIN)이라고 한다. 최근에는 자궁목 전암병변의 세포학적 진단에 편평상피내병변(squamous intraepithelial lesion; SIL) 분류법이 이용되고 있다.

2) 자궁목암

자궁목암(자궁경부암, uterine cervical carcinoma)은 암종의 90%가 편평세포암이며 우리나라 여성에서 4번째로 발생빈도가 높은 악성종양이다. 세포 형태와 분화도에 따라 편평세포암은 다음 2가지로 분류한다(그림 15-4, 5).

(1) **각질화형 편평세포암** : 가장 분화도가 좋으며 각질진주가 존재하는 것이 특징이다(그림 15-5).

(2) **비각질화형 편평세포암** : 가장 흔한 형으로 암세포는 각질화되지 않고 중등도의 분화를 보인다. 5년 생존율은 각각 68.3%, 41.7%이다.

기타 샘암, 샘편평세포암(샘암과 편평세포암이 혼재하는 것) 및 샘극세포암(샘암의 일부에 편평상피화생이 나

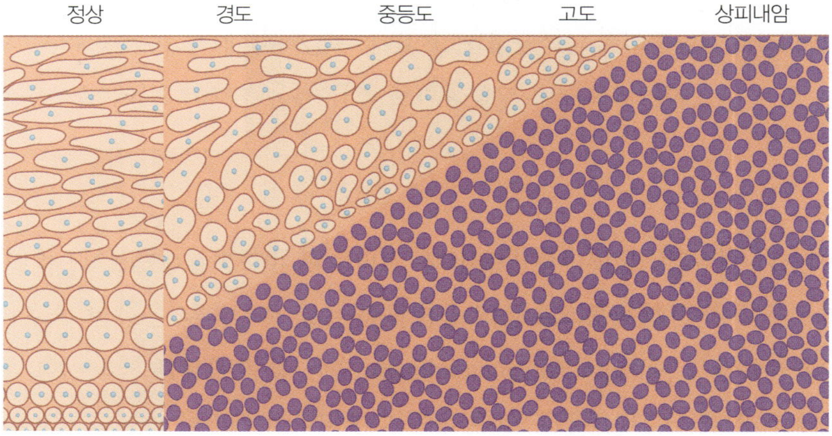

그림 15-3. 자궁목의 형성이상과 상피내암과의 관계

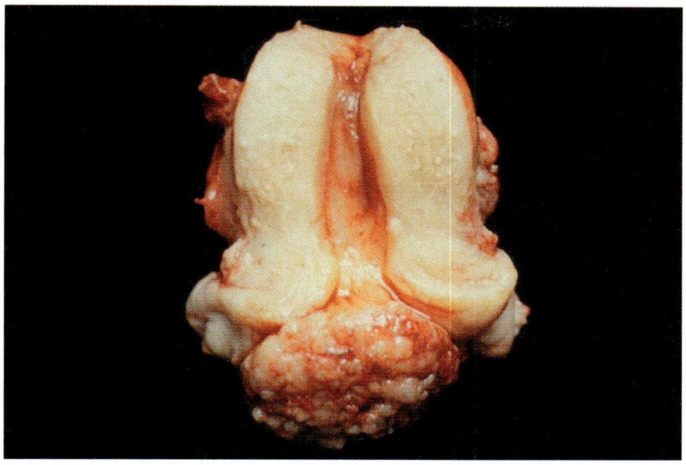

그림 15-4. **자궁목암.** 자궁목의 점막에 융기된 편평세포암종이 보인다.

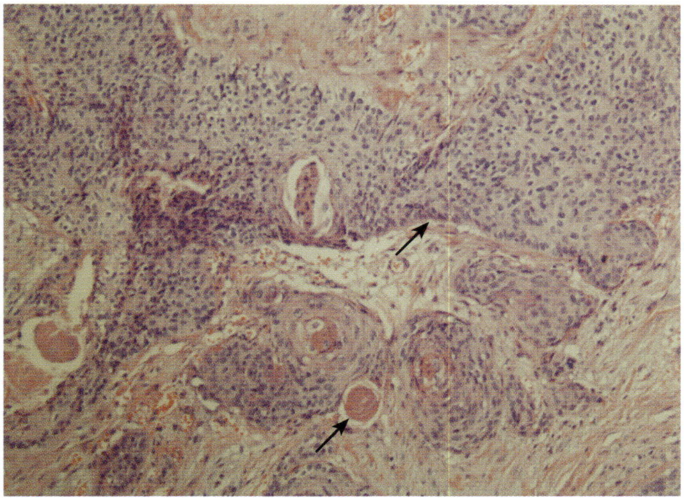

그림 15-5. **자궁목의 각질화형 편평세포암.** 중심에 동심원상의 암진주를 갖고 있는 포소상이 여러 개 나타나있다.

타나 있는 것), 신경내분비암종이 있다.

자궁목암의 호발연령은 40~53세이다. 원인 인자로는 II형 단순 포진 바이러스와 사람 유두종 바이러스가 있으며, 특히 사람 유두종 바이러스가 자궁목암의 병인으로 설명되고 있다. 조직발생으로는 형성이상-상피내암-미세침윤암-침윤암의 과정을 거치게 된다.

대부분의 편평세포암은 편평원주상피 접합부에서 발생하여 주변으로 퍼지며(그림 15-4, 6), 샘암과 샘편평세포암은 내경부의 상부에서 발생하는 경우가 많고 그만큼 조기진단하기가 곤란하다. 더욱 진행하면 질과 자궁주의조직으로 침윤하며, 또한 림프절 전이와 원격 전이를 합병하게 된다. 표 15-1에 자궁목암의 국제 임상진행기 분류, 그림 15-6에 자궁목암 조직발생의 모식도를 나타내었다.

미세침윤암은 암세포의 침윤을 조직학적으로 확인할 수 있고, 또한 침윤의 깊이가 바닥막에서 5mm를 넘지 않으며 림프관이나 혈관은 침범되지 않는 경우로 Stage Ia로 분류된다.

자궁목암은 초기에는 특별한 증상을 나타내지 않으며 조기에 발견하기 위해서는 세포검사에 의한 screening 검

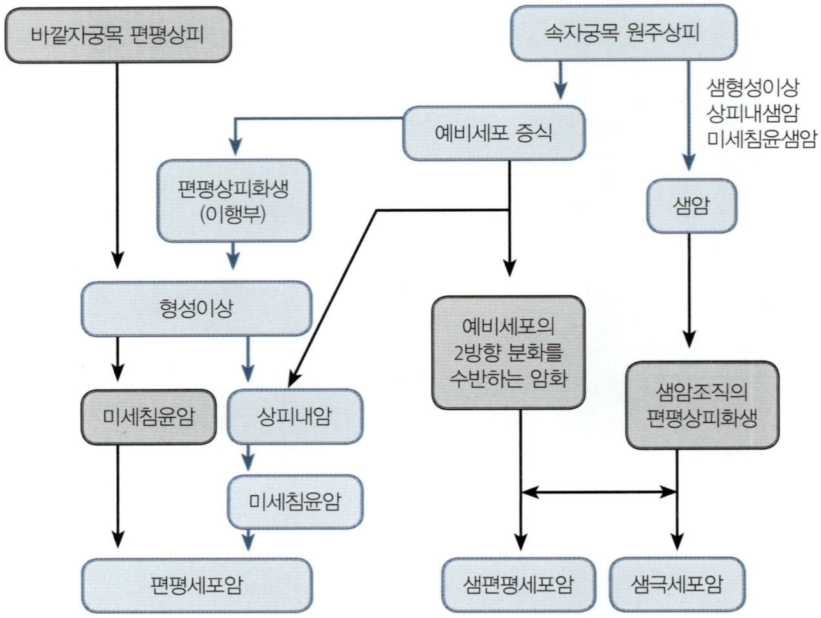

그림 15–6. 자궁목암의 조직발생

표 15–1. 자궁목암의 국제 임상진행기 분류(FIGO 분류)

Stage 0	상피내 암종
Stage Ⅰ	암종이 자궁목에만 국한된 상태를 말하며, 다음과 같이 세분한다.
Ia	초기 간질조직 침윤이 있는 비침윤성 암종(미세침윤성 암; microinvasive carcinoma)
Ib	임상적으로 자궁목에만 국한된 침윤성 암
Stage Ⅱ	암종이 자궁목을 넘어 침윤하였으나 아직 골반벽까지는 침범되지 않은 상태. 암종이 질은 침범하였으나 질 아래부위 ⅓은 아직 침범되지 않은 상태
Stage Ⅲ	암종이 골반벽까지 퍼진 것이며 직장검사로 암종과 골반벽 사이가 암조직으로 차 있는 상태. 암종이 질 아래부위 ⅓까지 퍼진 상태
Stage Ⅳ	암종이 진골반(true pelvis)까지 퍼졌거나 침범된 상태. 이 시기는 전이성 파종(metastatic dissemination)의 경우까지 포함

*임상적 진행시기(clinical stage)에 따라 1976년 국제산부인과연합(International Federation of Gynecology and Obstetrics; FIGO)에서 수정된 분류법이 가장 널리 사용되고 있다.

사가 필요하다. 자궁암 검진은 보통 35세 이상의 여성을 대상으로 하고, 1년에 1회 검진하는 것이 바람직하며, 이 검사로 침윤암 뿐만 아니라 전암병변인 형성이상과 상피내암도 발견된다. 이들은 다시 질보개검사(질확대경검사, colposcopy) 및 조직생검(biopsy)으로 정밀검사가 시행되며, 조직학적으로 최종 진단을 내린 다음 치료가 시행된다.

제 4 절 자궁몸통

1. 정상 구조

자궁몸통(자궁체부, uterine corpus)은 점막쪽에서부터 자궁내막, 자궁근육층 및 자궁외막으로 구분된다.

자궁내막은 성적 성숙기에 들어가면 뇌하수체–난소 호르몬의 지배에 의해 주기적으로 변화되며 수정란의 착상에 대비한다. 임신이 성립되지 않은 때에는 기능층이 떨어져 나오게 되는데, 이것이 월경(menstruation)이다. 탈락한 자궁내막은 바닥층에서 재생하며, 배란이 이루어지는 동안 증식기, 분비기, 월경기의 변화를 반복한다.

2. 자궁내막염

자궁내막과 자궁근육층은 비교적 감염에 대한 내성이 강해서 **자궁내막염**(endometritis)은 임상적으로 드물다. 유산과 분만 후에 일어나는 감염에서 기인하는 경우가 많으며, 드물게는 결핵성 자궁내막염이 나타난다. 또한 노인에서 경관의 폐색이 일어나면 고름이 자궁안에 저류해서 자궁류 낭종이 발생한다.

3. 기능성 출혈

기질성 병변은 아니고 내분비의 불균형에 의해 일어나며 무배란성인 것이 많다. 출혈 형식에는 호르몬 함량저하에 의한 출혈과 혈관벽 파괴에 의한 파열성 출혈이 있다.

4. 자궁몸통의 종양 유사병변

1) 샘근육증

샘근육증(선근증, adenomyosis)은 자궁내막조직의 일부가 자궁몸통 근육층 내에서 관찰되는 것으로 정의하는데, **속자궁내막증**(endometriosis interna)이라고도 한다. 이는 자궁내막의 비정상적인 발육 활성에 따라 자궁내막의 바닥부위가 자궁근육층 내로 하향 발육하여, 근육층이 자궁 전체 또는 국한성으로 비대해진다. 자궁내막증과는 달리 출혈이 일어나거나 낭포화하는 경우는 드물다.

2) 자궁내막증

자궁내막증(endometriosis)은 자궁내막이 자궁몸통 근육층 이외의 부위에 존재하는 경우를 말하며, **바깥자궁내막증**(endometriosis externa)이라고도 한다. 자궁외막, 자궁주위조직, 자궁목 외에도 질, 음문부(외음부), 난소, 골반안배막, 대장, 충수, 림프절, 때로는 가로막(횡격막), 폐, 가슴막(흉막)과 코점막에서도 나타나며, 원인은 아직 완전히 밝혀져 있지 않다.

5. 자궁몸통의 양성종양, 전암병변과 악성종양

1) 자궁내막증식증

자궁내막증식증(endometrial hyperplasia)은 비정상적인 자궁출혈을 일으키는 질환 중의 하나로, 자궁내막의 자궁샘과 바탕질이 증식됨으로써 생기게 된다. 자궁내막증식증의 분류는 샘구조 및 샘상피세포 증식상태에 따라 다음과 같이 분류한다.

(1) 단순증식증(simple hyperplasia)

(2) 복잡증식증(complex hyperplasia)

(3) 비정형 단순 및 복잡증식증(atypical simple and complex hyperplasia)

자궁내막이 증식되는 것은 프로게스테론(progesterone)이 감소되거나 없어지면서 에스트로겐(estrogen)이 비정상적으로 오랫동안 증가됨으로써 생기는데, 이와 같은 예는 에스트로겐의 생성이 증가될 때 볼 수 있다. 모든 종류의 증식은 자궁암으로 변할 수 있는데, 특히 비정형 증식은 확실히 전암병변으로 다루어야 한다.

2) 자궁내막암

자궁내막암(endometrial carcinoma)의 발생 확률은 자궁목암의 약 1/10이지만, 증가되는 경향이 뚜렷한 암으로서 중시되고 있다. 자궁내막암은 거의 80%가 샘암이며, 샘암은 다시 자궁내막형, 점액형, 장액형, 투명세포형 등으로 분류된다. 나머지 약 20%는 샘편평세포암과 샘극세포암인데 순수한 편평세포암은 드물다(그림 15-7).

자궁내막암은 폐경 후, 특히 50세 이후에 대부분이 발생하며, 거의 모든 경우에 임상적으로 비정상적 자궁출혈이 나타난다는 점에서 최근에는 이러한 유형에 대한 고위험도군을 설정하고, 세포검사에 의한 screening 검사로 검진을 시행하게 되었다. 이 경우에도 조직검사에 의해 최종 진단을 붙이는 것은 자궁목암의 경우와 마찬가지이다.

3) 평활근종

평활근종(자궁근종, uterine myoma)은 자궁몸통에 발생하는 경우가 많은데 자궁목에도 나타난다. 자궁몸통에서는 발생하는 부위에 따라 점막밑근종, 근육층내근종, 장막밑근종의 3가지로 분류된다. 이 중 점막밑근종은 자궁내막 바로 아래에서 발생하여 자궁내강으로 돌출하고, 장막밑근종은 장막 아래에서 발생하여 자궁 밖으로 돌출한다(그림 15-8).

맨눈으로 관찰했을 때 국한성인 결절을 보이며 단발인 경우와 다발인 경우가 있다. 이들은 둥글고, 주위 자궁

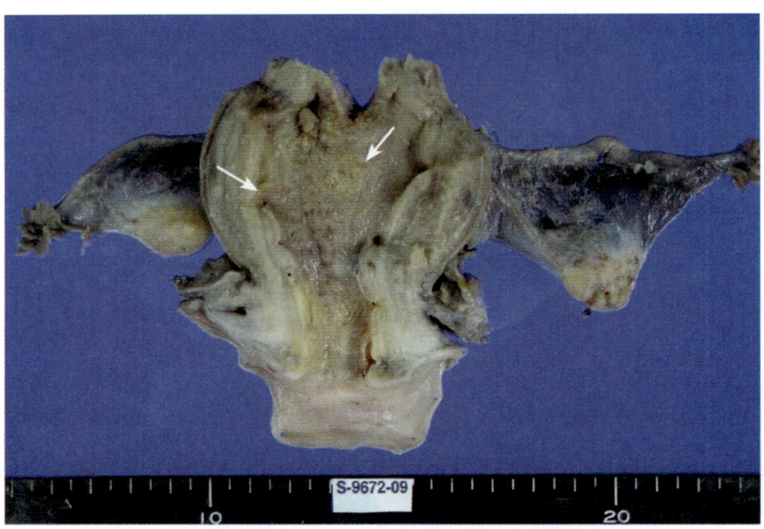

그림 15-7. **자궁내막암.** 화살표 부위에 자궁내막암이 보인다.

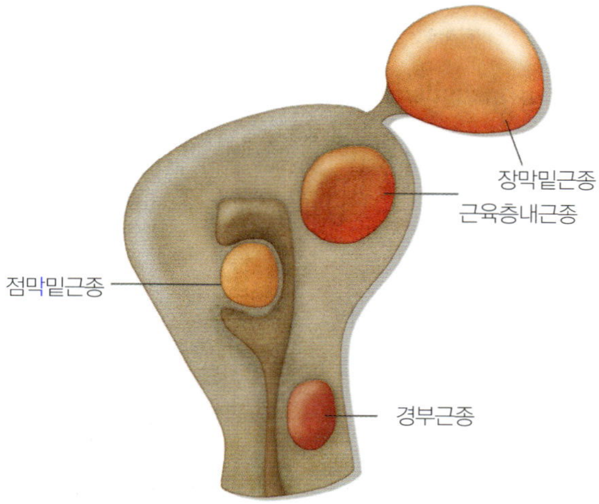

그림 15-8. **평활근종의 모식도**

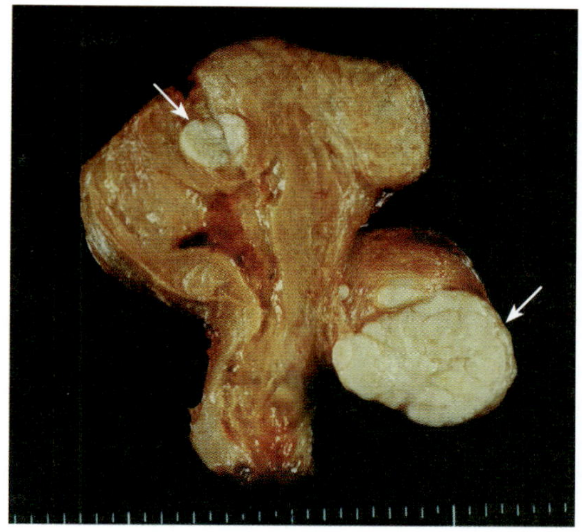

그림 15-9. **다발성 자궁근육층의 평활근종.** 종괴와 주위 조직과의 구별이 뚜렷한 둥근 모양의 근종들이 보인다.

근육층으로부터 잘 구분되어지며, 단단하여 절단하면 주위 근육층으로부터 불쑥 솟아올라 쉽게 빼낼 수 있을 정도이다.

평활근종은 여성의 종양 중에서 발생률이 가장 높다. 사체해부에서는 성숙 여성의 20~30%에서 발견되고 있고, 특히 30~40세에 많으며 20세 이전 및 55세 이후는 드물다(그림 15-9).

양성의 평활근종이 악성으로 진행되는 경우는 극히 드물며, 샘근육증이 평활근종으로 진단되고 자궁이 적출되는 경우가 흔히 있다. 근종과 샘근육증이 합병해서 나타나는 경우도 적지 않다.

4) 육 종

자궁육종(sarcoma)은 전체 자궁종양의 5% 미만을 차지한다.

(1) 평활근육종(leiomyosarcoma)

자궁근육층에서 발생하며 자궁육종 중에서 가장 많다. 조직학적으로 세포 비정형이 강한 것 외에도 핵분열이 다수 출현하는 점에서 평활근종과 감별된다. 맨눈 관찰 시 고깃덩어리와 같은 종괴로 자궁근육층을 침윤하거나 자궁내막강 내로 표출하는 폴립 형태로 자란다. 이 종양은 40~60세에 호발하고 재발을 잘 하며, 예후가 매우 나쁘다(그림 15-10, 11).

(2) 자궁내막간질육종(endometrial stromal sarcoma)

자궁내막의 사이질세포가 악성화한 것인데 폴립(polyp) 모양으로 증식하며, 근육층 내에도 침윤한다. 주증상은 주기적 비정상 자궁출혈 및 복부동통이다. 고도악성의 육종은 연하고 고깃덩어리 같은 폴립성 종양으로 자궁내강 내로 터져 나와 내강을 채우게 된다.

(3) 악성 혼합중배엽종양(악성 뮐러관혼합종양, malignant mixed Mülerian tumor; MMMT)

암종과 육종이 섞여 존재하는 것으로, 육종부분이 동소성인가 이소성인가에 의해 다시 **암육종**(carcinosarcoma)

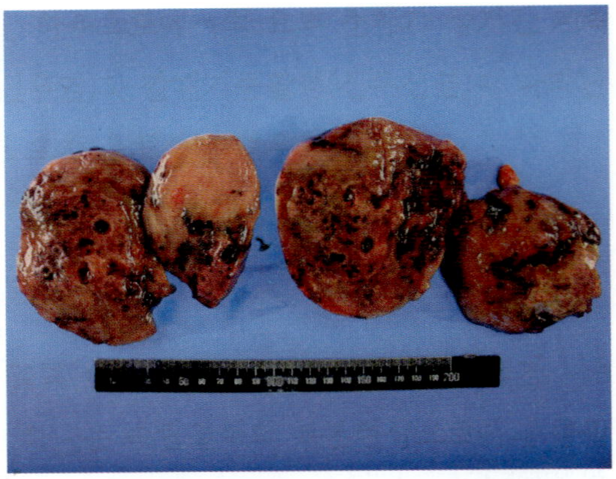

그림 15-10. **자궁의 평활근육종.** 자궁내막강으로 융기되어 자라는 폴립 모양의 점막밑 종양으로서 심한 괴사소견을 보인다.

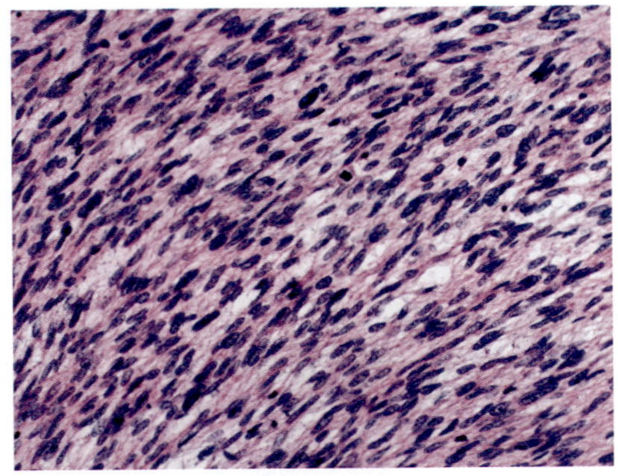

그림 15-11. **평활근육종.** 비정형 세포들이 밀집되어 있고 세포분열이 흔히 보인다.

과 악성 **중배엽성 혼합종양**(mixed mesodermal tumor)으로 분류되며, **샘육종**(adenosarcoma)도 여기에 포함된다.

제 5 절 임신과 태반

1. 정상 구조와 기능

임신(pregnancy)은 수정란이 착상하고 태아가 발육해서 분만에 이르기까지의 전 과정이다. 수정은 자궁관팽대부에서 일어나고, 수정란은 분열을 반복하면서 자궁내막에 착상하며, 그곳에서 태반(placenta)이 이루어지고, 배아(embryo; 수태 후 8주까지) 및 태아(fetus; 임신 9주 이후부터 출생까지)를 양육한다. 만기(임신 37~40주)의 태반은 직경 약 20cm의 원반 모양 조직인데, 여기에 태아막과 탯줄이 부착되고, 전체 중량은 약 500g(태아 중량의 약 1/6)이다.

태반의 혈행에는 태아성 혈행과 모체성 혈행이 있으며, 태아의 혈액은 탯줄동맥(2개, 정맥혈을 함유)을 통해 태반에 이르고, 융모 간질 내의 모세혈관 내를 흘러 탯줄정맥(1개, 동맥혈을 함유)을 거쳐 태아에서 머문다. 이에 대해 모체의 혈액은 자궁내막 나선동맥에서 융모사이공간(융모간강)으로 들어가서 태아의 혈액에 산소와 영양물을 주고, 탄산가스와 노폐물을 받은 다음 자궁내막정맥을 거쳐 모체로 돌아온다.

2. 외형이상(기형)

태반의 외형이상으로서 자궁내막강의 넓은 부분을 덮는 비정상적으로 엷은 막양태반, 일부 분리한 부태반, 2개의 부분으로 갈라진 이열 태반, 태반과 태아막의 경계에 백색융기가 반지 모양으로 나타나는 변연성 태반, 상기 백색륜이 중앙부를 향해 반전하는 주획태반, 태반이 자궁에 유착, 침입 내지는 천공하는 유착, 감입, 천공태반, 태반이 자궁하부에 착상하고 내자궁구를 덮는 전치태반 등이 있다.

또한 2개가 있어야 할 탯줄동맥이 1개뿐인 단일 탯줄동맥(제대동맥)이 임신의 약 1%에서 나타난다. 이런 경우 매우 높은 확률(15~50%)로 태아의 심혈관계 및 요로계의 기형을 합병하고 있기 때문에 태아의 정밀검사가 필요하게 된다.

3. 다태임신

쌍태, 3태, 4태, 5태 등의 **다태임신**(multiple pregnancy)은 각각에 일란성과 다란성이 있다(그림 15-12). 쌍태태반의 형태를 일란성, 이란성과 관련시켜 그림으로 나타내었다. 불임여성에게 배란유발제를 투여한 경우와 수정란의 이식수술을 받았을 경우에는 다태임신이 되는 경우가 많으며, 이 경우에는 일반적으로 다란성이다.

단일융모막 이중양막 태반인 경우에는 모두가 일란성이며, 이중융모막 이중양막 태반인 경우 태아가 성이 다른 경우에는 모두 이란성이다. 이에 대해 태아가 동성인 경우에는 일란성과 이란성의 양자가 있는데 혈액형, 적혈구효소, 조직적합 항원 등 다른 검사에 의해 결정할 필요가 있다. 단일융모막인가 이중융모막인가의 진단에는 분리막의 조직학적 검색이 필요하다.

4. 유산과 조산

유산(abortion) 이란 착상된 배아가 생육 가능성을 가지기 전에 임신이 종료되는 것이다. 임신 24~36주에 분만하는 것을 **조산**(premature labor)이라 한다. 유산에는 절박유산, 불가역유산, 완전유산, 불완전유산, 계류유산, 유발유산, 인공유산 등의 구별이 있으며, 임신의 확실한 진단에는 태아 또는 태반성분을 증명할 필요가 있다.

5. 딴곳임신

딴곳임신(자궁외임신, ectopic pregnancy)은 자궁안 밖에서 수정란이 발육하는 것을 말한다. 대부분은 **자궁관임신**(난관임신)이며, 그 밖에도 난소임신, 복강임신, 벽내임신(간질부임신), 경부임신 등이 있으나 모두 드물다. 딴곳임신을 자궁내막의 노폐물에 대한 조직검사에 의해 확진할 수는 없다. 그러나 태반성분(주로 융모)과 태반착상부 반응이 없는데도 자궁내막샘에 Arias-Stella 현상(내막샘의 특유한 분비항진 상태로 때로는 대형핵의 출현과 염색질의 증량이 나타난다)이 나타나는 경우에는 추정이 가능하다.

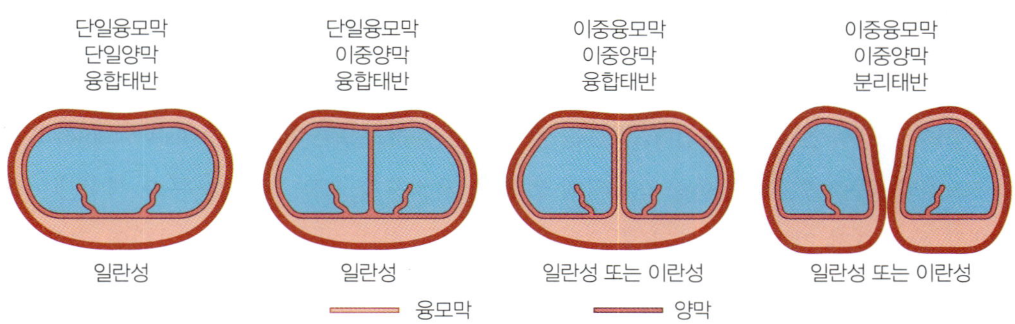

그림 15-12. 쌍태태반의 여러 가지 형태

6. 태반염

태반염(placentitis)에는 자궁목에서 상행성으로 감염하는 것과 혈행성으로 감염하는 것의 두 가지가 있으며, 전자는 **융모막양막염**(chorioamnionitis), 후자는 **융모염**(villitis)의 형을 취한다. 전자가 압도적으로 많은데, 저체중아인 경우 특히 태아막의 조기파열(PROM)에 합병해서 나타난다.

수직전파(vertical transmission; 임산부와 태아 사이의 감염) : 태반을 통해서 모체로부터의 감염(풍진, 리스테리아 등) 외에도 분만 시 산도를 통과할 때의 감염(거대세포 바이러스, 단순포진 바이러스 등)과 모유에서의 감염(성인 T 세포 백혈병인 HTLV-I)이 있다. B형 간염 바이러스도 수직전파에 의해 감염된다.

7. 순환장애

경색과 상위태반 조기박리가 중요하며, 모두 임신중독증에 합병해서 흔히 나타나고, 신생아용혈질환(태아적혈모구증, erythroblastosis fetalis)과 당뇨병인 경우 또는 수종으로 태반의 중량이 증가되는 것이 알려져 있다.

임신중독증(toxemia of pregnancy) : 태아, 태반이 모체에 영향을 주는데서 다양한 증상(고혈압, 단백뇨 및 부종을 특징으로 하는 복합증상)이 발현하는 것을 말하며, 임신 20주 이후에 나타나는 말기 임신중독증을 주로 임신중독증이라고 한다.

8. 임신 영양막세포질환

임신 영양막세포질환(gestational trophoblastic disease)은 비임신성으로 발생될 수 있는 경우와 구별하여 임신으로 생긴 영양세포 증식을 특징으로 하는 질환이다. 임상적으로 HCG가 상승하기 때문에 이것을 지표로 해서 진단과 치료가 시행된다.

1) 포도송이기태

포도송이기태(포상기태, hydatidiform mole)는 태반의 융모막 융모가 맨눈으로 알 수 있는 직경 2mm 이상의 낭포성 종대를 나타내는 것을 말하며, 조직학적으로는 영양막세포의 증식 및 융모 간질의 수종양 변성과 모세혈관의 소실을 수반한다. 융모의 전부가 낭포화한 것을 **완전포도송이기태**(total mole), 일부가 낭포화한 것을 **부분포도송이기태**(partial mole)라고 하며, 완전포도송이기태에서는 태아를 찾아 볼 수 없으며, 태아가 나타날 경우에는 전부가 낭포화하고 있더라도 부분포도송이기태로 분류한다. 완전포도송이기태 또는 부분포도송이기태일지라도 조직학적으로 기태 융모가 근육층 내에 침입하고 있는 경우에는 **침윤포도송이기태**(invasive mole)로 분류하며, 포도송이기태의 약 15%에서 볼 수 있다. 포도송이기태의 발생은 지역차가 크며, 서구보다 아시아에서 많다. 포도송이기태의 본태는 아직 밝혀지지 않았으나 다만 치료하지 않고 방치하면 완전포도송이기태인 경우 3~5%에서 융모암이 발생하는 것으로 알려져 있다. 따라서 융모암종의 전암병변으로서 엄중히 관리하여 치료하지 않으면 안 된다(그림 15-13).

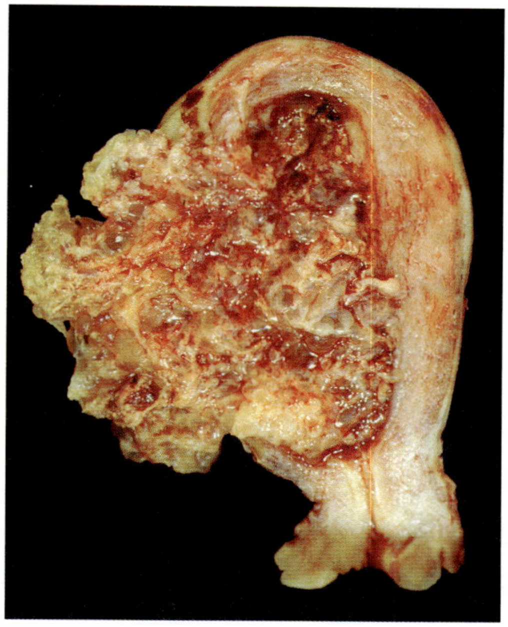

그림 15-13. 완전포도송이기태. 자궁내강이 태아 없이 포도송이 같은 낭 구조로 차 있다.

2) 융모암

융모암(choriocarcinoma, 융모막암종)은 영양세포 유래의 악성종양이다. 악성화하더라도 정상 융모가 가진 융합 영양세포 및 세포 영양세포의 두 방향으로의 분화(2 cell pattern)를 유지하고 있다. 그러나 융모는 볼 수가 없다. 원발소는 보통 자궁벽 내에서 나타난다. 출혈과 괴사가 심하게 발생되며 혈행 전이하기 쉽고, 폐에 높은 빈도로 전이를 형성한다. 가끔 임신 중에 발생하고 태반 내에 원발소가 나타나는 예가 있다(태반내 융모암).

임신에서 유래한 융모암을 **임신성 융모암**이라 하고, 비임신성 융모암과 구별한다. 임신성 융모암의 선행임신(융모암 발현 직전에 한 임신)은 포도송이기태가 약 50%이며, 나머지의 약 1/3씩을 만기출산, 유산 및 조산, 인공유산이 차지한다. 딴곳임신에 속발하는 경우는 적다. 비임신성 융모암에는 배세포종양에 속한 경우(난소, 고환, 뇌 등)와 다른 암의 분화이상에 의한 것(위암과 폐암 등)의 두 가지가 있다.

3) 태반부 영양세포종

태반부 영양세포종(placental site trophoblastic tumor)은 태반 착상부위에 나타나는 영양세포의 이상증식에 의한 종양이다. 보통 양성으로 경과하며 **영양세포성 거짓종양**이라고 했으나, 악성으로 경과하는 것이 있기 때문에(약 10%) 최근에는 종양으로 생각하게 되었다. 현미경소견상 영양세포를 닮은 다형성(pleomorphic) 세포들로 자궁근육층에 침윤되어 자라고 혈관내 침윤소견이 뚜렷하다. 그러나 융모암종과는 달리 세포 영양세포와 융합 영양세포를 볼 수 없다.

제 6 절 자궁관

1. 정상 구조와 기능

자궁관(salpinx) 또는 난관(fallopian tube)은 좌우 1쌍이 있다. 자궁관점막은 단층 원주상피로 덮여 있는데, 상피는 섬모가 있고 섬모운동에 의해 난자를 자궁으로 수송하는 역할을 맡고 있다.

2. 자궁관염

임균, 포도알균(포도상구균), 사슬알균(연쇄상구균)과 대장균 감염에 의해 급성 화농성 자궁관염이 일어나며, 이 염증이 주위에 파급한 것을 **골반내 염증성 질환**(pelvic inflammatory disease; PID)이라 하며, 드물게는 결핵성 자궁관염이 나타나기도 한다. 자궁관에 염증이 일어나면 치유 후에도 내강의 협착과 상피의 섬모운동장애가 남게 되고, 불임과 딴곳임신의 원인이 된다.

3. 자궁관의 종양

자궁관의 종양은 대부분이 양성이며, 악성종양은 매우 드물지만 샘암이 나타난다.

제 7 절 난 소

1. 정상 구조와 기능

난소(ovary)는 좌우 1쌍의 강낭콩 크기의 장기이다. 난자의 형성에 관여하는 한편, 난포에서 에스트로겐(estrogen, 난포 호르몬), 황체에서 프로게스테론(progesterone, 황체 호르몬)을 분비하는 내분비 장기이기도 하다.

2. 난소의 종양 유사병변

1) 자궁내막증

난소는 **자궁내막증**(endometriosis)의 호발부위로서 변성한 혈액을 함유한 초콜릿 낭포를 형성하는 경우가 있다.

2) 비종양성 낭

비종양성 낭(nonneoplastic cyst)에는 난포낭(follicular cyst), 황체낭(luteal cyst), 다낭난소(polycystic ovary) 등이 있다. 난포낭은 에스트로겐을 과도하게 생성 분비하여 자궁내막의 증식과 불규칙한 자궁출혈을 일으키고, 황체

낭은 프로게스테론을 지속적으로 생성하여 비정상 자궁출혈의 원인이 된다. 다낭난소는 에스트로겐 과다 분비에 의한 비정상 자궁출혈, 무월경과 불임을 나타내는 Stein-Leventhal 증후군의 증상을 나타낸다.

3. 축 꼬임

종양 또는 종양 유사병변에 의해 커진 난소는 **축 꼬임**(축 염전, axial torsion)을 일으키기 쉬우며, 그 결과 혈류가 장애되고 출혈성 경색에 빠진다.

4. 난소의 양성종양, 경계성종양과 악성종양

난소에서는 많은 종류의 종양이 발생한다. 난소의 종양은 여성 종양의 흔한 형태로 양성종양이 약 80%이나 악성인 경우 조기진단이 어려우므로 발견이 늦어, 여성 생식기암 사망률의 절반을 차지하여 치명률이 높다. 조직발생학적으로 표면 상피세포유래 종양, 성끈-버팀질(성선-간질, sex cord-stromal)유래 종양, 생식세포유래 종양, 전이성 종양으로 나눌 수 있다. 표층상피-버팀질유래 종양은 양성종양, 경계영역성 종양(저악성도, borderline malignancy), 악성종양으로 분류된다(표 15-2).

1) 표층 상피성-버팀질성 종양

가장 많이 나타나는 종양이다. 장액성 종양은 자궁관상피, 점액성 종양은 자궁내경부상피, 유내막 종양은 자궁내막상피, 브렌너(Brenner) 종양은 요로의 이행상피에 각각 유사한 분화를 나타내는 것으로 알려져 있으며 난소

표 15-2. **난소 종양의 조직 분류**

	양성종양	경계악성종양	악성종양
표층 상피성 및 버팀질성 종양	장액낭샘종 점액낭샘종 이행상피 종양 (브렌너 종양)	경계영역성 장액성 낭성 종양, 경계영역성 점액성 낭포성 종양, 경계영역성 이행상피 종양	장액샘암종 점액샘암종 자궁내막모양암종 투명세포샘암 악성 이행상피 종양 미분화 암
성끈 버팀질성 종양	난포종 섬유종 경화성 간질종양 세르톨리 · 버팀질세포 종양(고분화형) Leydig 세포종	과립막세포종 세르톨리 · 버팀질세포 종양(중분화형) 세테로이드 세포 종양 (분류 불능형)	섬유육종 세르톨리 · 버팀질세포 종양(저분화형)
배세포종양	성숙낭기형종 성숙 충실성 기형종	미성숙기형종 (제1도, 제2도)	미분화배세포종 난황난 종양
	난소 갑상샘종	카르시노이드(carcinoid)	배아암종 융모막암종 성숙낭기형종의 악성전환 미성숙기형종(3도)
기타			악성 림프종 전이성 종양

종양의 약 2/3가 이 군에 속한다.

(1) 장액종양(serous tumor)

장액낭샘종(장액성 낭포선종, serous cystadenoma)은 가장 흔한 낭성 종양으로 단방성 또는 이방성인 낭포인데, 유두상 구조를 나타내는 경우도 있으며, 조직학적으로 한 층의 원주상피가 내면을 덮고 있다.

경계영역성 종양(저악성도)에서는 조직학적으로 상피의 다층화와 유두상 구조가 뚜렷이 나타난다. 증식과 비정형이 나타나는 점은 악성종양과 유사하지만 침윤성 파괴 증식이 없는 점에서 장액샘암종과 구별된다. 예후는 대개 양호한데 악성경과를 취하는 경우에는 경과는 길다.

장액샘암종(장액성 선암, serous adenocarcinoma)에서는 낭포성 변화 외에도 확실한 병터가 나타난다. 조직학적으로 뚜렷한 간질 내 침윤이 나타난다. 흔히 양측성으로 발생하며 암성 복막염을 합병한다. 예후는 매우 불량하다.

(2) 점액종양(mucinous tumor)

점액낭샘종(점액성 낭포선종, mucinous cystadenoma)은 80%가 양성종양이며, 다낭성 낭포를 형성하고 그 안에 점액을 다량으로 넣고 있다. 조직학적으로 상피는 단층으로 배열되어 있다.

경계영역성 종양(저악성도)은 양성종양과 유사하지만, 낭포는 소형이며 조밀하게 증식하고 있다. 조직학적으로 상피는 다층화하고 세포 비정형도 보이지만 간질에 침윤상은 나타나지 않는다.

점액샘암종(mucinous adenocarcinoma)은 증식과 이형이 보다 강하고, 서로 밀접하는 샘관이 불규칙적으로 증식하며, 간질 내 침윤이 나타난다. 점액성 종양으로서 복강 전체에 퍼지고, 복강에 점액물질이 대량으로 저류하는 경우가 있다. 이러한 경우 복막의 거짓점액종(복막위점액종, pseudomyxoma peritonei)이라고 하고 충수돌기에 원발병터가 있는 경우에도 일어난다.

(3) 자궁내막모양암종(유내막선암, endometrioid adenocarcinoma)

양성종양과 경계영역성 종양은 드물게 나타나며, 거의 모두가 침윤성 암종에 해당된다. 악성종양은 자궁몸통암과 마찬가지의 조직소견을 나타내는 것으로 정의되어 있다. 약 1/5의 증례가 자궁몸통암을 수반하고 있다(다중심성 발생).

(4) 투명세포샘암(투명세포선암, clear cell adenocarcinoma)

이 종양은 전체 난소암의 5~11%를 차지하고 맨눈으로 관찰할 때 고형이거나 낭성이며, 회갈색이다. 조직학적으로 주로 당원을 함유한 밝은 세포가 증식하며, 유두상 발육을 나타내는 경우도 있다.

(5) 이행상피종양(브렌너종양, transitional cell tumor)

브렌너종양(Brenner's tumor)으로 불리던 것으로 이행상피와 유사한 세포가 증식한 비교적 드문 종양인데 대부분 양성이다. 현미경적으로 상피세포는 얇은 호산성 세포질과 타원형 세포핵을 갖는데, 특징적인 세포핵의 '구', 즉 '커피알' 모양을 하게 된다.

2) 성끈-버팀질성 종양

성끈-버팀질성 종양(성선-간질성 종양, sex cord-stromal tumor)은 본 군의 종양은 호르몬 활성을 나타내는 것이 많다. 성끈 성분으로서 과립막세포(여성형, granular cell) 및 세르톨리세포(Sertoli cell; 남성형)로, 버팀질 성분으로서 협막세포(여성형) 및 라이디히세포(Leydig cell; 남성형)로의 분화를 수반하는데, 어느 것이라고 결정할 수 없는 것도 있다.

(1) 여성형 분화를 나타내는 종양

과립막세포종(granulosa cell tumor)과 난포종(협막세포종, thecoma)이 이에 속하며, 전자는 경계영역성 종양, 후자는 양성종양으로 분류된다. 에스트로겐 활성이 있으며, 자궁내막증식과 자궁내암을 합병하는 경우가 있다. 그 밖에도 섬유종과 경화성 버팀질종양도 이 군으로 분류되어 있다. 섬유종에 복수와 흉수를 수반하는 것을 **메이그스증후군**(Meigs' syndrome)이라고 한다.

(2) 남성형 분화를 나타내는 종양

세르톨리-라이디히세포 종양이 이에 해당한다. 태아 고환과 비슷한 조직소견을 나타낸다. 보통 남성화를 일으키지만 드물게는 여성화를 수반하는 경우도 있다. 고분화형, 중분화형 및 저분화형으로 분류된다.

3) 배세포종양

배세포종양(germ cell tumor)의 조직발생을 그림 15-14에 잘 나타내고 있다. 이 종양은 모든 난소 종양의 15~20%를 차지하는데, 미분화배세포종은 배세포 자체, 난황막종양은 난황낭, 융모막암종은 태반, 기형종은 태아에의 분화를 나타낸다. 그 밖에도 보다 유약한 태아와 유사한 구조를 나타내는 배아암종(태아성 암)이 분류되고 있다. 이들의 혼합형도 존재한다. 이 중 95% 이상이 성숙낭기형종(양성 낭성 기형종)에 속하고 나머지는 배세포종양이다.

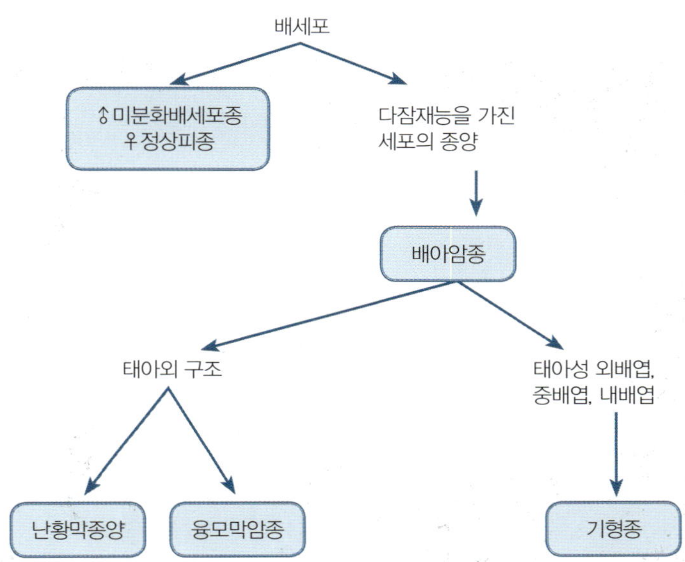

그림 15-14. 배세포종양(난소, 고환)의 조직발생

(1) 미분화배세포종(dysgerminoma)

이 종양은 악성 배세포종 중에서 가장 흔한 형태로 전체 난소암의 2%를 차지하며, 당원을 함유한 대형 세포가 단순하게 증가하고, 림프구가 침윤되어 있다. 소수의 증례에서 융합 영양세포(합포성 영양아세포) 유래의 큰 세포가 혼재하며, 혈청의 HCG치의 상승을 볼 수 있다. 방사선 감수성이 높고 악성종양이지만 예후는 양호하다.

(2) 난황막종양 및 배아암종

난소에서는 난황막종양(난황낭 종양, yolk sac tumor)이 대부분을 차지하며, 배아암종(태아성 암, embryonal carcinoma)은 적다. 종양 표지로서 AFP가 양성이 된다. 예후는 불량하다.

(3) 융모막암종(choriocarcinoma)

태반에서 유래된 융모막암종과 조직학적으로 동일한 종양이 난소에서 매우 드물게 발생한다. 이 종양은 크게 두 가지 형태로 나누어지게 되는데, 하나는 혼합 악성 기형종의 한 성분으로 사춘기 이전의 어린이들에서 발생하고, 다른 하나는 순수 종양으로서 가임여성에게서 임신 후 난소에 생기는 임신성 융모암에 속하며, HCG가 양성이 된다. 순수형보다는 다른 배세포종양과의 혼합형이 많다.

(4) 기형종(teratoma)

외 · 중 · 내배엽으로의 분화를 나타내는 태아성 조직이 불규칙적으로 혼재해서 나타낸다. 구성성분이 모두 성숙성분으로 이루어진 것을 성숙기형종, 미성숙 성분을 함유한 경우를 **미성숙기형종**이라고 하며, 그 밖에도 특수형을 따로 분류한다.

① 성숙기형종(mature teratoma)

- **성숙낭기형종**(mature cystic teratoma; dermoid cyst) : 맨눈으로 관찰할 때 낭포를 형성하고, 안에 피지가 충만되어 있으며, 또한 모발, 지방, 치아와 뼈조직 등이 나타난다. 조직학적으로 피부, 중추신경계 조직, 소화관

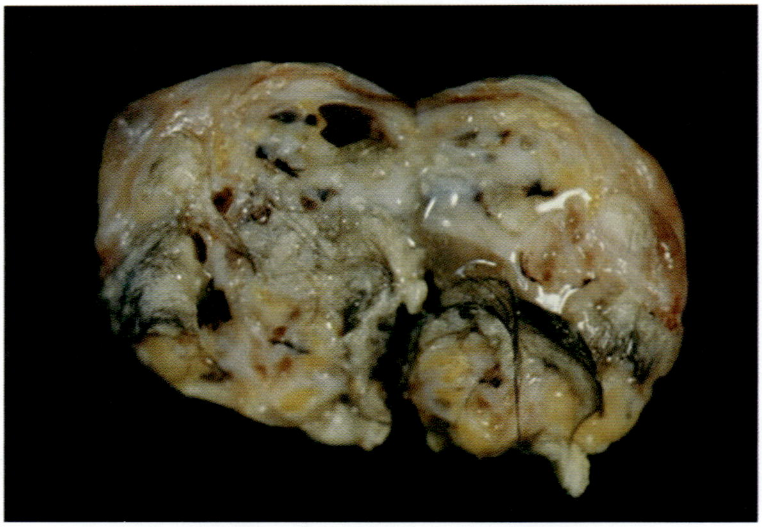

그림 15-15. **난소의 성숙낭기형종.** 난소에 모발과 여러 조직이 혼합된 기형종이 낭포를 형성하고 있다.

상피, 갑상샘, 호흡기계 상피, 민무늬근육(평활근), 연골과 뼈 등을 볼 수 있다. 배세포성 종양의 90%를 차지한다. 예후는 양호하다(그림 15-15).

- **성숙충실기형종**(mature solid teratoma) : 육안적으로 충실성 증식을 나타내는데, 조직학적으로는 모두 양성인 성숙조직으로 이루어져 있다.
- **성숙낭기형종의 악성전환**(mature cystic teratoma with malignant transformation) : 성숙 낭포성 기형종의 일부에서 편평세포암과 샘암 등 일반적인 악성종양이 혼재하는 것을 가리킨다.

② 미성숙기형종(immature teratoma)

성숙형 조직에 섞여 미성숙 성분, 특히 신경상피조직을 볼 수 있다. 미성숙 성분이 많고 또한 미성숙도가 높을수록 예후가 불량하며, 주로 사춘기 이전의 어린이나 젊은 여자에게 발생한다. 미성숙 세포의 관찰 정도에 따라 제1도, 제2도, 제3도의 3군으로 분류된다.

③ 특수형

난소 갑상샘증과 유암종(carcinoid) 등이 함유되어 있다.

4) 기 타

(1) 전이성 종양(metastatic tumor)

난소는 골반 내 장기 중에서 전이성 암에 의해 가장 흔히 침범되는 장기이다. 위암, 대장암, 유방암과 백혈병 등이 전이한다. 이들 중에서 반지모양세포암(인환세포암) 또는 미분화 샘암이 난소로 전이하고, 전이성 암에서 반지 모양의 종양세포와 함께 심한 버팀질 증식을 동반하여 육종같이 보이는 경우를 **크루켄버그종양**(Krukenberg tumor)이라 한다. 주로 위암의 전이가 많고 통상 양측성으로 일어난다.

(2) 악성 림프종

원발성인 것과 전신적으로 발생하는 것 등이 있다.

제 8 절 유 방

1. 정상 구조와 기능

유방(breast, mammary gland)의 형상은 성, 연령, 임신, 수유 등의 생리학적 상태에 따라 매우 다르다. 성인 여성의 유방은 15~20개의 독립된 유엽으로 구성되고, 1개의 유엽은 10~100개의 선방을 가진 다수의 소엽과 소엽과 같은 수의 수지상인 작은 젖샘관(유관)으로 이루어진다. 도관계를 미세한 쪽에서 올라가면 세분절관은 분절관으로 이행하며, 또한 젖샘관팽대(유관동), 집합관을 거쳐 최후에 젖꼭지로 개구한다. 한편 선방은 보통 휴지상태이 있으나, 임신하면 현저하게 수를 증가시키며 수유기에는 젖을 분비한다.

조직학적으로는 젖샘관, 작은 젖샘관, 선방 모두 내면을 덮은 한 층의 원주상피와 이것을 감싼 형으로 바닥막 상부에서 볼 수 있는 근육상피세포의 2층 구조를 나타낸다. 남자의 젖샘은 젖샘관만 있으며 소엽은 없다.

2. 유방염

유방염(mastitis)은 급성 유방염과 만성 유방염으로 구분한다. **급성 유방염**은 수유기, 특히 처음 분만 후의 수유기에 많이 볼 수 있으므로 젊은 여성에게서 많이 나타난다. 침입하는 균은 주로 포도알균(포도상구균)과 사슬알균(연쇄상구균)이다. 한편, **만성 유방염**은 젖샘관확장증과 외상성 지방괴사 등에 속발되거나 유방확장술을 위해 주입된 이물에 반응해서 나타난다(이물성 염증).

3. 섬유낭병

섬유낭병(섬유낭성 질환, fibrocystic disease)은 여성의 유방질환 중 가장 흔하며, 비염증성 및 비종양성의 증식성 병변으로 30대의 여성에서 호발한다. 조직학적으로는 소엽과 작은 젖샘관수의 증가(샘증, adenosis), 젖샘관상피의 다층성 증식(젖샘관증식증, ductal hyperplasia), 젖샘관의 확장에 의한 낭형성, 작은 젖샘관상피의 아포크린(apocrine)화생, 간질의 섬유화, 섬유샘종 모양의 결절 형성 등이 혼재한 여러 가지 모양을 나타낸다. 석회화 병터를 수반하는 경우도 있으며, 형성이상(이형성)을 나타내는 상피의 다층성 증식(이형유관증식증, atypical ductal hyperplasia)은 전암병변으로서 중요하다.

4. 유방의 종양

표 15-3에서 표시한 바와 같이 다양한 종양이 발생한다.

유방암은 유방에서 발생하는 상피성 악성종양(암종)의 총칭인데, 그 대다수는 여성에게서 나타난다. 남성에게

표 15-3. **난소 종양의 조직 분류**

	양성종양	악성종양	
상피성 종양	관내 유두종 젖꼭지샘종 샘종	유방암	
		비침윤암 비침윤성 유관암 비침윤성 소엽암	침윤암 침윤성 관암 점액암 수양암 침윤성 소엽암 기타(생략)
		유두의 파제트병	
결합조직성 및 상피성 혼합종양	섬유샘종	암육종	
	엽상종양(양성, 경계영역성, 악성)		
비상피성 종양	간질육종 혈관육종 악성 림프종		

드 드물게 유방암이 나타나지만 발생률이 여성의 약 1/100로 매우 적다.

암종 이외에도 젖샘관 내 유두종과 섬유샘종(섬유선종)의 빈도가 높은데 유방암과의 감별이 중요하다. 빈도는 낮으나 엽상종양도 유방암과의 감별상 중요하며, 전이성 종양이 젖샘에 나타나는 경우는 거의 없다.

1) 관내 유두종

주로 분절관 상피가 젖꼭지 모양으로 증식하는 양성종양이다. 임상적으로 혈성의 젖꼭지(유두) 분비물과 젖꼭지의 퇴축을 보인다. 조직학적으로는 다발상의 젖꼭지를 가지며 각각의 젖꼭지는 원주상의 상피세포가 싸고 있다.

2) 유방암종

유방암종(mammary carcinoma)은 젖샘관(유관) 또는 선방상피 유래의 악성종양이다. 일반적으로 유방암은 자기 자신이 직접 발견할 수 있는 암의 하나로서, 유방암의 진단은 촉진을 기본으로 한다. 따라서 환자가 자신의 유방을 자신이 촉지하고 종류를 발견하는 자가검진법의 중요성이 강조되고 있다. 촉진으로 종류가 발견된 증례는 유방 X-선 촬영법과 초음파검사법에 의해 정밀검사를 시행한다. 경우에 따라서는 조직생검과 천자흡인세포진을 병용하고 최종 진단을 시행한다. 또한 젖꼭지 분비물이 있는 경우에는 세포진을 병용한다. 수술을 받은 환자의 예후는 일반적으로 양호하며 치유된 예도 많다. 5년 생존율은 80%, 10년 생존율은 70% 전후이다. 유방암의 약 반수는 에스트로겐 수용체를 가진다. 에스트로겐은 유방암세포의 증식을 촉진하기 때문에 그 영향을 제거할 목적으로 난소절제 등의 내분비요법도 병용한다. 유방암은 조직학적으로 다시 비침윤성 암, 침윤성 암, 젖꼭지의 파제트병(Paget's disease)의 3형으로 분류된다(표 15-3).

(1) 비침윤성 암

모든 유방암의 5%를 차지하며 암세포가 젖샘관 내에 머무르는 것으로 상피내암이라고도 한다. 조직학적 소견은 젖샘관의 바닥막 내에 종양세포가 증식하는 것이 특징이다. 종양세포는 증식하여 충실형, 사상형, 유두상형 및 혼합형을 보인다.

(2) 침윤성 암

암세포가 바닥막을 파괴해 젖샘관 밖으로 침윤하는 것을 침윤암이라고 하며, 모든 유방암의 약 95%를 차지하고 있다. 많은 조직형으로 분류되어 있으나 표 15-3에서 표시한 4형이 대표적이다. 이 중에서는 침윤성 관암(침윤성 유관암)이 가장 많으며, 모든 침윤암의 85~90%를 차지한다. 또한 침윤성 관암은 증식형태의 특징에 의해 관내 증식을 주체로 하는 유두형, 확장성 발육을 나타내는 충실형, 침윤성 발육을 주체로 하는 경성암형의 3형으로 분류된다.

(3) 유두 파제트병(Paget's disease of the nipple)

모든 유방암의 1~2% 정도를 차지하는 것에 불과하다. 샘암세포가 젖꼭지부위의 표피 내로 침윤한 특수한 암인데, 비침윤성 유관암에 같이 나타나는 경우가 많다.

3) 섬유샘종

섬유샘종(섬유선종, fibroadenoma)은 상피성 성분과 버팀질성 성분의 양자가 증식하는 일종의 혼합 종양인데, 국한성 종양을 형성한다. 20~30세 여성에게서 호발하는 빈도가 높은 양성종양이다. 단발하는 경우와 다발하는 경우도 있다. 섬유샘종은 원심성으로 자라는 작은 결절로써 통상 경계가 분명하고 가동적이어서 주위의 유방조직과 구별된다.

4) 엽상종양

엽상종양(phyllodes tumor)은 섬유샘종과 유사하지만 상피성 성분에 비해 간질성 성분의 증식이 현저한 것을 가리킨다. 맨눈으로 관찰했을 때 종양은 대형으로 **거대섬유샘종**이라고 일컫는 경우도 있다. 간질 내에는 림프종성, 연골종성 또는 골성부위가 나타날 수 있다. 그러나 가장 예후가 나쁜 것은 간질내 세포성분의 증가, 부위에 따른 세포성분의 변화, 세포의 이형성과 세포분열상의 증가를 보이는 악성 변화로써 대부분 갑작스런 크기의 증가를 수반한다. 전이는 혈행성으로 일어나며, 림프절로 전이하는 경우는 드물기 때문에 유방암과는 상이한 치료법을 시행한다.

Ⅱ. 남성 생식기

남성 생식기에는 고환(정소), 부고환(정소상체), 정관, 정낭, 정삭, 전립샘(전립선), 요도, 음경, 음낭 등이 있으며, 이 중 임상적으로 특히 중요한 것은 고환과 전립샘이다.

제 1 절 고환 및 부고환

1. 정상 구조와 기능

고환(정소, testis)은 좌우 1쌍의 장기로서, 성인의 엄지손가락 한 마디 크기이다. 정자형성세포 및 세르톨리세포를 함유한 정세관과 그 사이에 존재하면서 남성 호르몬, 특히 테스토스테론(testosterone)을 분비하는 라이디히세포로 이루어진다. 고환은 태생기에는 후복막에 있으나 점차 하방으로 이행, 생후에는 **부고환**(epididymis)과 함께 음낭 내에 존재한다(고환하강).

2. 잠복고환증

잠복고환증(cryptorchidism)은 복강 내 고환이 음낭 내로 하강하지 않고 도중에 머무는 것을 말한다. 고환이 위축되면 정세관의 바닥막은 유리질 비후가 되며, 간질의 섬유조직이 증가되어 점차 정자 생산능력이 떨어지게 된다. 잠복고환증에서는 고환암이 발생하기 쉽다.

3. 고환염과 부고환염

유행성 이하샘염의 경우에 약 20%의 증례에서 **급성 고환염**(orchitis)을 합병한다. 치유된 후에 정세관의 위축 및 반흔형성이 일어나며, 현저한 경우에는 모든 정세관이 초자화하고 정자형성은 전혀 이루어지지 않는다. 그 결과 국소성 속발성 남성불임증이 된다.

급성 임균성 부고환염(epididymitis)이 급성 임균성 요도염에서 속발해서 나타난다. 또한 비임균성 부고환염이 포도알균, 사슬알균, 대장균 등에서 일어난다. 때로는 결핵성 부고환염이 나타나는 경우도 있다.

정자육아종(spermatic granuloma)은 부고환벽의 정자가 내강에서 누출함으로써 육아종을 형성하는 국한성 염증이다.

4. 남성불임증

임상적으로 **남성불임증**(male infertility)의 원인으로는 정자의 수, 기형과 운동능력 등이 있다. 정자의 수가 적은 경우를 **정자부족증**(oligospermia), 정자가 전혀 없는 경우를 **무정자증**(azoospermia)이라고 한다.

원인에 따라 다음과 같이 분류된다. 각각의 진단에는 고환의 생검이 유용하다.

1) 특발성 남성불임증 : 원인은 불명이며 남성불임증 중에서 가장 높은 발생률이 나타난다. 고환의 조직소견에서 성숙정지(maturation arrest), 저정자형성(hypospermatogenesis), 무배세포증후군(Sertoli cell only syndrome), 정세관 · 관주위섬유증의 4가지로 분류된다.
2) 전신성 외적 요인에 의한 남성불임증 : 방사선 조사, 약제 투여 등에 속발한다.
3) 국소성 속발성 남성불임증 : 고환 자체의 병변에 의한 것과 생식관의 폐색에 의한 것으로 분류된다.
4) 내분비 이상에 의한 남성불임증
5) 염색체 이상에 의한 남성불임증 : 클라인펠터증후군(47,XXY)이 그 대표적이다.

5. 고환의 종양

고환에서는 난소의 배세포종양 및 성끈-기질성 종양과 유사한 종양이 발생한다. 배세포종양의 발생률은 높고 모든 고환 종양의 90% 이상을 차지한다. 표 15-4는 고환 종양의 조직분류를 제시한 것이다. 배세포종양에 대해서는 난소의 것과 공통성이 있다. 정상피종(seminoma)은 이 중에서 가장 중요하며 빈도도 높고, 난소의 미분화배세포종, 뇌의 배세포종(배아종)과 같은 조직상이며 악성종양이지만 예후는 양호하다. 또한 난소에서는 적었던 태

표 15-4. 고환 종양의 조직 분류

	양성종양	경계영역성종양	악성종양
배세포종양		성숙기형종	정상피종, 난황막종양, 태아성암, 융모막암종, 미숙기형종, 악성전환을 수반한 성숙기형종
성끈-버팀질성 종양	라이디히세포종 세르톨리세포종	과립막세포종 불완전 분화형	
기타			악성 림프종 전이성 종양

아성 암이 많이 나타난다. 난소에 많은 표층 상피성 · 간질성 종양은 고환에서는 극히 드물게 발생한다.

제 2 절 전립샘

1. 정상 구조

전립샘(전립선, prostate gland)은 무게가 15g 전후로서 매실 크기의 내분비 의존성 장기이다. 고환의 안드로겐(androgen)은 전립샘의 생장에 중요한 역할을 한다. 전립샘은 후복막부위에 위치하여 방광의 경부와 요도를 둘러싸고 있으며, 불완전한 피막에 의해 싸여 있다(그림 15-16).

2. 전립샘염

전립샘염(prostatitis)에는 임균과 대장균 감염에 의한 급성 화농성 염증과 림프구 침윤을 수반하는 만성 염증이 있다. 임상적으로 만성 전립샘염은 재발이 많고 남성 재발성 요로감염증의 가장 흔한 원인이 된다.

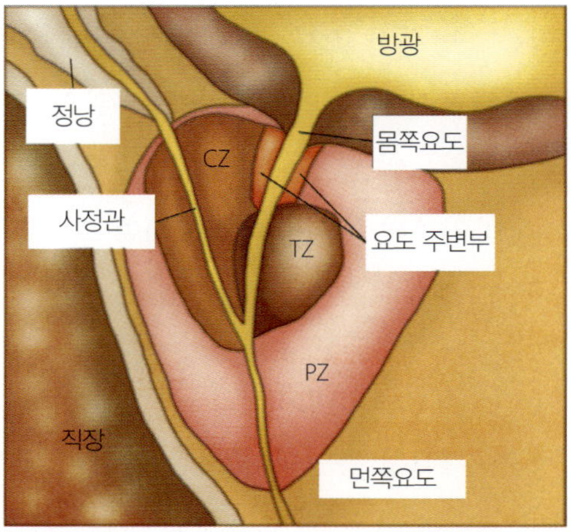

그림 15-16. **전립샘, 방광, 직장 및 정낭의 관계.** 전립샘 안으로 사정관과 요도가 지난다 . 전립샘은 주변부(peripheral zone, PZ), 중심부(central zone, CZ) 및 이행부(transitional zone, TZ)로 나뉜다. 전립샘암은 대부분 주변부에서 발생하며, 직장 수지검사로 알 수 있는 경우가 많다. 결절성 증식증은 중심부에서 주로 발생하므로 발병 초기에 요도폐색의 증상을 일으킨다.

3. 전립샘비대증

구성요소인 샘과 버팀질(주로 교원섬유와 평활근)이 흔히 결절성으로 증식되어 있으며, 전립샘 자체가 종대한 것이다. 주로 노인에게서 많이 발생된다. 전립샘의 중심부를 지나는 요도에 가까운 내선의 영역에서 발생하기 쉬우며, 결절성 증식환자에서 나타나는 증상은 요도압박에 의한 배뇨곤란과 방광 내 요의 잔류에 의한 방광의 확장과 비후, 요의 감염 및 방광염과 신장염 등의 증상이다.

4. 전립샘암

전립샘암(prostatic carcinoma)은 최근 우리나라 남자에게 증가추세에 있으며, 50세 이후에 호발하는 악성종양이다. 임상적으로 전립샘암이 진단되고, 조직검사에서도 확인되는 경우가 많은데, 때로는 원발소가 불명인 불현성 암인 경우도 있다. 그 이유의 하나로서 전립샘비대증과는 반대로 전립샘암은 요도에서 떨어진 전립샘의 주변구역에서 발생하기 쉽기 때문에 증상(배뇨장애)의 출현이 늦어진다는 것을 들 수 있다. 조직학적으로는 샘암이며, 혈청의 acid phosphatase(ACP)의 활성 증가를 수반한다. 광범위한 골전이를 일으키기 쉬우며, 이 경우에는 alkaline phosphatase(ALP)치도 상승한다. 남성 호르몬은 전립샘암세포의 증식을 촉진하는 것으로 생각되고 있으며, 그에 의해 유방암과는 반대로 여성 호르몬 투여가 유효하다. 또한 같은 생각에서 치료법으로서 고환절제술이 시행된다. 사체의 부검에 의해 조직학적으로 우연히 발견되는 잠재암은 50세 이상의 부검예의 약 20%에서 발견되는데, 임상적으로 발현된 암의 빈도에 비해 매우 높은 것으로 알려져 있으며, 또한 전립샘 잠재암의 발생빈도는 인종과는 별다른 차이가 없어 병리학적인 입장에서 주목되고 있다(그림 15-17).

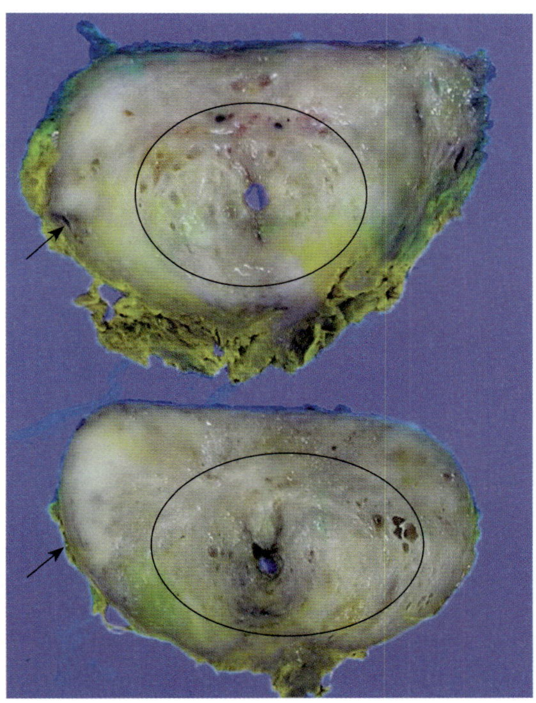

그림 15-17. **전립샘암.** 절단면에서 화살표 방향에 전립샘암이 있으며, 이행부(원 부분)에 전립샘비대증이 보인다.

제 3 절 요도와 음경

1. 요도염과 귀두꺼풀염

여러 종류의 성병이 외부생식기를 침해한다. 비임질성 요도염이 임질성 요도염보다 흔하며 주로 대장균(E. coli) 등의 장내 세균에 의해 발생된다. 전립샘염이 자주 동반된다.

귀두꺼풀염(귀두포피염, balanoposthitis)은 포경이거나 또는 포피가 너무 크기 때문에 청결하지 않게 되면 축적된 분비물과 불두덩(치구) 안에서 세균이 발육하여 염증이 발생한다.

2. 뾰족콘딜로마

뾰족콘딜로마(첨형콘딜로마, condyloma acuminatum)는 성병의 하나이다. 귀두의 관상구, 음경꺼풀(포피), 음낭 등에서 발생한다.

3. 음경의 종양

음경의 종양은 흔하지 않다. 음경의 악성종양은 이차적 궤양이나 감염이 생길 때까지 통증이 없으나 종종 출혈을 보인다. 환자의 30～50%에서 처음 진단을 받았을 때 샅고랑림프절(서혜림프절)이 커져 있다. 이 악성종양에 대한 예방은 조기에 음경꺼풀(음경포피)을 절개하는 것이다. 편평세포암이 귀두부에서 발생하는데, 주로 포경인 사람에게 많다.

제 16 장

뇌 . 신경계통

신경계통(nervous system), 특히 뇌의 구조는 매우 복잡하며, 기능도 부위에 따라 다르기 때문에 신경계통의 병리적 증상을 확인하기 위해서는 뇌의 기능해부학적 지식이 필요하다. 신경계통은 중추신경계와 말초신경계로 구분되며, 중추신경계는 뇌와 척수로 구성되어 있다. 뇌는 인체에서 매우 중요한 장기로 대뇌, 소뇌 및 뇌줄기로 되어 있다. 좌우 대뇌반구의 표면에는 많은 대뇌이랑(gyrus)과 대뇌고랑(sulcus)이 있고, 이마엽, 마루엽, 관자엽 및 뒤통수엽의 4개 엽으로 구분된다. 소뇌는 좌우의 소뇌반구와 중앙의 소뇌벌레(소뇌충부)로 구분되며, 뇌줄기는 대뇌와 척수 사이에 있는데, 중간뇌, 다리뇌, 숨뇌로 이루어진다. 척수는 중심부에 있는 H자형의 회백질과 외부의 백색질로 이루어져 있다. 신경계통은 신경원(neuron)이라는 신경세포와 신경아교세포로 구성되어 있다. 신경세포는 신경세포체, 1개의 축삭 그리고 5~7개의 가지돌기로 구성되는데, 축삭은 말이집이 둘러싸고 있다. 신경아교세포는 중추신경 내에서는 신경세포 사이를 메우고 있으나, 말초신경에서는 신경집(신경초, neurolemma; sheath of Schwann)를 이루고 있다. 중추신경의 신경아교세포는 별아교세포(astrocyte), 희소돌기아교세포(oligodendrocyte), 뇌실막세포(ependymocyte), 미세아교세포(microglia) 등이 있다.

뇌의 혈액공급은 주로 속목동맥과 척추동맥에 의해 공급되는데, 속목동맥은 대뇌 전반에, 척추동맥은 뇌줄기, 소뇌 및 대뇌의 후두부에 혈액을 공급한다. 이 혈관들은 대뇌바닥부위에서 대뇌동맥고리(Willis circle; 윌리스고리)를 형성하여 서로 교통하게 된다.

제 1 절 뇌의 순환장애

뇌의 순환장애를 이해하기 위해서는 주요 뇌동맥의 생리적인 순환영역을 이해해야 한다(그림 16-1).

뇌(brain)의 순환장애 중에서 뇌졸중은 발생빈도가 높고 사망률도 매우 높다. **일과성 뇌허혈성 발작**(transient cerebral ischemic attack; TIA)과 같이 완전히 회복 가능한 경우도 있으나, 영구적인 기능손상을 동반하는 경우도 있다(그림 16-2).

1. 뇌혈관사고

뇌의 순환장애에 의해 정신 · 신경증상이 급성으로 나타난 상태를 일반적으로 **뇌혈관사고**(cerebrovascular accident; CVA)라고 한다. **뇌졸중**(stroke)이란 그 중에서도 특히 운동마비와 의식장애를 수반하는 중증형을 가리킨다. 그러나 이 두 개의 용어는 엄밀하게 구분하지 않고 동의어로서 사용하는 경우가 많다. 또한 뇌졸중은 병명이 아니고 증상명을 나타내는 말로서 그 대표적인 원인 질환으로는 머리뼈속출혈(두개내 출혈), 뇌경색 등이 있다.

1) 머리뼈속출혈

머리뼈속출혈(두개내 출혈, intracranial hemorrhage)은 뇌출혈과 거미막밑출혈로 구분할 수 있다. 머리뼈속출혈(두개내 출혈)은 고혈압, 동맥류파열, 혈액질환 등의 출혈성 소인과 외상, 모야모야병, 동 · 정맥기형 같은 혈관기형이나 종양 등에 의해 발생할 수 있다.

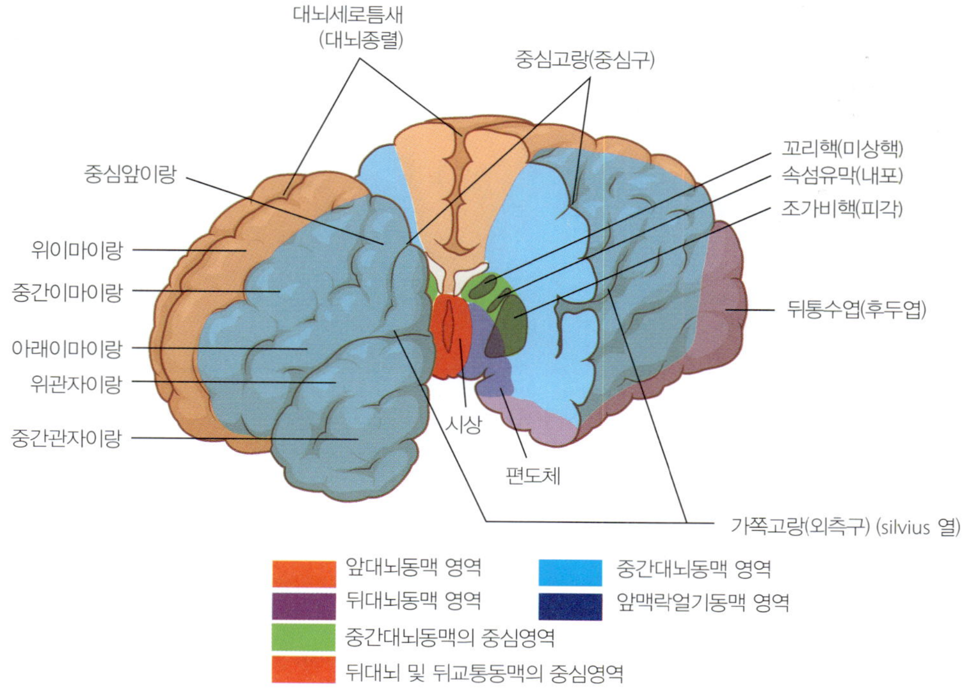

그림 16–1. **뇌동맥의 혈행영역.** 대뇌에 분포된 주요 동맥은 앞 · 중간 · 뒤대뇌동맥 및 앞맥락얼기동맥인데, 이들은 각각 대뇌의 중앙부위, 가쪽, 뒤쪽, 안쪽바닥으로 구분된다.

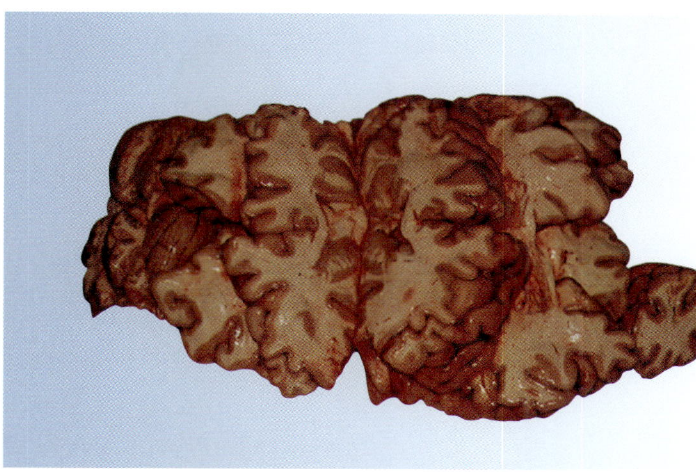

그림 16–2. **뇌의 절단면 사진.** 회백질과 백색질이 뚜렷이 관찰된다.

(1) 뇌출혈(cerebral hemorrhage)

병명으로서의 **뇌출혈**은 **원발성 뇌출혈**을 뜻한다. 즉, 다른 질환의 합병증이 아니라 처음부터 뇌조직 내의 혈관 병변에 의해 일어나는 출혈로, 대부분은 고혈압성 소동맥 병변에 의한 경우가 많다(그림 16–3A).

전형적인 뇌출혈, 특히 바닥핵부위 출혈의 증상은 갑작스런 두통, 구토, 의식장애, 안구마비, 반신불수 등인데, 대부분은 중년 이상의 고혈압 환자에서 발생한다(고혈압성 뇌내출혈).

고혈압성 뇌출혈은 뇌내 소동맥의 파열에 의한 출혈임에는 틀림없으나, 정상적인 소동맥이 고혈압의 직접적인

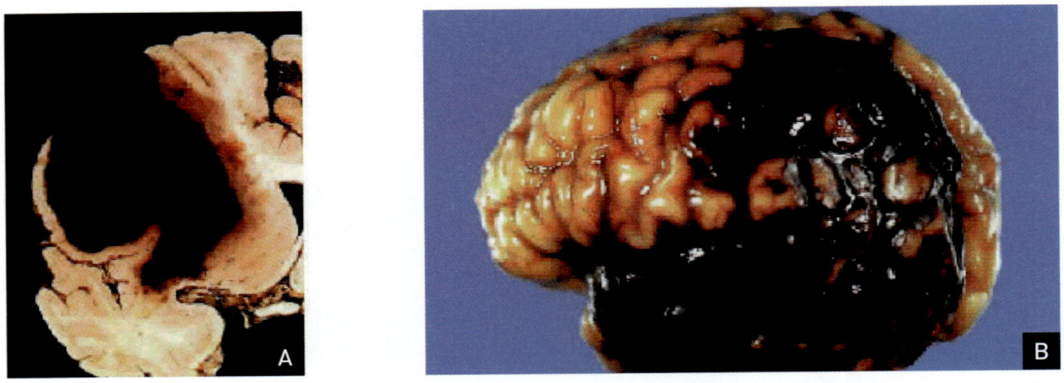

그림 16-3. **머리뼈속출혈.** (A) 고혈압성 뇌출혈 : 왼쪽 조가비핵에서 시작된 출혈이 주변 대뇌 백색질로 파급되어 큰 혈종을 형성함. (B) 거미막밑출혈 : 마루엽, 관자엽, 뒤통수엽에서 관찰되는 미만성의 거미막밑출혈.

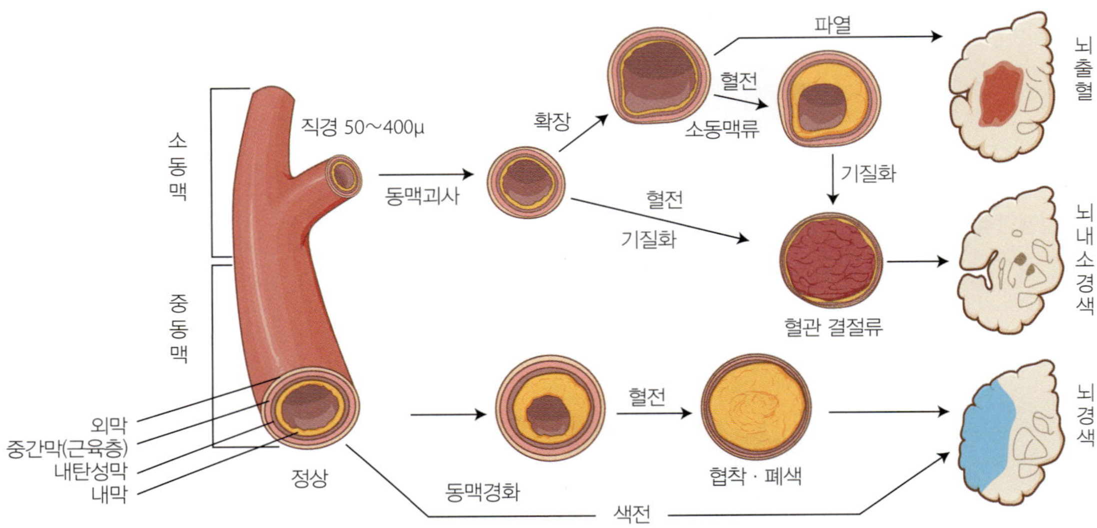

그림 16-4. **뇌동맥병변과 뇌순환장애.** 뇌 표면의 비교적 굵은 동맥에는 내막의 비후를 주된 병변으로 하는 동맥 경화성의 병변이 일어난다. 고혈압, 고지질혈증 등은 이를 촉진한다. 경화된 혈관에는 혈전이 쉽게 만들어지며, 내강이 폐쇄되면 뇌경색이 일어난다. 뇌 내 소동맥 분지에 장기간 고혈압이 있으면 뇌내 소동맥 분지의 중간막에 장애가 생기고 동맥괴사가 일어난다. 이 부위는 확장되어 소동맥류가 되는 경우가 많다. 이것이 파열되면 뇌출혈을 일으키는데, 만약 혈전이 형성되었다면 파열을 피할 수 있고 기질화되어 혈관결절류가 된다. 그 결과 뇌 내에 lacunae 라고 일컫는 소경색소를 형성하는 경우가 있다.

작용에 의해 파열되는 것은 아니며, 혈관병변이 전제가 된다. 이러한 병변은 보통 **소동맥의 혈관괴사** 또는 **혈전성 동맥괴사**라고 하는데, 중간막근육층의 괴사를 주로 하는 변화이다. 이것은 직경 50～400㎛ 정도의 뇌 내 소동맥에서 일어나고, 내막에 유섬유소 물질이 나타나는 경우가 많기 때문에 **유섬유소성**(fibrinoid) **변성**이라고도 한다. 그 결과 이 부위에 소동맥류가 생기고, 그 파열이 뇌출혈의 직접적 원인이 된다. 그러나 이와 같은 동맥류를 만들지 않고 병변혈관에서 출혈하는 경우도 있을 수 있다. 뇌동맥병변과 뇌순환장애에 대한 설명은 그림 16-4와 같다.

한편, 뇌출혈을 일으키는 혈관변화에는 상기한 것 외에도 노화와 관련이 깊은 아밀로이드혈관증(혈관벽의 아밀로이드 침착), 뇌 내의 작은 동 · 정맥이 모세혈관을 통하지 않고 직접 이어져 있는 혈관기형인 동 · 정맥기형 등도 있다.

뇌출혈 병터는 1~2주가 경과되면 가장자리부위에서 용혈이 진행되어 CT 상에서는 주변이 흐리게 나타나고, 조직상에서는 혈종과 뇌조직과의 경계부위에 큰포식세포(macrophage)가 다수 출현하게 된다. 1개월 이상 경과하면 혈종은 맨눈 관찰 시 약간 갈색이 되고, 그 후에는 혈종의 용해가 진행됨에 따라 혈종을 감싸듯 결합섬유가 나타난다. 한편, 주위의 뇌조직에서는 교세포섬유의 증식이 일어난다. 수개월, 수년이 지나면 작은 출혈소인 경우에는 반흔이 남는데, 큰 경우에는 투명한 액이 들어 있는 위낭포(pseudocyst)가 된다.

(2) 거미막밑출혈(subarachnoid hemorrhage; SAH)

거미막밑출혈은 거미막밑공간, 즉 뇌 표면의 수액강 내에 원발성으로 출혈이 일어나는 경우이다(그림 16-3B). 뇌바닥부위의 굵은 혈관분지부에 생기는 꽈리동맥류(berry aneurysm : 그림 16-5)의 파열에 의한 경우가 가장 많은데(전체 거미막밑출혈의 약 60%), 드물게는 뇌 표면의 동 · 정맥기형(arteriovenous malformation)이 원인이 되는 경우도 있다.

격렬한 두통의 증상이 나타나면서 의식을 잃는 경우도 있다. 마비는 거의 없으나 대개 뇌막자극 증상(두통, 경부강직 등)이 있다. 반드시 고혈압 환자에게만 한정되는 것은 아니며, 증상발현의 평균연령도 뇌출혈보다 젊다.

출혈의 원인이 되는 꽈리동맥류는 대개 선천성인 것으로 생각되는데, 벽에는 중간막근육층과 내탄력층이 없고 동맥의 속막과 바깥막이 직접 접하고 있는 것과 같은 형을 취하고 있다. 이와 같은 동맥류는 뇌바닥부위, 특히 윌리스(Willis)고리의 분지부에서 호발한다(그림 16-5).

동맥류 파열에 의한 거미막밑출혈에서는 거미막밑공간만이 아니고 뇌 내에도 출혈이 파급, 뇌실 내에서 터지는 경우도 있다. 한편, 거미막밑공간에서 대량의 혈액이 유출되면 혈관에 가벼운 수축이 속발하며, 2차적으로 허혈성 뇌장애를 초래하는 것으로 알려져 있다.

2) 뇌경색

뇌경색(cerebral infarction)은 **혈전**(thrombus)이나 **색전**(embolus)에 의해서 혈관이 폐쇄되어 뇌실질조직에 괴사가 발생하는 것이다. 그러나 뇌실질세포는 산소결핍에 매우 민감하기 때문에 일반적으로는 뇌동맥이 완전히 폐색되지 않는 압박과 협착만으로도 국소의 뇌혈류량이 어느 정도 이하가 되면 그 영역 내에 괴사가 일어날 수 있다. 따

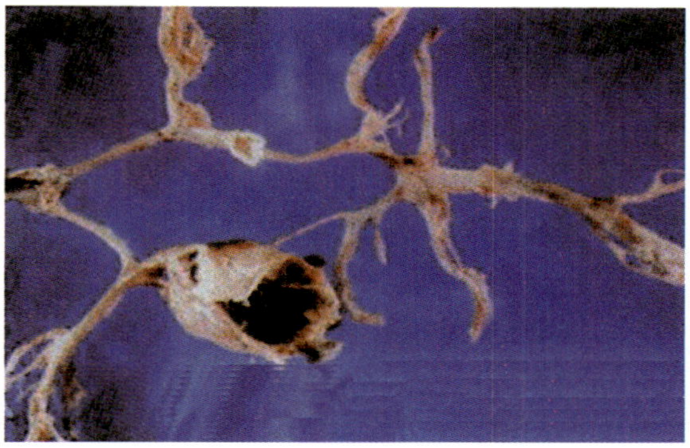

그림 16-5. **꽈리동맥류.** 윌리스고리의 오른쪽 전방 연결동맥부위에 꽈리동맥류가 보인다.

라서 뇌경색의 발생요인으로서는 혈관 자체의 이상 외에도 뇌대사 등 혈류에 관한 여러 가지 요인들을 함께 생각해야 한다.

뇌경색을 **뇌연화증**이라고 하는 경우도 있다. 이것은 뇌의 괴사소는 대개의 경우 액화괴사의 형태를 취하기 때문에 조직이 연화하여 붙여진 이름이다.

한편, 뇌경색은 발생요인에 따라 뇌혈전증과 뇌색전증으로 분류하는 경우도 있다.

(1) 뇌혈전증(cerebral thrombosis)

뇌혈전증의 대부분이 뇌동맥경화(죽상경화증에 의한 내강협착)에 속발하는 혈전형성이다. 촉진인자로는 고혈압, 당뇨병, 고지질혈증 등을 들 수 있다. 증상은 단계적으로 진행하는 경우가 많다.

(2) 뇌색전증(cerebral embolism)

뇌색전증은 대부분 심장질환 또는 커다란 동맥의 경화가 있고, 거기에서 발생한 혈전이 떨어져 나와 뇌동맥 내에 막혀 발생되는 질환이다. 이미 살펴 본 바와 같이 기초질환은 있지만 전구증상은 별로 없어 증상이 돌발적으로 나타나는 경우가 많다.

괴사소 내의 신경세포는 재생되지 않지만 뇌경색소(괴사소)의 흡수과정은 대략 다음과 같다.

① 괴사기(2, 3일)

경색소는 약간 팽창하나 주위와의 경계는 확실하지 않다. 할면의 색에 의해 빈혈성 경색, 출혈성 경색으로 분류하는 경우도 있으나, 후자는 주로 색전에 의한 경우에 나타나며, 2차적으로 다수의 미소 출혈이 가해져 맨눈 관찰 시 붉게 보인다.

② 액화 · 흡수기(수주 정도)

액화형태의 연화소가 되는 시기이다. 다수의 큰포식세포가 나타나서 조직의 붕괴산물을 청소한다. 신경세포는 볼 수 없게 되고 신생 모세혈관이 나타난다.

③ 반흔 · 낭포기(수개월~1년 이후)

아교세포의 증식에 의해 반흔이 되어 수축하든지 또는 커다란 조직 결손부위에 투명한 액이 들어 있는 위낭포의 형태가 된다. CT 상에서는 현저한 저흡수영역으로서 보이지만, 부검하면 대개는 액이 유출되고 국소는 오목해진다(그림 16-6). 뇌출혈에 의한 위낭포와 다른 점은 벽의 결합조직섬유가 보다 적고, 갈색조도 옅다는 점이다.

2. 뇌부종과 뇌탈출

1) 뇌부종

뇌부종(brain edema)은 독립된 질환은 아니지만 머리뼈안(두개강) 내압을 높이는 중요한 질병의 하나이다. 뇌조직이 수분을 다량 함유해서 팽창된 상태를 말하며, 맨눈 관찰 시 이랑(회, gyrus)이 편평해지며 고랑(구, sulcus)이 얕아진다. 단순한 혈관확장과 수액의 통과장애에 의한 뇌실계의 확대(물뇌증, hydrocephalus)와는 구별된다. 발병

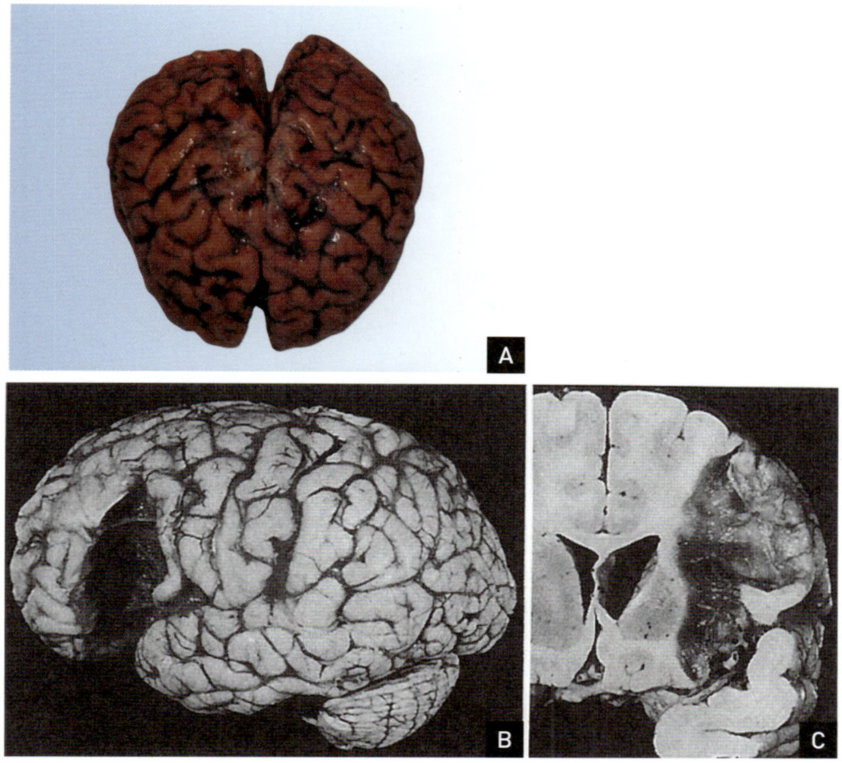

그림 16-6. **뇌울혈(A)과 뇌경색(B, C).** (B) 왼쪽 이마엽 내의 오래된 경색소. 괴사조직은 이미 흡수되고 그 부위가 깊게 함몰되어 있다. (C) 같은 예의 단면사진. 병변의 확장은 왼쪽 중앙의 대뇌동맥의 한 분지 영역에 해당한다.

기전에 따라 모세혈관의 투과성 항진에 의한 부종(혈관원성)과 직접적인 세포장애에 의한 부종(세포장애성)으로 분류된다. 뇌혈관장애, 외상, 종양, 염증 등에 속발하는 보통의 뇌부종은 그 대부분이 혈관원성으로서 혈장성분의 누출이 원인이다. 중독 등이 원인인 경우에는 세포장애성 수종으로 분류되며 별아교세포의 종대와 말이집의 종창이 나타난다. 보통 뇌부종은 회색질(gray matter)보다 백색질(white matter)쪽에서 뚜렷한데 장기간 지속되면 말이집이 심하게 침해된다.

2) 뇌탈출

뇌 전체는 한정된 용적의 머리뼈안(두개강, cranial cavity) 내에 밀폐되어 있기 때문에 이곳에 혈종, 종양, 뇌수종 등 어떤 물질이 존재하거나 종창성 병변이 발생하면 쉽게 뇌의 압력이 높아지고, 뇌조직의 일부가 경질막으로 구획된 본래의 장소에서 옆 공간 내로 압출되는 경우가 있다. 이것을 **뇌탈출**(cerebral herniation)이라고 한다. 뇌의 탈출은 주로 소뇌천막, 큰구멍(대공), 대뇌낫(대뇌겸) 등을 통해 이루어지기 때문에 뇌의 어느 부분이 압출되느냐에 따라 대뇌낫밑탈출(대뇌겸하탈출), 갈고리돌기탈출(구상돌기탈출), 소뇌편도탈출 등으로 구별한다(그림 16-7). 이 현상에 의해 호흡의 악화를 초래하는 경우가 많기 때문에 임상적으로 매우 중요한 상태이다.

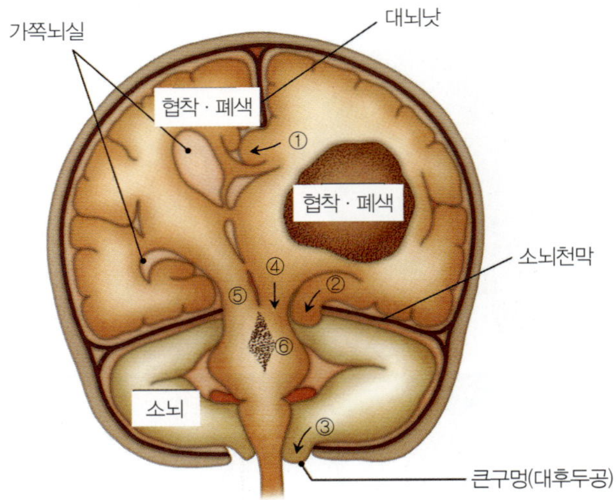

그림 16-7. **머리뼈안 공간 점유성 병변과 뇌탈출.** ① 띠이랑 탈출. ② 갈고리이랑 탈출 또는 경소뇌천막 탈출. ③ 소뇌편도 탈출 : 숨뇌의 호흡중추에 대한 영향에 의해 호흡마비를 초래하기 때문에 가장 위험. ④ 중심성 탈출(뇌줄기부위의 하방편위). ⑤ Kernohan's notch : 대뇌다리가 반대쪽의 소뇌천막에 압박을 받아 압흔이 발생. 흡사 병터가 반대측에 있는 것과 같은 마비를 초래하는 경우가 있다. ⑥ 속발성 뇌줄기출혈 : 뇌줄기가 하방으로 미끄러져 다리뇌의 정중부위에서 출혈이 일어난다.

제 2 절 두부 외상

뇌의 외상은 청 · 장년층의 사인 가운데에서 매우 높은 비율을 차지하고 있다. 뇌 자체의 손상은 둔상 외에도 관통상이 있지만, 여기에서는 전자에 대해 살펴 보기로 한다. 이 경우 외력의 직접적 작용 뿐 아니라 뇌와 머리뼈(두개골)와의 물리적 성상의 차에 의한 상대운동(가속, 감속, 회전 등)의 영향에도 주목해야 한다.

1. 머리뼈 골절

두부 외상에 의해 흔히 발생되며, 부위에 따라 여러 형태로 나타나며 뇌신경마비를 일으키는 경우도 있다. 또한 피부의 개방성 손상을 수반하는 개방성 골절은 2차 감염을 일으키기도 한다. **머리뼈 골절**(skull fracture)에는 선상, 복합, 함몰, 개방성 또는 폐쇄성 골절 등이 있다.

2. 뇌타박상

뇌타박상(cerebral contusion)은 뇌실질의 손상으로 점상출혈, 괴사 등이 나타난다(그림 16-8). 외력이 가해진 부위의 손상을 **직격손상**(coup injury)이라 하고, 그 반대쪽의 손상을 **반충손상**(contre-coup injury)이라고 한다(그림 16-9). 움직이고 있는 머리가 정지물과 충돌한 경우(넘어져 머리를 다친 경우)에는 특히 반충손상이 현저하게 나타난다.

외력에 의한 원발성 뇌상해로서 겉질의 좌상 또는 열상이 겉질밑 백색질에까지 미치는 경우도 있다. 한편, 뇌

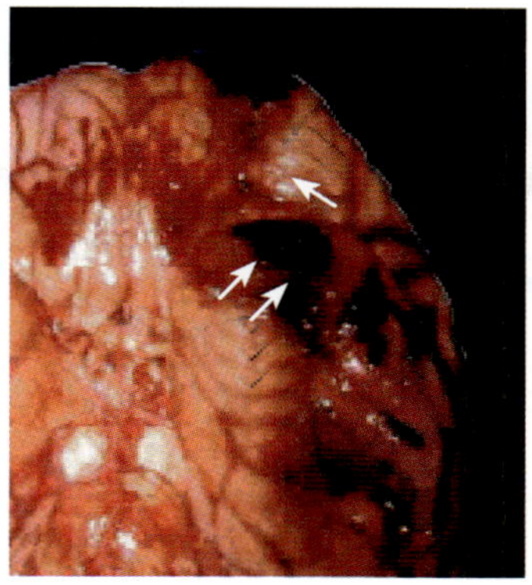

그림 16-8. **뇌타박상.** 화살표는 이마엽, 관자엽의 뇌 좌상부위임.

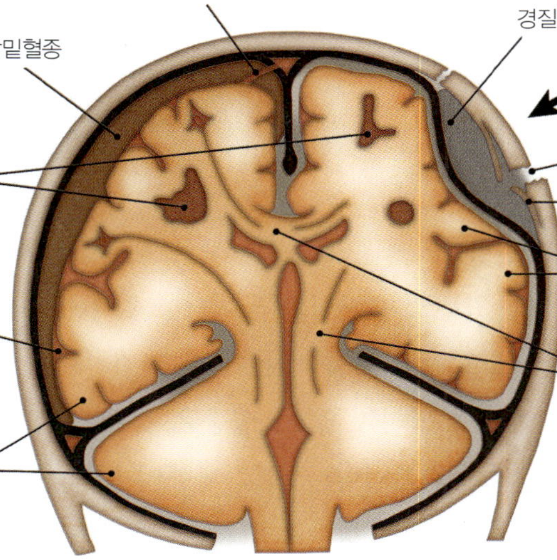

그림 16-9. **외상에 의한 머리뼈안 변화.** 반충손상에 의한 손상, 다양한 부위의 출혈, 깊은부위 백색질의 손상 등에 주의.

깊은부위의 손상으로서는 길다란 신경섬유에 가해지는 전단력에 의해 뇌줄기부위와 뇌들보부위에서 섬유가 파열되는 경우도 있다. 이와 같은 깊은부위 조직의 상해일 경우 환자의 신경증상은 더 심하다.

3. 합병증으로서의 경막내외의 출혈

1) 경질막바깥혈종

경질막바깥혈종(epidural hematoma)은 혈액이 머리뼈와 경질막 사이에 저류하는 것인데, 주로 머리뼈 골절 등에 의해 중간경질막동맥(middle meningeal artery) 손상에 따른 동맥성 출혈 등에 의한다. 의식에는 이상이 없는 경우도 있으나 뇌를 압박하여 사망하게 되는 경우도 있다(그림 16-10A).

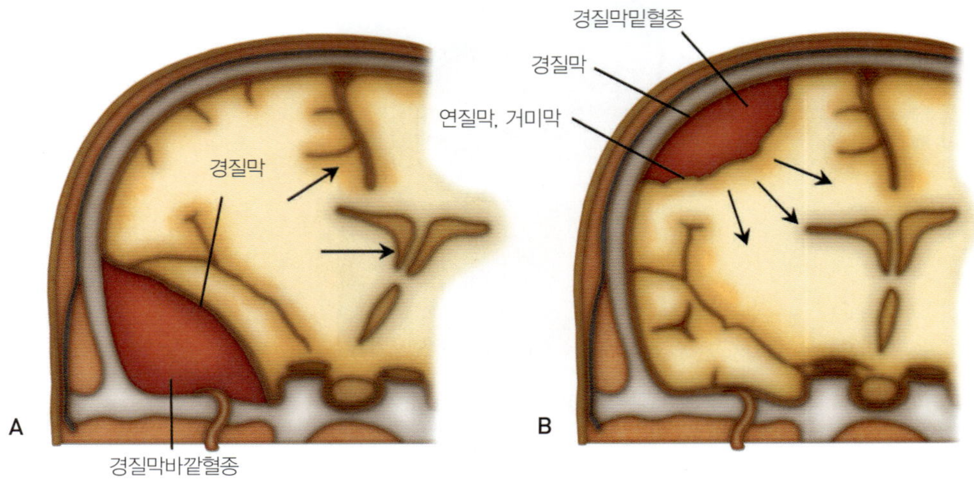

그림 16-10. **경질막바깥혈종(A)과 경질막밑혈종(B)**

2) 경질막밑혈종(Subdural hematoma)

경질막과 거미막과의 사이에 발생하는 혈종으로서 급성으로부터 만성(2~3주 이후)까지 다양하다. 출혈의 원인은 교통정맥의 손상, 뇌타박상에 의한 뇌 표면의 혈관파열 등이다(그림 16-10B).

경질막밑에 출혈을 일으키는 질환 중에서 만성 경질막밑혈종은 약간 특이한 형태이다. 특히 고령 남성에서 호발하고, 대개 양측성이며 외상과의 관계가 분명하지 않다. 혈종은 육아조직의 피막으로 덮이고 피막의 신생혈관에서의 출혈을 반복한다. 삼투압 차에 의해 수분이 저류하고 혈종이 커지는 경우도 있다. 뇌 압박에 의해 복시, 구토, 부분마비, 의식혼탁 등 신경증상을 일으키는 경우가 있기 때문에 주의해야 한다.

제 3 절 뇌·신경계의 감염증

중추신경계의 감염은 수막염, 뇌염 및 수막뇌염으로 분류한다. 감염경로는 혈류, 직접감염, 국소감염의 파급 및 말초신경계를 통한 감염 등이 있다.

1. 바이러스 감염

1) 일본뇌염

일본뇌염(Japanese encephalitis)은 Culex tritaeniorhyncus라는 모기에 의해 매개되는 대표적인 바이러스성 뇌염이지만, 최근 일본에서는 적고, 동남아시아에서 많이 발생한다. 고열, 두통(뇌막자극 증상), 뇌증상(경련, 의식장애 등)을 일으킨다. 일본뇌염의 병터는 주로 시상과 중간뇌의 회백질 및 대뇌겉질에서 발생한다.

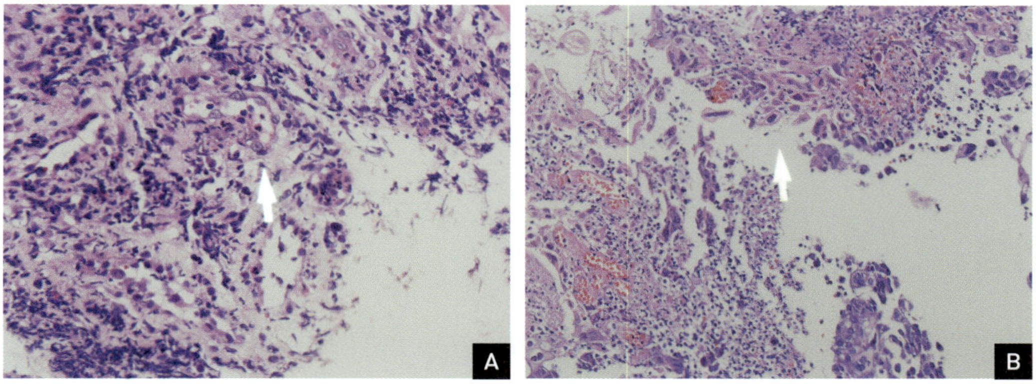

그림 16-11. **거대세포 바이러스 뇌염.** 거대세포 바이러스 뇌염에서는 특징적으로 Cowdry A형 핵내 봉입체가 관찰된다.

2) 거대세포 바이러스 뇌염

거대세포 바이러스 뇌염(cytomegaloviral encephalitis)은 뇌실벽의 석회화 침착, 뇌실 주위 심한 괴사가 관찰된다. 모체로부터 선천 감염이 발생할 수 있고, 후천감염은 면역결핍환자에게서 기회감염으로 주로 발생한다. 특징적으로 Cowdry A형 핵내 봉입체가 관찰된다(그림 16-11).

3) 단순포진 바이러스 뇌염

단순포진 바이러스 뇌염(herpes simplex encephalitis)은 주로 관자엽과 이마엽 바닥면에서 출혈 · 괴사를 수반하는 경우가 많은 급성뇌염으로서 최근 증가되고 있다. 임상증상은 매우 다양하게 나타나는데 뇌종양, 뇌출혈, 뇌고름집(뇌농양) 등과 혼동하기 쉬운 증상도 있다(그림 16-12).

4) 급성 회색질 척수염

급성 회색질 척수염(폴리오, poliomyelitis; acute anterior poliomyelitis)은 감기와 유사한 증상, 소화기계 증상, 수막자극 증상 등의 증상으로 시작되고 팔 · 다리의 이완성 마비를 일으킨다. 척수 앞뿔에 위치한 회색질부위에 운동신경세포 파괴 및 염증성 변화가 나타난다. 생독백신의 접종으로 예방이 가능하다.

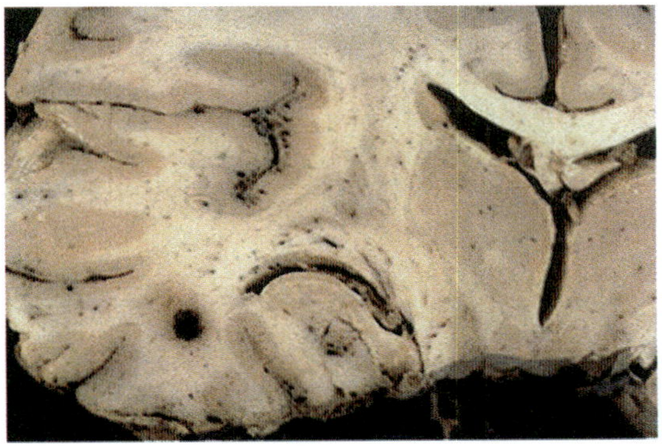

그림 16-12. **단순포진 바이러스 뇌염.** 출혈성 괴사성 병변이 관찰된다.

5) 수두-대상포진 바이러스 뇌염

소아기에 수두를 일으킨 동일한 바이러스가 회복 후에도 잠복해 있다가 성인에서 스트레스 또는 면역력 저하가 발생하는 동안 활성화되어 대상포진이 발생하며 뇌염을 초래할 수도 있다.

2. 세균 감염

여러 가지 화농균에 의한 뇌막의 염증은 **화농성 수막염**(pyogenic meningitis)으로 총칭된다. 외상과 수술 후의 감염이나 코곁굴염(부비강염)과 가운데귀염(중이염) 등에서 파급되는 것 외에도 심내막염에서 균이 혈행성으로 파급되는 경우가 있다. **유행성 뇌척수막염**(epidemic encephalome-ningitis)은 수막염균에 의한 일종의 급성 화농성 염증인데, 균은 상기도점막에서부터 들어와 혈행성으로 수막에 도달한다. 어느 경우에서나 거미막밑공간에 농성 삼출물이 퍼진다. 고름(농)은 뇌실 내에도 파급하여 폐색성 수두증을 일으키는 경우가 있다. 또한 **결핵성 수막염**(tuberculous meningitis)에서는 뇌 바닥부위를 중심으로 섬유소성 삼출물을 생성하는데, 화농성 수막염에 비해 혈관 변화가 현저하고 뇌조직에 대한 영향도 크다. 성인의 경우에는 결핵결절이 확실하지 않은 경우도 있다.

뇌내에 국한된 화농성 병변으로서는 **뇌고름집**(brain abscess)이 있다(그림 16–13). 원인균은 다양하며, 뇌고름집을 잘 초래하는 원발성 질환으로는 급성 세균성 심내막염, 청색증형 선천성 심장질환, 만성 폐질환 등이 있다. 만성기에는 두꺼운 결합조직성 피막이 출현해서 고름집(농양)을 감싼다.

매독균(treponema pallidum)에 의한 감염으로 **신경매독**이 있다. 10년 이상 장기간 잠복한 다음 발병하는 매독성 신경병변으로서 진행성 마비와 척수로가 알려져 있다. 진행성 마비(progressive paralysis)는 다양한 정신신경 증상을 나타내는데 방치하면 인격 황폐에 이른다. 병변은 대뇌겉질, 특히 이마 · 관자엽에서 강하고, 신경세포의 소실과 별아교세포(astrocyte)의 증식에 의해 겉질 본래의 층구조가 상실된다. 척수로(tabes dorsalis)는 서서히 나타나는 다리의 전격성 동통(갑자기 나타나는 절제하기 어려운 동통)을 의미하는 증상이다. 그 밖에도 힘줄반사의 소실, 동공이상, 보행이상, 감각이상 등이 나타난다. 주된 소견으로는 척수 뒤뿌리(후근, dorsal root)과 말초감각신경의 변성이 포함된다.

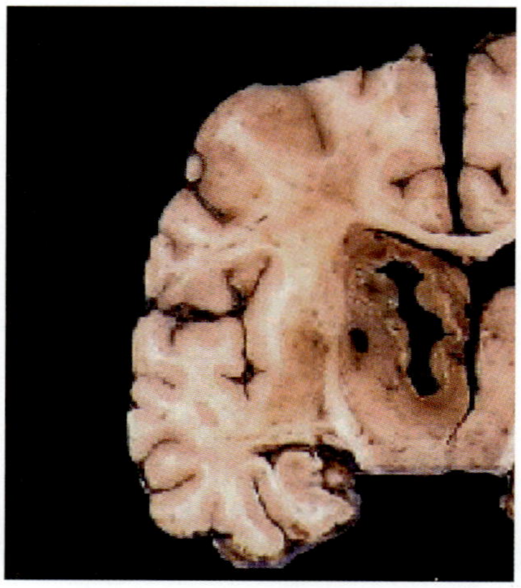

그림 16–13. 시상부위에 형성된 뇌고름집

3. 진균 감염

진균의 일종인 Cryptococcus에 의해 뇌 바닥부위를 중심으로 수막뇌염을 일으키는 경우가 있다. 대개는 먼저 폐에서 병터를 만들고 혈행성으로 뇌에 도달한다. 수액 중에서 점액 다당체의 두꺼운 피막을 가진 균체가 발견된다. 면역이 억제된 환자에서 기회감염에 의해 칸디다(Candida)와 아스페르길루스(Aspergillus) 등의 기타 곰팡이 감염으로 수막염이 일어날 수 있다.

제 4 절 말이집탈락 질환

말이집탈락(loss of myelin sheath)이란 축삭은 파괴되지 않고 말이집이 변성 탈락하는 것을 말하며, 신경계통의 다양한 질환에 병행해서 발생한다. 여기에서 **말이집탈락질환**(demyelinating disease)이라고 하는 경우에는 다른 손상이 선행되어 이차적으로 발생하는 말이집탈락을 말하는 것은 아니며, 처음부터 말이집탈락이 주 소견인 질환을 의미한다. 광의로는 효소계의 이상에 의한 말이집형성 장애를 포함시키는 경우도 있으나, 협의의 말이집탈락질환은 알레르기, 자가면역, 바이러스 감염 등이 관련하고 있는 것으로 생각되나 대부분은 원인이 분명하지 않다(그림 16-14).

1. 다발경화증

다발경화증(multiple sclerosis; MS)은 중추신경 내에 말이집탈락반(탈말이집 아교세포 증식에 의한 경계가 선명한 반상병터)이 다발하는 원인불명의 만성질환으로서 가장 대표적인 말이집탈락질환이다(그림 16-15). 서양에 많으며 청 · 장년층에서 호발한다. 다발경화증의 발병시기는 20~40세이며, 경과는 환자에 따라 매우 다양하고,

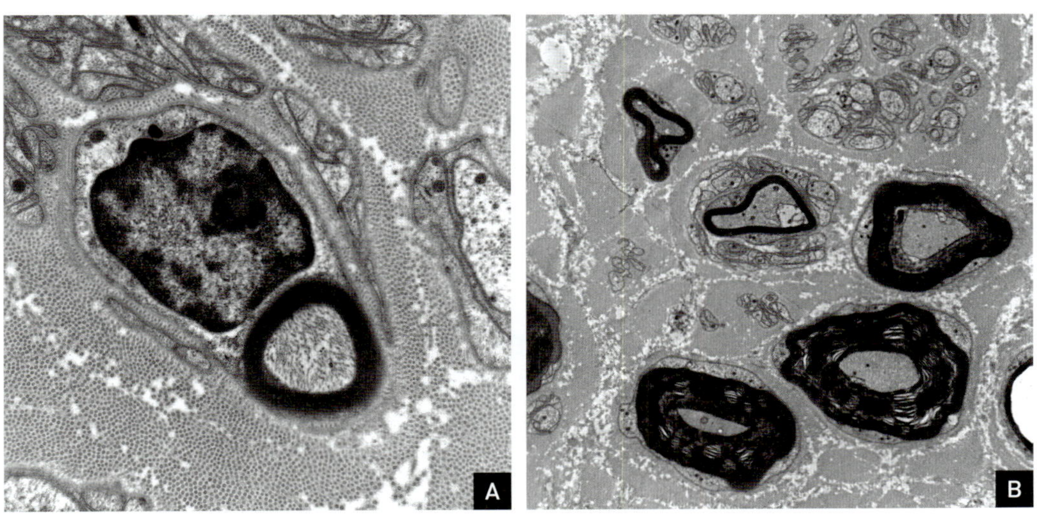

그림 16-14. 정상 말이집 전자현미경 소견

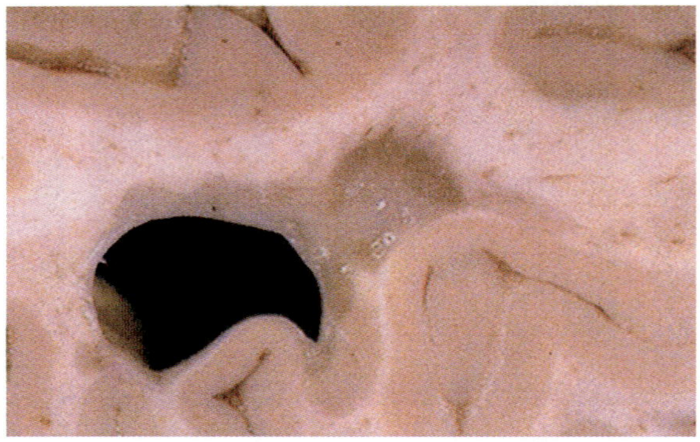

그림 16-15. **다발경화증.** 뇌실 주위의 백색질에 갈색판이 보인다.

여러 해에 걸쳐 재발과 회복이 반복되며 진행되는 것이 일반적이다. 초기에는 감각이상, 약한 팔다리의 운동능력 이상, 운동실조, 방광증상 및 안구진탕 등이 나타날 수 있다. 말기에 이르면 폐나 신장에 감염되는 일이 흔하다. 치료약은 없으며 재발되는 기간에 ACTH나 다른 면역억제제를 투여하면 약간의 효과를 볼 수 있다.

2. 기타 질환

염증기전을 수반한 말이집탈락의 병터가 급성으로 다발하는 급성 파종뇌척수염, 원인은 알 수 없으나 광범위한 말이집탈락과 함께 괴사혈관염으로 출혈이 생기게 되어 백색질에 심한 병변이 나타나는 급성 괴사출혈백색질뇌염 등이 있다.

제 5 절 퇴행성 질환

뇌 또는 척수의 어느 영역의 신경원(neuron)이 생리적 노화보다도 빠른 시기에 위축 · 소실되는 원인불명의 질환을 **퇴행성 질환**(degenerative disease)이라 한다. 소아기 또는 중년기 등 거의 일정한 연령에서 잠재성으로 시작하고 서서히 진행되면서 신경세포가 지속적으로 소실되는 것이 특징이다. 침범되는 부위에 따라 대뇌변성증, 피라밋바깥로(추체외로) 변성증(겉질밑신경핵이 침해되는 경우), 소뇌변성증, 운동뉴런 질환 등으로 분류되지만, 대개는 보고자의 이름을 붙인 명명에 의해 세분된다. 그러나 그들 사이에는 이행형(중간형)도 있기 때문에 명확한 분류는 곤란한 경우가 있다.

1. 알츠하이머병, 알츠하이머형 노년치매

중년기 이후의 진행성 치매(dementia) 중에서는 뇌혈관장애에 의한 치매가 많다. 기억력 감퇴, 학습장애, 언어장애, 시 · 공간 기능장애 및 실행증, 판단력 저하, 무관심 등 고위 인지기능이 점진적으로 손상되는 경과를 보인다. 대뇌의 무게가 감소하는 반면 소뇌는 변화가 심하지 않기 때문에 대뇌 : 소뇌의 비가 정상인 8~9 : 1보다 작다. 주로 50~60대에 증상이 시작되기 때문에 초로성 치매(presenile dementia)라고 명명하기도 한다. 주로 대뇌겉질(특히 관자엽, 마루엽 등)의 미만성 위축을 일으키고 뇌실의 확대도 나타나며, 해마는 심한 위축을 보인다. 조직학적으로는 다수의 신경반(neuritic plaque) 또는 노인반(senile plaque)과 신경섬유 농축제와 같은 알츠하이머 신경원섬유변화(neurofibrillary tangle)가 가장 특징적인 소견으로 나타난다(그림 16-16).

2. 파킨슨병

파킨슨병(Parkinson's disease)은 대개 50세 이후에 증상이 시작되어 진행하는 병으로 연령이 증가하면서 빈도가 증가한다. 피라밋바깥로(추체외로, extrapyramidal tract)의 퇴행성 질환으로 멜라닌을 함유하고 있는 중간뇌의 흑색질 신경세포 및 다리뇌의 청반핵 신경세포가 위축, 탈락한다. 흑색질 신경세포는 도파민성 신경세포로 인해 뇌에 도파민의 결핍을 가져온다. 임상적으로는 표정없는 얼굴(masked face), 뻣뻣하고 구부정한 자세, 느려진 수의운동, 짧고 재게 움직이는 보행, 경직 및 떨림(진전) 등의 운동기능 장애를 보인다. 맨눈소견은 흑색질과 청반이 탈색되어 창백하거나 회백색으로 변색된다. 현미경소견에서는 흑색질 및 청반에 있는 색소성 신경세포가 다양한 정도의 소실을 보이며, 신경아교종이 동반된다. 남아 있는 신경세포 안에 있는 루이소체(Lewy bodies)가 원발성 파킨슨병의 진단기준이 된다. 도파민을 만들어내는 전구물질인 L-dopa의 복용에 의해 증상이 완화될 수 있다.

3. 근육위축 가쪽경화증

근육위축 가쪽경화증(amyotrophic lateral sclerosis; ALS)은 운동 신경원의 퇴행성 질환으로 일차운동 신경원인 대뇌겉질 중심앞이랑의 Betz 세포와 피라밋로, 이차운동 신경원인 뇌줄기 및 척수 앞뿔의 운동신경핵 신경세포와 말초운동신경이 변성, 위축 탈락한다. 깊은힘줄반사(심부건반사)의 항진, 바빈스키반사 양성 등의 피라밋로 증상과 얼굴, 혀, 팔다리 말초의 근육위축을 일으키고 수년의 경과로 사망한다.

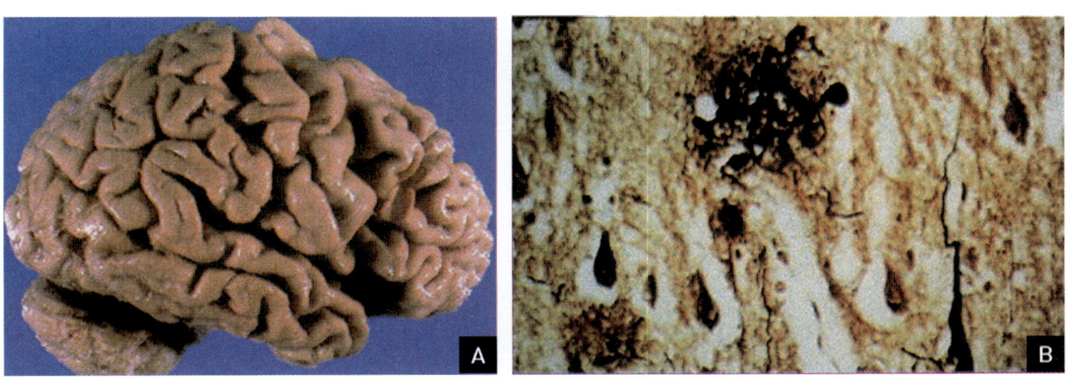

그림 16-16. **알츠하이머병.** (A) 오른쪽 이마엽과 관자엽의 뇌이랑이 위축된 소견을 보인다. (B) 상부에 검은 실타래처럼 보이는 부위가 노인반이고 왼쪽에 촛불처럼 보이는 것이 신경섬유 농축제이다.

제 6 절 대사이상

대사성 질환 중에는 현저한 신경장애를 수반하는 것도 적지 않다. 특정한 효소결핍이나 기능상실에 의해 대사되어야 할 물질이 세포 내에 비정상으로 축적되는 상태를 **축적증**(storage disease)이라고 하는데, 신경계에서는 특히 지질대사 장애로 나타나는 이상지질증이 중요하다. 일반적으로 지질축적에 의해 신경세포가 극도로 팽창되면 결국 붕괴한다. 그러나 축적증뿐만 아니라 지금까지 원인불명이었던 다양한 질환이 대사이상이라는 것도 밝혀지고 있다.

대표적인 질환으로 스핑고지질증(sphingolipidosis)에 속하는 **테이삭스병**(Tay Sachs disease), 유전성 점액다당증으로서는 **헐러병**(Hurler's disease), 구리대사이상으로서는 간, 뇌 등의 조직에 구리침착과 간경변을 수반하는 **윌슨병**(Wilson's disease) 등이 있다.

제 7 절 중 독

신경계통의 장애를 일으키는 독성 물질은 종류가 많으며, 화학공업의 발달과 함께 다시 증가하고 있다. 여기에서는 임상적으로 중요한 몇 가지 질환에 대하여 살펴 보기로 한다.

1. 일산화탄소 중독

일산화탄소 중독(carbon monoxide poisoning)은 전체 중독사의 과반수를 차지하며 회복하더라도 뇌에 영구적 장애를 남긴다. 저산소증에 의한 변화로 대뇌 백색질의 미만성 탈수, 창백핵(담창구)의 대칭성 괴사 등을 일으킨다. 일산화탄소 자체의 조직독성 외에도 일산화탄소가 헤모글로빈과 결합하여 발생하는 무산소증의 영향이 크다.

2. 수은중독

수은중독(Mercury poisoning; 미나마타병, Minamata disease)은 1950년대 후반 일본의 미나마타 주변에서 공장폐수 중의 메틸수은에 의해 오염된 어패류를 섭취한 사람들에게 신경병이 다발하며 발견된 질환이다. 일반 증상은 구심성 시야협착, 난청, 지각장애(저린감), 운동실조, 언어장애 등이다. 주된 소견은 뇌병변으로 대뇌와 소뇌의 겉질손상(소형의 신경세포 탈락)을 나타낸다.

3. 납중독

납은 만성적으로 체내 축적을 일으켜 뇌를 비롯한 주요 장기에 손상을 일으킨다. 납은 위장관이나 호흡기계를 통해 흡수되고 많은 양이 골격에 침착된다. **납중독**(lead poisoning)은 주로 조혈장기, 뇌, 소화관 및 신장의 병변을 일으킨다.

제 8 절 뇌종양

일반적으로 머리뼈안에서 생기는 모든 종양과 이와 유사한 병변을 합해서 **뇌종양**(brain tumor; BT)이라 일컫고 있다. 따라서 그 종류는 매우 많은데, 여기에서는 간단하게 기원세포에 따라 다음 3군으로 나누어 중요 사항만을 설명하기로 한다(표 16-1).

1. a군 : 본래의 신경조직에서 유래하는 것.
2. b군 : 머리뼈안 원발이며 a군 이외의 것.
3. c군 : 머리뼈안 외로부터 전이한 것.

a군은 신경아교종(glioma)으로 총칭되며 뇌종양의 40% 정도를 차지한다. 종양세포가 뇌의 조직발생상 어느 세포와 유사한가에 따라 종양명이 붙여진다. 대표적인 것에는 다음과 같은 것이 있다.

(1) **별아교세포종(astrocytoma)** : 신경아교종의 25~35%를 차지하고 있는데 성인에서는 대뇌, 소아에서는 소뇌에 많다.

(2) **희소돌기아교세포종(oligodendroglioma)** : 신경아교종의 5% 정도로 적은 편이지만 30~40대에 호발하며 성인의 대뇌에서 발생하기 쉽다. 화학요법에 잘 반응하여 예후가 좋은 편이다.

(3) **뇌실막종(ependymoma)** : 신경아교종의 10% 정도이지만 소아에서 비교적 많다. 뇌실계, 특히 넷째뇌실이 호발부위이다.

(4) **아교모세포종(glioblastoma)** : 고령자에게 많은 악성종양으로서 신경아교종의 30% 정도를 차지한다. 대뇌에서 발생하는 경우가 많은데 침윤성으로 발육하며, 악성도가 높다. 수액강 내로 확산하는 경우도 있다(그림 16-17A).

(5) **속질모세포종(medulloblastoma)** : 소아(특히 남아)의 소뇌 정중 부근에서 호발한다. 신경아교종의 6% 정도라고 한다. 방사선 감수성은 높으나 재발하기 쉽다.

표 16-1. **중추신경계의 종양과 발생빈도**

머리뼈속 종양(intracranial tumor)	발생빈도
• 신경아교종(glioma)	50%
아교모세포종(glioblastoma multiform)	50%
별아교세포종(astrocytoma)	20%
뇌실막종(ependymoma)	10%
속질모세포종(medulloblastoma)	10%
희소돌기아교세포종(oligodendroglioma)	5%
혼합형(mixed)	5%
• 수막종(menigioma)	20%
• 신경집종양(nerve sheath tumor)	10%
• 전이성 종양(metastatic tumor)	10%
• 선천성 종양(congenital tumor)	5%
• 기타 종양(miscellaneous tumor)	5%
척수종양(spinal tumor)	**발생빈도**
• 신경집종(Schwannoma)	30%
• 수막종(meningioma)	25%
• 신경아교종(glioma)	22%
• 기타	23%

여기에서 (1)~(3)은 양성종양, (4)와 (5)는 악성종양으로 분류하지만 이 구분은 절대적인 것이 아니다. 가령, 별아교세포종일지라도 I~Ⅳ까지의 단계(grade)가 붙어 있는 악성종양도 있다. 또한 뇌종양은 악성일지라도 수술조작 이외에 머리뼈안 외로 전이하는 경우는 거의 없다.

한편, 신경세포 그 자체의 종양도 없지는 않으나 뇌종양으로서는 매우 적다. b군에 속한 종양으로서는 수막종(meningioma), 신경집종(neurilemmoma), 뇌하수체샘종(pituitary gland tumor) 등이 있다. 수막종(meningioma)은 신경아교종 이외의 머리뼈속 종양의 대표적인 예로서 성인의 대뇌에서 호발한다(그림 16-18). 거미막세포에서 유래되며 뇌실질을 외부에서 압박한다. 적출 가능한 부위인 경우는 수술예후가 매우 양호하다. 그 밖에도 기형적

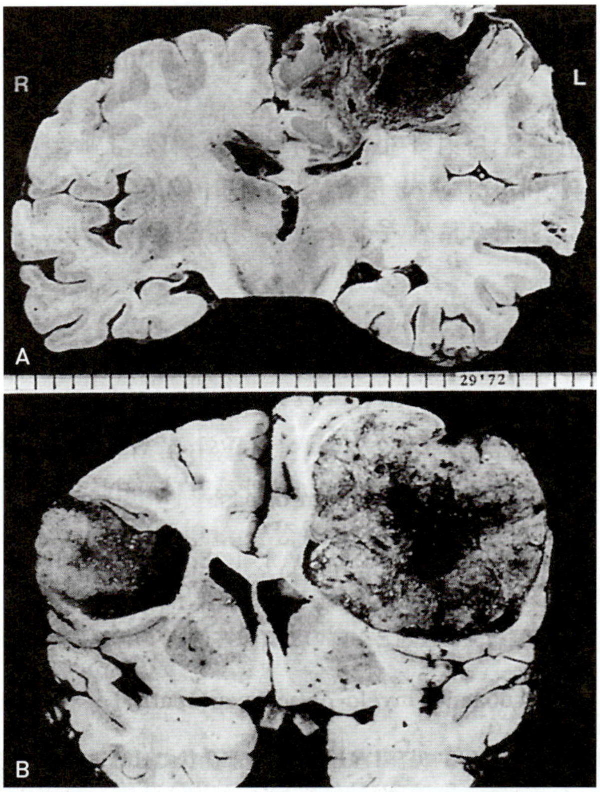

그림 16-17. **원발성 악성 뇌종양과 전이성 뇌종양.** (A) 아교모세포종. 왼쪽 마루엽부위에 종양의 발육 · 침윤을 볼 수 있다. 종양 내에는 매우 큰 출혈소와 작은 괴사소가 혼재하며 다채로운 소견을 나타내고 있다. (B) 폐암의 뇌전이의 예. 경계가 선명한 커다란 구형 종양이 다발하고 있다.

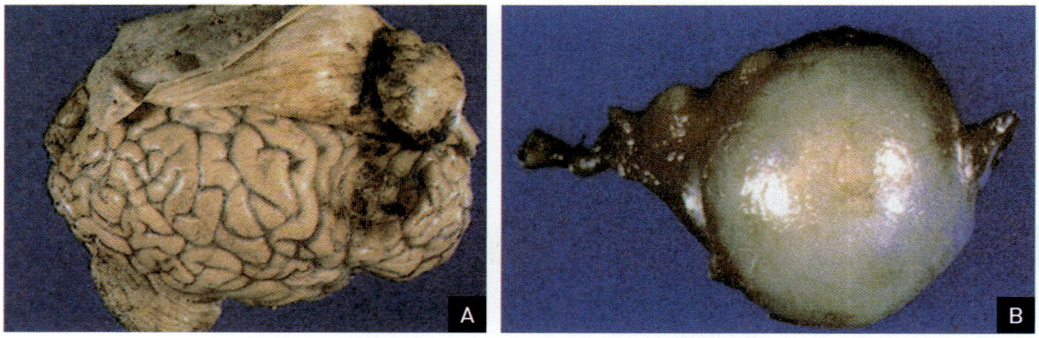

그림 16-18. **수막종**

또는 태생 잔유물에 유래하는 종양으로서 두개인두종(craniopharyngioma), 기형종(teratoma), 신경아종(neuroblastoma), 다양한 혈관기형 등이 있다.

c군, 즉 전이성 뇌종양은 일반적으로 뇌 내에서 경계가 확실한 종괴를 만들고(그림 16-17B 참조), 그 주위의 뇌조직으로 수종을 수반하는 경우가 많기 때문에 CT에 의해 발견하기 쉽다.

뇌로 전이가 잘 되는 종양에는 폐암, 유방암, 피부의 흑색종, 소화관 · 신장 · 전립샘암, 융모암 등이 있다.

제 17 장

내분비계통

일반적으로 내분비계통(endocrine system)에서 흔히 발생하는 질환으로 당뇨병과 갑상샘 질환을 들 수 있다. 이들 질환을 제외하면 호르몬 이상에 의한 내분비질환은 그 종류에 비해 발생빈도는 매우 낮다. 그런데도 이 장이 다른 장에 못지 않게 중요한 것은 내분비계통이 신경계통과 마찬가지로 전신의 세포기능을 조절하기 위한 정보전달계, 즉 통신 시스템이기 때문이다. 따라서 내분비계통의 기능이 조금이라도 이상이 있을 경우에 생체는 종의 보존, 개체의 성장, 체내 환경의 조화를 위협받게 되는 것이다.

본 장을 통해서 내분비의 개념을 정확하게 파악하고, 내분비계통의 이상에 의해 발생되는 질환을 계통적으로 정리하는 과정으로서 그 기능의 중요성을 이해해 주기 바란다.

제 1 절 내분비의 개념과 내분비질환의 예비지식

1. 내분비의 개념

내분비(endocrine; internal secretion)는 본질적으로 신경전달 방법과 동등한 세포 간 통신의 한 양식이며, 내분비세포는 정보 발신기로서 잘 분화된 세포이다. 신경전달이 표적세포에게 축삭을 직접 뻗는 유선통신이라면, 내분비는 무선통신에 의해 전달물질이 혈관경유로 모든 세포에 대해 무차별적으로 보낸다. 내분비세포가 발신하는 전달물질을 호르몬(hormone)이라 하며, 혈관 내에 분비되는 정보전달물질로 정의되어 있다. 단, 그 전달양식은 다양하며 엄밀하게는 내분비와 다른 양식으로 전달되는 예도 많기 때문에(그림 17-1), 현재 호르몬은 더욱 광의적으로 정보전달계 세포가 분비하는 세포 간 전달물질로 바꾸어 말하고 있다. 호르몬은 주로 폴리펩티드, 아민, 스테로이드 중 어느 것인가에 속해 있다.

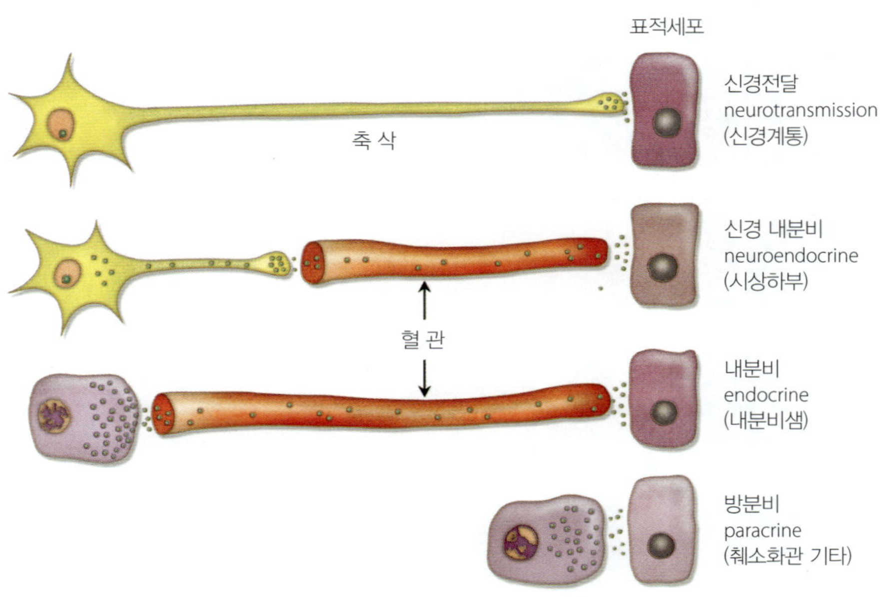

그림 17-1. **세포 간 정보전달.** 전달 세포의 종류와 혈관의 존재유무에 의해 분류되며, 신경전달 이외의 전달물질은 모두 호르몬이라 한다.

호르몬이라는 화학신호를 수신하는 세포(호르몬의 표적세포)쪽에서는 호르몬 수용체가 필요하게 되며, 수용체는 특정 호르몬의 수신장치인 동시에 표적세포가 그 고유기능을 발휘할 때의 작동 스위치이기도 하다. 호르몬은 수용체와 결합하여 이 스위치를 켬으로써 표적세포는 일련의 기능을 실행하게 된다. 갑상샘 호르몬과 스테로이드의 수용체는 핵 내에 있으나, 기타의 수용체는 표적세포의 세포막에 있다. 수용체가 없으면 호르몬은 무의미한 생화학 물질로서 체내를 떠돌아다닐 수밖에 없다.

내분비세포가 일방적으로 정보를 전하는 것은 아니고, 표적세포에서도 정보를 받아 대응하는 기능이 나타나며 그것이 **음성되먹임**(negative feedback) 기구이다. 즉, 내분비샘에서의 호르몬이 표적세포에 작용해서 그 효과가 이번에는 역으로 내분비샘의 호르몬 분비를 억제시키는 기전이다. 음성되먹임에 의해 호르몬 분비는 정상상태(동적 평형상태)를 유지한다.

내분비검사에서는 이 원리를 이용하여 상위 자극에 대한 하위의 반응성과 하위에서 상위로의 되먹임(feedback) 유무를 조사해서 질환을 진단한다. 신경계통과 그 밖의 호르몬도 내분비를 조절한다(그림 17-2).

내분비세포는 공통의 미세구조를 가지고 있는데 펩티드 호르몬과 아민은 과립세포질그물(rER)로부터 합성되

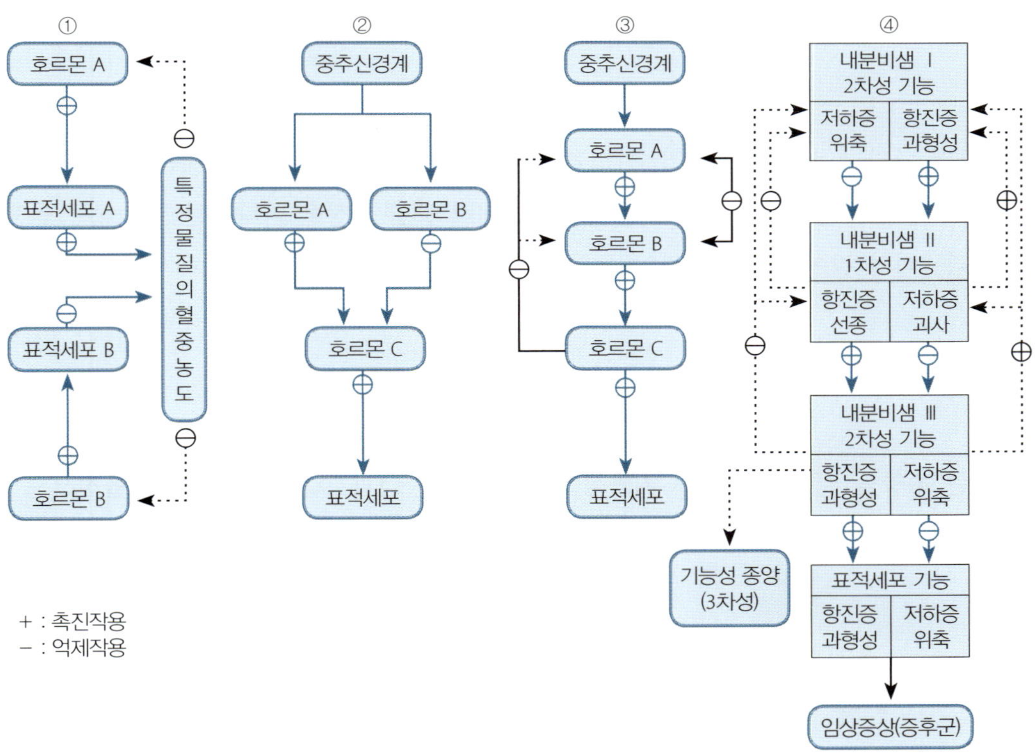

그림 17-2. **내분비조절기구**

① 표적세포의 작용에 의해 변동되는 특정 물질의 혈중농도를 조절하는 시스템의 되먹임고리는 단순하지만, 시스템 전체는 독립된 여러 가지 경로를 통해 이루어지면서 조절기구는 오히려 복잡해진다(혈당과 Ca^{2+}).

②, ③ 시상하부 하수체계와 같이 물질의 혈중농도를 조절하지 않는 시스템(표적세포에서의 조절이 없는 시스템)에는 상위가 +, −로 조절하는 것(호르몬 C가 프로락틴 또는 젖분비 호르몬 PRL와 성장 호르몬 GH인 경우)과 음성되먹임에 의한 것(부신겉질, 갑상샘, 생식샘 자극 호르몬)이 있고, 모두 근본적으로 중추신경계의 조절을 받는다.

④ 기능장애에 의한 내분비계의 질병형태. 그림의 1차 성 기능장애의 하류는 동질인, 상류는 역의 기능장애가 나타난다. 원발병터에는 원칙적으로 되먹임 기구는 걸리지 않는다. 한편, 내분비계의 어디에든 1차성 기능장애가 발생하고 내분비학적인 임상증상과 표적세포의 기능항진증이나 저하증의 어느 것이나 발생되며, 동일 증상에 원인이 여러 가지일 수 있으므로 증후군이라는 이름이 사용되고 있다.

고, 골지장치에 의해 농축되며, 작은 분비과립이 되어 분비된다. 갑상샘 호르몬과 스테로이드의 생산 세포는 특수한 것으로서 분비과립은 가지고 있지 않다.

2. 내분비계통 질환에 대한 예비지식

1) 분 류

내분비계통 질환도 병리학적으로는 다른 장기와 기본적으로 동일하다. 다만, 병변이 기능 이상을 수반하면 질병상태는 변화되기 때문에 주된 기능장애로서 기능항진증(호르몬 과잉)과 기능저하증(호르몬 결핍)으로 구분해서 살펴보기로 한다. 기능장애의 원발부위에 의해 다시 다음과 같이 분류한다(그림 17-2).

(1) 1차성(원발성) 기능장애 : 기능장애가 그 내분비샘에서 발생한 원인에 의해 일어나는 것.

(2) 2차성(속발성) 기능장애 : 기능장애가 다른 장기(내분비샘 외)의 기능장애에 의해 속발한 것.

(3) 3차성 기능장애 : 2차성 장애가 1차성으로 전환된 것. 예로서 2차성인 과형성 병변이 호르몬 생산 종양으로 전환된 경우 등을 말한다.

(4) 특발성 기능장애 : 기능 이상의 발생시기와 기질적 이상이 아직은 불명인 것.

2) 증후군

그림 17-2의 ④에서 나타난 바와 같이 어느 시스템의 어디에 이상이 있더라도 개체는 결국, 최하위 내분비샘과 그 표적세포의 기능장애에 의한 증상을 일으키게 된다. 그래서 동일 증상을 나타내는 질환에는 언제나 여러 가지 원인이 있을 수 있다. 이와 같이 원인불문하고 동일 증상을 나타내는 상태를 일괄해서 **증후군**(syndrome)이라고 한다.

3) 기능성 종양

호르몬을 생산하는 종양을 일컫는 말로서 **기능성 종양**은 세포증식과 호르몬 분비도 자율적으로 외부로부터의 조절을 받지 않는다. 1차성 기능항진증의 대부분은 기능성 종양에 의한다.

제 2 절 시상하부와 뇌하수체

1. 정상 구조와 기능

시상하부(hypothalamus)는 셋째뇌실의 주위를 차지하는 사이뇌(간뇌)의 일부로서, 내분비와 자율기능(섭식 및 체온조절 등)의 중추이다. 서로 다른 기능을 가진 몇 개의 신경세포 집단(이것을 신경핵이라고 한다)으로 이루어지지만, 그 중 시각로위핵(시삭상핵) 및 방실핵의 신경축삭돌기는 다발이 되어 뇌의 하방으로 돌출하고 있다(이것을 **하수체줄기**라고 한다). 그 종말부는 풍부한 혈관그물을 구성하여 팽창된 형을 취하고 있는데, 이것이 뇌하수체(pituitary gland)를 구성하는 세 가지의 부분(**앞엽, 중간엽, 뒤엽**) 중의 뇌하수체 뒤엽이라 일컫는 부분이다. 여기에서 알 수 있듯 뇌하수체 뒤엽의 실체는 본질적으로 뇌의 일부에 속한다. 내분비중추로서의 시상하부는 호르몬을 분비하여 뇌하수체의 기능을 조절한다(그림 17-3).

항이뇨작용을 하는 호르몬(ADH, 바소프레신 : 혈장 삼투압 하강, 혈압 하강 등의 자극에 따라 뇌하수체 뒤엽에서 혈중으로 방출되는 호르몬으로서, 먼쪽세뇨관과 집합관의 상피세포에 작용해서 물의 투과성을 항진시켜 물의 재흡수를 촉진시키며, 소변을 농축시킨다)과 옥시토신(뇌하수체 뒤엽 호르몬으로서 분만 시 자궁수축 작용, 젖분비 작용을 한다)은 시각로위핵 및 방실핵에서 생산되고, 뇌하수체 뒤엽에 직접 수송되어 분비되지만 다른 시상하부 호르몬은 셋째뇌실 바닥에서 뇌하수체 문맥계로 방출되어 효율적으로 뇌하수체 앞엽으로 수송된다.

뇌하수체 앞엽은 0.4g 전후의 상피성인 내분비샘인데, 앞엽과 중간엽으로 이루어진다. 동맥도 분포하지만 주로 뇌하수체 문맥혈액에 의해 지배된다. 앞엽과 뒤엽 사이에 존재하고 있는 중간엽이라 일컫는 부위는 MSH(멜라닌세포 자극 호르몬) 세포와 관계가 깊다.

앞엽은 내분비세포 6종과 상피성 버팀세포로 이루어져 있는데, 전자현미경과 면역 염색에 의해 식별할 수 있다. 일반적으로 조직표본 염색에서는 호산성 세포, 호염기성 세포, 혐색소성 세포의 세 종류로 분류된다(그림 17-4).

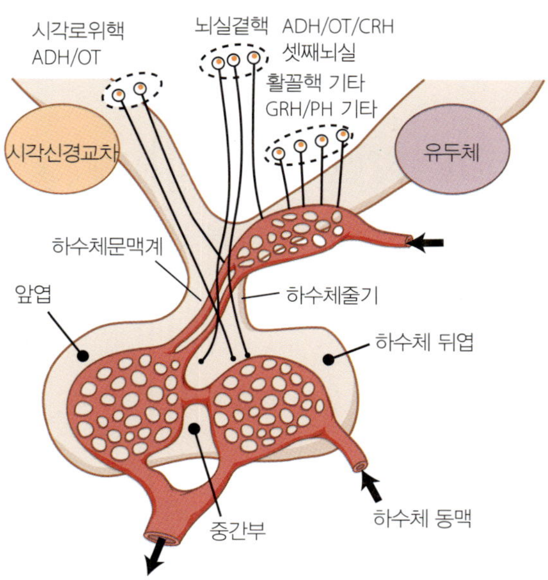

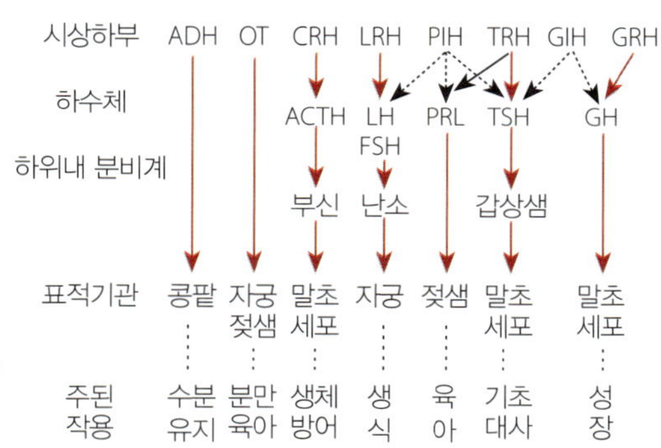

ADH : antidiuretic hormone(항이뇨 호르몬)
OT(OXT) : oxytocin
CRH : corticotropin-releasing hormone(ACTH 방출 호르몬)
LRH : LH-releasing hormone(LH 방출 호르몬)
PIH : PRL-release inhibiting hormone(PRL 방출억제 호르몬)
TRH : TSH-releasing hormone(TSH 방출 호르몬)
GIH : GH-release inhibiting hormone(GH 방출억제 호르몬)
GRH : GH-releasing hormone(GH 방출 호르몬)
ACTH : adrenocorticotropic hormone(부신겉질 자극 호르몬)
LH : luteinizing hormone(황체형성 호르몬)
FSH : follicle stimulating hormone(난포 자극 호르몬)
PRL : prolactin(젖분비 호르몬)
TSH : thyroid stimulating hormone(갑상샘 자극 호르몬)
GH : growth hormone(성장 호르몬)
corticotropin = ACTH, PIH=dopamine
[epinephrine(adrenalin) norepinephrine(noradrenalin), 전구물질의 총칭)

← 주된 촉진작용 ← 주된 억제작용

그림 17-3. **시상하부 하수체계의 구조와 호르몬**

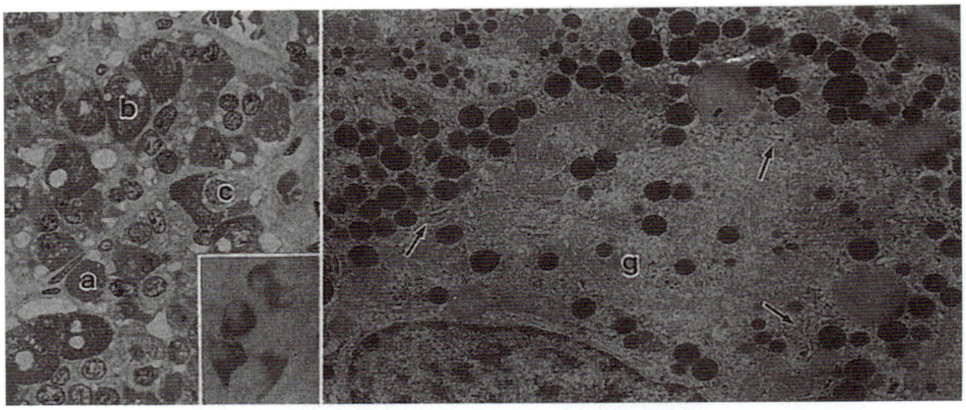

그림 17-4. **뇌하수체 앞엽.** 왼쪽: 조직 사진. 뇌하수체 앞엽의 호르몬 생산세포는 일반 염색에서는 호산성 세포 (a), 호염기성 세포(b), 혐색소성 세포(c)의 3종류로 구분되며, 면역염색에 의해 비로소 생산 호르몬을 동정할 수 있다. 삽입 사진은 면역염색에 의한 ACTH 양성세포(600배). 오른쪽: GH 세포의 전자현미경 사진. 과립세포질그물(화살표)에서 합성된 호르몬은 발달한 골지장치(g)의 작용에 의해 과립으로서 축적되고 분비된다(18,000배).

2. 시상하부-뇌하수체의 질환

뇌출혈, 뇌경색, 염증 등의 뇌 전체를 침해하는 질병에도 영향을 받지만, 시상하부-뇌하수체계의 특징적인 병변은 시상하부의 종양 및 뇌하수체의 샘종과 괴사에 의해 질병이 발생되는 것으로 생각한다.

1) 시상하부의 종양

(1) 두개인두종(craniopharyngioma)

주로 소아나 청소년에게 발생되는 것으로 태생기의 잔유된 조직에 의해 종양이 발생되며, 하수체 앞엽의 라트케주머니(Rathke's pouch)에서 유래하는 편평상피종인데, 조직상에서는 치아의 에나멜상피종과 유사하고, 때로는 커다란 낭포를 만든다. 시상하부의 종양 중에서 가장 많다.

(2) 배세포종(배아종, germinoma)

고환의 정상피종과 난소의 미분화배세포종과 같은 배세포유래의 종양이다.

(3) 기 타

① 기형종(teratoma)

② 신경아교종(glioma)

③ Histiocytosis X : 비종양성인 조직구의 증식증으로서 시상하부, 뇌하수체 뒤엽에서 호발한다. Letterer-Siwe 병, Hand-Schueller-Christan 병 등이 있다.

2) 뇌하수체 샘종

뇌하수체 샘종(pituitary adenoma)은 뇌하수체 종양의 대부분을 차지하며, 30~60세에 호발한다. 샘종세포의 염색성에서 대체적으로 호산성 샘종(15~30%), 호염기성 샘종(5%>), 혐색소생식샘종(대부분)으로 분류되지만, 혐색소성 세포와 다른 세포의 혼합형도 적지 않다.

3) 뇌하수체 괴사

뇌 순환장애, 허탈, 대출혈에 의해 앞엽에서 광범위한 괴사가 발생한다. 외상(두개저골절과 뇌 외과수술에 의한 하수체줄기의 절단 등)도 원인이 된다.

3. 시상하부증후군

시상하부의 다양한 기능이 원인이 되어, 그 기능장애 증상도 여러 형태로 나타난다. 이들을 일괄해서 **시상하부증후군**(hypothalamic syndrome)이라고 한다. 그 주된 증상은 2차성 뇌하수체 기능장애이다.

1) 뇌하수체저하증

뇌하수체저하증(hypopituitarism)은 뇌하수체의 앞엽이 장애됨으로써 뇌하수체 앞엽 호르몬의 분비가 일부 또는 전부 저하된 상태로 시상하부의 파괴 → 시상하부 호르몬 결손 → 뇌하수체 앞엽 호르몬 분비저하의 단계를 거친다. 원인 질환은 종양(두개인두종과 배세포종 등), 수막염, 뇌염, 외상, 순환장애의 순이다.

2) 요붕증

요붕증(diabetes insipidus)은 항이뇨 호르몬(ADH, 예로서 vasopressin) 결핍에 의한 콩팥의 수분 재흡수 장애로서, 다뇨(저비중 4~10L/일), 다갈, 다식을 주증상으로 한다. 50%는 원인불명인 **특발성 요붕증**, 원인이 확실한 것을 **증후성 요붕증**이라고 하는데 배세포종, 두개인두종, 뇌하수체샘종, 기타의 종양에 의한 시상하부 파괴를 주원인으로 한다. 조직구증가증(histiocytosis) X에서는 본 증의 발생빈도가 높다.

3) 고프로락틴혈증

고프로락틴혈증(hyperprolactinemia)은 혈액 중에 프로락틴의 함유량이 과다하게 증가된 상태로, 시상하부의 파괴 → 프로락틴 분비억제인자(PIF) 저하 → 뇌하수체의 프로락틴 젖샘분비 호르몬 분비항진을 발생시키는 순서이다. 원인 질환은 앞의 뇌하수체저하증 및 요붕증과 동일하다.

4) 성조숙

성조숙(사춘기조발증, precocious puberty)은 남 10세, 여 8세 이전에 이차성징(고환, 음경, 음모, 유방의 발육)이 나타나는 질환으로서, 뇌하수체성 생식샘(난포자극 호르몬, FSH/황체 호르몬, LH)의 과잉분비에 의한다. 대부분은 특발성이지만, 사람의 융모성 생식샘(HCG) 생산배세포종 · 기형종(HCG) → 황체 호르몬만을 자극 → 남아에게 발현), 황체자극 호르몬(LRH) 생산 과오종(LRH → FSH/LH 자극 → 남 · 여아에게 발현) 또는 신경교종, 물뇌증(수두증), 뇌염, 수막염에 의한 사춘기 발현 억제기구의 장애를 원인으로 하는 경우도 있다(2차성 성조숙).

한편, 생식샘과 부신의 기능성 종양, 부신겉질효소결핍증을 원인으로 하는 것을 **거짓성조숙**(가성 사춘기조발증, precocious pseudopuberty)이라고 한다.

4. 뇌하수체항진증

1) 말단비대증과 거인증

뇌하수체 기능의 항진에 의한 성장 호르몬의 분비 이상이 성장기에 발병하면 **거인증**(gigantism)이 되고, 성인이 되어서 뼈끝선이 폐쇄한 후 발병하면 **말단비대증**(acromegaly)이 된다. 원인은 성장 호르몬(GH)을 생산하는 샘종(호산성 > 혼합성 > 혐색소성 샘종)이며, 팔다리 말단의 비대(사춘기 후)와 현저한 신장 증가(사춘기 전), 내장 · 연부조직의 비대(특히, 혀가 비대해진다), 당뇨병, 성기능 저하 등의 성장 호르몬 과잉증상을 나타낸다.

2) 쿠싱병

쿠싱증후군(Cushing's syndrome; 부신겉질항진증) 중에서 뇌하수체로부터의 부신겉질 자극 호르몬(ACTH) 생산항진에 의해 일어나는 경우를 말하는데, 대부분은 ACTH 생산 호염기 샘종에 의한다(그림 17-9). 특유한 임상증상은 ACTH 과잉 분비에 따른 2차성 부신겉질항진증이다. 한편, 양쪽 부신 절제 후에 뇌하수체에 혐색소성 샘종(ACTH 세포)이 발생한 경우를 **넬슨증후군**(Nelson's syndrome)이라 한다. 부신 절제 → 코티솔 저하 → ACTH 방출 호르몬, CRF 분비 항진 → ACTH 세포 자극 → 뇌하수체 샘종의 발생순서를 갖는다.

3) 고프로락틴혈증

시상하부의 종양에 의한 것보다도 뇌하수체의 프로락틴(PRL) 생산, 혐색소성 샘종에 의한 것이 많다. 여성에서는 젖흐름증(젖누출)과 무월경증후군이 나타나며, 남성에서는 성욕감퇴나 무증상인 경우가 많다. 프로락틴(PRL)과 성장 호르몬(GH)을 동시에 생산하는 샘종도 있다.

5. 뇌하수체저하증(Hypopituitarism)

뇌하수체저하증(hypopituitarism)은 뇌하수체 샘종, 분만 후 뇌하수체 괴사, 시상하부 종양, 특발성(시상하부성), 뇌수술, 방사선 조사 등의 원인에 의한다. 전신권태, 근력과 혈압저하(이상 부신겉질 호르몬에 의함), 발육장애(성장 호르몬에 의함), 내한능(갑상샘 자극 호르몬에 의함)과 성기능(난포자극 호르몬, 황체 호르몬)의 저하 등을 증상으로 한다. 기능저하증은 뇌하수체장애의 정도에 따라 단독 호르몬 결핍에서 전 호르몬 결핍까지 다양하다.

1) 시먼즈병

뇌하수체 기능의 저하에 의한 질환 중에서 성인기에 발병하는 것을 **시먼즈병**(Simmonds disease)이라 한다. 다종 호르몬 결핍증인데 **범뇌하수체저하증**이라고 한다.

2) 시한증후군

시한증후군(Sheehan's syndrome)은 범하수체저하증 중에서 분만 시의 쇼크와 대출혈에 수반한 분만 후 뇌하수체 괴사를 원인으로 하고, 분만 후 수년에서 수십 년 후에 발현하는 경우가 많다.

3) 뇌하수체난쟁이

뇌하수체난쟁이(뇌하수체성 소인증, pituitary dwarf)는 단독 호르몬 결핍증의 대표적인 질환으로서, 발육기의 성장 호르몬(GH) 결핍에 의한 발육장애를 나타낸다. 대부분은 원인불명이다. ACTH와 TSH의 단독 호르몬 결핍증도 있다.

제 3 절 갑상샘

1. 정상 구조와 기능

갑상샘(thyroid gland)은 갑상연골 아래(기관 셋째~넷째연골륜의 높이)에서 기관의 앞벽으로부터 옆벽에 부착한 나비 모양의 내분비샘(20g 전후)이다. 좌우 양엽과 잘룩(협부)으로 이루어지며 혈관과 림프관이 풍부하다. 기능단위는 단층의 소포세포(소포상피)로 이루어진 소포(follicle)인데 중앙에 커다란 교질강을 형성한다. 소포세포 사이에는 다른 종류의 내분비세포인 소포곁세포(C 세포)가 존재하고 있는데 공간에는 나타나지 않는다.

소포세포는 무기 요오드를 티로글로불린(thyroglobulin)의 티로신(tyrosin)기와 결합시켜 유기화하고, 갑상샘 호르몬인 티록신(T_4)과 삼요오드티로닌(T_3)을 만든다. 갑상샘 자극 호르몬(TSH)은 소포세포에 작용하며, 무기 요오드의 흡수와 유기화, T_4/T_3의 생성 등을 촉진한다. 소포곁세포는 칼시토닌(깨어진 뼈세포 · 뼈세포에 직접 작용하여 뼈에서의 칼슘 방출을 억제함으로써 혈중의 칼슘 및 인산을 저하시키는 작용을 한다)을 분비한다(그림 17-5).

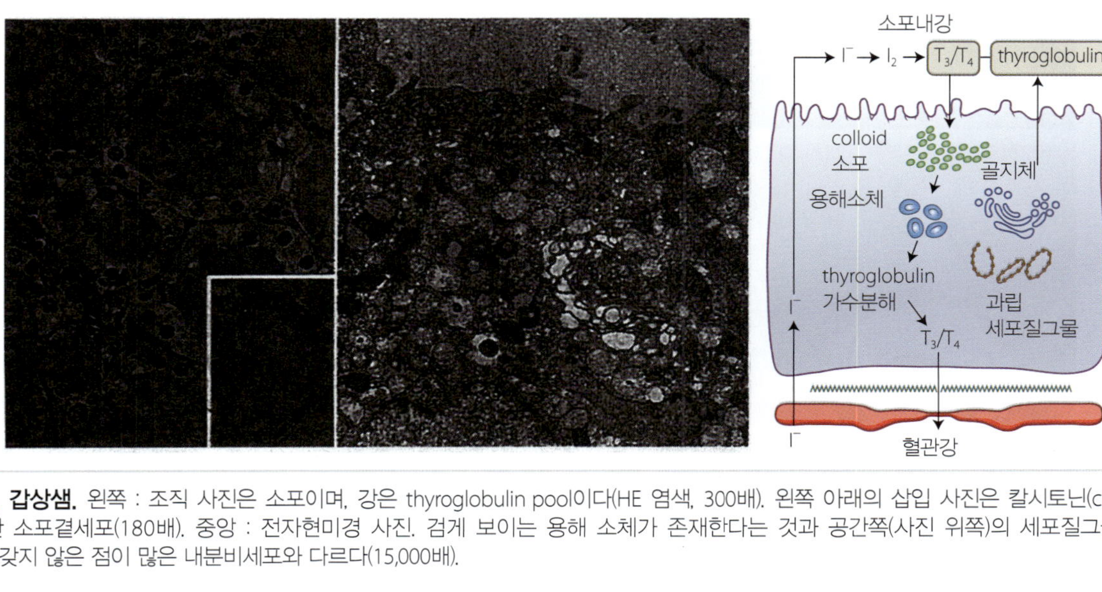

그림 17-5. **갑상샘.** 왼쪽 : 조직 사진은 소포이며, 강은 thyroglobulin pool이다(HE 염색, 300배). 왼쪽 아래의 삽입 사진은 칼시토닌(calcitonin) 항체 염색에 의한 소포곁세포(180배). 중앙 : 전자현미경 사진. 검게 보이는 용해 소체가 존재한다는 것과 공간쪽(사진 위쪽)의 세포질그물이 풍부하며 분비과립을 갖지 않은 점이 많은 내분비세포와 다르다(15,000배).

2. 갑상샘의 질환

1) 하시모토병

하시모토병(만성 림프구성 갑상샘염, chronic lymphocytic thyroiditis)은 중년 여성에게 많은 가장 대표적인 자가면역질환인데, 항갑상샘 항체(주된 항체는 티로글로불린)가 증명된다. 조직상에서는 소포 사이에 현저한 림프구 침윤과 배 중심을 가진 림프소절(2차 소절)이 다수 나타나며, 활성화된 T 림프구, 면역글로불린 등에 의해 소포 세포는 변성되면서 소포는 파괴된다. 갑상샘은 처음에는 전체적으로 종대하지만(갑상샘종), 말기에는 반흔화되고 위축된다(그림 17-6, 7).

2) 갑상샘종

갑상샘종(goiter, struma)은 크게 두 가지로 구분되는데 기능장애를 일으키지 않은 경우에는 **단순성 갑상샘종**, 기능항진을 일으키는 경우에는 **중독성 갑상샘종**이라 한다. 전자에는 지방성(요오드 결핍에 대한 대상성 과형성인데, 해초를 먹을 기회가 없는 히말라야 산악지역에 많다)과 산발성(원인불명)이 있으며, 젊은 여성에게 많이 발생되고, 후자는 미만성 갑상샘종, 결절성 갑상샘종, 샘종유사성 갑상샘종으로 분류한다.

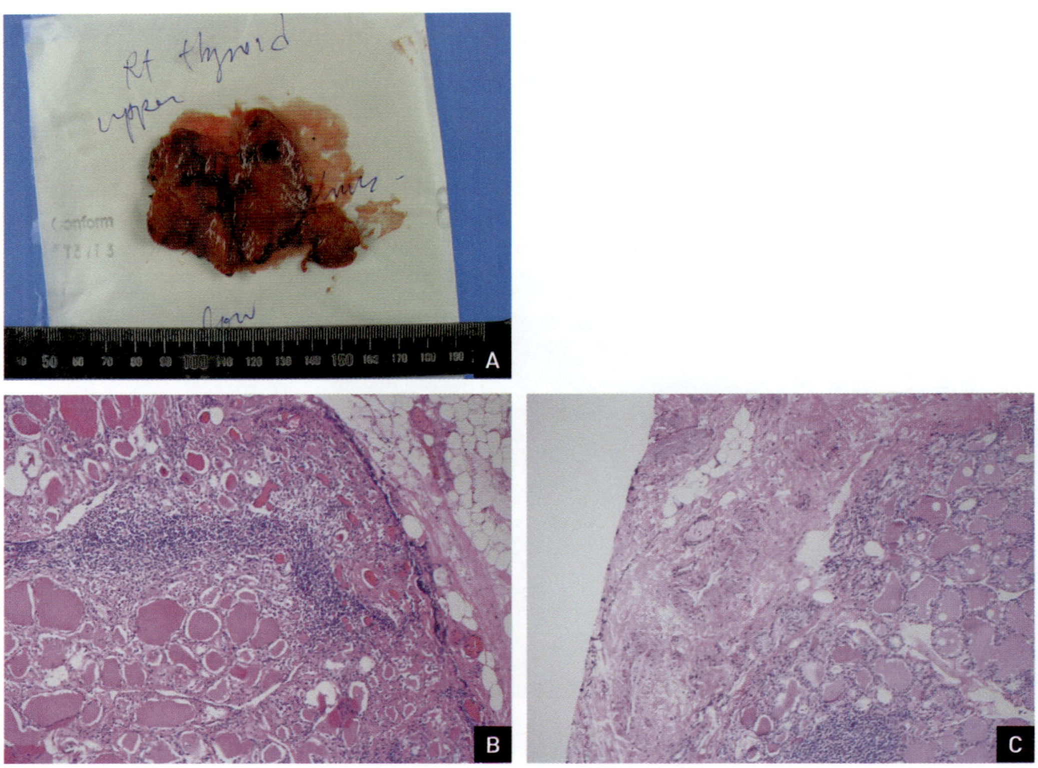

그림 17-6. 하시모토병의 맨눈 소견(A)과 현미경 소견(B, C)

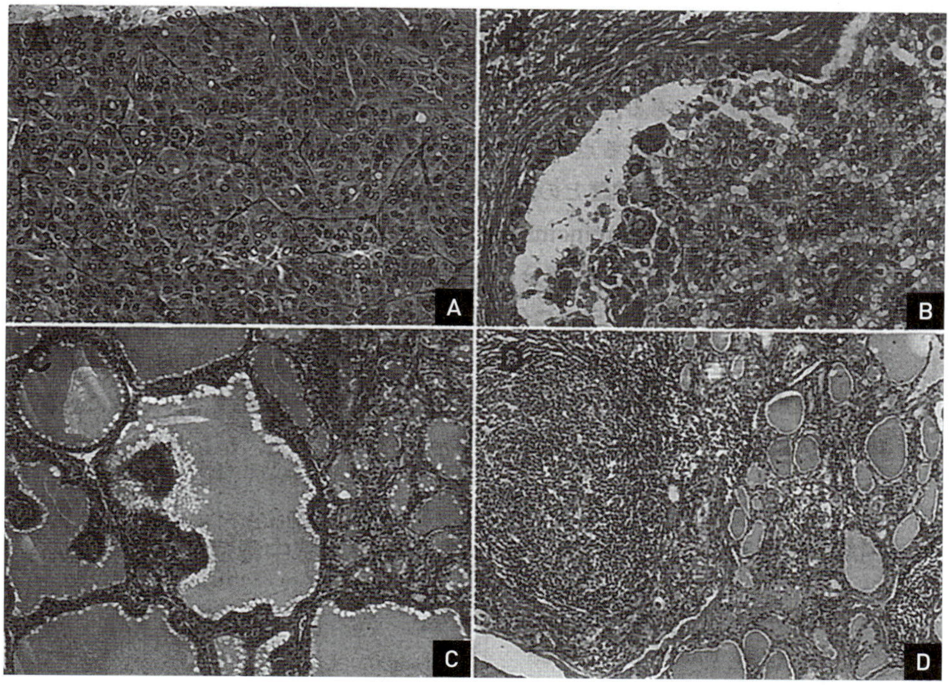

그림 17-7. **갑상샘의 기질적 질환.** (A) 소포성 암(200배). (B) 유두상암(200배). (C) 중독성 미만성 갑상샘종(바세도우병). 높은 원주상인 소포세포가 소포강에 유두상으로 증식하고, 또한 작은소포의 증식도 나타난다. 소포세포와 공간 사이의 공포는 인공산물이지만, 호르몬 분비항진에 대응하는 소견이 있다(100배). (D) 만성 갑상샘염(Hashimoto병). 현저한 림프구 침윤과 소포의 위축파괴가 특징인데, 소포세포는 편평화한다. 한편 사진의 왼쪽 부분에 2차 림프소절이 보인다(100배).

3) 갑상샘종

갑상샘종(thyroid adenoma)의 대부분은 소포샘종으로서 피막을 가진 결절이며, 증식세포의 성상이 이 병터 주위에서 나타나는 정상 소포세포와 다른 형태로 나타나는 과형성 병변인 결절성(과형성성 또는 샘종양) 갑상샘종과의 감별에 도움이 된다.

4) 갑상샘암

갑상샘암(thyroid cancer)은 갑상샘의 악성종양으로 갑상샘에서 원발하는 암종의 대부분은 소포세포에서 유래하는데 유두암, 소포암, 미분화암의 세 종류로 분류된다. 유두암의 5년 생존율은 75%, 소포암은 50~60%인데 뼈와 허파로 전이하기 쉽기 때문에 양자의 감별은 임상적으로 매우 중요하다. 미분화암은 예후가 불량하다. 그 밖에도 C세포 유래인 수양암(5%)이 있는데 칼시토닌(calcitonin)을 생산한다. 때로는 부신 갈색세포종과 부갑상샘 과형성을 수반하는 유전적 소인에 의해서도 발생된다. 또한 매우 드물기는 하지만 편평상피암이 나타나는 경우도 있다.

3. 갑상샘항진증

갑상샘항진증(hyperthyroidism)은 **갑상샘중독증**(thyrotoxicosis)이라고도 하며, 갑상샘 호르몬인 T3와 T4의 생성 증가로 인해 발생하며, 여성에게 더 많이 발생한다.

1) 바세도우병

바세도우병(Basedow's disease; **그레이브스병**, Graves disease)은 갑상샘항진증의 대표 질환으로 임상적 특징으로는 **메세베르그**(Merseburg)**의 3징후**인 미만성 갑상샘종, 안구돌출, 빠른맥(빈맥)을 주증으로 하고 발한, 진전, 체중감소 등의 혈중 갑상샘 호르몬(티록신, 삼요오드티로닌)의 과잉증상을 나타내며, 30세 이후의 여성에게 많다(남녀비 1 : 4~5)(그림 17-7 참조).

자가면역질환으로서 자가항체로서는 항마이크로좀 항체와 지속성 갑상샘 자극물질 LATS(long acting thyroid stimulator; 갑상샘 자극 호르몬 TSH 수용체에 대한 IgG 항체)가 유명하다. 이것이 갑상샘을 자극해서 소포증식과 기능항진을 일으킨다. 사이질에는 때로는 림프구가 침윤하지만, 소포 파괴가 없는 점이 하시모토병과는 다른 점이다.

2) 기타 질환

(1) 기능성 갑상샘종(Plummer's disease)

샘종세포에서 자율적으로 다량의 호르몬 분비로 일어나는 갑상샘항진증으로 혈중의 갑상샘 호르몬이 상승, 빠른맥(빈맥)과 심방세동 등의 부정맥을 임상증상으로 한다.

(2) 아급성 갑상샘염(de Quervain 갑상샘염)

상피유래의 다핵거대세포가 나타나는 조직상이며, 결핵으로 착각하기 쉬운 갑상샘염이다.

만성 림프구성 갑상샘염(하시모토병) 등인 경우에도 소포의 파괴에 의해 T4/T3가 혈중에 대량 유출하는 결과, 일과성의 기능항진중독증이 나타난다.

4. 갑상샘저하증

갑상샘저하증(hypothyroidism)은 갑상샘 호르몬인 T3과 T4의 결핍에 의해 신진대사가 저하되고, 여러 장기에 기능장애가 일어난 상태를 말한다. 중증인 경우 소아에서는 성장발육 장애인 **크레틴병**(cretinism), 성인에서는 **점액부종**(myxedema)이 된다.

1) 크레틴병

크레틴병(cretinism)은 발육기 혹은 유아기에 발생하는 선천갑상샘저하증으로 뼈대 및 중추신경 발육장애를 일으키며, 난쟁이, 지적기능 저하, 건조하고 거친 피부, 크게 튀어나온 혀, 복부팽대, 배꼽탈장 등을 보인다.

2) 점액부종

점액부종(myxedema)은 학동기 혹은 성인에서 발생한 갑상샘저하증으로 신체적 및 지적활동이 느리고, 무관심, 추위 못견딤, 전반적인 나른함과 피곤, 혈중 콜레스테롤 증가, 체중 증가 등의 증상을 보인다. 조직학적으로 피부, 피부밑조직, 내장기관에 점액다당류의 축적을 보인다.

제 4 절 부갑상샘

1. 정상 구조와 기능

부갑상샘(parathyroid gland)은 갑상샘 뒷면의 좌우 상하에 4개가 있으나 수와 존재 부위에는 개인차가 있다. 총 중량 120㎎ 전후의 작은 장기인데 주로 으뜸세포(주세포), 일부는 호산성 세포로 이루어지며, 후자는 연령이 높아지면서 증가된다.

부갑상샘 호르몬(parathormone; PTH)은 칼시토닌(calcitonin), 비타민 D와 협조해서 혈청 중의 칼슘 농도를 조절한다. PTH의 주된 작용부위는 뼈와 콩팥인데, 뼈에서는 칼슘을 유리시켜 혈액 중의 칼슘 농도를 높이는 작용을 하고, 콩팥에서는 세뇨관에서의 칼슘 재흡수를 촉진한다(그림 17-8).

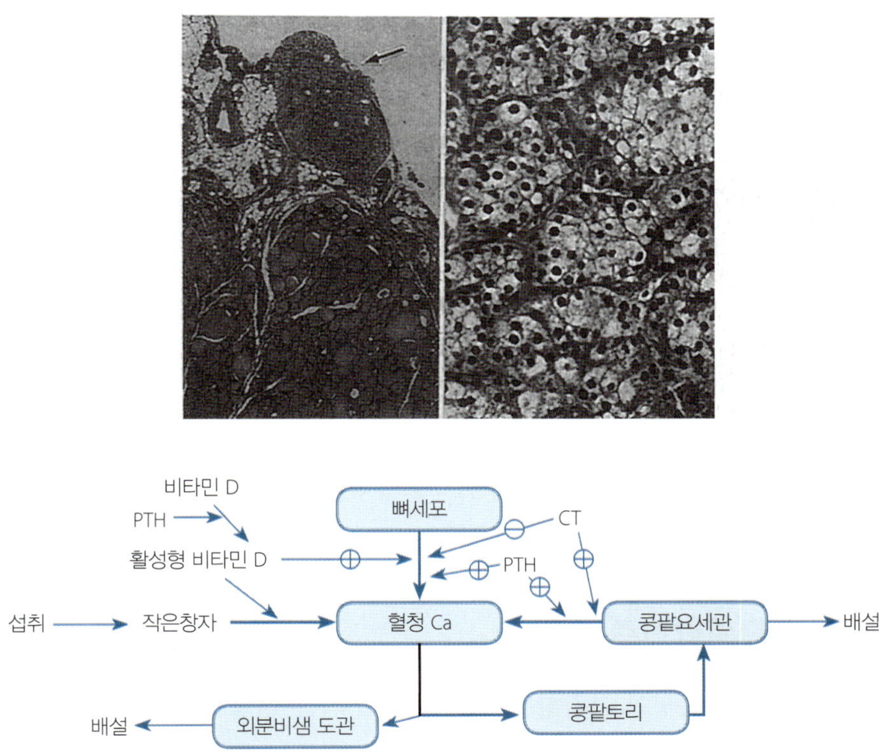

그림 17-8. **부갑상샘의 조직 사진과 그 작용 순서.** 부갑상샘(화살표)은 갑상샘에 접해서 존재하고(오른쪽 사진 15배), 으뜸세포가 주된 구성요소이다(오른쪽 사진 300배).

2. 부갑상샘의 질환

1) 부갑상샘 과형성

원칙적으로 4개 전부가 미만성으로(미만성형 과형성), 때로는 1개만이 결절성으로 증식한다(결절성 과형성).

2) 부갑상샘종

부갑상샘종(parathyroid adenoma)의 크기는 0.4~10g까지 다양하지만 거의 대부분 단일 결절형으로 나타난다. 주위에서 볼 수 있는 본래의 부갑상샘 실질은 위축하므로 결절성 과형성과 감별되고, 또한 부갑상샘에 있는 세포와 거의 같은 크기로서 이형성증이 나타나지 않고, 핵분열도 거의 나타나지 않는 데서 샘암과 감별할 수 있다. 샘종세포는 정상과 큰 차가 없다.

3) 부갑상샘암

부갑상샘암(parathyroid carcinoma)은 발생이 드문 질환이다.

3. 부갑상샘항진증

부갑상샘항진증(hyperparathyroidism)은 부갑상샘 호르몬의 과다분비된 상태로, 부갑상샘에 샘종, 과형성, 암이 발생하여 부갑상샘 호르몬 분비가 증가되는 것을 **원발성 부갑상샘항진증**이라 하고, 만성 콩팥기능상실 등에 의한 저칼슘혈증이나 비타민 D 작용 부족에 의해 부갑상샘 호르몬 분비가 증가되는 것을 **속발성 부갑상샘항진증**이라 한다. 그 밖에 **삼차성 부갑상샘항진증**이 있다.

1) 원발성 부갑상샘항진증

80% 이상은 단일 부갑상샘 호르몬(PTH) 생산 세포에서 발생되는 샘종에 의해 일어나며, 원발성 증식증이 약 10~15%, 드물게 암종이 발생(5% 이하)된다. 칼슘 흡수의 촉진, 콩팥에서의 인 재흡수와 칼슘 배설의 억제 결과로 고칼슘혈증이 된다. 또한 섬유성 골염, 콩팥돌(신결석)이 매우 높게 발생되며, 소화성 궤양, 근력저하, 췌장염, 신경증상도 나타난다.

주로 뼈에서 병변이 일어나는 경우를 골형, 요로돌증(요로결석)을 반복하는 것이 신장형, 고칼슘혈증만인 경우를 화학형으로 분류한다(빈도는 신형 > 화학형 > 골형순).

2) 속발성(이차성) 부갑상샘항진증

혈청 중의 칼슘 저하에 반응한 2차성인 부갑상샘 호르몬(PTH)의 분비항진 상태인데, 부갑상샘은 대상성 과형성을 유발시킨다. 조직학적으로 으뜸세포의 증식을 일으키며, 저칼슘혈증을 일으키는 조건을 개선하면 부갑상샘항진증은 사라진다. 원인은 만성 콩팥기능상실(신부전)이 많으며, 기타 활성형 비타민 D의 결핍과 PTH 수용체

이상(거짓부갑상샘항진증) 등이 있다.

3) 삼차성 부갑상샘항진증

전항의 과형성, 샘종으로 발전하고 속발성 부갑상샘항진증이 원발성 부갑상샘항진증으로 전환된다.

4. 부갑상샘저하증

부갑상샘저하증(hypoparathyroidism)은 부갑상샘 호르몬의 분비가 결핍되거나 호르몬이 생리학적으로 효과가 없을 때 일어난다. 부갑상샘 호르몬(PTH) 결핍에 의해 혈청칼슘의 저하로 인해서 신경 및 근육에 대해 자극성이 항진되고, 정서불안, 정신병, **테타니**(tetany; 팔다리의 경축현상)라는 특유한 신경증상을 나타낸다. 가장 큰 원인은 갑상샘절제술 시 부주의로 인하여 부갑상샘의 일부가 절제됨으로써 발생한다.

1) 특발성 부갑상샘저하증

소아기에 발생되는 조기발생형과 중년 이후에 일어나는 지연발생형이 있다. 부갑상샘과 가슴샘(흉선)의 결핍을 수반하는 선천성인 질환을 **디조지증후군**(DiGeorge's syndrome)이라 한다. 자가면역성 내분비이상증도 이에 포함된다.

2) 이차성 부갑상샘저하증

갑상샘절제술에 따른 부갑상샘 절제, 갑상샘 방사선 치료에 의한 부갑상샘 장애 등으로 일어난다.

3) 거짓부갑상샘저하증

뼈와 콩팥세뇨관의 부갑상샘 호르몬(PTH) 수용체 이상으로, 부갑상샘은 정상 또는 과형성인데도 특발성 부갑상샘저하증의 소견을 나타내고, 흔히 가족성으로 발현된다.

제 5 절 부 신

1. 정상 구조와 기능

부신(adrenal gland)은 겉질(중배엽)과 속질(외배엽)로 이루어진 복합기관으로서 소아에서는 약 2~3g, 성인에서는 약 6~7g이다. 부신의 80%를 차지하는 겉질은 피막층에서 토리층(구상대, zona glomerulosa), 다발층(속상대, zona fasciculata), 그물층(망상대, zona reticularis)으로 구분되며(그림 17-8 왼쪽), 겉질 스테로이드를 생산한다.

다발층의 세포에서 생산된 당질 코티코이드(당류조절 호르몬; 코티솔)와 그물층 세포에서 생산되는 성 스테로이드(성 호르몬; 안드로겐)는 뇌하수체의 부신겉질 자극 호르몬(ACTH)에 의해 조절된다. 토리층의 세포에서 생산되는 무기질 코르티코이드(전해질 조절 호르몬; 알도스테론)는 레닌-안지오텐신계(renin-angiotensin system)에 의해 조절된다(그림 17-9).

속질세포는 크롬염 고정에 의해 갈색으로 염색되기 때문에 **크롬친화세포** 또는 **갈색세포**라고 하는데, 노르에피네프린(norepinephrine)과 에피네프린(epinephrine; adrenalin)을 생산한다.

2. 부신겉질의 질환

다른 내분비샘과 마찬가지로 증식성 변화로서는 과형성, 샘종, 암종이 있으며, 퇴행성 변화로서는 위축, 출혈, 염증 등이 있다. 다른 내분비샘과의 차이점은 과형성(스트레스 → 부신겉질 자극 호르몬 생산 → 과형성)과 위축(스테로이드 제제 대량 투여 → 위축)이 매우 많이 나타난다는 것이다.

3. 부신겉질항진증

부신겉질항진증(hypercorticalism)은 부신겉질의 기능이 비정상적으로 항진된 질환으로 알도스테론이 과잉분비되는 고알도스테론증, 코티솔이 과잉분비되는 쿠싱증후군(고코티솔혈증), 안드로겐이 과잉분비되는 부신생식기증후군이 있다.

1) 고알도스테론증

고알도스테론증(hyperaldosteronism)은 부신겉질 호르몬의 하나인 알도스테론이 과잉분비되어 발생하는 내분비질환으로, 혈중 나트륨의 증가, 칼륨의 감소, 고혈압이 특징이다.

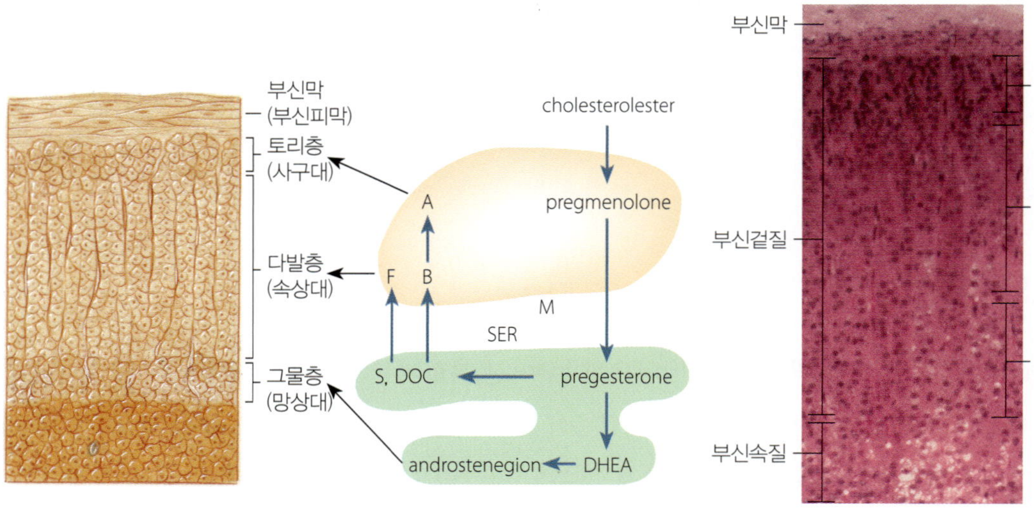

그림 17-9. **부신겉질.** 겉질세포는 스테로이드 합성 장소인 미토콘드리아(M)와 무과립세포질그물(SER)이 특징적이다. A: 알도스테론 B: 코티코스테론. F: 코티솔. S: 데옥시코티솔. DOC: 데옥시코티스테론. DHEA: 디히드로 에피안드로스테론 왼쪽: 조직학적 구조, 오른쪽: 현미경 사진.

(1) 원발성 알도스테론증(primary aldosteronism)

알도스테론(aldosterone)을 생산하는 세포에서 발생되는 샘종이 원인으로서 고혈압과 저칼슘혈증을 특징으로 하며, 중년 여성에게 많다. 샘종은 단발성으로 소형인데, 지질이 풍부한 투명세포로 이루어지고, 맨눈으로는 황금색을 띠며 혈중 레닌(renin)은 저하한다(그림 17-10A).

부신의 샘종은 **원발성 알도스테론증**과 **특발성 알도스테론증**으로 분류되나 부신의 중량은 정상인 경우가 많다.

(2) 이차성 알도스테론증(secondary aldosteronism)

레닌-안지오텐신계(renin-angiotensin system)의 항진에 의한 알도스테론 과잉 분비상태로서, 토리층이 종대되며 순환혈장량의 감소(심장기능상실과 간경변증 등)와 레닌을 자극하는 콩팥혈관성 고혈압, 레닌 생산종양인 경우에 나타난다.

2) 쿠싱증후군

쿠싱증후군(Cushing's syndrome)은 부신겉질 호르몬인 코티솔(cortisol)의 만성 과잉증으로서 당의 생산과 단백이화가 촉진되며, 달덩이얼굴, 중심성 비만(몸통 피부밑의 지방침착이 현저하고 팔다리는 가늘다), 물소뿔 어깨(물소와 같이 어깨에 지방침착이 나타난다.), 당뇨, 고혈압, 위축성 피부선조, 무월경, 정신장애, 피부의 색소침착 등 다양한 증상이 나타나며 감염이 쉽게 일어난다.

(1) 부신성 쿠싱증후군(adrenal Cushing's syndrome)

원인은 코티솔을 생산하는 샘종과 악성종양에 의해서 과잉된 코티솔은 부신겉질 자극 호르몬(ACTH) 분비를 억제한다. 그 결과 ACTH를 생산하는 호염기성 세포는 유리변성(초자양 변성, hyaline degeneration)이 일어나고, 종양이 없는 본래의 부신겉질은 위축한다. 샘종은 어두운 세포와 투명세포의 혼합형이 많다(그림 17-10B).

(2) 뇌하수체성 쿠싱증후군(pituitary Cushing's syndrome)

대개 20~30대 여성에게서 호발하며, 부신의 기능항진과 양성종양은 2차성이며, 뇌하수체의 ACTH 분비세포가 유리변성이 일어남으로써 부신겉질 자극 호르몬 분비가 감소된다.

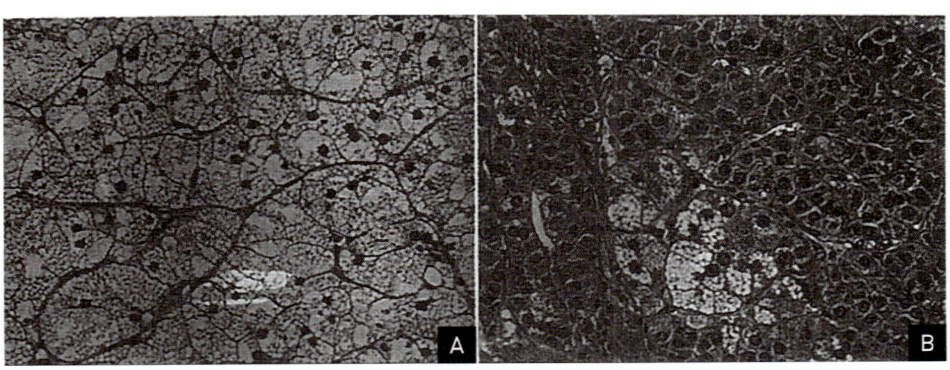

그림 17-10. **대표적인 부신겉질샘종.** (A) 원발성 알도스테론증의 샘종으로서 투명세포로 이루어진다(300배). (B) 쿠싱증후군의 샘종으로서 어두운 세포에 투명세포가 혼합되어 있다(300배).

(3) 딴곳쿠싱증후군(ectopic Cushing's syndrome)

폐소세포암, 가슴샘암(흉선암), 췌장암 등 본래 ACTH를 산생하지 않는 조직의 종양에서 ACTH 분비가 원인이다.

(4) 병원성 쿠싱증후군(iatrogenic Cushing's syndrome)

치료를 위한 스테로이드제 대량 투여에 의한 것으로서, 부신겉질은 위축되고 뇌하수체에서의 ACTH 분비도 억제된다.

3) 부신생식기증후군

부신생식기증후군(부신성기증후군, adrenogenital syndrome)은 부신겉질에서의 안드로겐 과잉분비 상태를 말하며 부신겉질의 암과 샘종에서의 자율적 분비에 의한 경우 선천부신겉질효소결핍증(코티솔 결핍 → ACTH의 분비 촉진 → 안드로겐 과잉분비)에 의한 경우 등이 있다. 코티솔의 결핍은 ACTH의 지속 분비를 초래하기 때문에 부신겉질은 고도로 비대하게 된다.

4. 부신겉질부전

부신겉질부전(부신피질부전증, adrenocortical insufficiency)은 부신겉질의 기능상실로 부신겉질이 99% 이상 파괴되면 생체의 항상성(homeostasis)을 유지할 수 없게 된다.

1) 원발성 만성 부신겉질저하증

원발성 만성 부신겉질저하증(애디슨병, Addison's disease)은 원래 모든 겉질 호르몬의 분비저하 상태를 말하며, 부신결핵과 자가면역성 부신염(서양에 많음)을 주원인으로 하며, 코티솔의 결핍은 간과 콩팥에서 이루어지는 당생산의 저하 및 그 결과로서의 저혈당, 근력저하, 쉽게 피로함을 초래하고 스트레스에 약하게 된다. 알도스테론 저하는 모든 나트륨혈증, 고칼슘혈증, 저혈압 등을 일으킨다.

2) 이차성 부신겉질부전

이차성 부신겉질부전은 뇌하수체에서의 부신겉질 자극 호르몬(ACTH) 결핍에 의해 일어나는 속발성인 모든 겉질 호르몬의 분비저하 상태를 말한다. 임상적으로 스테로이드 제제의 대량 투여는 부신에서의 스테로이드 합성을 억제하기 때문에 급격한 감량 투여나 투여 중단도 기능상실(부전증)을 일으킬 수 있으므로 주의하지 않으면 안 된다.

3) 급성 부신겉질부전

생체에 스트레스가 가해지고 급격히 코티솔의 수요가 높아진 경우, 부신이 대응할 수 없으면 **부신성 위기**(adrenal crisis)라는 치명적 상태가 올 수 있다. 전해질은 상실되고, 탈수로 쇼크가 일어나며 콩팥기능상실(신부전), 혼수, 경련 후에 사망한다. 애디슨병, 급성 부신출혈(신생아), 장기 스테로이드 투여 후의 부적절한 감량 및 중단,

선천성 부신겉질과형성(염류 상실증) 등에서 발생한다.

5. 부신속질의 질환

1) 크롬친화세포종

크롬친화세포종(갈색세포종, pheochromocytoma)은 부신속질에 발생하는 부신경절종(paragan-glioma)으로, 이 종양세포에서 **카테콜라민**(catecholamine)을 분비한다. 따라서 중크롬산염으로 고정하면 카테콜라민의 산화작용에 의해 암갈색으로 변한다. 조직소견상 종양세포의 크기는 다양하며, 특징적으로 혈관이 풍부한 사이질 조직에 싸여 경계가 뚜렷한 세포소(nest) 형태를 보인다.

주요 이상소견은 종양세포에서 분비되는 카테콜라민의 증가로 발생하는 고혈압이다. 카테콜라민의 갑작스런 분비증가로 혈압이 상승하면 울혈심장기능상실, 폐부종, 심장근육경색(심근경색), 심실세동, 뇌출혈 등이 야기되어 사망에 이를 수도 있다. 이 밖에도 두통, 빠른맥(빈맥), 발한, 대사항진, 고혈당, 당뇨병 등을 일으키며, 갑상샘수양암과 부갑상샘과형성을 합병하는 경우가 있다(II형 MEA).

2) 신경모세포종

신경모세포종(신경아종, neuroblastoma)은 부신속질과 교감신경절의 신경모세포에서 발생되는 소아의 대표적인 악성종양(90%은 5세 미만)이다. 출생전 발현과 가족성 발현을 일으키며 림프절, 간, 골수(특히 머리뼈)로 전이된다.

임상적으로 대개 배부분에 큰 덩어리가 촉지되어 발견되기도 하는데, 안구돌출, 간비종, 빈혈 등에 의해 발현되는 경우가 많다. 종양세포는 크롬친화세포종에서와 같이 카테콜라민을 생산한다. 요에 배설되는 그 대사산물인 homovanillic acid(HVA) 및 vanillyl mandelic acid(VMA)의 측정이 진단에 도움이 된다.

제 6 절 이자섬(랑게르한스섬)

1. 정상 구조와 기능

이자섬(췌도, pancreatic islets; 랑게르한스섬, islet of Langerhans)은 태생기의 이자의 소관 내에 발생하는 최대 300㎛의 미소한 내분비조직인데, 이자 내에 무수히 존재한다. 특히 이자의 몸통과 꼬리에 많다. 이자섬세포는 α 세포, β 세포, γ 세포, PP 세포의 4종으로 구성되는데, α 세포는 글루카곤, β 세포는 인슐린, γ 세포는 소마토스타틴, pp 세포는 이자 폴리펩티드를 분비한다(그림 17-11).

인슐린(insulin)은 당원·단백·지방의 합성, 아미노산의 흡수, 세포막의 포도당 투과성 등의 촉진작용이 있다. 글루카곤(glucagon)은 이자에서 분비되어 세포 내에 축적된 당원을 혈중으로 동원하는 것을 촉진시켜 혈당을 상승시킨다(인슐린과의 길항작용). **소마토스타틴**(somatostatin)은 인슐린과 글루카곤 분비를 억제하고 **이자 폴리펩티드**(pancreatic polypeptide)는 이자 외분비를 억제한다.

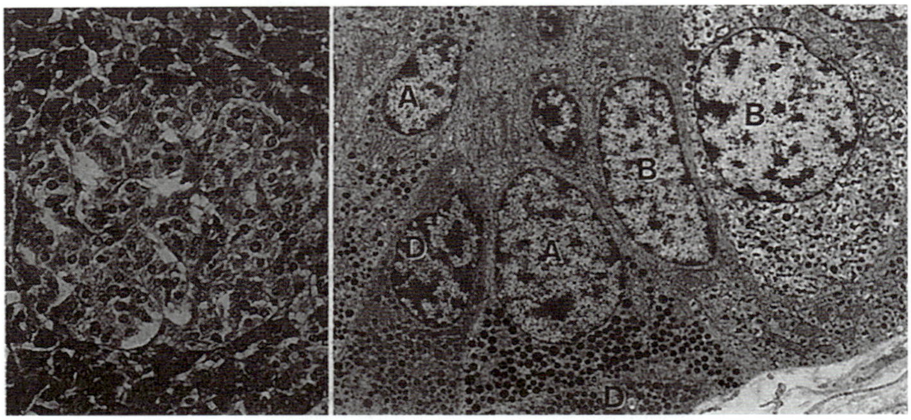

그림 17-11. **이자섬(랑게르한스섬).** (A) 글루카곤. (B) 인슐린. (D) 소마토스타틴의 생산세포. 왼쪽 사진(300배), 오른쪽: 전자현미경 사진(8,000배).

2. 당뇨병

당뇨병(diabetes mellitus)이란 인슐린의 결핍 또는 대항인자의 과잉에 의해 일어나고, 만성적으로 지속하는 고혈당 상태 및 당질, 지질, 단백질의 전반적인 대사장애 상태를 말한다. 인슐린의 결핍은 말초세포, 특히 간과 근육의 포도당(정확하게는 d-glucose이며, 포도당 또는 덱스트린)의 이용을 억제하기 때문에 혈당은 상승되고, 지방조직은 지방산을 혈중으로 방출하며, 이것이 간에서 산화되어 케톤산이 됨으로써 케톤산혈증이 일어나며 중증인 경우에는 당뇨병성 혼수, 신경화증, 망막혈관병변, 말초신경장애, 고도의 동맥경화증 등이 발생한다. WHO(1982)는 당뇨병의 병형을 다음과 같이 분류하고 있다.

1) 인슐린의존당뇨병

인슐린의존당뇨병(insulin dependent diabetes mellitus; IDDM)은 **제Ⅰ형 당뇨병** 또는 **유년형 당뇨병, 케토산증형 당뇨병**이라고도 하며, 인슐린 보충(주사)을 필수로 하는 소아성(수척형) 당뇨병에 해당한다. 혈중에 항이자섬세포 항체가 매우 높게 출현하고, 이자섬에서 림프구 침윤과 β세포 내의 분비과립 결핍(인슐린 고갈)을 볼 수 있다.

2) 인슐린비의존당뇨병

인슐린비의존당뇨병(non-insulin dependent diabetes mellitus; NIDDM)은 **제Ⅱ형 당뇨병** 또는 **성인형 당뇨병**이라고도 하며 성인당뇨환자의 대다수를 차지한다. 발생기전으로서는 포도당(glucose)에 대한 인슐린 분비반응의 저하와 조직의 인슐린 감수성 저하(인슐린 저항성)의 두 가지 요인이 생각되고 있으나 아직 불명인 점이 많다. 식사요법이 유효하지만 점차 당뇨병의 합병증(당뇨병에 수반하는 2차적 변화)이 나타난다. 합병증 중에는 이자섬의 유리변성과 콩팥토리(신사구체)의 결절성 경화가 본 증의 병리해부학적 진단에 유용하다.

3) 이차성 당뇨병

만성 이자염, 크롬친화세포종(갈색세포종), 쿠싱증후군, 말단비대증, 갑상샘항진증, 인슐린수용체이상증, 이상인슐린증 등에서 발생되는 당뇨병이다.

3. 섬세포종양

섬세포종양(췌도종양, islet cell tumors)은 이자의 내분비기능을 담당하는 섬세포에서 발생하는 종양으로, 대부분 성인에서 발생하지만 소아에게서도 일어난다. 종양은 대부분 양성이지만 간혹 악성을 나타내기도 한다.

섬세포종양은 호르몬을 분비하는 경우와 분비하지 않는 경우가 있는데, 이는 면역조직화학적 또는 전자현미경 검사를 통해 종양세포를 구별할 수 있다. 즉, 인슐린을 분비하는 베타세포종양, 가스트린을 분비하는 가스트린종, 글루카곤을 분비하는 알파세포종양과 설사유발성종양 등으로 분류한다.

1) 베타세포종양

베타세포종양(insulinoma)은 섬세포종양 중 가장 많이 발생하는 종양으로, 면역조직화학적 검사로 종양세포 내에서 인슐린(insulin)이 관찰되며, 악성인 경우 호르몬의 분비가 뚜렷하다. 주요 증상은 인슐린 과다분비로 인해 공복 시 혈중 포도당치가 50mg/dL 이하이고, 운동 및 공복 시 저혈당증에 의한 증상(정신착란, 혼미, 의식소실), 그리고 포도당 공급에 의한 저혈당증 증상의 소실 반응을 보인다.

2) 가스트린종

가스트린종(gastrinoma)은 가스트린(gastrin)을 분비하며, 면역조직화학적 검사로 종양세포 내에서 가스트린이 관찰된다. 종양에서의 가스트린 분비는 위와 작은창자에 소화성 궤양을 유발시키며, 설사에 의한 흡수장애가 발생되기도 한다. 이자의 섬세포종양과 더불어 위산분비 증가와 소화성 궤양이 나타나는 경우를 **졸링거-엘리슨증후군**(Zollinger-Ellison syndrome)이라 한다. 이 종양은 이자에서의 발생이 가장 많지만 위와 샘창자(십이지장)에서도 발생한다.

3) 알파세포종양

알파세포종양은 글루카곤(glucagon)을 분비하기 때문에 **글루카곤종**(glucagonoma)이라고도 하는데, 종양세포는 전자현미경으로 관찰하면 정상 알파세포와 매우 유사하다. 대부분 성인 여성, 특히 폐경기 전후의 여성에서 가장 많이 발생하며, 빈혈, 가벼운 당뇨병, 피부의 이동성 괴사성 루푸스 등이 동반된다. 면역조직화학적 검사로 종양세포 내에서 글루카곤이 관찰되며, 임상증상이 발현되는 종양의 대다수는 악성이다.

4) 설사유발성종양

설사유발성종양(vipoma)은 설사, 저칼륨혈증, 무산증을 일으키는 것이 특징인데, 조직면역화학적 및 전자현미경 검사로 종양세포에서 **혈관운동성 장관 폴리펩티드**(vasoactive intestinal polypeptide; VIP)를 발견할 수 있다. 일부 종양에서 전이를 일으키기도 한다.

제 7 절 다발내분비샘종증

여러 가지의 내분비샘에 다발성으로 샘종과 과형성을 일으키는 질환을 **다발내분비샘종증** 또는 **다발내분비샘종양증**(multiple endocrine neoplasia; MEN)이라 한다. 가족성으로 생각되고 있으며 일정한 조합이 있고 다음 세 가지 형이 알려져 있다.

- **I형 MEA(Wermer 증후군)** : 뇌하수체[젖분비 호르몬(PRE)과 성장 호르몬(GH)], 이자섬[인슐린, 가스트린, 혈관운동성 장관 폴리펩티드(VIP) 또는 글루카곤]에 기능성 샘종, 부갑상샘에 과형성을 수반하며 유암종(carcinoid)을 수반하는 경우도 있다(그림 17-12).
- **II형 MEA(Sipple 증후군)** : 갑상샘수양암, 부신갈색세포종, 부갑상샘과형성을 수반한다.
- **III형 MEA** : 갑상샘수양암, 부신갈색세포종, 점막하신경종을 수반하며 부갑상샘항진증은 수반하지 않는다.

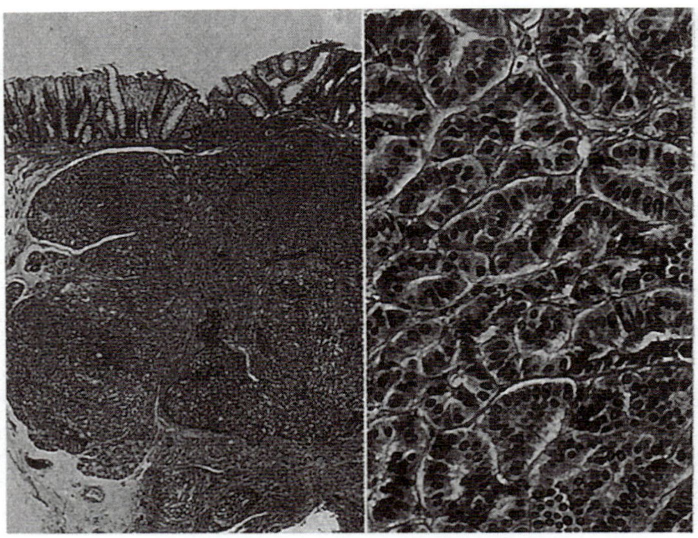

그림 17-12. **직장 원발성의 카르시노이드 종양.** 신경내분비계 종양은 갑상샘암을 예외로 하고, 원칙적으로 이와 같이 종양세포와 혈관이 균형을 이루며 증식한다. 왼쪽 사진 15배, 오른쪽 사진 200배).

제 8 절 딴곳호르몬 생산종양

본래는 모조직이 생산하지 않는 호르몬을 그 곳에서 발생한 종양이 생산하는 종양을 **딴곳호르몬 생산종양**(이소성 호르몬 생산종양, ectopic hormone producing tumor)이라고 한다. 대부분의 호르몬이 종양에 의해 딴곳에서 생산된다. 아래에 대표적인 것을 예시한다.

- 딴곳부신겉질 자극 호르몬(ACTH) 생산종양 : 폐소세포암, 유암종(carcinoid), 이자섬종양 등
- 딴곳항이뇨 호르몬(ADH) 생산종양 : 폐소세포암, 췌장암 등
- 딴곳생식샘(HCG) 생산종양 : 폐대세포암, 간세포암, 위암, 배세포종 등

제 18 장

근육뼈대계통

근육뼈대계통(muscular & skeletal system)은 뼈, 관절, 근육, 인대 등으로 크게 구분한다. 뼈는 인체에서 치아와 더불어 단단한 조직으로서 가볍고 강한 뼈조직과 층판구조를 가지고 있다. 뼈는 지지하고 있는 근육의 부착부가 되고, 뼈대로서 체형을 조성하며 뇌와 심폐를 보호한다는 단순한 물리적 역할만이 아니라 인체의 모든 칼슘의 99%, 인의 90%를 저장한다. 또한 칼슘 및 미네랄 대사에도 중요한 역할을 하고 있고 골수에서는 조혈을 담당한다.

관절은 뼈와 뼈 사이를 연결해 주는 중간부의 역할을 가지고 있는데, 그 움직이는 부분의 표면은 윤활성이 풍부하며 금속재인 베어링 등에 비해 놀랄 정도의 내구성 및 내마모성을 가지고 평생 기능하고 있다.

근육은 신경으로부터의 자극을 받아 수축하고, 뼈를 통해서 관절을 움직이며, 그 결과 팔다리의 운동이 일어나게 된다.

근육뼈대계통의 병변은 다른 장기의 병변에 비해 외견상의 형태와 운동 이상으로서 파악하기가 쉽다. 또한, 트레이닝에 의해 뼈의 구축은 치밀해지고 근력은 강화될 수 있다. 최근 스키, 인라인 스케이트 등 운동에 의한 스포츠 외상과 특정 운동에 수반해서 일어나기 쉬운 장애가 있다. 또한 고령화 사회가 진행되고 있는 현재, 골다공증[뼈엉성증]을 비롯한 노인성 병변이 문제로 대두되고 있으며, 류마티스와 같이 아직도 원인불명인 것도 있어 여러 가지 문제를 포함하고 있다.

제 1 절 뼈

1. 정상 구조

뼈(bone)는 그 형태적 차이에 따라 넙다리뼈(대퇴골) 등의 긴뼈, 손목뼈(수근골) 등의 짧은뼈, 머리뼈(두개골) 등의 납작뼈로 분류한다. 긴뼈(장골, long bone)에 대해서는 뼈몸통, 뼈몸통끝, 뼈끝, 뼈끝연골 등으로 분류되는데(그림 18-1), 각각의 질환에 특유한 호발부위가 있다. 한편, 뼈끝연골은 성인이 되면 흡수되고 뼈끝선(골단선)으로 바뀐다.

뼈조직은 콜라겐과 뮤코단백(osteomucin)으로 이루어진 단백바탕질로 칼슘과 인을 함유한 수산화인석회(hydroxy apatite)가 침착해서 단단한 조직을 만들고 있다.

일단 만들어진 뼈는 언제까지고 그 형태가 변하지 않는 것으로 생각되지만, 다른 조직과 마찬가지로 그 구축은 흡수와 재생을 반복하면서 부단히 바뀌고 있다. 뼈의 형성에는 **뼈모세포**(골아세포, osteoblast), 뼈의 파괴와 흡수에는 **뼈파괴세포**(파골세포, osteoclast)가 관여하고 있다. 이 파괴와 형성과정은 다양한 인자, 특히 부갑상샘호르몬(PTH), 칼시토닌, 여성 호르몬 등의 호르몬 균형, 또한 칼슘과 비타민 D 등의 체내 섭취에 의해 영향을 받고 있다.

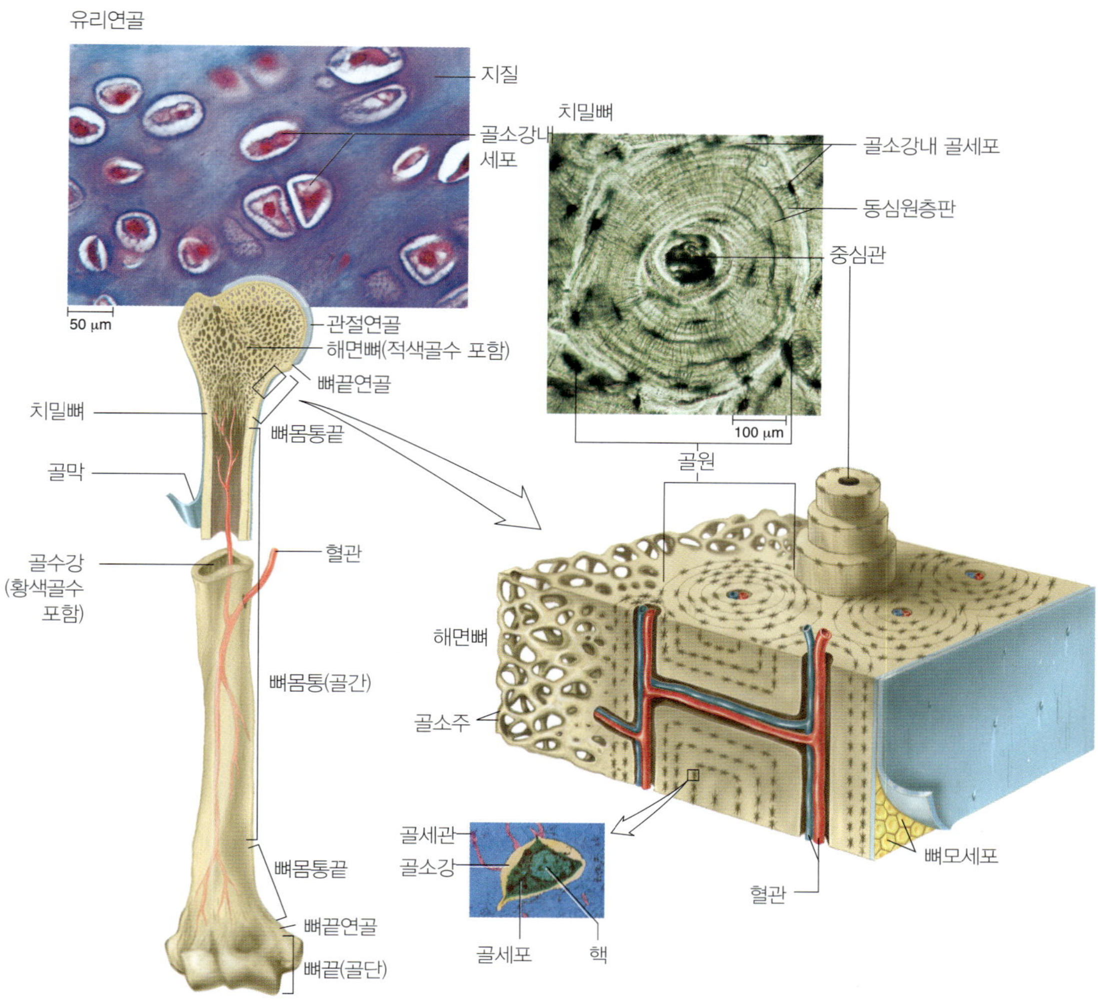

그림 18-1. **긴뼈의 맨눈 및 현미경적 구조.** 각 뼈끝(골단, epiphysis) 해면뼈에는 적색골수가 들어 있다. 뼈몸통 (골간, shaft) 중앙에는 황색골수가 들어 있으며 치밀뼈(오른쪽 위 현미경 사진, 아래 확대 그림)로 둘러져 있다.

2. 대사장애

1) 뼈위축

뼈는 체중부하와 외부로부터의 힘(가령, 근력 트레이닝)에 의해 자극을 받아 그 구성에 변화가 일어나고 강화되지만, 그 자극이 가해지지 않으면 위축이 일어난다(**무위성 위축**). 또한 무중력상태를 장시간 경험한 경우에도 뼈위축이 일어나는 것으로 알려져 있다. 그 밖에도 뼈의 일부가 종양과 동맥류 등에 의해 장기간 압박을 받으면 그 국소의 뼈가 위축을 일으킨다(**압박 위축**). 또한 뼈에서는 영양부족과 호르몬의 균형이 깨어지면 칼슘흡수가 균형을 잃으면서 뼈형성을 저해시키는 경우가 있다.

한편, 일반적으로 뼈대계통에서 뼈의 성분, 특히 칼슘 침착의 정도와 밀도가 감소된 상태를 총칭해서 **뼈감소증**(골감소증, osteopenia)이라고 한다.

2) 골다공증

뼈를 함유하고 있는 주성분인 바탕질(기질), 인, 칼슘 등이 정상적인 비율을 유지한 채 감소되는 상태를 **골다공증**(뼈엉성증, osteoporosis)이라고 한다. 대부분은 고령자, 특히 폐경 후인 여성에게 나타나는데 호르몬의 이상도 원인의 하나로 생각되고 있다. 부신겉질 스테로이드의 장기 투여 시와 갑상샘항진증, 쿠싱증후군 등 호르몬의 균형이 깨어졌을 때 2차성으로 발생하는 경우도 있다. 골다공증의 골량은 젊은 시기의 골량에 비해 얇고 엉성하며, 그 결과 뼈는 전체적으로 압박을 받으면 변형되고, 등과 허리는 구부러지며 노인 특유의 체형이 된다(그림 18−2).

3) 구루병과 뼈연화증

구루병(rickets)과 **뼈연화증**(osteomalacia)은 실질적으로 동일한 질환으로, 연골 내 뼈발생의 장애와 무기질 침착의 장애로 외형상의 각종 변형을 초래하는 질환이다. 주된 원인은 비타민 D의 결핍으로 발생한다. 비타민 D는 소화관에서의 칼슘, 인의 흡수에 관여한다. 비타민 D의 결핍 또는 비타민 D의 합성에 필요한 자외선 부족이 있으면 혈중의 칼슘과 인의 저하가 일어난다. 그 결과 뼈끝연골의 뼈발생이 불충분해지며, 연골사이질 및 유골(osteoid; 뼈에 아직 칼슘이 충분히 침착되어 있지 않은 상태)만이 과잉상태가 된다. 뼈끝연골부위는 커져 밖에서 촉지할 수 있게 된다. 뼈는 연하기 때문에 변형되기 쉽고, 다리는 변형되어 O 자형 및 X 자형이 되며, 척추는 구부러져 뒤굽음(후방만곡) 혹은 앞굽음(전방만곡)을 일으키는 등 소위 곱추상태를 나타내게 된다.

어릴 때 성장판과 뼈에 이상이 발생하는 것을 **구루병**이라 한다면, 성인에서 성장이 끝난 후에 뼈의 무기질화가 되지 않아 발생하는 병적 상태가 **뼈연화증**이다. 뼈연화증에서는 완성된 뼈의 구성상태에서 칼슘이 탈출되어 유골조직이 된다. 일반적으로 임산부에서는 칼슘이 태아에게 공급되고, 수유에 의해 모체의 칼슘이 부족하게 되어 일어나게 된다. 또한 소화관 질환의 경우에도 비타민 D의 장관에서의 흡수장애가 있으면 뼈연화증이 일어나는 경우가 있다.

그 밖에도 콩팥기능상실(신부전)에 의한 칼슘, 인의 대사장애를 일으켜 뼈성장 장애를 나타내는 경우가 있는데(신성 곱추병), 이 경우에는 일반적으로 비타민 D를 투여해도 치료 효과가 거의 없다.

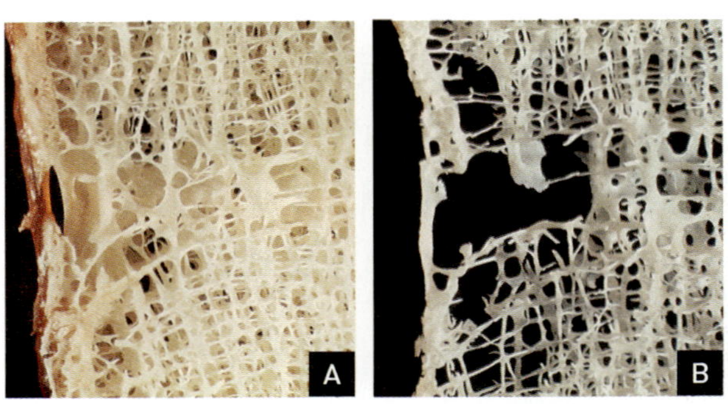

그림 18−2. 정상적인 뼈(A)와 골다공증 환자 뼈(B)의 비교

4) 부갑상샘항진증

부갑상샘 샘종 등에 의해 발생하는 **부갑상샘항진증**(hyperparathyroidism)은 부갑상샘 호르몬이 과잉분비되고 뼈 안의 칼슘은 혈중으로 이행하여 속발성 고칼슘혈증(혈중 칼슘의 상승, 혈중 인의 저하)을 일으킨다. 뼈는 흡수되고 뼈파괴세포가 많이 출현하게 되며, 골수는 섬유조직으로 치환되며, 그 결과 뼈는 변형 및 위축되어 병적골절을 쉽게 일으키게 된다.

5) 비타민 C 결핍증

비타민 C 결핍증(Moeller-Barlow disease)은 간엽계 조직의 발육장애와 출혈경향을 일으키며 창상치유도 지연된다. 뼈에서는 뼈끝선(골단선) 이개와 병적골절이 나타난다. 본 증은 주로 소아에게 나타나는 드문 질환이다.

6) 변형뼈염

변형뼈염(변형성 골염, osteitis deformans; Paget's disease)은 초기에는 심한 골흡수가 일어나고 이후 점차적으로 골형성이 불규칙적으로 일어나는 원인 불명의 질환이다. 뼈는 연하여 칼에 의해 쉽게 잘라지고 전체적으로 변형하게 된다. 40세 이상에서 일어나는데, 혈중 칼슘 및 인은 정상이나 알칼리인산 분해효소(alkaline phosphatase) 활성은 상승한다. 조직학적으로는 정상적인 골원이 관찰되지 않을 정도로 접합선이 매우 불규칙한 모자이크 형태를 띤다. 때로는 본 증에서 골육종으로 이행되는 경우가 있다.

7) 불완전뼈형성

불완전뼈형성(골형성부전증, osteogenesis imperfecta)은 전신의 결합조직, 뼈모세포의 이상에 의해 뼈발생 과정이 장애를 받아, 얇고 가늘며 부러지기 쉬운 뼈가 형성되는 질환이다. 기본적인 뼈의 병화는 골형성이 미약하여 피질골이 얇으면서 다발성 골절을 보인다.

8) 연골무형성증

연골무형성증(연골발육부전증, achondroplasia)은 난쟁이를 유발하는 가장 흔한 질환으로, 긴뼈의 뼈끝연골의 뼈발생장애로 뼈의 길이성장이 제대로 이루어지지 못하고 성인에서는 키(신장)가 발육되지 않는다.

9) 기 타

다양한 전신의 대사이상이 뼈조직에 반영된다. 점액다당류증(뮤코다당류증, mucopoly-saccaridosis)에 속한 일련의 질환에서 척추와 가슴우리(흉곽)의 변형과 관절의 구축을 일으킨다. 또한 생리적인 뼈의 흡수와 재생이 장애되어 뼈조직의 경화를 나타내는 **대리석병**(골화석병, marble bone disease)은 골절되기 쉽고, 조혈장애를 일으키며, 뇌신경의 협착 증상을 보인다.

3. 뼈의 무균괴사

1) 뼈끝병증

뼈끝병증(골단증, apophyseopathy, epiphyseopathy)은 뼈끝부위에서 나타나는 비세균성인 괴사로서 혈액순환장애에 의한 것으로, 10세 전후에서 나타나는 무릎부위 정강뼈(경골)의 Osgood-Schlatter 병, 유아의 넙다리뼈머리(대퇴골두)에서 나타나는 페르테스병(Perthes's disease, 성인의 반달뼈(월상골)에서 나타나는 월상골연화증(Kienb쵢ck's disease) 등이 있다.

2) 이단성 골연골염

이단성 골연골염(osteochondritis dissecans)은 과도한 운동으로 인해 관절면의 부하 가중으로 발생하는 질환으로, 소년의 위팔뼈 아래쪽 끝부위의 연골 밑의 골괴사와 넙다리뼈 무릎관절면의 골괴사 등이 있다.

3) 특발성 넙다리뼈머리괴사

특발성 넙다리뼈머리괴사(idiopathic necrosis of femoral head)는 성인의 넙다리뼈머리(대퇴골두)의 비세균성 골괴사인데, 부신겉질 스테로이드 장기 투여자, 알코올 중독자에게 나타나지만 원인불명인 경우도 많으며, 본 증은 매년 증가하고 있다.

4. 골 절

골절(fracture)이란 그 뼈가 견딜 수 없는 정도의 외력이 가해진 결과 파괴된 상태를 말한다(외상성 골절, traumatic fracture). 골절에는 단지 금이 간 것으로 뼈의 형상에는 변화가 없는 경우와 뼈가 분쇄된 경우가 있다. 한편, 골다공증[뼈엉성증] 등 뼈가 취약해지는 질환이 있으면 작은 외력에 의해서도 쉽게 골절된다. 이와 같은 골절을 **병적골절**(pathologic fracture)이라 한다. 일반적으로 병적골절은 치유되는 것이 느리다.

골절의 치유는 대개 2차성 골절치유의 형을 취한다. 그 과정은 일반적인 외상과 마찬가지로서 조직결손부와 출혈소(혈종)가 육아조직으로 바뀌고, 그곳에서 결합조직이 증식한다. 그 부위에 뼈모세포가 증식하고 뼈의 바탕질(기질)을 만든다(가골). 임상적으로는 그 시점까지는 골절부를 움직이지 않도록 해 둘 필요가 있다. 골절치료란 골절부를 가급적 원래의 형이 되도록 정비하고 국소를 고정해 두기 위한 수단인 것이다.

일반적으로는 골절부는 일단 과잉된 가골을 형성한 다음, 뼈파괴세포(파골세포), 뼈모세포(골아세포)가 관여해서 자가교정을 일으켜 뼈는 변화되면서 점차 원형으로 정돈되어 간다. 앞서 살펴본 바와 같이 뼈의 위축을 일으키는 요인이 몇 가지 있는데, 골절 치유된 뼈는 골절부가 유합되면서 무위성 위축을 막기 위해서 뼈에 적당한 부하를 걸고 재활요법을 시행하는 것이 필요하게 된다(그림 18-3).

전신의 영양불량 상태와 국소의 순환장애가 있는 경우에는 뼈의 형성에 필요한 재료가 국소에 충분히 운반되지 않고 골절은 단시간에 치유되지 않는다. 또한 국소가 감염되어 화농이 일어난 경우나 뼈형성 시기에 고정이 불량한 경우 등에도 골절치유는 불충분하게 된다. 그 결과 골절부는 언제까지고 유합되지 않으며 이와 같은 상태를 **거짓관절**(가관절, false joint)이라 한다. 또한 골절이 단시간에 치유되지 않는 경우 지연치유(delayed union)라는 상태가 있는데, 이때 거짓관절과의 구별은 어렵다. 한편, 골절부의 피부 또는 점막이 손상되어 외부(체표)의 창상과 통하고 있는 골절을 **복잡골절** 또는 **개방골절**(open fracture), 피부에 개방성 외상이 없이 일어나는 골절을 **단순골절** 또는 **폐쇄골절**(simple joint)이라 한다(그림 18–4).

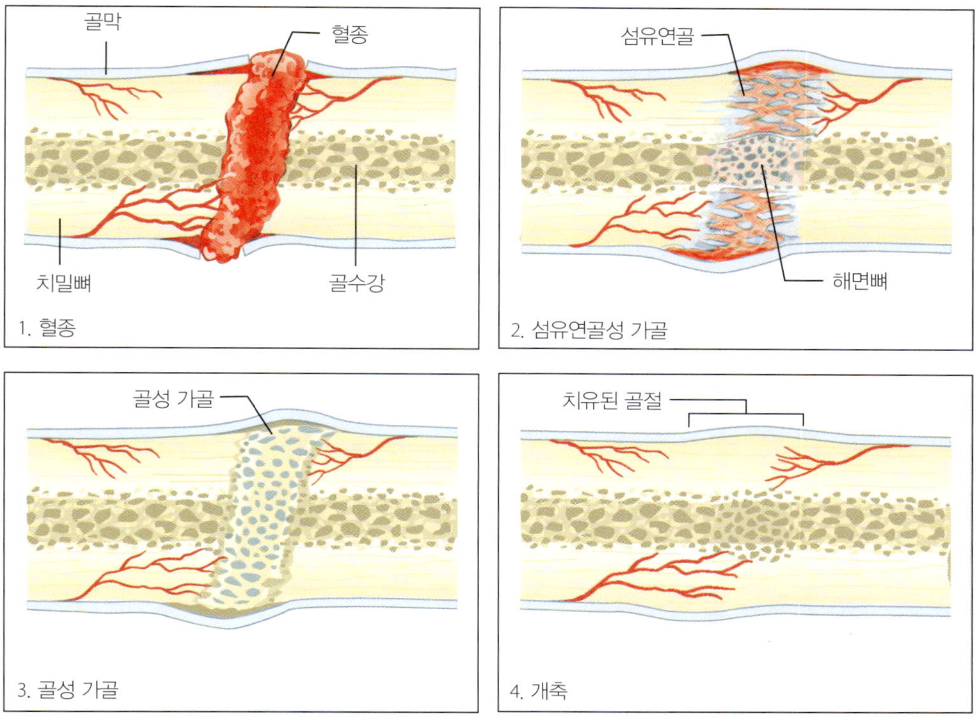

그림 18–3. **골절과 재생의 단계.** 재생이 되는 동안 깁스붕대는 뼈를 고정시킨다.

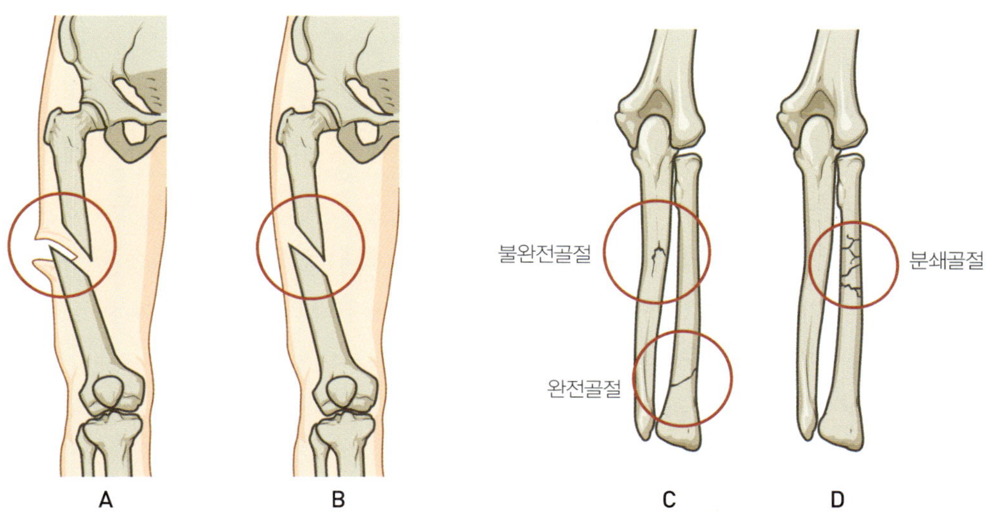

그림 18–4. **골절.** (A) 개방골절. (B) 폐쇄골절. (C) 불완전골절과 완전골절. (D) 분쇄골절.

5. 골수염

골수염(osteomyelitis)은 뼈 및 골수의 염증으로 주로 바이러스, 기생충, 진균, 세균 등의 미생물 감염에 의해 일어난다. 특히 우리나라의 경우 결핵에 의한 결핵성 골수염이 특징적으로 발생하고 있다.

1) 화농성 골수염

골수염의 대표적인 것으로서 화농성 골막염과 화농성 골수염이 있지만, 실제로 임상에서 양자를 구별할 수 없으며, 일반적으로 **화농성 골수염**(suppurative osteomyelitis)으로 총칭된다. 뼈 이외의 병터에서 혈행성으로 화농균이 뼈를 침입하는 경우와 개방골절 등인 경우, 그리고 외부에서 직접 세균이 침입하는 경우 등이 있다. 물론, 전신 및 국소상태가 불량한 경우에 나타나기 쉽다. 가령 전신에 저항력이 약한 유아의 경우나 좌멸 등에 의해 국소적으로 혈액순환이 불량한 경우 등에서 일어나기 쉽다. 원인균은 그람양성 알균, 특히 황색포도알균이 가장 많지만, 최근 그람음성 막대균에 의한 예도 증가되고 있다. 뼈의 부위로서는 혈액의 흐름이 완만해지기 쉬운 뼈끝부위에서 일어나기 쉽다.

화농균에 침해된 부분은 괴사를 일으키며 화농 병터(고름집)를 형성한다. 고름은 누공을 통해 외부로 유출되거나 체내에서 흡수되기 때문에 어느 정도 이상으로 큰 화농 병터는 흡수되지 않은 채 뼈의 내부에 잔존하는 경우도 있다. 이것을 **부골**(sequestrum)이라고 한다. 부골을 감싼 화농 병터에서 고름은 외부로 유출하여 누공을 형성한다. 여기까지의 경과를 급성(화농성) 골수염으로 생각해도 좋다. 이와 같은 경우 원인균에 대해 항생물질로 그 균을 억제하더라도 부골을 제거하지 않으면 골 감염은 반복되어 언제까지고 고름을 배출하게 되며, 골수염은 단시간에 치유되지 않은 채 만성(화농성) 골수염의 경과를 취하게 된다.

만성 골수염은 이와 같은 형을 취하는 것 외에도 뼈가 자극을 받아 뼈의 경화만을 나타내는 것(경화성 골수염)과 고름집(농양)이 뼈의 일부에 국한되어 고름이 외부에 유출하지 않는 경우(Brodie 골 농양)도 있으며, 모두 숙주의 저항력이 약한 경우에 일어난다.

2) 결핵성 골수염

결핵성 골수염(tuberculous osteomyelitis)은 결핵균에 의해 혈행성으로 발생되는 만성 육아종성 염증으로 척추에서 가장 호발한다(척추 카리에스). 소아에서는 등뼈(흉추), 성인에서는 허리뼈(요추)가 쉽게 침해된다. 그 밖에 손과 발 등 팔다리뼈의 뼈끝부위(골단부), 뼈몸통끝(골간단)부위에도 호발된다. 혈행성 화농성 골수염과 마찬가지로 소아에서 흔히 발생되나 성인에서도 가끔 볼 수 있다. 그러나 본 증의 빈도는 과거에 비해 많이 감소하고 있다.

침해된 뼈는 파괴흡수가 일어나고, 병터 중앙부에 치즈괴사(건락괴사)를 수반한 특징적인 육아종(결핵결절)이 나타난다. 결핵에서는 이 과정에서 뼈의 신생은 일어나지 않는다. 치즈괴사소는 융해되어 고름집을 형성하고 피부를 파열하여 난치성 누공을 형성한다. 척추결핵에서는 파괴된 부분에서 상하의 척추뼈몸통(추체)이 형태이상이 되고 경도의 외력에 의해서도 변형되며, 이환부에서 각상후만변형(거북이 등)을 일으킨다. 이에 의해 척수가 압박을 받아 팔다리의 마비를 일으키는 경우도 있다. 이 척추 카리에스의 고름집은 조직 사이를 흘러가서(유주농양) 목뼈(경추)에서는 인후 고름집, 등뼈에서는 척추뼈몸통 양쪽의 X선상에서 서양배 모양으로 보이는 울체 고름집을, 허리뼈(요추)에서는 엉덩허리부위 고름집을 만드는 경우가 있다. 결핵성 염증은 그 주위의 열감이 비화농성 염증인 경우일수록 현저하지 않기 때문에 **냉농양** 또는 **한성농양**이라 한다. 염증이 관절을 침해하면 관절이 파괴되며 관절강직을 일으킨다. 결핵성 골수염인 경우에도 부골이 존재하면 치유되지 않는다.

화농성 골수염과는 달리 뼈의 결핵에서는 뼈의 반응성 증식이 일어나지 않는 것이 특징이지만, 드물게 소아의 손 · 발가락(지골) 전체가 침해되고 골막밑에 신생뼈가 층상으로 형성되는 경우도 있다.

3) 매 독

매독(syphilis)은 대부분 후천성으로 성교에 의한 성기점막으로의 감염에 의해 발생하는데, 선천적으로는 매독이환의 모체로부터 태반을 통해서 감염되기도 한다. 모체 내 감염에 의한 **선천매독**에서는 폐, 간 등 전신의 장기에 변화가 파급된다. 뼈에서는 뼈끝연골의 뼈발생이 장애되고 뼈끝선의 이개가 일어나기 쉽게 된다. 환자는 동통으로 환부를 움직이지 않기 때문에 마비와 같이 생각되는 경우가 있다(거짓마비).

후천매독은 통상 제 3 기에 나타나며 골막염을 일으키는데, 결핵의 경우와는 달리 뼈의 증식이 나타난다. 또한 부위에 따라 뼈가 파괴되며, 특유한 고무종(gumma)이 나타난다. 그러나 최근에는 전형적인 매독성 골변화를 보이는 경우는 거의 없다.

6. 종양형태의 병변

1) 섬유성 골이형성증

섬유성 골이형성증(fibrous dysplasia)은 뼈의 내부에 부분적으로 섬유성 조직과 섬세한 골조직이 혼재해서 나타나는 질환인데 넙다리뼈(대퇴골), 정강뼈(경골), 갈비뼈(늑골), 아래턱뼈(하악골) 등에서 나타난다. 단발인 경우와 다수의 뼈에서 발생하는 다발인 경우가 있다. 일반적으로 10세 전후 어린이에게 나타나지만 성인이 되면 가볍게 치유되는 경향이 있다.

본 증에 밀크커피와 같은 피부 색소반과 성적 조숙을 합병하는 경우가 있는데 이것을 **올브라이트증후군**(Albright's syndrome)이라 한다.

2) 골낭종(낭포)

골낭종(단발성 골낭포, solitary bone cyst)은 유소년기의 위팔뼈(상완골), 넙다리뼈(대퇴골) 등의 뼈끝부위에 호발하며 뼈 내에 공동을 형성한다. 그 내강에는 흰색의 액이 차 있으며 원인불명이며, 모르고 지내다가 환부에서 병적골절이 일어나고 X 선상에서 비로소 발견하게 되는 경우가 많다.

3) 동맥류양 골낭종

동맥류양 골낭종(aneurysmal bone cyst)은 대개 어린 연령에서 넙다리뼈(대퇴골), 척추뼈 등에 혈액을 내용으로 하는 박동성인 낭포가 나타나는 질환이다. 이 낭종의 조직상은 뼈모세포종(osteoblastoma)과 유사하다.

4) 뼈의 호산구성 육아종

뼈의 호산구성 육아종(eosinophilic granuloma of bone)은 어느 뼈에서나 발생하지만 척추에 나타나면 척추뼈몸통이 편평화되고 이른바 편평추를 일으킨다.

7. 골종양

골종양(bone tumor)은 뼈를 구성하는 조직, 즉 뼈조직, 연골조직, 섬유조직, 지방조직 등에서 원발성으로 양성, 악성종양이 발생한다.

1) 연골성 종양

(1) 연골종(chondroma)

연골종은 단발 또는 다발되며 어느 뼈에서나 발생한다. 그러나 일반적으로 어린 나이에 나타나며 손가락뼈(수지골) 안에서 나타나는 경우가 많다. 맨눈으로는 유백색 반투명의 병터인데 조직은 정상에 가까운 연골조직이다.

특수형으로서 연골종이 신체의 편측에 다발하는 **올머병**(Olliers disease)과 연골종과 혈관종이 같이 발생되는 **마푸치증후군**(Maffucci's syndrome) 등이 있다.

(2) 골연골종(osteochondroma)

골연골종은 어린이의 넙다리뼈, 위팔뼈 등 긴뼈의 뼈몸통끝(골간단)부위에서 호발하고 바깥층이 연골로 덮인 뼈조직이다. 전체 골종양의 약 30%를 차지하는 빈도가 높은 양성종양이다. 단발성과 다발성이 있으며, 무릎관절 주변부 등에 거의 대칭성으로 나타나는 경우가 있다. 다발성인 것은 드물게 악성화되는 경우도 있다.

(3) 연골육종(chondrosarcoma)

연골성인 악성종양을 **연골육종**이라 하며 특히 중년 이후에 나타난다. 정상적인 연골조직의 구조가 상실되고 다

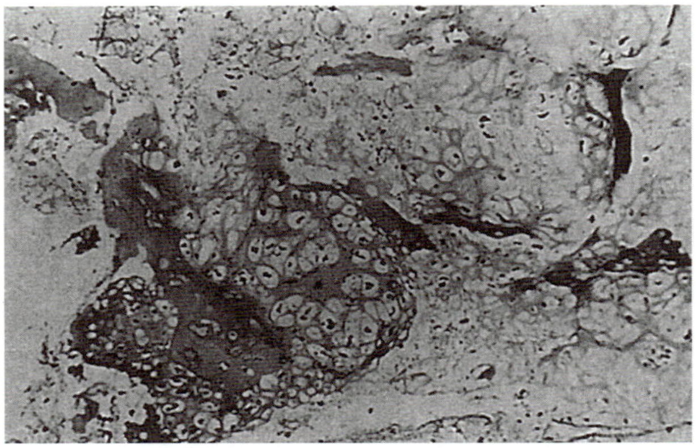

그림 18–5. **연골육종.** 정상적인 연골 구조가 변하여 여러 형태의 종양세포가 존재하고 있다.

형성을 나타낸다(그림 18–5). 골육종에 비해 발육은 완만하며 전이의 빈도가 낮으나 난치성이다.

(4) 기 타

그 밖에도 양성인 연골성 종양으로서 **연골모세포종**(chondroblastoma), 연골점액종양 형태의 **섬유종**(fibroma) 등이 있다.

2) 골성 종양

(1) 골종(osteoma)

골종은 뼈의 양성종양으로 일반적으로 뼈조직 증식을 말한다. 조직 증식이 병적 상태인가 과형성 상태인가의 판정이 곤란하고, 전형적인 증상은 거의 없다고 할 수 있으며 머리뼈(두개골)와 얼굴뼈(안면골)에서 발생된다.

(2) 골육종(osteosarcoma)

골육종은 대표적인 뼈의 악성종양으로 전체 골종양의 약 10%를 차지하고 있다. 10~25세인 청소년의 긴뼈 뼈몸통끝부위(골간단부, metaphysis)에서 호발하고, 조직 내에서 혈행성으로 폐전이를 일으키기 쉽다. 골파괴의 경

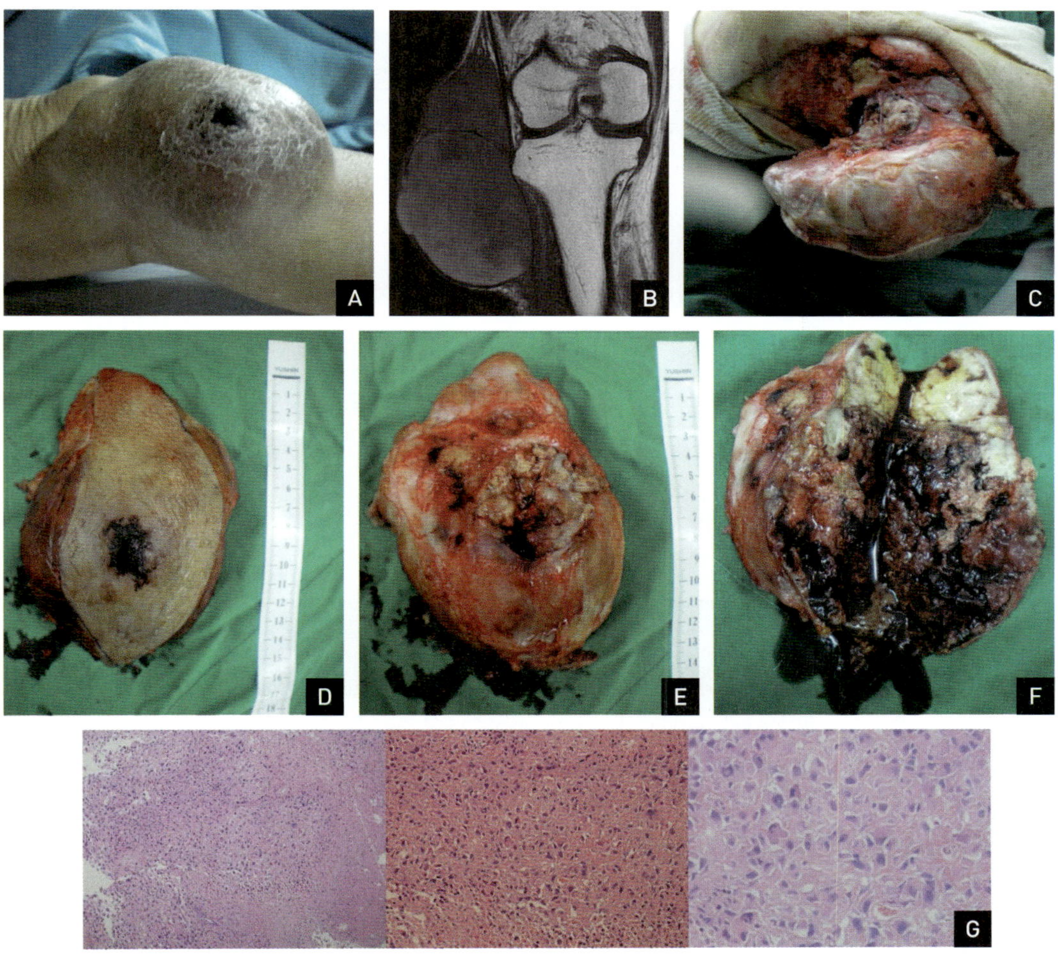

그림 18–6. 골육종의 맨눈 소견(A), MRI 소견(B)과 수술(C~F) 및 현미경 소견(G)

향이 현저한 경우와 불규칙한 골형성을 나타내는 것이 있는데, 다형성과 이형성을 나타내는 종양세포가 뼈를 만들고 있는 것이 특징이다. 혈청 ALP 활성 증가는 뼈의 신생이 왕성한 때 나타나는데 골육종인 때에도 역시 상승하는 경향이 있다(그림 18-6).

(3) 기 타

그 밖에도 주로 피질골 내에 작은 유골조직의 병터를 만드는 **풋뼈뼈종**(유골골종, osteoid osteoma)과 조직학적으로는 이것과 거의 같으면서 병터가 큰 **뼈모세포종**(골아세포종, osteoblastoma)이 있다.

3) 기타의 골종양

(1) 거대세포종(giant cell tumor)

거대세포종은 다핵거대세포를 가진 종양으로서(그림 18-7), 20~40세의 볼기뼈(관골, hip bone) 뼈끝부위에 호발하는 양성종양이다. 종양조직 내에서 뼈의 신생은 나타나지 않는다. 이 종양은 발생되는 기전이 충분히 해명되어 있지 않으며 뼈파괴세포 유래, 큰포식세포 유래 등으로 생각되고 있다. 양성이기는 하지만 때로는 이형성이 강하고 악성종양으로서의 성격을 나타내는 증례도 있다.

(2) 기 타

그 밖에도 골원발인 악성종양으로서 **섬유육종**(fibrosarcoma), **지방육종**(liposarcoma), **혈관육종**(angiosarcoma) 외에 악성 섬유성 조직구종, 골수종, 척삭종, 악성 림프종 등이 있는데 각각의 항을 참조하기 바란다(그림 18-8, 9).

4) 전이성 골종양

뼈를 구성하는 조직은 모두 비상피성 조직이지만, 뼈에는 원래 존재하지 않는 상피조직에서 발생한 악성종양(암종)이 혈행성으로 전이하고, 뼈(정확하게는 골수) 내에 나타나는 경우가 있다. 골전이를 일으키기 쉬운 종양은 전립샘암, 유방암, 갑상샘암, 폐암, 신장암, 위암, 신경아종, 교감신경모세포종 등이 있다. 이와 같은 전이성 암은 어느 뼈에서나 일어날 수 있지만 척추에서 가장 많이 발견된다. 이런 경우 일반적으로 암 전이소에서 뼈는 파괴되지만 전립샘암, 때로는 유방암 등에서는 전이소와 그 주위에서 오히려 골경화가 나타나는 경우도 있다.

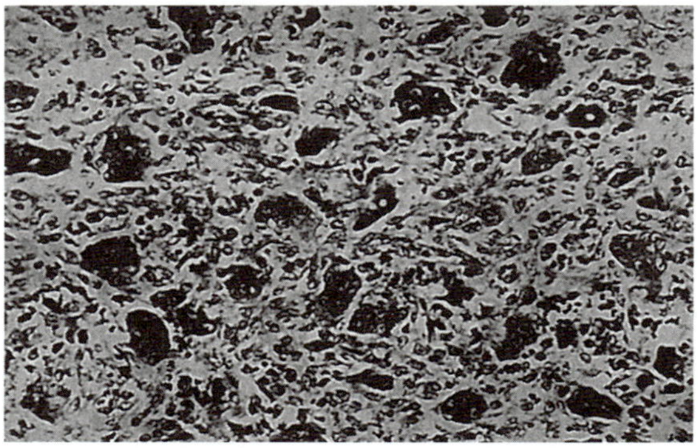

그림 18-7. **골거대세포종.** 종양조직은 방추상인 세포와 다핵의 큰 세포가 섞여 있다.

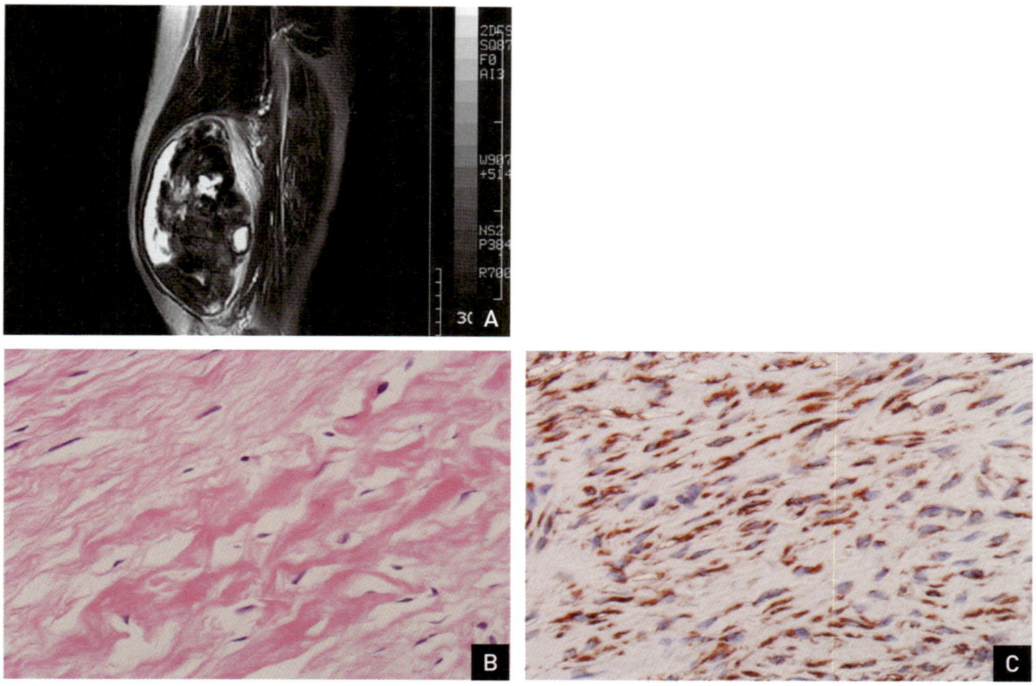

그림 18-8. 섬유육종의 MRI 소견(A)과 현미경 소견(B, C)

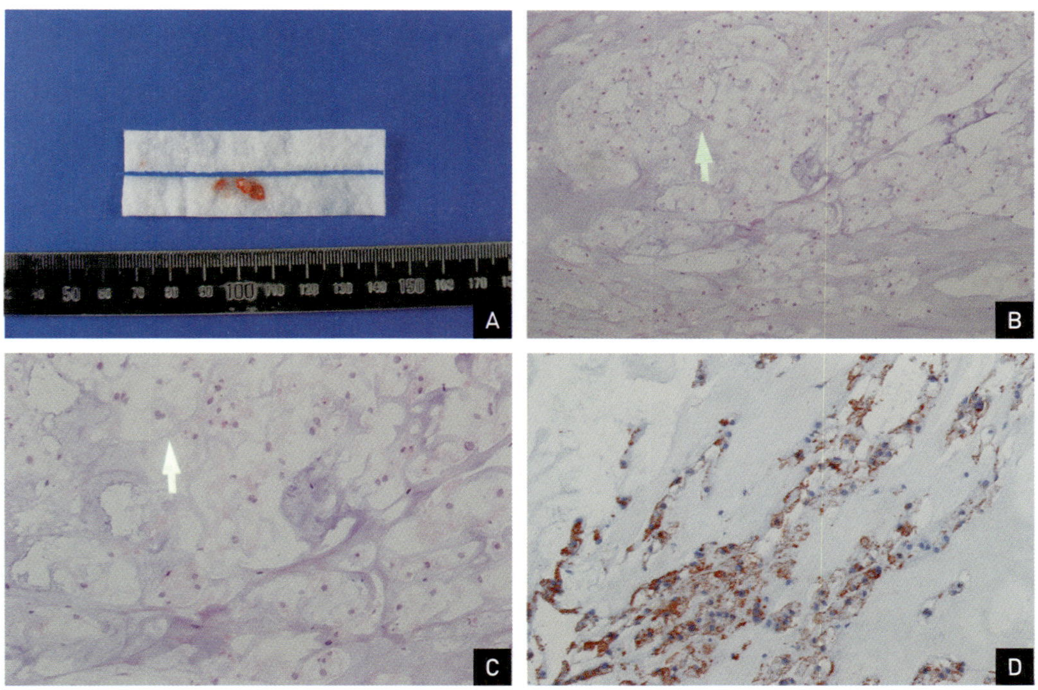

그림 18-9. 척삭종의 맨눈 소견(A)과 현미경 소견(B~D)

한편, 뼈에서 원발한 악성종양(육종)도 다른 뼈와 뼈 이외의 장기에 흔히 전이하는데 혈행성으로 폐전이를 일으키는 경우가 가장 많다.

제 2 절 관 절

1. 정상 구조

관절(joint)은 뼈와 뼈의 연결부분으로서 이곳의 뼈는 유리연골(초자양 연골)인 관절연골로 덮여 있는데, 그것이 관절낭(관절포)으로 감싸여 있다(그림 18-10).

2. 염좌와 탈구

관절이 운동을 비정상적으로 시행하여 관절낭이 손상을 받은 상태가 **염좌**(sprain, distortion)이며, 또한 관절부분이 이탈된 상태가 **탈구**(dislocation)이다.

탈구는 외상 등에 의해 관절낭이 파괴되고, 뼈머리부위(골두부)가 밖으로 탈출했는가 또는 관절낭이 이완되어 뼈머리부위가 관절낭 밖으로 탈출하지 않고 탈구했는가에 따라서 각각 관절낭외 탈구, 관절낭내 탈구라고 한다. 선천엉덩관절탈구는 **관절낭내 탈구**이며, 외상에 의한 탈구는 일반적으로 **관절낭외 탈구**의 형태를 취한다.

3. 구축과 강직

관절낭과 관절 주위의 조직변화로 관절이 불량해진 경우를 **구축**(contracture), 관절 내에서 뼈와 뼈가 접합되어 버린 상태를 **강직**(ankylosis)이라고 한다.

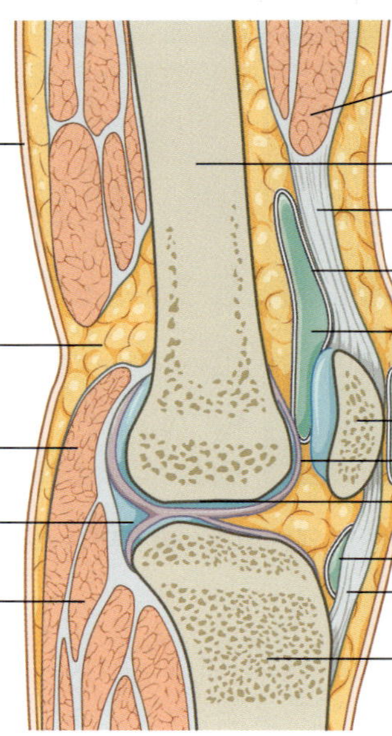

그림 18-10. **무릎관절의 구조.** 무릎관절은 윤활관절이다. 뼈 사이에는 관절강이 있어, 인대 속에 윤활막으로 싸여 있다. 무릎뼈는 굽힘(굴곡)과 폄(신전)이 생길 때 관절 위 넙다리네갈래근힘줄을 이끌어 준다.

4. 관절염

1) 화농성 관절염

관절은 타박, 염좌 등의 자극에 의해서도 염증 증상을 일으키지만, 혈행성으로 세균이 침입해서 **화농성 관절염**(suppurative arthritis)을 일으키는 경우가 있다.

2) 결핵성 관절염

결핵성 관절염(tuberculous arthritis)은 장기 결핵의 한 유형으로서 결핵균이 활막을 침해하는 경우가 있다. 점차 연골과 뼈를 침해하고, 최종적으로는 골관절 결핵의 형을 취한다.

3) 류마티스관절염

류마티스관절염(rheumatoid arthritis; RA)은 만성 비화농성으로 전신 여러 부위의 관절염을 일으키는 질환으로서 30~40대 여성에게 많다. 난치성으로 증상의 악화와 완화를 반복하면서 만성적인 경과를 취한다. 원인은 아직 밝혀져 있지 않으나 혈중에 류마트성 인자(RF)와 때로는 항핵항체가 증명되고 있는데, 감염을 계기로 해서 자기 조직의 항원화가 일어나고, 이 자기항원(변성 IgG)과 이에 대한 자가항체(항변성 IgG 항체, 즉 류마트성 인자)에 의한 자가면역질환인 것으로 생각되고 있다.

관절은 활막염을 일으키고 윤활막(활막)은 융모상으로 비후 증식하여 섬유소성 변성, 림프구, 형질세포의 침윤, 대식구의 증식 등이 나타난다(그림 18-11). 염증이 진행되면 육아조직은 관절연골을 파괴하고, 관절은 본래의 형태와 기능을 상실하며 탈구와 강직을 초래하게 된다. 뼈와 근육은 위축되고 피부밑(피하)에서 좁쌀알 크기의 약간 단단한 결절이 촉지되는 경우가 있다(류마티스성 결절). 또한 전신에 혈관염을 병발하면 장기와 조직에서 순환장애가 일어나는데 예후가 불량하다(악성 류마티스관절염).

본 증은 실제 임상에서는 다른 관절질환과의 감별이 곤란한 경우가 있는데, 미국 류마티스협회(ARA)에서는 표 18-1에 표시한 진단기준을 마련하고 있다.

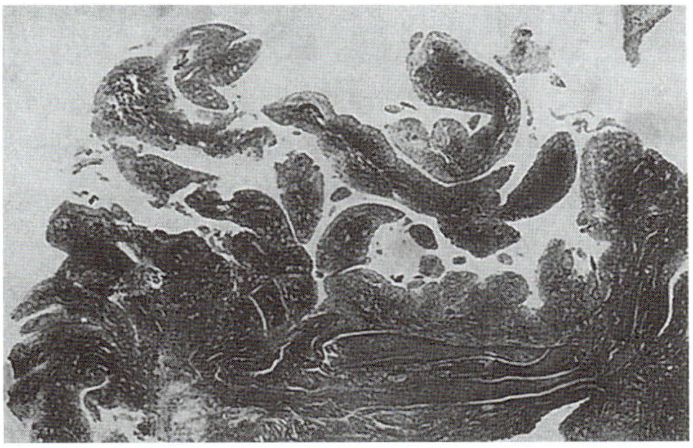

그림 18-11. **만성 류마티스관절염에서 나타나는 윤활막 염증.** 윤활막은 융모상 증식을 나타내고, 표층에 있는 윤활막세포의 다층화와 림프구를 비롯한 염증성 세포의 침윤이 나타난다.

표 18-1. 만성관절 Rheumatism의 임상적 진단기준

1. 아침의 경직, 적어도 1시간(6주)
2. 3개 이상의 관절종창(6주)
3. 손관절 또는 MCP 관절(손허리손가락관절) 또는 PIP 관절(몸쪽손가락뼈사이관절)의 종창(6주)
4. 대칭성 종창
5. 피부밑결절
7. Rheumatoid 인자 검출

*(미국 Rheumatism 협회 ARA, 1987년 개정에 의함)

이러한 것에 의해서도 알 수 있듯이 류마티스관절염의 임상진단에는 약간의 애매한 점이 있으며, 또한 병리조직 진단은 이 기준에 들어가 있지 않다.

5. 통 풍

통풍(gout)은 **요산성 관절염**이라고도 불리며, 요산의 대사이상에 의해 고요산혈증을 일으키고 그 결과 침상구조의 요산염이 관절연골, 윤활막(활막), 관절 주위조직에 침착되어 이에 대한 이물반응으로서의 염증을 일으키게 되고, 국소의 동통이 심하게 된다. 성인 남자에게 많으며, 엄지발가락에서 많이 발생되며 혈청 중의 요산수치와 요중의 요산수치가 상승한다.

6. 변성질환

1) 변형성 관절증

변형성 관절증(arthrosis deformans, osteoarthritis deformans; OA)은 노인성 변화로 간주되고 있으며 관절연골의 변성과 파괴 결과 운동 시 통증과 운동장애를 호소하는 만성 퇴행성 질환이다. 반복된 경미한 외상도 관계가 있다고 하는데, 주로 무릎관절(슬관절), 엉덩관절(고관절) 등 체중부하가 큰 관절에서 나타난다. 관절은 변형하여 접합성이 불량해지며, 더욱 변형과 파괴가 진행되어 연골밑의 뼈가 관절면에 노출되는 경우도 있다. 관절 주위의 연골은 증식 또는 반응성으로 뼈발생이 일어나고 골극을 형성한다. 또한 중 · 고령층 여성의 손끝 관절에 나타나는 변형성 관절증의 특수형이 있는데 이를 **Herberden 결절이**라 한다.

2) 변형성 척추증

변형성 척추증(spondylosis deformans)은 척추사이원반(추간판)이 연령과 함께 변성되어 탄력성을 상실하는 결과 하중의 자극이 척추뼈몸통에 걸려 골극형성이 유지되는 것으로 생각되고 있다. 척추뼈몸통은 높이가 감소하고 가장자리에 골극이 나타난다.

3) 신경병성 관절증

척수로(tabes dorsalis) 또는 척수공동증 등 감각신경 마비가 있는 환자에게서 관절의 종창, 관절 내 삼출액의 저류, 골연골의 심한 파괴 등을 보이는 경우가 있다. 이런 경우 환자는 거의 동통을 호소하지 않으므로 무리한 보행 하중을 계속하기 때문에 파괴는 더욱 진행하게 된다.

4) 혈우병성 관절증

혈우병성 관절증(hemophilic arthropathy)은 관절 내에서 현저한 출혈이 일어나고, 그 결과로서 관절부분의 변성, 괴사를 일으키며 관절은 심한 파괴를 나타낸다.

7. 종양 및 종양형태의 병변

1) 색소성 융모결절성 윤활막염

색소성 융모결절성 윤활막염(pigmented villonodular synovitis; PVS)은 관절의 윤활막(활막)이 결절성 또는 미만성으로 비후 · 종창된다. 관절액은 출혈로 인해 혈성이 되어 있다. 맨눈으로는 종창된 윤활막은 황색을 띠고 있으나 내출혈과 혈철소에 의해 암갈색을 띠는 경우도 있다. 조직학적으로는 뼈의 거세포종과 유사한 소견을 나타내고 대식구 유래로 생각되는 세포질에 밝은 포말세포도 나타난다. 윤활막낭(포)과 힘줄집(건초)에서도 발생되며, 본 증은 종양과 염증의 중간 성격인 것으로 생각되고 있다.

2) 윤활막육종

윤활막육종(synovial sarcoma)은 관절 윤활막 유래의 악성종양으로 힘줄집(건초)과 윤활막낭(활액낭)에서도 발생되며 종양은 1개 또는 수개의 작은결절이 산재하고 있는 것처럼 보인다.

조직소견은 섬유육종양세포와 상피양세포가 혼재하는 상태를 나타내는 것과 섬유육종양인 세포가 단독으로 나타나는 경우도 있다.

제 3 절 근육(뼈대근육)과 힘줄끈

1. 정상 구조

내장의 근육은 심장근육을 제외하고 민무늬근육(평활근)으로 이루어져 있으며 수의운동에 관여하는 뼈대근육 조직은 가로무늬근육(횡문근)이다.

뼈대근육(골격근, skeletal muscle)은 근육섬유(muscle fiber)와 그 사이에 있는 매우 적은 양의 결합조직으로 되어 있다. 근육섬유는 다핵인 커다란 세포로서 길이 10cm 이상이 되는 것도 있는데, 그 표면에는 폭 약 3㎛ 의 특유한 가로무늬 구조가 존재하고 있다(그림 18-12).

뼈대근육섬유는 Ⅰ형(적근)과 Ⅱ형(백근)으로 분류되며, 사람에서는 1개의 근육섬유 내에 양자가 혼재하고 있다. Ⅰ형은 지속적 수축을 시행하고, Ⅱ형은 급속한 수축을 시행하는데 피로해지기 쉽다(그림 18-13).

2. 근육의 수축이상

근육은 혈청 칼슘이 상승되면 경련(근육의 이상수축)을 일으키며, 반대로 혈청 칼슘이 저하되면 근육은 이완마비를 일으킨다.

3. 근육위축

근육은 운동부족이나 팔, 다리에 기브스를 장기간 장착한 경우에 쉽게 위축을 일으킨다(무위성 위축). 또한 급성·만성의 혈액순환장애에 의해 위축과 괴사를 일으키는 경우가 있다. 그 밖에도 근육위축은 다양한 원인에 의해 일어난다.

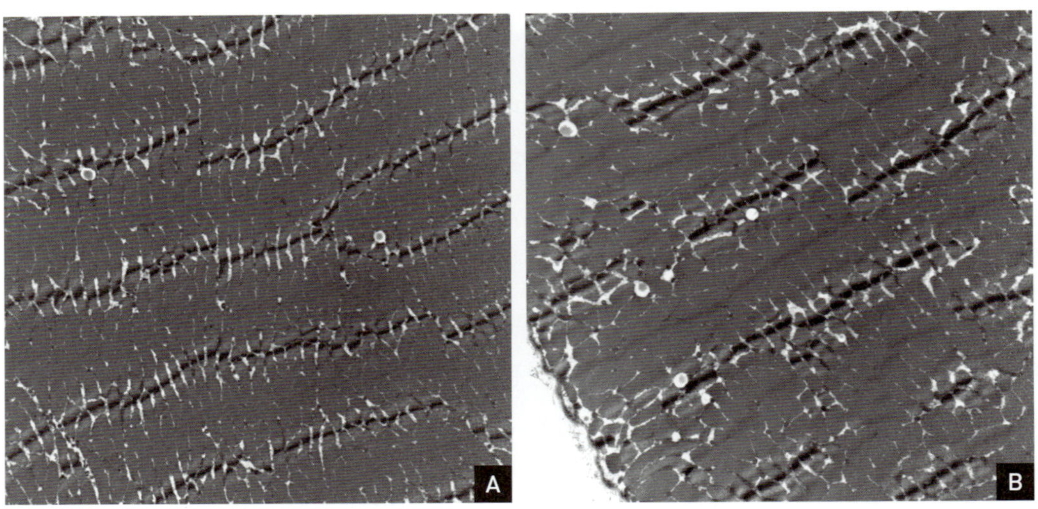

그림 18-12. **정상 근육의 전자현미경 소견.** (A)는 저배율, (B)는 고배율 사진.

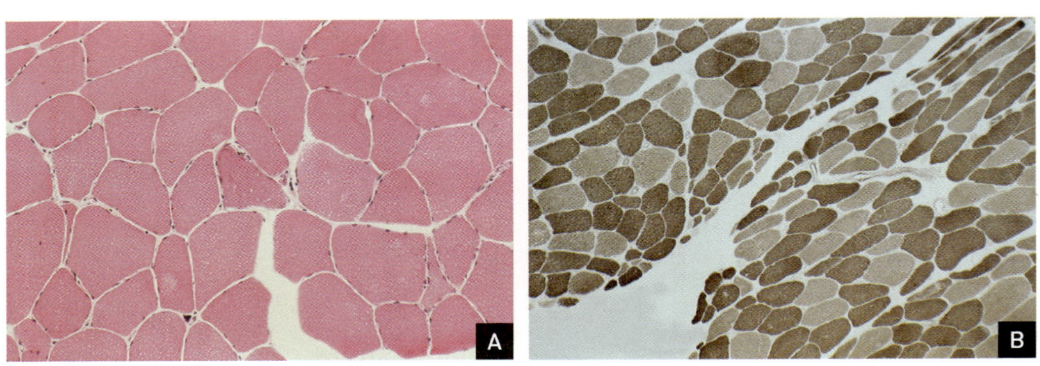

그림 18-13. **정상 뼈대근육의 현미경 소견.** (A) 다각형의 정상 뼈대근육섬유를 관찰할 수 있다(H&E 염색). (B) I형 근육섬유는 진하게 보이고, II형 근육섬유는 연하게 보인다(ATPase 9.4 염색).

근육위축(muscular atrophy)은 근육을 지배하는 척수와 말초신경의 장애에 의해 일어나는 신경원성 근육위축(neurogenic atrophy)과 근육 자체의 장애에 의해 일어나는 **근원성 근육위축**(myogenic atrophy)으로 대별된다.

신경원성 근육위축에서는 신경지배영역의 해당 근육섬유다발(근섬유속)이 일괄해서 위축을 일으키고 근전도에서는 이상방전을 나타내며, 폴리오(척수전각회백질염)와 외상성 신경손상 등이 대표적인 질환에 해당한다.

이에 대해 근원성 근육위축에서는 위축이 일정한 경향을 나타내지 않고 불규칙하게 산재하고 있으며 근전도에서는 저전위가 된다. 근원성 근육위축을 나타내는 대표적인 질환에는 **진행성 근이영양증**(dystrophia musculorum progressiva; DMP)이 있다. 근육세포가 근육다발(근속)과는 관계없이 제각기 진행성으로 변성위축을 일으키면서 근력의 저하를 일으키게 된다. 근육세포 사이에서는 지방조직이 나타나 맨눈으로 근육이 비대하고 있는 것처럼 보이는 경우도 있다(거짓비대). 진행되면 근력저하로 인해 보행과 호흡이 곤란해진다. 생화학적으로 요중 creatinine의 상승, 혈청 creatine phosphokinase(CPK)의 상승 등 이상이 나타난다. 한편, 진행성 근이영양증은 임상적으로 그 발현형식, 부위, 연령, 유전관계 등에 의해 몇 가지 형으로 분류되어 있다.

4. 근육구축

외상, 염증 등 다양한 원인에 의해 근육에 변성과 괴사가 일어나면, 다른 조직과 마찬가지로 최종적으로는 반흔화(섬유화)가 일어난다. 근력은 저하되고 관절의 가동력은 좁아진다. 이러한 현상은 여러 차례 실시된 근육 내 주사부위에서도 나타나는 경우가 있다. 이와 같은 상태는 팔다리의 운동장애를 일으키고 재활(rehabilitation)에 있어서 커다란 문제가 된다.

출생 직후에 나타나는 선천성 근성 사경(torticollis)은 목빗근(흉쇄유돌근)의 섬유화에 의한 것으로, 원인은 출생 시의 외상에 의하는 것이라고도 하지만, 제왕절개 출산아에서도 나타나는 경우가 있고 원인불명인 경우도 있다.

같은 원인불명의 질환이면서 팔다리의 내반변형을 주요 특징으로 하는 선천다발관절구축증도 있다.

5. 골화근염

근육의 사이질(간질)이 섬유화된 부분에 골절의 치유과정과 마찬가지로 뼈가 형성되는 경우가 있는데 이것을 **골화근염**(myositis ossificans)이라고 한다. 장기간 반복된 가벼운 자극에 의해 근육조직 내에 뼈가 형성되는데, 가령 승마를 계속하고 있으면 넙다리모음근(대퇴내전근)에 승마골이 발생되는 경우가 있다.

6. 중증근(육)무력증

중증근(육)무력증(myasthenia gravis)은 근력이 비정상적으로 약해지는 질환으로 대체로 휴식에 의해 회복된다. 신경근 접합부의 이상에 의한 것으로 되어 있다. 일종의 자가면역질환으로서 수용체에 대한 이상에 의해서도 이루어질 수 있다. 즉, 가슴샘(흉선)에 존재하고 있는 근육과 비슷한 세포의 단백질-신경근 접합의 아세틸콜린(acetylcholine; Ach) 수용체와 같은 단백질이 어떤 이유에 의해서 이물화되고, 이것이 원인이 되어 림프구(B 세포)에서 생산된 자가항체(항아세틸콜린 수용체 단백 IgG 항체)가 신경근 접합의 종판 아세틸콜린 수용체와 결합되어, 정상적인 아세틸콜린이 결합할 수 없게 된 결과로 인해서 정상적인 근육수축이 장애된다. 이것과 관련해서 대다수의 증례에서는 가슴샘의 과형성, 일부에서는 가슴샘종(흉선종, thymoma)을 수반하고 있다. 본 증에서는 근육조직 자체에는 거의 변화가 나타나지 않는다.

7. 힘줄윤활막염

힘줄윤활막염(건초염, tendosynovitis)은 힘줄집(건초, tendon synovial sheath)의 염증으로서, 손가락을 혹사한 후에 손가락굽힘근(수지굴근)의 힘줄집이 비후되고 힘줄(건)의 활동장애를 일으킨 결과 손가락의 굴곡이 곤란해진다. 이 상태는 **협착성 건초염**(탄성지)이라고도 한다.

8. 다발근육염

다발근육염(다발성 근염, polymyositis)은 교원병(전신성 자가면역질환)의 하나로 생각되는 질환인데, 근무력 증상 및 동통을 주요 특징으로 한다. 근육조직에는 비화농성 염증성 세포침윤이 현저해지고, 유리변성, 섬유소성 변성을 일으킨다. 흔히 피부증상을 수반하기 때문에 **피부근육염**(dermatomyositis)이라고도 한다.

9. 종양 및 종양형태의 병변

1) 섬유종증

다양한 질병의 원인에 의해 근육 및 널힘줄(건막)에서 일어나는 섬유증식증을 **섬유종증**(fibromatosis)이라고 하지만, 목빗근(흉쇄유돌근)에서 발생하는 선천근성사경과 손바닥널힘줄(수장건막)에서 시작하여 손가락의 굴곡구축을 일으키는 수장섬유종증 외에도 배와 팔다리에서 일어나는 데스모이드종양(유건종, desmoid tumor)과 같이 매우 단단한 섬유증식을 나타내며, 수술로 적출하더라도 재발을 반복하는 악성에 가까운 증례도 있다.

2) 횡문근육종

횡문근육종(rhabdomyosarcoma)은 가로무늬근육(횡문근) 유래의 악성종양으로서 급속히 발육되고, 조기에 소속 림프절 전이와 혈행성 폐전이를 일으킨다.

조직학적으로는 태아형, 다형세포형, 혼합형 등 여러 가지 형태를 취한다. HE 염색 표본만으로는 지방육종, 신경원성 육종(악성 Schwann종), 악성 섬유성 조직구종 등과 구별하기 어려운 경우도 있다. 소아의 연부 악성종양 중에서는 가장 발생률이 높다.

3) 악성 섬유조직구종

악성 섬유조직구종(malignant fibrous histiocytoma; MFH)은 섬유육종과 조직구종이 혼재하여 다채로운 조직상을 나타내는 악성종양이다. 주로 팔다리의 근육과 결합조직 등 연부조직에 출현하지만 뼈에서도 원발한다. 과거에는 학자에 따라 횡문근육종, 지방육종, 신경육종, 섬유육종 등과 혼동되기 쉽고 다양한 조직진단이 붙혀졌으나. 오늘날에는 가장 빈도가 높은 결합조직세포 유래의 악성종양으로 악성 섬유조직구종이라는 명칭으로 통일되고 있다.

부 록

부 록

임상병리검사

임상화학(Clinical chemistry) 관련 검사

1. 전해질 검사

검사종목	참고치	임상적 의의
Sodium	140~155 mEq/L	↑: 요붕증, 수분결핍, 쿠싱증후군, 원발알도스테론증 ↓: 고지질혈증, 고혈당, 설사, 구토, 콩팥증후군 ADH 분비 억제
Potassium	3.5~5.3 mEq/L	↑: 급만성 심장기능상실, 애디슨병, 헤파린 치료, 알도스테론 결핍 ↓: 구토, 설사, 알칼리혈증, 쿠싱증후군, 효소 결핍
Chloride	100~120 mEq/L	↑: 수분섭취 결핍, 호흡성 알칼리증 ↓: 구토, 설사, 급성 감염증, 당뇨병, 수분과잉 섭취
Phosphorus	2.5~4.5 mg/dL	↑: 콩팥염, 결핵, 골절, 악성종양 ↓: 인슐린 투여, 구루병, 비타민 D 결핍, 알코올 중독
Calcium	0.5~11.0 mg/dL	↑: 악성종양, 백혈병, 다발골수종, 갑상샘항진증, 애디슨병 ↓: 혈액투석, 만성 콩팥기능상실
Magnesium	1.7~2.2 mg/dL	↑: 콩팥 손상, 심한 당뇨적 산증, 갑상샘저하증 ↓: 급성 이자염, 갑상샘항진증, 알코올 중독
Iron	M: 80~200 ug/dL F: 70~180	↑: 혈색소증, 용혈빈혈, 급성 간염 ↓: 철결핍빈혈, 콜라겐병(교원병), 악성종양, 조혈기능 저하, 간경변, 콩팥염

2. Enzyme

검사종목	참고치	임상적 의의
AST(SGOT)	10~30 IU/L	↑: 심장근육경색(심근경색), 간경변, 알코올간염, 근육질환, 간암
ALT(SGPT)	6~37 IU/L	↑: 만성 간염, 간장애, 지방간, 진행급성 간염, 쇼크를 동반한 심장근육경색
LDH	100~450 IU/L	↑: 급성 심장근육경색, 심장기능상실(심부전), 근육질환, 급성 간염, 뇌혈관장애, 악성종양
γ-GPT	8~63 IU/L	↑: 폐쇄황달, 간암, 만성 활동성 간질환
CPK	33~194 IU/L	↑: 심장근육경색의 초기, 원발성 근육질환, 갑상샘기능상실증(갑상선 기능부전증)
Alkaline phosphatase(ALP)	70~250 IU/L	↑: 약물성 간장애, 간경변증, 폐쇄황달, 만성 콩팥기능상실(신부전증), 뼈질환
Acid phospatase(ACP)	0.5~11.0 IU/L	↑: 전립샘암, 백혈병, 뼈질환, 혈소판 이상, 간경변증
Aldolase	2.0~8.0 sigma u/mL	↑: 급성 간염, 악성종양, 근육질환, 신경질환
Cholinesterase	4,250~7,250 IU/L	↑: 갑상샘항진증, 당뇨병 ↓: 간염, 간경화증, 유기인산 중독
Amylase	50~150 U/L	↑: 급성 이자염, 갑상샘항진증, 콩팥 배설기능 저하 ↓: 이자질환 발기, 간경변, 간암
Lipase	190 이하 U/L	↑: 급성 이자염, 위궤양, 이자암 초기

3. 지질 관련 검사

검사종목	참고치	임상적 의의
Total-cholesterol	120~200 mg/dL	↑ : 가족성 고지질혈증, 폐쇄황달, 콩팥증후군, 간경변, 당뇨
HDL-cholesterol	35~65 mg/dL	↑ : 알코올 섭취 ↓ : 간실질장애, 폐쇄황달, 흡연
LDL-cholesterol	70~150 mg/dL	↑ : 고콜레스테롤 혈증
Triglyceride	50~170 mg/dL	↑ : 가족성 고지질단백혈증, 지방간 ↓ : 간경화, 악액질화
Total lipid	60~350 mg/dL	↑ : 폐쇄황달, 고지질혈증, 콩팥증후군, 간질환 ↓ : 전격성 급성 간염, 다발경화증
Phospholipids	200~600 mg/dL	↑ : 당뇨병, 중증간장애, 갑상샘항진증, 쿠싱증후군 ↓ : 애디슨병, 갑상샘저하증
Free fatty acid	450~800 μEq/L	↑ : 본태성 고지질혈증, 당뇨병 ↓ : 간경변, 간실질장애
β-Lipoprotein	200~250 mg/dL	↑ : 당뇨병, 동맥경화증, 폐쇄황달, 급성 간염, 심장근육경색

4. 단백 관련 검사

검사종목	참고치	임상적 의의
Total protein	6.0~8.0 g/dL	↑ : 만성 염증, 골수종, 탈수 ↓ : 콩팥증후군, 단백누출성 위장염
Albumin	3.5~5.5 g/dL	↑ : 탈수증 ↓ : 간질환, 콩팥증후군
Globulin	1.5~3.5 g/dL	↑ : 각종 감염증, 다발골수종 ↓ : γ-글로불린 저하
A/G ratio	1.1~2.2	↑ : 영양과다 ↓ : 영양결핍, 흡수장애
T.T.T	0.5 unit	↑ : 각종 간장장애
Bilirubin	0.2~1.2 mg/dL	↑ : 황달 ↓ : 저혈색소성 빈혈
BUN	10~26 mg/dL	↑ : 콩팥질환, 요도폐쇄, 만성통증 ↓ : 임신 후반기, 신진대사 저하
Creatinine	0.7~1.7 mg/dL	↑ : 콩팥기능장애, 콩팥기능상실(신부전), 울혈심장기능상실(울혈성 심부전) ↓ : 근이영양증, 요붕증
Creatine	M : 0.17~0.5 mg/dL F : 0.35~0.93	↑ : 근이영양증, 다발근육염, 피부근육염 ↓ : 간장애, 갑상샘저하증
Uric acid	3.0~8.0 mg/dL	↑ : 통풍, 토리콩팥염(사구체신염), 콩팥돌증(신결석) ↓ : 저요산혈증, 윌슨병
Ammonia	9~33 mol/L	↑ : 간경변, 간염 ↓ : 저단백 섭취, 빈혈, 약물

5. 요 화학적 검사

검사종목	참고치	임상적 의의
Protein	(−)	생리적: 과격한 운동, 과식(육류), 정신적 충격, 급격한 체온변화 병리적: 콩팥질환, 급성 염증, 약물이나 세균의 독소
Glucose	(−)	당뇨, 내분비기능 이상, 이자종양, 급성 이자염
Ketone bodies	(−)	체온상승, 식욕저하, 급성 질환
Bilirubin	(−)	쓸개돌증(담석), 종양, 알코올성 간염, 간경화, 독소작용, 바이러스성 간염
Urobilinogen	F: 0.1～1.1 unit/24 hrs M: 0.3～2.1	↑: 용혈빈혈, 간세포성 황달, 간경화, 장폐색, 발열 ↓: 간내 담즙울체, 급성설사
Hemoglobinuria	(−)	열성 질환, 여러 가지 독극물, 말라리아
Myoglobin	(−)	근육좌멸상, 근육괴사, 심한 운동

6. 혈액 관련 검사

검사종목	참고치	임상적 의의
RBC	420～630만 /μL	↑: 참적혈구증가증, 탈수 ↓: 빈혈
WBC	400～1,000 /μL	↑: 백혈병, 세균 감염, 대사장애 등 ↓: 장티푸스, 바이러스 감염, 골수기능상실증(골수부전증), 재생불량빈혈, 방사선 치료 등
Hemoglobin	12.0～17.0 g/dL	↑: 적혈구증가증, 만성 순환장애, 만성 호흡장애, 만성 코발트 중독 등 ↓: 철결핍빈혈, 임신, 심장기능상실(심부전) 등
Hematocrit	36～52%	총혈구용적으로 빈혈 평가
MCV MCH MCHC	39～96 fL 26～33 pg 32～37%	빈혈 형태 구분
Platelet	15～45만 /μL	↑: 골수증식성 질환, 원발혈소판증가증 등 진성 다혈증, 만성 과립구백혈병 등 ↓: 재생불량빈혈, 방사선 노출, 골수의 악성 침윤, 골수종, 에반스(Evans)증후군, 자가면역질환 등

기초병리학 • BASIC PATHOLOGY

찾아보기

한글

ㄱ

ㄹ

ㅁ

ㅂ

ㅎ

영어

A

M

N

O

P

R

S

| 저자 소개 |

김석환 서영대학교
김선아 김해대학교
김진수 대전보건대학교
이현주 수원과학대학교
정상봉 동의과학대학교
정영주 조선간호대학교
정혜명 김포대학교
하창원 제주한라병원

〈가나다순〉

저자와의 협의로 인지생략

기초병리학

발 행 일 2018년 8월 10일 초판 인쇄
2018년 8월 20일 초판 발행
저 자 김석환 • 김선아 • 김진수 • 이현주
정상봉 • 정영주 • 정혜명 • 하창원
발 행 인 김재민
발 행 처 J M K(제이엠케이)
서울특별시 마포구 백범로 104, 봉화빌딩 4층
출판등록 2011년 1월 19일 제 313–2011–35호
전 화 02)713–0421~3
팩 스 02)704–6265
전자우편 jmk@jmkp.co.kr
홈페이지 www.jungmunkag.co.kr

정 가 **32,000원**

ISBN 979-11-6260-023-8 93510

도서출판 **JMK**는 정문각 출판사의 자회사입니다.